Praktische Viszeralchirurgie

von Bartholomäus Böhm

KADEN

Dr. Reinhard Kaden Verlag Heidelberg

Professor Dr. med. Dr. phil. Bartholomäus Böhm
Klinik für Allgemein- und Viszeralchirurgie
Helios-Klinikum Erfurt
Nordhäuser Straße 74
99089 Erfurt

Bibliografische Information der Deutschen Bibliothek
Die Deutsche Bibliothek verzeichnet diese Publikation in der deutschen Nationalbibliografie; detaillierte bibliografische Daten sind im Internet unter http://www.dnb.ddb.de abrufbar.

 Printed in Germany
Satz: Christian Molter, Heidelberg
Zeichnungen: Hans Jörg Schütze, Köln
Druck und Verarbeitung: Kösel GmbH & Co. KG, 87452 Altusried-Krugzell
ISBN 3-922777-65-1

Wichtiger Hinweis: Wie jede Wissenschaft ist die Medizin ständigen Entwicklungen unterworfen. Forschung und klinische Erfahrung erweitern unsere Erkenntnisse, insbesondere was Behandlung und medikamentöse Therapie anbelangt. Soweit in diesem Buch eine Dosierung oder eine Applikation erwähnt wird, darf der Leser zwar darauf vertrauen, daß Autoren, Herausgeber und Verlag große Sorgfalt darauf verwandt haben, daß diese Angabe dem *Wissensstand bei Fertigstellung des Buches* entspricht. Für Angaben über Dosierungsanweisungen und Applikationsformen kann vom Verlag jedoch keine Gewähr übernommen werden. *Jeder Benutzer ist angehalten*, durch sorgfältige Prüfung der Beipackzettel der verwendeten Präparate und gegebenenfalls nach Konsultation eines Spezialisten festzustellen, ob die dort gegebene Empfehlung für Dosierungen oder die Beachtung von Kontraindikationen gegenüber der Angabe in diesem Buch abweicht. Eine solche Prüfung ist besonders wichtig bei selten verwendeten Präparaten oder solchen, die neu auf den Markt gebracht worden sind. *Jede Dosierung oder Applikation erfolgt auf eigene Gefahr des Benutzers.* Autoren und Verlag appellieren an jeden Benutzer, ihm etwa auffallende Ungenauigkeiten dem Verlag mitzuteilen.

Inhalt

1. Perioperative Therapie

1.1 Ernährung, Infusionstherapie .. 1
1.1.1 Präoperative Ernährung 2
1.1.2 Postaggressionsstoffwechsel 2
1.1.3 Postoperative Darmatonie 5
1.1.4 Postoperative Ernährung 7
1.2 Darmvorbereitung 15
1.3 Antibiotika 17
1.4 Perioperative Schmerztherapie. 20
1.4.1 Schmerzen 20
1.4.2 Schmerztherapie 21
1.4.3 Opioide 23
1.4.4 Nicht-Opioide 25
1.4.5 Lokal- und Regionalanästhesie 27
1.4.6 Postoperative Schmerztherapie 29
1.5 Multimodale Chirurgie 31
1.6 Thromboseprophylaxe 32
1.7 Blutprodukte 37
1.7.1 Erythrozytenkonzentrate 37
1.7.2 Thrombozytenkonzentrate.... 39
1.7.3 Gerinnungsfaktoren 40
1.8 Präoperative Risikoabschätzung 42
1.9 Patientenaufklärung 48

2. Wundheilung und Elektrochirurgie

2.1 Wundheilung 51
2.1.1 Physiologie der Wundheilung . 51
2.1.2 Störung der Wundheilung und Infektion 54
2.1.3 Wundbehandlung 58
2.2 Hautnaht (primär, sekundär) .. 62
2.3 Fasziennaht 67
2.4 Darmnaht 68
2.5 Elektrochirurgie 72
2.5.1 Theoretische Grundlagen 73
2.5.2 Praktische Konsequenzen 79

3. Laparotomie, Peritonitis, Adhäsionen

3.1 Laparotomie 81
3.1.1 Grundlagen 81
3.1.2 Abdominelle Zugangswege ... 84
3.1.3 Platzbauch und Narbenbrüche. 90
3.2 Peritonitis und Adhäsionen ... 92
3.2.1 Grundlagen 92
3.2.2 Peritonitis 95
3.2.3 Adhäsionen 100

4. Ösophagus

4.1 Grundlagen 103
4.2 Divertikel des Ösophagus ... 108
4.3 Achalasie 110
4.4 Hiatushernien 112
4.5 Gastroösophageale Refluxkrankheit 114
4.6 Tumor (benigne, maligne) ... 122
4.7 Barrett-Ösophagus 130
4.8 Kardiakarzinom 131
4.9 Ösophagusverätzung 133
4.10 Ösophagusruptur/-perforation 134

5. Magen

5.1 Grundlagen 137
5.2 Ulkuskrankheiten 143
5.2.1 Ulkusperforation 143
5.2.2 Ulkusblutung 146
5.2.3 Chronisches Ulkusleiden 151
5.3 Magentumoren 158
5.3.1 Magenkarzinom 158
5.3.2 Seltene Tumoren des Magens 167

6. Dünndarm und Appendix

6.1 Grundlagen 169
6.2 Dünndarmtumore 176
6.3 Entzündliche Darmerkrankungen 176
6.3.1 Morbus Crohn 176
6.3.2 Meckel-Divertikel 181
6.4 Ileus 182
6.5 Vaskuläre Krankheiten 187
6.6 Dünndarmfistel 190
6.7 Appendizitis 193
6.8 Ernährungstherapie 198

7. Kolon und Rektum
7.1 Grundlagen 201
7.2 Tumoren 205
7.3 Untere GI-Blutungen 221
7.4 Divertikelkrankheit 223
7.5 Colitis ulcerosa 228

8. Proktologie
8.1 Grundlagen 235
8.2 Klinische Untersuchung 240
8.3 Perioperative Behandlung . . . 242
8.4 Hämorrhoiden, Perianalvenenthrombosen 243
8.5 Perianale Abszesse, Fisteln . . . 249
8.6 Sinus pilonidalis 257
8.7 Analfissuren 258
8.8 Tumoren am Anus 259
8.9 Inkontinenz 261
8.10 Obstipation und Entleerungsstörungen 264
8.11 Rektumprolaps 266

9. Stomata
9.1 Indikation und Vorbereitung . 269
9.2 Stomaanlage 271
9.3 Physiologische Störungen . . . 274
9.4 Komplikationen 277
9.5 Stomarückverlagerung 278

10. Leber und Gallenwege
10.1 Grundlagen 281
10.2 Erkrankungen der Leber 288
10.2.1 Zystische Veränderungen 288
10.2.2 Lebertumoren 291
10.2.3 Leberabszesse 299
10.2.4 Leberverletzungen 300
10.3 Portale Hypertension 302
10.4 Erkrankungen der Gallenwege 306
10.4.1 Cholelithiasis 306
10.4.2 Gallenblasenkarzinom 318
10.4.3 Gallengangstumoren 320

11. Pankreas, Milz, Omentum
11.1 Grundlagen 325
11.2 Pankreaskarzinom 329
11.3 Pankreatitis 339
11.3.1 Akute Pankreatitis 339
11.3.2 Pankreaspseudozysten 346
11.3.3 Chronische Pankreatitis 348
11.4 Milz 352
11.4.1 Grundlagen 352
11.4.2 Splenektomie 354
11.5 Omentum majus 358
11.5.1 Grundlagen 358
11.5.2 Omentumplastiken 358

12. Schilddrüse und Nebenschilddrüse
12.1 Grundlagen 361
12.2 Gutartige Schilddrüsenerkrankungen 367
12.2.1 Euthyreote Knotenstruma . . . 367
12.2.2 Hyperthyreosen 374
12.2.3 Entzündliche Schilddrüsenerkrankungen 379
12.3 Schilddrüsentumoren 379
12.3.1 Gutartige Tumoren 381
12.3.2 Maligne Tumoren 381
12.4 Erkrankungen der Nebenschilddrüse 386
12.4.1 Grundlagen 386
12.4.2 Hyperparathyreoidismus 388

13. Endokrine Tumoren
13.1 Grundlagen 393
13.2 Nebennierentumoren 395
13.3 Neuroendokrine Tumoren . . . 402
13.3.1 Neuroendokrine Tumoren des Gastrointestinaltraktes . . . 403
13.3.2 Neuroendokrine Tumoren des Pankreas 404
13.4 Multiple endokrine Neoplasien 407

14. Hernien
14.1 Grundlagen 409
14.2 Narbenhernie 411
14.3 Leistenhernie 417
14.4 Schenkelhernie 428
14.5 Nabelhernie 430
14.6 Sonstige Hernien 432

Index 433

1 Perioperative Therapie

1.1 Ernährung und Infusionstherapie

Die perioperative Versorgung des Patienten mit Flüssigkeit und Nährstoffen ist von größter Bedeutung, denn die Befindlichkeit des Patienten und der postoperative Erfolg hängen von der optimalen Nutrition des Patienten ab. Die orale Ernährung wird allen alternativen Techniken vorgezogen. Die Wahl der Ernährungsart und die genaue Zusammensetzung der Nährlösungen richtet sich danach, in welchem Zustand sich der Organismus befindet und mit welchen Substraten er versorgt werden soll. Die Nährstoffe sollten sich normalerweise zu 15–20 % aus Aminosäuren, zu 40–60 % aus Kohlenhydraten und zu 30–50 % aus Lipiden zusammensetzen.

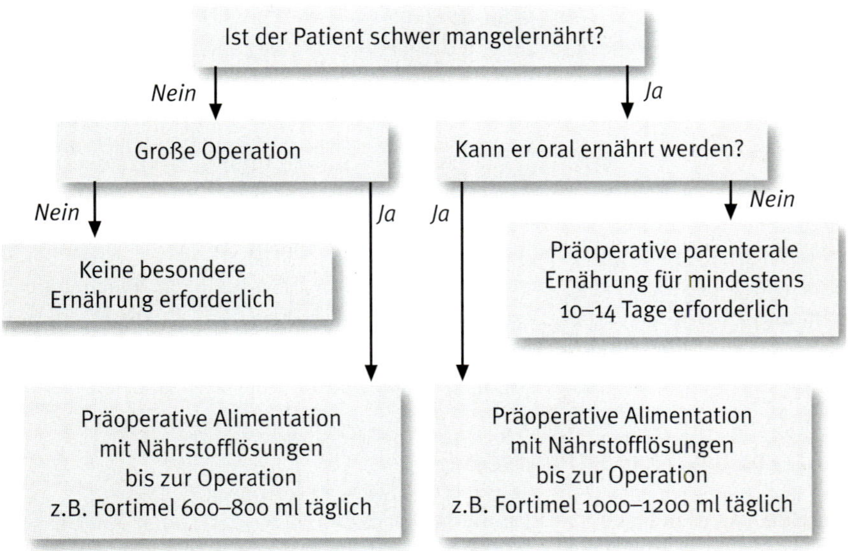

Klinischer Algorithmus zur präoperativen Ernährung

1.1.1 Präoperative Ernährung

Malnutrition. Früher wurden viele Patienten bereits präoperativ parenteral ernährt, um den Ernährungszustand zu verbessern und postoperativen Komplikationen vorzubeugen. Mittlerweile ist hinreichend gesichert, daß davon Patienten mit einer ausgeprägten Malnutrition profitieren. Diese liegt dann vor, wenn der Patient in den letzten Monaten mehr als 15 % seines Gewichtes verloren hat, der Albuminspiegel im Serum geringer als 30 g/l bzw. der Proteinspiegel geringer als 60 g/l sind oder der Body Mass Index (BMI) weniger als 17 beträgt. Der BMI ist insgesamt ein gutes Maß, um Unter- oder Übergewicht einzuschätzen. Er berechnet sich nach: BMI = Gewicht [kg]/(Größe)^2 [m^2]. Wenn ein Patient nach einer dieser drei Kriterien stark mangelernährt ist, dann sollte er präoperativ entweder enteral oder parenteral optimal ernährt werden, wobei ihm für mindestens 7 bis 10 Tage 30–35 kcal/kg KG/Tag zugeführt werden.

Präoperative zusätzliche Ernährung. Aufgrund konsumierender Erkrankungen oder durch die belastende Diagnostik (einschließlich abführender Maßnahmen) sind viele Patienten vor großen viszeralchirurgischen Eingriffen relativ mangelernährt, ohne daß sie die oben genannten Kriterien erfüllen. Eine parenterale Ernährung ist bei diesen Patienten zwar nicht erforderlich, aber eine zusätzliche Alimentation mit Nährlösungen sollte unbedingt erwogen werden. Dazu bieten sich z. B. proteinreiche Trinklösungen an, von denen über den Tag verteilt ca. 750 ml/Tag zusätzlich zum Essen getrunken werden sollten. Der Zusatz von Arginin, Omega-3-Fettsäuren und Ribonukleotiden hat sich in einigen Studien als vorteilhaft erwiesen.

Präoperative enterale Ernährung. Der Patient ohne Darmvorbereitung und ohne Störung im Gastrointestinaltrakt sollte 6 Std vor der Operation nichts mehr essen. Er sollte bis 2 Std vor der Operation noch Wasser oder Tee nach Belieben trinken und vor größeren Operationen unbedingt noch 200 ml Trinknahrung zu sich nehmen. Er sollte Alkohol und Nikotin mindestens 24 Stunden vorher vermeiden. Am besten wäre eine Alkoholkarenz von mindestens 3–4 Wochen.

1.1.2 Postaggressionsstoffwechsel

Neuroendokrine Streßreaktion. Postoperativ verändert der sogenannte Postaggressionsstoffwechsel den Metabolismus. Neben der lokalen posttraumatischen Reaktion wird intraoperativ eine neuroendokrine Streßreaktion ausgelöst, indem über

> **Postaggressionsstoffwechsel**
>
> **Die Streßreaktion induziert eine Katabolie mit Hyperglykämie und negativer Stickstoffbilanz sowie nachfolgender Anabolie.**

vegetative Regulationsmechanismen Hormone im Hypothalamus (CRH, TRH), in der Hypophyse (TSH, ACTH), Schilddrüse und Nebenniere freigesetzt werden und zugleich der Sympathikotonus erhöht wird. Rasch werden Katecholamine (Noradrenalin, Adrenalin und auch Dopamin) freigesetzt, um den exogenen Streß zu bewältigen. Ihre Plasmaspiegel sinken bei einer mittelgroßen Operation (z.B. Cholezystektomie) allerdings innerhalb von 24 Stunden auf die ursprünglichen Werte. Die Katecholamine aktivieren die hepatische Glykogenolyse, fördern die Freisetzung glucoplastischer Aminosäuren, stimulieren die Lipolyse und hemmen die Sekretion von Insulin.

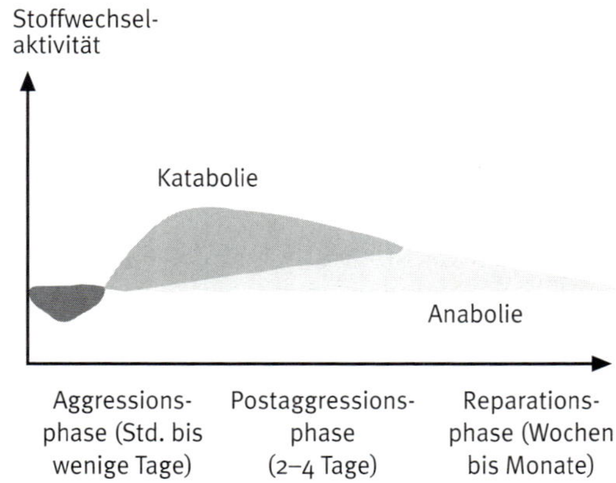

Hormonfreisetzung. Gleichzeitig mit dem Sympathikus wird auch die Hypothalamus-Hypophysen-Nebennieren-Achse stimuliert. Das Cortisol steigt nach einigen Stunden an, erreicht seinen höchsten Wert ungefähr nach 12 Stunden und fällt innerhalb von wenigen Tagen wieder ab. Die Glucokortikoide stimulieren die Lipolyse, hemmen die Proteinsynthese, setzen vermehrt Aminosäuren aus der Muskulatur frei und fördern die Gluconeogenese in der Leber und Niere. Sie hemmen wie das Adrenalin die Insulinsekretion und setzen gleichzeitig die Insulinempfindlichkeit im peripheren Gewebe herab. Eine feste Beziehung zwischen der Höhe der Cortisolausschüttung und ihrer metabolischen Wirkung auf den Glucose- und Proteinstoffwechsel scheint aber nicht zu bestehen. Eine ähnlich katabole Wirkung entfaltet das Glucagon. Dieses Hormon stimuliert besonders die Gluconeogenese und Glykogenolyse in den Hepatozyten und fördert ebenfalls die Lipolyse und Proteolyse im peripheren Gewebe.

Hyperglykämie. Die neuroendokrine Streßreaktion (Katecholamine, Cortisol, Glucagon) erhöht also letztlich den metabolischen Umsatz mit konsekutiver Hyperglykämie, Hyperinsulinämie, Insulinresistenz, gesteigertem Proteinabbau und negativer Stickstoffbilanz. Die Hyperglykämie ist dabei einerseits das Resultat einer gesteigerten Glykogenolyse und andererseits einer zunehmenden Glucosebildung und peripheren Glucoseverwertungsstörung. Normalerweise wird die Gluconeogenese zwar durch eine Hyperglykämie gehemmt, aber postoperativ wird die hepatische Gluconeogenese noch zusätzlich stimuliert, weil der Leber durch die Gewebeverletzung und -destruktion große Mengen an Laktat aus schlecht durchblutetem Gewebe, Glyzerol aus dem Fettgewebe und Alanin aus dem Proteinabbau angeboten werden.

Postaggressionsstoffwechsel

Effekt	*Konsequenz*
Gluconeogenese ▲	Hyperglykämie
Glykogenolyse ▲	Proteinabbau
Lipolyse ▲	Negative N-Bilanz
Proteinsynthese ▼	Hyperinsulinämie
Proteolyse ▲	
Insulinsekretion ▲	
Insulinempfindlichkeit ▼	

Katabolismus. Die metabolische Streßreaktion induziert einen gesteigerten Proteinabbau und hemmt die Proteinsynthese, so daß direkt nach der Operation eine Nettoproteinabnahme mit negativer Stickstoffbilanz fortbesteht. Der Abbau endogener Proteine liefert durchschnittlich 25 % des Energieumsatzes, wobei nicht nur die Muskulatur des Bewegungsapparates von der Katabolie betroffen ist, sondern auch das Myokard (mit konsekutiver Dilatation der Herzkammern und verminderter Auswurfleistung) und die zirkulierenden Funktionsproteine. Der hauptsächliche Proteinabbau findet aber in der Skelettmuskulatur statt, obwohl die Verluste der Haut, des Darmes und der Lunge ebenfalls erheblich sein können. Dieser Proteinabbau wird durch Immobilisation, Fieber, Hunger und Glucokortikoide noch verstärkt.

Katabolie

Der Proteinabbau bezieht sich nicht nur auf viszerale Proteine, sondern auch auf die Skelett- und Herzmuskulatur, Lunge, Darm und Haut.

Anabolismus. Die Freisetzung anabol wirkender Hormone (Insulin und Wachstumshormon) wird postoperativ ebenfalls beeinflußt. Insulin wird zunächst vermindert freigesetzt und in seiner Wirkung durch die periphere Insulinresistenz beeinträchtigt, so daß der Blutglucosespiegel deutlich steigt. Im späteren Stadium wird Insulin vermehrt sezerniert, ohne allerdings seine anabolen Fähigkeiten voll entfalten zu können. Da die endogene Glucoseproduktion durch Insulin nicht gehemmt wird, findet sich weiterhin eine Hyperglykämie. Zugleich greifen wegen der peripheren Glucoseverwertungsstörung die meisten Gewebe auf die Fettoxidation als alternative Energiequelle zurück, zumal die intrazelluläre Lipolyse durch die Katecholamine angeregt wird.

Gestörter Metabolismus. Im klinischen Alltag weisen sowohl eine gestörte Glucosetoleranz und erhöhte Akute-Phase-Proteine auf eine weiterhin bestehende Stoffwechselstörung hin. Nach mittelgroßen unkomplizierten Operationen ist meistens nach 2–3 Tagen die katabole Phase überwunden. Bei größeren Eingriffen und insbesondere nach septischen Komplikationen dauert diese Phase bis zu mehreren Wochen.

Multimodale Therapie. Es mehren sich die Hinweise, daß die beschriebene Katabolie des Postaggressionsstoffwechsels keine zwangsläufige Folge des operativen Eingriffs ist, sondern dadurch hervorgerufen wird, daß ein „ausgehungerter" Patient operiert wird. Wenn der Patient nämlich 24 Stunden vor der Operation, während der Operation und direkt nach der Operation parenteral ernährt wird, dann ist die Katabolie nicht nachweisbar.

1.1.3 Postoperative Darmatonie

Darmatonie. Nach einigen abdominellen Eingriffen ist die physiologische Darmtätigkeit gestört, so daß Patienten nicht direkt oral ernährt werden können. Diese vorübergehende Darmatonie dauert in den einzelnen Abschnitten des Gastrointestinaltraktes unterschiedlich lang. Nach einer unkomplizierten konventionellen Operation kehrt die normale Motilität des Magens gewöhnlich nach 24–48 Stunden, die des Dünndarms nach 16–36 Stunden und die des Kolons nach 72–120 Stunden zurück. Die Aktivität des Kolons ist somit der limitierende Faktor für die wiederkehrende Motilität des Magen-Darm-Traktes. Bei einem komplizierten Verlauf und insbesondere bei septischen Prozessen geht die physiologische Darmatonie dagegen vielfach in eine manifeste Passagestörung über.

> **Postoperative Darmatonie**
>
> Nach jedem abdominellen Eingriff wird die Motilität des Gastrointestinaltraktes durch lokale Manipulationen, viszero-spinale Reflexe und zerebrale Einflüsse beeinträchtigt. Die Motilität erholt sich bei unkomplizierten Eingriffen im Magen nach 0–48 Std, im Dünndarm nach 0–36 Std und im Kolon nach 24–120 Std.

Multimodale Therapie. Die vorhergehenden Ausführungen zur Dauer der postoperativen Darmatonie sind revisionsbedürftig, denn sie scheinen von der Art der perioperativen Behandlung abhängig zu sein. Nach laparoskopischen Eingriffen erholt sich die Darmmotilität zum Beispiel deutlich rascher, so daß die Patienten früher oral ernährt werden. Werden die Konzepte der multimodalen Therapie umgesetzt (s. Kapitel 1.8), dann scheint sich die Darmtätigkeit sehr schnell wieder zu erholen, weil die Patienten sofort eine flüssige orale Ernährung tolerieren.

Hemmende Faktoren. Die Ursachen der postoperativen Darmatonie sind zwar nicht bis ins Kleinste aufgeklärt, aber wichtige Zusammenhänge sind seit vielen Jahren bekannt. So wird die Darmmotilität auf drei Ebenen moduliert: Zunächst direkt in der Darmwand durch lokale entzündliche und toxische Prozesse (z.B. bei Peritonitis), durch viszero-spinale Reflexbögen des vegetativen Nervensystems und durch das zentrale Nervensystem. Zu den bekannten lokalen Faktoren, die die intestinale Motilität beeinträchtigen, gehören die Hypokaliämie, Hyponatriämie und Hypomagnesiämie sowie die Hypoxie. Neben dem stimulierenden Acetylcholin und dem hemmenden Noradrenalin agieren ATP, Stickstoffmonoxid und viele Hormone und Neuropeptide (Substanz P, Cholezystokinin, Somatostatin und Motilin) direkt an den glatten Muskelzellen, am Plexus myentericus oder an den intestinalen Rezeptoren afferenter Fasern.

Schmerztherapie. Auch die Anästhesie beeinflußt die Darmtätigkeit, indem die applizierten Medikamente teilweise auf Nervenzellmembranen wirken und deren Leitfähigkeit vermindern oder indem die Narkosegase die myoelektrische Aktivität unterdrücken und die Kontraktilität der glatten Muskulatur reduzieren. Von der Epiduralanästhesie ist bekannt, daß sie die Muskelkontraktionen im Gastrointestinaltrakt stimuliert. Sie scheint aber nur geringen Einfluß auf die tatsächliche Propulsion und damit die Dauer der Darmatonie auszuüben. Gleichwohl reduziert sie über die Blockade nocizeptiver Afferenzen den Schmerzreiz, verringert damit die notwendige Schmerzmedikation und verbessert dadurch indirekt die intestinale Motilität. Die üblicherweise zur Schmerzmedikation verabreichten Opioide erhöhen den Tonus der Muskulatur von Magenantrum und proximalem Duodenum und behindern somit die Magenentleerung. An Dünn- und Dickdarm bewirken die Opioide vermehrte unkoordinierte segmentale Kontraktionen, die teilweise zu Spasmen führen. Insgesamt ist die propulsive Aktivität deutlich vermindert. Obwohl die Modulation über das ZNS bei operativen Eingriffen nur eine untergeordnete Rolle spielt, scheint selbst eine suggestive

Behandlung die Dauer der Atonie zu reduzieren. Möglicherweise bewirkt die bessere Streßbewältigung lediglich, daß weniger Analgetika erforderlich sind, die dann die Motilität weniger hemmen.

Intraoperative Manipulation. Das intraoperative Trauma scheint der Hauptfaktor für die verminderte Darmaktivität zu sein. Wird das Peritoneum gereizt oder durchtrennt, dann wird über einen inhibitorischen viszero-spinalen Reflex die intestinale Motilität durch efferente Fasern der Nn. splanchnici unterdrückt. Diese Hemmung wird durch eine vermehrte Manipulation an den viszeralen Organen noch verstärkt, wobei das Ausmaß der Operation keine Rolle zu spielen scheint. Aus der klinischen Erfahrung ist bekannt, daß bereits der bloße Zug am Magen während einer Operation die Entladungsfrequenz der Schrittmacherzellen am Magen verringert. Daraus resultiert eine Atonie des Magens mit postoperativer Magenentleerungsstörung. Auch Hämatome oder Entzündungen im Peritoneum oder Retroperitoneum hemmen die Darmmotilität bis zur Paralyse.

Kostaufbau. Die postoperative Darmatonie ist eine Ursache für die verzögerte Rekonvaleszenz nach abdominellen Eingriffen, denn sie verzögert die orale Nahrungsaufnahme. Ein forcierter und zu rascher Kostaufbau macht sich durch abdominelle Distension und verminderte Darmgeräusche bemerkbar, die durch eine mangelnde propulsive Tätigkeit verursacht wird und zu Übelkeit, Erbrechen sowie abdominellen Schmerzen und Krämpfen führt. Um diese Zustände zu vermeiden, wurde früher der orale Kostaufbau verzögert und erst begonnen, wenn der erste Stuhlgang eine normale Darmtätigkeit des gesamten Gastrointestinaltrakt dokumentiert. Dieses Vorgehen hat sich zwar seit Jahrzehnten bewährt, erscheint im Lichte der gegenwärtigen Erkenntnisse aber nicht mehr als optimal (s.u.).

1.1.4 Postoperative Ernährung

1.1.4.1 Parenterale Ernährung

Indikation. Eine postoperative parenterale Ernährung ist immer dann erforderlich, wenn der Ernährungsbedarf nicht enteral abgedeckt werden kann. Die Indikation zur postoperativen Ernährung hängt demnach davon ab, wie lange der Patient ohne orale Nahrung auskommen muß und ob er diesen Hungerzustand ohne Nachteile toleriert. Da es bisher keine verläßlichen und validen Angaben gibt, um definitiv zu entscheiden, unter welchen genauen Bedingungen eine zusätzliche Alimentation erforderlich ist, hilft man sich im klinischen Alltag mit der empirisch bewährten Feststellung, daß ein normaler Patient nicht parenteral ernährt zu werden braucht, wenn er innerhalb von 1 Woche ausreichend oral ernährt werden kann. Wenn also innerhalb dieser Zeitspanne der Kostaufbau gelingt, dann ist eine hypokalorische Ernährung ausreichend, ansonsten wird der Patient normokalorisch ernährt.

Flüssigkeitsbedarf. Der Flüssigkeitsbedarf beträgt 30–40 ml/kg KG. Ein zusätzlicher Bedarf entsteht durch Schwitzen (ca. 10–25 %), bei Fieber (12,5 % pro 1 °C), durch Hyperventilation (10–60 %), Erbrechen oder Diarrhoe.

Flüssigkeitsdefizit. Ein Flüssigkeitsdefizit läßt sich u. a. auch an einem Anstieg des aktuellen Natriumspiegels in mmol/l ablesen, wenn das Körpergewicht (KG) und der Korrekturfaktor von 0,6 berücksichtigt werden:

$$\textit{Wasserdefizit in Litern} = (1-140/Na^+) \times 0{,}6 \times KG$$

Beträgt der aktuelle Natrium-Spiegel z.B. 150 mmol bei einem 70 kg schweren Patienten, dann beträgt der Wassermangel ungefähr 2,5 l. Der Wassermangel wird durch isotonische Glucoselösungen ausgeglichen. Dazu werden zunächst 500 ml/Std infundiert, bis die Hälfte substituiert wurde. Die Infusionsgeschwindigkeit wird dann reduziert, um keine Volumenbelastung hervorzurufen.

Natriumdefizit. Bei manchen Patienten tritt ein Natriumdefizit auf, das sich nach folgender Formel berechnen läßt:

$$\textit{Natriumdefizit(mmol)} = (140-Na^+) \times 0{,}6 \times KG$$

Bei einer Natriumkonzentration von 120 mmol/l beträgt das Defizit bei einem 70 kg Patienten 840 mmol. Das Defizit sollte unbedingt langsam ausgeglichen werden.

Energiebedarf. Bei einem stoffwechselstabilen Patienten kann der Energiebedarf nach der komplexen Harris-Benedict-Formel berechnet werden. Der Ruhebedarf wird dann zusätzlich mit einem Streßfaktor multipliziert. Für den klinischen Alltag hat sich für den Ruheumsatz folgende Formel bewährt: Ruheumsatz = 1 kcal/kg/Std. Das sind dann ungefähr 25 kcal/kg KG. Bei mobilen Patienten sind 30–35 kcal/kg KG erforderlich. Dabei sollte das Soll-Gewicht und nicht das Ist-Gewicht zur Bemessungsgrundlage genommen werden, was bei den sehr adipösen Patienten von großer Bedeutung sein kann.

Ziel der postoperativen Ernährung

Allgemein		*70 kg KG*
Flüssigkeitsbedarf	30–40 ml/kg	2500 ml
Energiebedarf	25–35 kcal/kg	2000 kcal
Aminosäurenbedarf	0,6–1,6 g/kg	100 g
Glucosebedarf	2–6 g/kg	250 g
Fettbedarf	1–2 g/kg	100 g
Natriumbedarf	2–3 mval/kg	180 mval
Kaliumbedarf	1,0–1,5 mval/kg	90 mval

Hypokalorische Ernährung. In den ersten Tagen nach der Operation ist eine Nährstoffzufuhr wenig sinnvoll, weil die Spiegel an Glucose, Amino- und Fettsäuren durch den Postaggressionsstoffwechsel erhöht sind. Hier reicht eine Zufuhr an Flüssigkeit (30–40 ml/kg KG) und Elektrolyten (2–3 mval Natrium und 1,0–1,5 mval Kalium/kg KG) aus, wobei hierzu fertige Elektrolytlösungen infundiert werden. 5 %ige Glucoselösungen werden hinzugefügt. Auf Amino- und Fettsäuren kann bei adäquatem Kostaufbau vollständig verzichtet werden. Ansonsten werden ab dem zweiten postoperativen Tag Aminosäure- und Lipidlösungen zugesetzt.

Normokalorische Ernährung. Wenn aber absehbar ist, daß sich der Kostaufbau deutlich über den 5. postoperativen Tag verzögert, dann sollte der Patient normokalorisch mit einer Mischlösung ernährt werden, die neben Glucose auch Amino- und Fettsäuren enthält. In der Regel werden 25–35 kcal/kg KG appliziert. Die Glucosezufuhr wird auf 4–5 g/kg KG am Tag begrenzt, um eine Hyperglykämie zu vermeiden. Täglich werden 1–2 g/kg KG Fett hinzugefügt. Für den praktischen Gebrauch haben sich auch hier fertige Mischlösungen bewährt. Man beginnt ab dem 2. postoperativen Tag mit der Hälfte der Nährstoffmenge und steigert sie am darauf folgenden Tag auf die volle Höhe. Mit zunehmender oraler Kost, wird die parenterale Ernährung dann rasch reduziert.

Perioperative Ernährung. Sollte sich das Konzept durchsetzen, daß bereits vor der Operation mit der parenteralen Ernährung begonnen wird, dann sollten ungefähr 50 % der benötigten Ruheenergie durch periphere Glucose- und Aminosäurelösungen appliziert werden.

Postoperative Infusionstherapie, nur wenn erforderlich in Abhängigkeit vom Eingriff (70–80 kg KG)

Gruppe I:	Alle Eingriffe mit frühem Kostaufbau. 500–3000 ml Jonosteril Bas® mit Glucose (enthält maximal: 150 g Glucose, 150 mval Na^+, 75 mval K^+)
Gruppe II:	Hypokalorische Ernährung – z.B. Eingriffe ohne Anastomose am oberen GI-Trakt.
1. Tag	2000–3000 ml Jonosteril Bas® mit Glucose (enthält maximal: 150 g Glucose, 150 mval Na^+, 75 mval K^+)
ab 2. Tag	2000 Aminoven® 3,5 % (enthält 70 g AS, 100 g Glucose, 100 mval Na^+, 60 mval K^+) evtl. 1000 ml Jonosteril Bas® mit Glucose (enthält 50 g Glucose, 50 mval Na^+, 25 mval K^+)
Gruppe III:	Normokalorische Ernährung – z.B. Eingriffe mit Anastomose am oberen GI-Trakt
1. Tag	2000–3000 ml Jonosteril Bas® mit Glucose (enthält maximal: 150 g Glucose, 150 mval Na^+, 75 mval K^+)
2. Tag	2000 Aminoven® 3,5 % (enthält 70 g AS, 100 g Glucose, 100 mval Na^+, 60 mval K^+) evtl. 1000 ml Jonosteril Bas® mit Glucose (enthält 50 g Glucose, 50 mval Na^+, 25 mval K^+)
ab 3. Tag	2000 ml Structokabiven® (enthält 250 g Glucose, 100 g AS, 75 g Fett, 80 mval Na^+, 60 mval K^+) evtl. 1000 ml Jonosteril Bas® mit Glucose (enthält 50 g Glucose, 50 mval Na^+, 25 mval K^+)

Weitere Flüssigkeit wird mit Elektrolytlösungen zugeführt, die den Elektrolytstatus des Patienten berücksichtigen. Nährstofflösungen mit einer Osmolarität von über 800 mosmol/l dürfen nur über einen zentralvenösen Katheter appliziert werden. Als Zusätze erhalten alle Patienten der Gruppe III täglich 1 Amp. Cernevit® und 1 Amp. Tracitrans plus®. Die Infusionsgeschwindigkeit von Structokabiven® sollte maximal 2 ml/kg/Std betragen. Der empfohlene Infusionszeitraum beträgt 14–24 Stunden. Die Serumtriglyzeride sollten nach einer fettfreien Periode von 5–6 Stunden kontrolliert werden und weniger als 4 mmol/l betragen.

Mischlösungen. Mischlösungen von Glucose, Aminosäuren und Fetten sind sehr bequem. Bei ihrer Verwendung ist auf die maximale Infusionsgeschwindigkeit zu achten, die ungefähr 2 ml/kg/Std beträgt. Infusomaten sind deshalb bei der Applikation sehr zu empfehlen, damit der Infusionszeitraum von 12–24 Stunden eingehalten wird, denn dieses Mischlösungen sind bei Raumtemperaturen von 25 °C nur für ungefähr 36 Stunden chemisch und physikalisch stabil. Wenn Medikamente in die Lösung gegeben werden, dann muß unbedingt vorher geklärt sein, ob die Medikamente oder Zusätze mit der Lösung verträglich sind.

Empfehlungen für die postoperative Ernährung

- Vermeide eine Hyperglykämie durch zu hohe Glucosezufuhr.
- Schwäche die spätere Proteolyse durch adäquate Nährstoffzufuhr ab.
- Ergänze die Kalorienzufuhr durch Fette.
- Achte auf den Flüssigkeits- und Elektrolytbedarf.

Blutzuckerkontrollen. Als ein indirektes Maß für die Verträglichkeit der gewählten Ernährung kann der Glucosespiegel herangezogen werden, der keinesfalls über 200 mg/dl liegen sollte. Der optimale BZ-Spiegel liegt sogar unter 110 mg/dl bzw. 6,1 mmol/l. Sollte der Glucosespiegel zu hoch sein, dann können 4–6 IE Insulin/Std hinzugefügt werden. Sinkt der BZ nicht, dann wird die Glucosezufuhr vermindert, weil die Glucoseoxidation auch durch hohe Insulindosen nicht beeinflußbar ist. Manchmal muß die Glucosezufuhr sogar auf 1–2 g/kg KG reduziert werden. Da ein dauerhaft erhöhter BZ-Spiegel zu erheblicher Komorbidität einschließlich der Critical-Illness-Polyneuropathie führen kann, sind regelmäßige BZ-Kontrollen unerläßlich.

Laborkontrollen. Bei jeder parenteralen Ernährung sollten die Elektrolyte, Kreatinin und Harnstoff täglich kontrolliert werden. Der Blutzuckerspiegel wird zunächst alle 6 Stunden und dann bei stabiler Stoffwechsellage alle 12 Stunden gemessen. Die Triglyzerid-Spiegel sollten unter 350 mg/dl bzw. 4,2 mmol/l liegen.

Kathetersepsis. Bei Verdacht auf eine Kathetersepsis mit Rötung der Einstichstelle wird der Katheter sofort entfernt und die Katheterspitze zur mikrobiologischen Untersuchung eingeschickt. Die Entfernung reicht zur Therapie fast immer aus. Lediglich bei gram-negativen Bakterien sollte für eine Woche und bei einem MRSA für zwei Wochen ein Antibiotikum appliziert werden.

Postoperativer Kostaufbau

Der Kostaufbau richtet sich nach dem operativen Eingriff, nach dem mentalen und klinischen Zustand des Patienten. Alle folgenden Schemata sind den individuellen Gegebenheiten anzupassen. Nach einer Laparotomie ist täglich der abdominelle Befund zu erheben und zu dokumentieren.

Gruppe I: Alle Eingriffe in Lokalanästhesie.
Der Patient kann auf Station sofort essen und trinken.

Gruppe II: Alle Eingriffe ohne Laparotomie – z.B. Struma, Herniotomie. Der Patient darf im Aufwachraum bereits trinken. Er kann 3–4 Stunden später normal essen.

Gruppe III: Kleine bis mittelgroße abdominelle (laparoskopische) Eingriffe bis zur Cholezystektomie, Appendizitis, Narbenhernie.
Der Patient darf im Aufwachraum bereits trinken. Er kann nach 3–4 Stunden Tee/Suppe/Joghurt nach Belieben zu sich nehmen. Ab dem 1. postop. Tag erhält er leichte Kost ohne Infusionen.

Gruppe IV: Große Eingriffe ohne Anastomose am oberen GI-Trakt, Dickdarm- oder Rektumresektion, biliodigestive Anastomose, Pankreaslinksresektion, Fundoplikatio, also Eingriffe bei denen ein rascher Kostaufbau geplant ist.
Der Patient darf 3–4 Stunden später trinken und Joghurt essen. Ab dem 1. postop. Tag erhält er Joghurt, Suppe und Tee nach Belieben ohne Infusionen. Ab dem 2. postop. Tag leichte Kost.

Gruppe V: Magen-, Pankreaskopf- oder Ösophagusresektion.
Der Patient darf bis zu 300 ml flüssige Kost zu sich nehmen. Der Kostaufbau wird nach Rücksprache mit dem Operateur gesteigert. Bei einer jejunalen Sonde wird die enterale Ernährung ab dem 1. postop. Tag mit 25 ml/Std Survimed OPD® begonnen.

1.1.4.2 Enterale Ernährung

Kontraindikationen. Bei den folgenden Krankheitszuständen ist eine enterale Ernährung kontraindiziert: bei einem mechanischen Ileus, akutem Abdomen, Hypoxie (paO_2<80 mmHg) und schwerem Schock. Sie kann problematisch werden bei einer ausgeprägten Peritonealkarzinose, paralytischem Ileus, gastrointestinaler Blutung, schweren Diarrhöen, hohem Reflux, unmittelbar nach der Operation oder einem schweren Trauma. Auch wenn die enterale Ernährung insgesamt günstiger zu sein scheint als die parenterale, sollte ein enteraler Kostaufbau keinesfalls erzwungen werden.

Darmzottenernährung. Selbst wenn der Nährstoffbedarf enteral nicht gedeckt werden kann, wird eine partielle enterale Ernähung empfohlen, um die Mukosastruktur zu erhalten. Dazu sind lediglich 240 ml/Tag erforderlich. Eine kontinuierliche enterale Gabe von 10 ml/Std oder 5 × 50 ml als Bolus sind dazu ausreichend.

Oraler Kostaufbau. Nach kleinen und mittleren Eingriffen ohne Verletzung des Gastrointestinaltraktes darf der wache Patient sofort trinken, wenn seine Schutzreflexe wieder nachweisbar sind. Er darf 3–4 Stunden später wieder normal essen. Die enterale Ernährung braucht nicht erst begonnen zu werden, wenn der erste Stuhlgang oder Flatusabgang registriert wurde. Je nach klinischem Befund wird nach konventionellen Laparotomien bereits ab dem ersten Tag eine orale Flüssigkeitsaufnahme toleriert und häufig kann bereits ab dem 2. postoperativen Tag feste Nahrung eingenommen werden. Der Kostaufbau wird dabei nicht rigide angeordnet, sondern vom klinischen Zustand und abdominellen Befund des Patienten abhängig gemacht. Bei 80 % aller Patienten ist der Kostaufbau bereits am 4. postoperativen Tag abgeschlossen. Nach laparoskopischen Eingriffen ist im Vergleich zur konventionellen Operation der Kostaufbau deutlich früher erfolgreich, so daß nach laparoskopischer Cholezystektomie oder Appendektomie bereits ab dem 1. postoperativen Tag feste Nahrung angeboten wird.

Orale Nährlösungen

Die Geschmacksrichtungen sind von großer Bedeutung für die Compliance.
Die Nährlösungen sollten gekühlt serviert werden.

	Diabetiker	Laktose	Kohlenhydrate pro 100 ml	Fette pro 100 ml	Protein pro 100 ml	Kaloriendichte pro ml
Fortimel® (Kakao, Waldfrucht)	nein	ja	10,3 g	2,1 g	10 g	1 kcal
Fresubin protein energy® (Kakao, Vanille, Erdbeere)	nein	nein	12,4 g	6,7 g	10 g	1,5 kcal
Diben® (Karamel, Capuccino, Waldfrucht)	ja	ja	8,3 g	4,5 g	4 g	0,9 kcal

Nährlösungen. Im klinischen Alltag werden mehrere Nährlösungen benötigt. Zunächst werden für Patienten ohne Maldigestions- oder Malassimilationsstörungen Standardnahrungen benötigt. Diese Nährlösungen haben eine Energiedichte von 0,9–1,5 kcal/ml und werden oral oder über eine gastrale Sonde gegeben. Patienten mit einer Katheterjejunostomie bzw. jejunalen Sonde sollten eine isokalorische Oligopeptiddiät (z.B. Survimed OPD®) erhalten. Für Tumorpatienten werden Nährlösungen (z.B. Supportan®) mit einer Energiedichte von 1,3 kcal/ml, einem hohen Proteinanteil (18 %) und hohem Fettanteil (50 %) empfohlen.

Perioperative Nährlösung. Für die prä- und postoperative zusätzliche Alimentation haben sich orale Nährlösungen als besonders hilfreich erwiesen. Sie enthalten einen hohen Proteingehalt und relativ geringen Anteil an Kohlenhydraten. Beim Diabetiker sollte bei der enteralen Ernährung mit Trinknahrung unbedingt auf den Blutzucker geachtet werden. Die speziellen Trinklösungen für Diabetiker sind nicht unbedingt empfehlenswert, weil sie stark abführend wirken.

Enterale Sondenernährung

Bolus über gastrale Sonde:

1. Tag 5 × 100 ml	2. Tag 5 × 200 ml
3. Tag 6 × 250 ml	4. Tag 8 × 250 ml

Kontinuierlich über jejunale Sonde durch Infusomaten:

1. Tag 25 ml/Std	2. Tag 50 ml/Std
3. Tag 100 ml/Std	

Enterale Sondenernährung. Eine frühe enterale Ernährung ist auch bei großen Oberbaucheingriffen möglich, wenn eine Ernährungssonde in das Jejunum gelegt wurde. Dann kann bereits nach 12 Stunden mit der Ernährung begonnen werden. Als ungefähre Regel gilt, daß am 1. postoperativen Tag mit 25 ml/Std einer Standarddiät begonnen wird, die eine Energiedichte von 1 kcal/ml aufweist. Bei guter Verträglichkeit wird die Zufuhr alle 24 Stunden verdoppelt auf 50 ml/Std und dann auf 100 ml/Std, was dem durchschnittlichen Tagesbedarf von 2400 kcal in 2400 ml Flüssigkeit entspricht. Bei dieser kontinuierlichen Applikation wird von einigen eine Pause von 3–4 Stunden empfohlen. Wenn die Sondenkost in den Magen gegeben wird, dann kann sie auch als Bolus appliziert werden. Dazu werden die Boli in folgender Frequenz gesteigert: 1. Tag 5 × 100 ml, 2. Tag 5 × 200 ml, 3. Tag 6 × 250 ml und 4. Tag 8 × 250 ml. Von diesen genannten Schemata wird man natürlich abweichen müssen, wenn der Patient die enterale Ernährung nicht verträgt. Am häufigsten führt eine Diarrhoe zum Abbruch, die sowohl bei zu hoher Osmolarität als auch zu schneller Applikation auftritt. Theoretisch sind die Vorteile der enteralen Ernährung evident, aber in kontrollierten Studien bisher nicht sehr überzeugend. Die enterale Sondenernährung sollte deshalb nicht erzwungen werden, sondern stellt eine attraktive Alternative dar.

Immunmodulatoren. Immer wieder wird diskutiert, ob die Komplikationsrate nicht vermindert werden kann, indem die Ernährung mit Immunmodulatoren (Vitamine, Spurenelemente, Glutamin, Arginin, Omega-3-Fettsäuren) ergänzt wird. Obgleich sehr ermutigende Ergebnisse vorliegen, wurden sie bisher nur von sehr wenigen Arbeitsgruppen reproduziert. Da die Nährlösungen schlecht schmecken ist die Compliance gering. Bei septischen Patienten sollten keine Immunmodulatoren eingesetzt werden, weil sich die Sterblichkeit dadurch zu erhöhen scheint.

Nach PEG-Anlage. 24 Stunden nach PEG-Anlage kann Tee oder Sondennahrung appliziert werden. Die Nährlösung braucht nicht verdünnt zu werden. Einige Autoren weisen darauf hin, dass die PEG bereits einige Stunden später verwendet werden kann. Wir haben bei diesem frühen Vorgehen aber relativ viele Komplikationen gesehen, so daß grundsätzlich 24 Stunden gewartet wird. Um Komplikationen zu vermeiden, ist es besonders wichtig, die PEG-Andruckplatte immer unter adäquater Spannung zu halten, so dass sie nicht zu locker ist und auch keine Drucknekrosen verursacht. Das Gesamtvolumen sollte insgesamt 1500–2000 ml Sondennahrung und 1000–1500 ml Flüssigkeit betragen. Je nach Verträglichkeit wird die Menge täglich um 500 ml bis zur Zielmenge gesteigert. Medikamente können über die Sonde gegeben werden. Dazu wird die Sonde mit 50 ml Wasser durchgespült, das Medikament über die Sonde appliziert und danach erneut mit 50 ml gespült. Medikamente werden getrennt voneinander appliziert und sollten keinesfalls mit der Sondennahrung gemischt werden.

Magensonde. Postoperativ kann auf eine Magensonde bei allen elektiven Fällen verzichtet werden. Lediglich bei partiellen Magenresektionen oder Magenübernähungen werden sie vorübergehend zur Entlastung des Magen eingelegt. Bei Notfalleingriffen dagegen, insbesondere bei Ileus-Erkrankungen, wird die Magensonde gezielt zur Ableitung des Mageninhaltes eingesetzt.

1.2 Darmvorbereitung

Darmvorbereitung. Es ist heute vor größeren abdominellen Eingriffen üblich, den Darm des Patienten zu entleeren. Dazu erhält der Patient am Tag vor der Operation ein einfaches Abführmittel. Bei allen Eingriffen am unteren Gastrointestinaltrakt wurde bisher eine „gründliche" Säuberung des Darmes angestrebt, weil eine deutliche Verminderung der Keimdichte im Kolon die Rate der Wundinfektionen verhindern sollte. Allerdings konnte diese Vermutung in randomi-

Darmvorbereitung in Abhängigkeit vom Eingriff

Gruppe A: Eingriffe an Hals, Weichteilen und Haut, Leistenhernie, CCE, Appendektomie, Fundoplikatio, Splenektomie. Keine Darmvorbereitung.

Gruppe B: Eingriffe an Leber, an Gallenwegen, am Retroperitoneum, am Ösophagus, am Magen, am Pankreas, an Narbenhernien.
2 Pyrilax®-Supp oder 4 Tbl. Pyrilax® um 14:00 Uhr und danach mindestens 2–4 Liter Flüssigkeit trinken lassen. Nach der Darmvorbereitung darf der Patient bis 2 Stunden vor der Operation Tee oder Wasser nach Belieben trinken.

Gruppe C: Resezierende Eingriffe am Dünn- oder Dickdarm, Koloskopie, Kolonkontrasteinlauf, Stomarückverlagerung.
Zusätzlich zu den Diätvorschriften sollte viel Flüssigkeit (kohlensäurefreies Mineralwasser bzw. Tee mit oder ohne Zucker) getrunken werden. Um 16:00 Uhr die Vorbereitung mit Prepacol® oder Fleet® beginnen. Nach der Darmvorbereitung darf der Patient bis 2 Stunden vor der Operation Tee oder Wasser nach Belieben trinken. Am Operationstag erhält der Patient direkt vor der Operation ein Klistier.

Gruppe D: Normale proktologische Eingriffe, Rektoskopie, Proktoskopie.
30 Minuten vor dem Eingriff erhält der Patient ein Klistier.

Gruppe E: Eingriffe mit chemischem Stoma (selten).
Zusätzlich zu den Diätvorschriften sollte viel Flüssigkeit (kohlensäurefreies Mineralwasser bzw. Tee mit oder ohne Zucker) getrunken werden. Um 8:00 Uhr die Vorbereitung mit Prepacol® oder Fleet® beginnen. Um 16:00 Uhr 4 l Clean-Prep® trinken – unbedingt kühlen. Um 20:00 Uhr 4 Kps. Loperamid einnehmen. Nach der Darmvorbereitung darf der Patient bis 2 Stunden vor der Operation Tee oder Wasser nach Belieben trinken. Am Operationstag sollte der Patient am Morgen erneut 2 Kps. Loperamid einnehmen.
Direkt vor der Operation erhält er ein Klistier. Postoperativ werden 3mal 30 mg Codeinphosphat und 3mal 2 Kps. Loperamid angeordnet für 5 Tage. Flüssige Kost ohne Ballaststoffe ist gestattet, aber keine Nährlösungen.

Kontraindikation für die Darmspülung

Subtotale oder totale Magen- oder Darmstenosen, Niereninsuffizienz.

sierten Studien nicht belegt werden, denn die Darmvorbereitung scheint bei elektiven kolorektalen Resektionen die Komplikationsrate nicht zu vermindern. Dennoch wird auch hier eine einfache Darmvorbereitung weiter empfohlen, weil die Operation an einem stuhlgefüllten Darm nicht sehr angenehm ist. Eine ausgiebige Darmspülung ist heute kaum noch zu rechtfertigen.

Darmspülung. Sollte jemand weiterhin eine Spülung mit 4 l des nicht-resorbierbaren Polyethylenglykols (PEG-Lösung) bevorzugen, dann sollte die PEG-Lösung kühl getrunken werden, weil der relativ unappetitliche Geschmack dadurch etwas gemildert wird. Ein herkömmliches Laxans (z.B. Prepacol® oder (Fleet®) ist zur Darmentleerung ausreichend. Präoperativ sollten die Elektrolyte kontrolliert werden, um eine Hypokaliämie adäquat zu behandeln.

Chemisches Stoma. Wenn zum Beispiel nach einer komplexen perinealen Operation die Defäkation für einige Tage vermieden werden soll, dann wird der Darm präoperativ besonders gut gereinigt und die Kolonmotilität medikamentös mit Loperamid und Codeinphosphat gehemmt.

1.3 Antibiotika

Auswahl. Bei der Auswahl eines Antibiotikums wird berücksichtigt, ob es überhaupt in das Gewebe penetrieren und die Bakterien bekämpfen kann. Bei akuten Infektionen wird die Penetration des Antibiotikums durch die zunehmende Permeabilität des Gewebes begünstigt. Bei chronischen Infekten oder intrazellulären Keimen und bei allen Strukturen mit einer schlechten Blutversorgung (z.B. Abszessen) wirkt das Antibiotikum nur abgeschwächt. Bei implantiertem Fremdmaterial entwickelt sich auf den Oberflächen ein Schleim, der die Organismen vor der Einwirkung des Antibiotikums schützt.

Resistenz. Die Antibiotikaresistenz ist abhängig vom Antibiotikum und normalerweise auf wenige Bakterienspezies beschränkt. Sie hängt nicht davon ab, in welcher Dosierung oder über welche Dauer hinweg ein Antibiotikum gegeben wurde. Manche Antibiotika haben ein relativ geringes Resistenzpotential, andere können dagegen bereits bei geringem Einsatz eine Resistenz entwickeln. Wenn Antibiotika mit ähnlichem Wirkungsspektrum verwendet werden, dann sollten diejenigen ausgewählt werden, die ein geringes Resistenzpotential haben. Außerdem sind einige Antibiotika, wie Ceftazidim assoziiert mit einer zunehmenden Prävalenz von MRSA.

Fehler bei der Antibiotikatherapie

- Allergien vergessen
- Therapiedauer zu lang
- Keimspektrum nicht berücksichtigt
- Nieren- oder Leberinsuffizienz nicht beachtet
- Breitspektrum- statt Schmalspektrumantibiotikum
- Kombinationstherapie statt Monotherapie
- Parenterale statt orale Applikation

Applikationsweise. Die Art der Verabreichung eines Antibiotikums sollte in den Hintergrund treten und stattdessen auf das Spektrum, die Bioverfügbarkeit und Gewebepenetration geachtet werden. In Notfällen wird das Antibiotikum i.v. gegeben. Bei allen Patienten, die oral ernährt werden können, sollte das Antibiotikum ebenfalls oral appliziert werden, wenn es eine hohe Bioverfügbarkeit besitzt, denn bei äquivalenter Dosierung ist kein Unterschied im Therapieeffekt zu erwarten. Die Bioverfügbarkeit ist beim Vancomycin bekannterweise sehr schlecht, aber bei den Cephalosporinen, Makroliden oder Betalactam-Penicillinen völlig ausreichend. Eventuell ist die Dosierung zu erhöhen, um einen vergleichbaren Gewebespiegel zu erreichen.

Elimination. Die normalerweise angegebenen Dosierungen unterstellen eine normale Leber- und Nierenfunktion. Bei einer Niereninsuffizienz und einer primären renalen Elimination des Antibiotikums ist es sinnvoll, die Erhaltungsdosis zu halbieren. Bei einer ausgeprägten renalen Insuffizienz sollte zusätzlich das Dosierungsintervall verdoppelt werden. Normalerweise ist eine Dosisanpassung nur bei schweren Leberschädigungen angezeigt.

Fehler. Das Versagen einer Antibiose beruht manchmal auf einfachen Fehlern: Es wurde ein Antibiotikum mit zu geringem Blut- oder Gewebespiegel ausgewählt; Fremdkörper wurden nicht entfernt oder Abszesse nicht drainiert; die entsprechenden Organe waren nicht ausreichend perfundiert; Interaktionen mit anderen Medikamenten blieben unberücksichtigt, oder eine Pilzsuperinfektion wurde nicht adäquat behandelt.

Regeln. Bei den meisten Antibiotika ist eine Monotherapie ausreichend. Optimalerweise sollte das Keimspektrum bekannt sein. Ein Antibiotikum ist kein Antipyretikum, sondern wird nur bei einem bakteriellen Infekt appliziert. Bei unklarem Fieber wird deshalb eine Blutkultur entnommen. Der therapeutische Effekt sollte spätestens nach 2–4 Tagen evident sein. Die Behandlungsdauer sollte beschränkt werden, um den Selektionsdruck zu vermindern. 3–5 Tage nach Entfieberung reichen meistens aus. Allergien müssen berücksichtigt werden.

Antibiotikaprophylaxe. Bei fast allen gängigen abdominellen Eingriffen wird heute eine Antibiotikaprophylaxe vorgenommen, obgleich sie nicht bei allen Indikationen hinreichend gesichert ist. Das Antibiotikum braucht häufig nur einmalig mit der Narkoseeinleitung appliziert zu werden, so daß zum Zeitpunkt des Schnittes ein ausreichender Gewebespiegel vorliegt. Bei längeren Operationen sollte nach 2–3 Stunden eine zweite Dosis gegeben werden. Die Wahl des Antibiotikums richtet sich nach dem Eingriff. Bewährt haben sich Cephalosporine, die bei Ein-

Antibiotikaprophylaxe in Abhängigkeit vom Eingriff

Gruppe I: Eingriffe an „nicht kontaminierten" Organen wie Schilddrüse, Hernien (ohne Netzeinlage), Nebenniere, Weichteile und Haut.
Therapie: Keine Antibiotika
Gruppe II: Eingriffe mit Implantation von Fremdmaterial oder an „potentiell kontaminierten" Organen wie der Gallenblase und Milz.
Therapie: 1,5 g Cefuroxim i.v.
Gruppe III: Eingriffe an „regelhaft kontaminierten" Organen wie Ösophagus, Magen, Gallenwege, Pankreas, Dünn- und Dickdarm.
Therapie: 1,5 g Cefuroxim i.v. und 500 mg Metronidazol i.v.

Endokarditisprophylaxe in Abhängigkeit vom Risiko und Eingriff

Sehr hohes Risiko		Hohes Risiko	
Künstliche Herzklappe Frühere Endokarditis Komplexe zyanotische Herzkrankheit		Erworbene Herzklappenerkrankung Mitralklappenprolaps mit Klappenregurgitation oder stark verdickter Klappenwand Nicht-zyanotische Herzkrankheit Hypertrophe Kardiomyopathie	
Mund-Rachen-Ösophagus, Bronchialsystem	Sonstiger Gastrointestinaltrakt	Mund-Rachen-Ösophagus, Bronchialsystem	Sonstiger Gastrointestinaltrakt
2 g Amoxycillin (600 mg Clindamycin) per os	2 g Ampicillin (1 g Vancomycin) i.v. + 1,5 mg/kg KG Gentamycin i.v.	2 g Amoxycillin (600 mg Clindamycin) per os	2 g Ampicillin (1 g Vancomycin) i.v.

griffen am unteren Gastrointestinaltrakt mit Metronidazol kombiniert werden. Eine Fortsetzung der Antibiose ist bei elektiven Eingriffen postoperativ nicht erforderlich. Lediglich bei starker intraoperativer Kontamination oder Abszessen erscheint sie sinnvoll.

Endokarditisprophylaxe. Wenn das Risiko einer Bakteriämie besteht, dann ist eine Endokarditisprophlaxe bei allen Patienten einzuleiten, die ein sehr hohes oder hohes Risiko besitzen, an einer Endokarditis zu erkranken.
Die Antibiotikagabe ist postinterventionell für 1–2 Woche fortzusetzen.

1.4 Perioperative Schmerztherapie

Da der chirurgische Eingriff direkt für die Schmerzen des Patienten verantwortlich ist, ist die perioperative Schmerztherapie eine genuin chirurgische Angelegenheit. Der Chirurg sollte sich deshalb umfangreiche Kenntnisse in der postoperativen Schmerztherapie aneignen, um seine Patienten adäquat behandeln zu können. Gelegentlich ist es allerdings sinnvoll, andere Fachdisziplinen beratend hinzuzuziehen.

1.4.1 Schmerzen

Schmerzen haben eine sensorische und affektive Komponente, die beide das Schmerzempfinden beeinflussen.

Nozizeptoren. Nach einer Verletzung des Gewebes werden durch chemische, thermische oder mechanische Faktoren Nozizeptoren gereizt und als Schmerz empfunden. Bei den Nozizeptoren handelt es sich um freie Nervenendigungen, die sich in vielen Geweben nachweisen lassen. So verursachen sie in Haut, Bindegewebe, Muskeln und Knochen einen so genannten somatischen Schmerz, der gut lokalisiert werden kann und einen „dumpfen", „stechenden" oder „bohrenden" Charakter hat. Werden dagegen die Rezeptoren in viszeralen Organen gereizt, dann sind sie nicht gut lokalisierbar. Sie werden häufig als „krampfartig" oder „kolikartig" beschrieben und projizieren sich auf entsprechende Dermatome.

Schmerzfortleitung. Dieser nozizeptive Reiz wird durch neuroaktive Substanzen wie Bradykinin, Substanz P, Prostaglandine, Histamin, Serotonin oder Protonen (H^+) noch verstärkt, indem sie die Reizschwelle der Nozizeptoren herabsetzen.

Der Reiz wird über myelinisierte A-Fasern oder unmyelinisierte C-Fasern zum Hinterhorn des Rückenmarks geleitet. Dort wird der Reiz über Projektionsneurone zum Gehirn und über Interneurone in Reflexbahnen geleitet. Im Hinterhorn kann die Erregbarkeit durch glutamaterge NMDA(N-Methyl-D-Aspartat)-Rezeptoren weiter verstärkt werden. Die meisten Schmerzreize gelangen über den anterolateralen Seitenstrang zum Thalamus, der Formatio reticularis und dem limbischen System. Die Reize unterliegen dann einem komplexen Verarbeitungsprozeß, bis sie von kortikalen Strukturen als Schmerzreiz mit bestimmten Eigenschaften empfunden werden.

Schmerzempfinden. Schmerzen sind subjektiv erfahrbar und können durch Gebärden und Äußerungen anderen Personen mitgeteilt werden. Da das Ausmaß und die Qualität des Schmerzes sowohl durch die physiologische Ursache im Organismus als auch durch die Einbildungskraft des Patienten beeinflußt werden, kann von einem äußeren Trauma oder einer bestimmten Gewebeschädigung nicht direkt auf das Ausmaß des Schmerzes geschlossen werden. Wie stark der Schmerz vom Patienten empfunden wird und in welchem Ausmaß, kann nur vom Patienten selbst angegeben werden. Selbst wenn für den behandelnden Arzt nicht direkt ersichtlich ist, warum der Patient überhaupt Schmerzen haben sollte, sind sie dennoch von ihm ernst zu nehmen. Er hat auf die Schmerzen des Patienten einzugehen und sie adäquat und effizient zu behandeln. Mit einem einfachen visuell-analogen Score kann man jederzeit beim wachen Patienten das Schmerzempfinden reproduzierbar messen und die Schmerztherapie danach ausrichten.

1.4.2 Schmerztherapie

Aufklärungsgespräch. Im Rahmen der präoperativen Vorbereitung sollte dem Patienten neben dem Ausmaß der Operation auch erklärt werden, daß postoperativ Schmerzen auftreten und wie diese konkret behandelt werden. Dabei sollte dezidiert auf die Möglichkeiten der Schmerztherapie eingegangen werden, um Befürchtungen des Patienten abzubauen. Die Beseitigung der natürlichen Angst des Patienten führt postoperativ zu einem besseren Umgang mit Schmerzen und lindert sie zugleich. Bei diesen Gesprächen sollten auch die potentiellen Nebenwirkungen der Schmerztherapie genannt werden.

Suchtgefahr. Sowohl für den akuten als auch dem chronischen Schmerz gilt, daß er so schnell und effektiv wie möglich beseitigt werden sollte. Eventuelle Ängste vor einer potentiellen Suchtgefahr durch Opioide sind bei richtiger Indika-

Prinzipien der Schmerzbehandlung

- Präemptive Analgesie ausnutzen
- Schmerzauslösung vermeiden
- Ausreichend starkes Schmerzmittel
- Kombinationseffekte ausnutzen
- Wirkdauer berücksichtigen
- Ausreichende Dosierung
- Keine Bedarfsmedikation

tionsstellung vollkommen unbegründet und dürfen niemals ein Grund sein, eine gute und indizierte Schmerztherapie zu unterlassen.

Effektive Schmerztherapie. Einige Grundregeln bei der Schmerztherapie sollten unbedingt beachtet werden, um tatsächlich effektiv behandeln zu können. Zunächst sollten alle Analgetika nur in der Dosierung appliziert werden, die auch ausreichend wirksam ist. Außerdem sollte die Dauer der Wirkung berücksichtigt werden, um das Dosierungsintervall richtig zu wählen. Wenn die analgetische Potenz trotz optimaler Dosierung nicht ausreicht, dann sollte ein wirksameres Analgetikum eingesetzt werden. Eine Kombination von Opioiden und Nicht-Opioiden sollte bei starken Schmerzen immer angestrebt werden. Die Möglichkeiten der physikalischen Therapie durch gezielte Wärme- oder Kälteapplikationen sollten keinesfalls vernachlässigt werden.

Präemptive Analgesie. Bei der präemptiven Analgesie wird versucht, die zentrale Schmerzempfindung zu beeinflussen, indem die nozizeptiven Reize auf ihrem Weg zum Gehirn abgeschwächt oder blockiert werden. Dabei soll die Reizleitung zu kortikalen Strukturen bereits vor der Schmerzauslösung verhindert werden. Dieses wird durch eine effektive Regionalanästhesie erreicht, bei der die afferenten Bahnen komplett blockiert werden und das Gehirn keine Informationen von den Nozizeptoren erhält, solange diese gereizt werden. Besonders bei größeren viszeralchirurgischen Eingriffen hat es sich sehr bewährt, durch einen thorakalen epiduralen Katheter alle spinalen Afferenzen vom Zeitpunkt des Hautschnittes bis mindestens zum zweiten postoperativen Tag zu blockieren. Auch die orale präoperative Gabe von Diclofenac und Oxycodon nutzt das Konzept der präemptiven Analgesie.

Medikamente. Wenn man diese Basisanforderungen ernst nimmt, dann sollte der Arzt bei seinen Schmerzmedikamenten die individuelle Dosierung, Maximaldosierung pro Tag, Wirkungsdauer, -stärke und -mechanismus kennen. Da es viele potente Analgetika gibt, empfiehlt es sich aus praktischen Erwägungen, aus jeder Wirkgruppe ein geeignetes Medikament auszusuchen. Durch diese Restriktion kann sich der Arzt dann gut mit den einzelnen Medikamenten vertraut machen und die Effizienz seiner Therapie steigern. Auch die nachfolgend besprochenen Medikamente sind das Produkt einer Auswahl unter praktischen Erwägungen. Sie haben sich in den Händen des Autors bewährt, ohne daß damit gleichzeitig behauptet wird, daß nicht auch andere Medikamente für eine gute Schmerztherapie genauso gut geeignet sind.

1.4.3 Opioide

Wirkung. Zu den erwünschten Wirkungen gehören Analgesie, Euphorie, Hustendämpfung und Streßreduktion. Unerwünscht sind dagegen Übelkeit, Erbrechen, Dysphorie, Atemdepression, Bronchokonstriktion, Bradykardie, Blutdruckabfall und Sedierung. Opioide sind kontraindiziert bei akuten hepatischen Porphyrien und sollten bei allen Patienten mit Lungenerkrankungen und während der Schwangerschaft und Laktation kritisch abgewogen werden.

Intoxikation. Wenn bei einem komatösen atemdepressiven Patienten eine Miosis vorliegt, sollte unbedingt an eine akute Opioidüberdosierung gedacht werden. In diesen Fällen wird sofort eine intensivmedizinische Therapie eingeleitet und Naloxon appliziert.

Opioide. Von den Opioiden sollte man mindestens mit Fentanyl, Morphin, Piritramid und Oxycodon vertraut sein. Die meisten anderen Opioide lassen sich mit diesen vier Medikamenten in ihren weiteren Charakteristika vergleichen. Ein beliebtes Medikament war früher auch Tramadol, daß wegen der häufig induzierten Übelkeit durch Oxycodon ersetzt wurde.

Morphin. Morphin wird in einer Dosierung von ungefähr 0,1 mg/kg KG appliziert, das entspricht ½–1 Ampulle Morphin 10 (5–10 mg). Wenn bei starken Schmerzen Morphin i.v. appliziert wird, dann ist mit einem Wirkungseintritt nach 5–10 Minuten zu rechnen. Bei subkutaner oder oraler Applikation dauert es 15–30 Minuten, bevor sich der Schmerz verringert. Dieser verzögerte Wirkungseintritt sollte dem Patienten erklärt werden, insbesondere wenn er mit einer Schmerzpumpe ausgestattet ist und erwartet, daß der Schmerz direkt nach Aktivierung der Pumpe nachläßt. Bei retardierten Präparaten, die oral appliziert werden, tritt der Effekt sogar erst nach Stunden ein. Die Dosierung kann allerdings auch auf das Mehrfache gesteigert werden. Da bereits nach 4–5 Stunden die Wirkung deutlich nachläßt, sollte es alle 4 Stunden verabreicht werden. Diese relativ kurze Wirkdauer würde eine sechsmalige Applikation erfordern, was im klinischen Alltag unpraktisch ist.

Dipidolor® (Piritramid): Einzeldosis wird titriert nach Körpergewicht: 0,1 mg/kg KG i.v.; PCA-Pumpe mit Dipidolor
NW: sedierend, Schwindel, Nausea, Orthostase, Atemdepression
KI: Störungen des Atemzentrums, Schwangerschaft (1. Trimenon)
Interaktionen: Alkohol, zentral dämpfende Pharmaka, Opioidagonisten

Keine Bedarfsmedikation. Werden bei dem Patienten Analgetika bei Bedarf angeordnet, d.h. daß das Schmerzmittel erst appliziert wird, wenn der Patient danach fragt, dann entstehen häufig große Schwankungen zwischen einer relativen Schmerzfreiheit und starken Schmerzen. Es ist hinreichend bekannt, daß die Menge an Schmerzmittel bei dieser Applikationsform deutlich höher liegt und die Schmerzen als unangenehmer und ausgeprägter empfunden werden als bei einer kontinuierlichen oder fest angeordneten Schmerztherapie. Deshalb sollte heute keine „Medikation bei Bedarf" mehr angeordnet werden, sondern immer eine feste Analgetikagabe, die dann bei zusätzlichem Bedarf noch erhöht werden kann.

Schmerzpumpen. Als praktikable Lösung bieten sich hier die Schmerzpumpen an. Bei dieser patienten-kontrollierten Analgesie (PCA) fordert der Patient sein Schmerzmittel selbst an, so daß die großen Schwankungen zwischen Schmerz und Schmerzfreiheit deutlich abgeflacht werden können. Die Schmerzpumpen werden manchmal auch so eingestellt, daß eine geringe Basalrate an Schmerzmitteln kontinuierlich appliziert wird. Allerdings wird von einigen Kollegen eine kontinuierliche Basalrate abgelehnt und ausschließlich eine Bolustherapie bevorzugt, weil eine Überdosierung befürchtet wird. Aufgrund der einstellbaren Parameter (Basalrate, Bolusgröße, Blockierungsintervall) kann das Risiko einer Überdosierung minimiert werden. Folgende Einstellung hat sich zur postoperativen Schmerztherapie bei mittelgroßen und größeren Eingriffen bewährt: keine Basalrate, ein Bolus von 1–2 mg Morphin mit einem Blockierungsintervall von 10 min. Damit kann der Patient pro Stunde maximal 12 mg Morphin abrufen. Ist die Analgesie mit diesen Maßnahmen nicht ausreichend, dann sollte zusätzlich Morphin verabreicht werden.

Piritramid. Als exzellente Alternative zum Morphin gilt das Piritramid, das postoperativ besonders gern gegeben wird. Es setzt im Gegensatz zum Morphin kein Histamin frei und führt deshalb nicht zum Bronchospasmus oder Pruritus. Der Eintritt der Wirkung dauert etwas länger als beim Morphin, nämlich bis zu 15 Minuten bei i.v.-Gabe und 25–30 Minuten nach s.c.-Applikation. Obgleich die

Wirkungsdauer etwas länger ist, läßt sie nach 4–6 Stunden nach. Die Dosierung ist geringgradig höher mit 0,1–0,2 mg/kg KG, so daß durchschnittlich eine halbe bis eine Ampulle (7,5–15 mg) appliziert wird.

Schmerzpumpen mit Piritramid haben sich ebenfalls als einfach und effektiv erwiesen. Es gibt zum Beispiel mechanische Pumpensysteme, die bei jeder Aktivierung 0,5 ml der Schmerzmittellösung mit einem Blockierungsintervall von 5 Minuten applizieren. Die Dosierung des Bolus wird über die Konzentration der Lösung festgelegt. Bewährt hat sich hier folgendes Vorgehen: 60 mg (4 Amp.) Piritramid werden auf 20 ml Lösung aufgezogen, so daß mit jedem Bolus 1,5 mg Piritramid appliziert werden. Die maximale Dosis pro Stunde beträgt dann 9 mg. Bei älteren Patienten wird die Konzentration halbiert mit 2 Amp. Piritramid auf 20 ml Lösung. Bei allen patienten-kontrollierten Analgesien wird immer eine Überwachung des Patienten angeordnet, weil es keine absolute Sicherheit gibt, daß nicht doch durch einen Fehler eine Überdosierung eintritt. Bei jeder unklaren Atemdepression sollte deshalb an eine Überdosierung gedacht werden.

Oxycodon. Das von uns am häufigsten eingesetzte Opioid ist Oxycodon (Oxygesic®), das etwas stärker als Morphium wirkt und ein ähnliches Wirkungs- und Nebenwirkungsspektrum hat. Kinder und schwangere Frauen sollten es nicht erhalten. Üblicherweise werden alle 12 Stunden 10–20 mg appliziert, weil die Wirkungsdauer ausreichend lang ist.

Fentanyl. Fentanyl ist ein sehr starkes Opioid, das sehr häufig direkt perioperativ oder auf der Intensivstation eingesetzt wird, weil es nach i.v.-Applikation bereits nach wenigen Minuten wirkt und seine Wirkdauer nur 25–35 Minuten beträgt. Die Dosierung ist mit 0,01 mg/kg KG deutlich geringer.

1.4.4 Nicht-Opioide

Acetylsalicylsäure. Zu den Nicht-Opioiden gehören unter anderem Paracetamol, Acetylsalicylsäure (ASS), Metamizol und die nicht-steroidalen Antiphlogistika (NSAR). Acetylsalicylsäure (ASS) ist ein bekanntes Analgetikum, dessen Einzeldosierung (500–1000 mg) jeder aus der Hausapotheke kennt. Am Tag sollten maximal 2,5–3,0 g appliziert werden. Bei oraler Applikation dauert es 10–15 Minuten bis ein Effekt eintritt, wobei die Wirkung nur 2–4 Stunden anhält. Die relativ kurze Wirkdauer ist ein großer Nachteil von ASS. Unerwünscht sind ebenfalls die Hemmung der Thrombozytenaggregation, der Bronchospasmus und die peptischen Ulzera. Es gibt in der postoperativen Schmerztherapie kaum Indikationen für ASS, weil es im Vergleich nebenwirkungsärmere Medikamente gibt.

Cyclooxygenasehemmer. Die NSAR haben neben der analgetischen und antipyretischen auch eine antiphlogistische Wirkung, die auf einer Hemmung der Cyclooxygenase beruht (COX). In den letzten Jahren wurden zwei Isoformen der COX gefunden, die sich im Gewebe unterschiedlich verteilen. COX-1 ist in fast allen Geweben nachweisbar und beteiligt am Schutz der Schleimhäute, bei der renalen Durchblutung und Aggregation der Thrombozyten. COX-2 tritt dagegen vornehmlich in Zellen auf, die am Entzündungsprozeß beteiligt sind. Die COX-2-Expression wird deshalb von antiinflammatorischen Interleukinen und Glucokortikoiden besonders gehemmt. Die bekannten NSAR hemmen unspezifisch beide COX-Formen, während die COX-2-Inhibitoren Valdecoxib und Rofecoxib deutlich selektiver wirken. Die Nebenwirkungen sind deshalb bei ähnlichem Wirkungsspektrum deutlich geringer. Die Einzeldosis beträgt 20–40 mg/d. Die tägliche Höchstdosis von 40 mg kann demnach einmalig appliziert werden. In jüngster Zeit wurde die Indikation der COX-2-Hemmer zur postoperativen Schmerztherapie sehr stark eingeschränkt.

Im eigenen Vorgehen wurden die COX-2-Hemmer früher als Basismedikation mit sehr großen Erfolg und ohne wesentliche Nebenwirkungen eingesetzt. Nach dem Bekanntwerden der vaskulären Zwischenfälle und den Indikationsbeschränkungen wurden sie vollständig aus dem Routinealltag entfernt und durch Diclofenac ersetzt.

Diclofenac. Von den NSAR wird bevorzugt Diclofenac eingesetzt. Als vergleichbare Alternative könnte Ibuprofen appliziert werden. Diclofenac wird als Retardpräparat (2mal 75 mg) eingesetzt. Das Nebenwirkungsprofil ist für die nicht-steroidalen Analgetika typisch, mit gehäuften peptischen Ulzera. Deshalb werden sie perioperativ immer mit einem Protonenpumpenhemmer kombiniert. Die NSAR vermindern die renale Perfusion und können so zu einer chronischen Nephritis führen. Besonders bei einer bereits bestehenden Hypotonie oder Niereninsuffizienz sollten sie deshalb nicht gegeben werden.

Metamizol. Für die postoperative Schmerztherapie hat sich Metamizol als günstig erwiesen. Als Einzeldosis werden 0,5–1,0 g gewählt. Die Tageshöchstmenge beträgt 6–8 g. Bei oraler Applikation wirkt es nach 30 Minuten und hat eine Wirkdauer von 2–4 Stunden. Bei i.v.-Applikation sollte die Injektion langsam über

5 Minuten erfolgen, weil eine Vasodilatation mit Blutdruckabfall und Tachykardie auftreten kann. Die sehr seltene allergische Agranulozytose tritt unabhängig von der Art und Dauer der Applikation auf (1 : 1 000 000).

Novalgin® (Metamizol):
Einzeldosis: 500–1000 mg, in der Regel 4 × 1 g, Tageshöchstdosis 6–8 g
NW: allergische Hautreaktion, Leukopenie, Agranulozytose (selten!), Schock, Pyrazolonallergie
KI: akute hepatische Porphyrie, Glucose-6-phosphat-Dehydrogenasemangel
Interaktionen: Captopril, Lithium, MTX, Antihypertensiva.
Cave: Schwangerschaft (1. und 3. Trimenon)

1.4.5 Lokal- und Regionalanästhesie

Epiduraler Katheter. Schmerzen können auch effektiv durch eine Lokal- oder Regionalanästhesie verhindert werden. Bei Patienten mit größeren intraabdominellen oder thorakalen Eingriffen hat sich ein epiduraler Katheter zur präemptiven Analgesie sehr bewährt. Wenn ein epiduraler Katheter zur Schmerztherapie verfügbar ist und die korrekte Lage und Funktion vom Anästhesisten überprüft wurde, sollte sich der Chirurg darüber bewußt sein, daß es im Vergleich zur Spinalanästhesie deutliche Unterschiede gibt. Dieselbe Wirkungsintensität erfordert eine höhere Konzentration des Lokalanästhetikums. Der Wirkungseintritt ist langsamer, die Wirkungsdauer länger und die Intensität der motorischen Blokkade geringer. Zunächst verliert der Patient die Wärme- und Kälteempfindung und den dumpfen Tiefenschmerz, dann tritt eine präganglionäre Blockade ein, gefolgt vom Verlust des Berührungs-, Druck- und Schmerzempfindens, und schließlich einer motorischen Blockade.

Anästhesist. Die Schmerztherapie mit einem epiduralen Katheter wird im eigenen Vorgehen primär vom Anästhesisten kontrolliert, der die Patienten täglich mitbetreut und neurologisch untersucht. Der Katheter wird auch vom Anästhesisten entfernt.

Opioid-Lokalanästhetikum. Zur kontinuierlichen postoperativen Schmerztherapie wird der epidurale Katheter entweder allein mit einem Lokalanästhetikum oder mit einem Gemisch aus einem Lokalanästhetikum und Opioid bestückt, wobei das letztere Vorgehen bevorzugt wird. Es werden 6–12 ml/Std eines 1:1-Gemisches aus z.B. Ropivacain 0,1 % und Sufentanil 0,5 µg/ml gegeben. Damit ist in der Regel eine suffiziente Schmerztherapie möglich. Sollte der Patient weiterhin über Schmerzen klagen, dann sollte für einen raschen Effekt zunächst ein Bolus von 8–10 ml dieser Lösung gegeben werden, der nach ungefähr 15 Minuten wirkt. Zusätzlich wird die kontinuierliche Dosierung erhöht. Von einer zusätzlichen unkritischen Applikation von Opioiden ist abzuraten, weil das Risiko einer Überdosierung vorhanden ist.

Lokalanästhetikum. Wird nur ein Lokalanästhetikum über den epiduralen Katheter gegeben, dann wird eine 0,2 %ige Ropivacain-Lösung gewählt und ebenfalls 6–12 ml/Std appliziert. Bei weiteren Schmerzen kann auch hier ein Bolus von 8–10 ml appliziert werden. Eine beginnende Überdosierung zeigt sich bei den tiefen thorakalen Kathetern in einer motorischen Blockade und Kribbeln an den Fingern. Auch hier sollte die Wirkung nach 15 Minuten eintreten. Eine ausschließliche Gabe von Lokalanästhetika hat den Vorteil, daß sie mit einer beliebigen zusätzlichen Opioidgabe kombinierbar ist. Bei allen epiduralen Kathetern ist auf eine Blasenentleerungsstörung zu achten, die bei einem hohen thorakalen Katheter aber nur in 10 % der Fälle eintritt.

Sympathikusblockade. Sollte das seltene Ereignis eintreten, daß eine teilweise oder vollständige Blockade des Sympathikus zur Vasodilatation, Hypotonie und Bradykardie führt, dann ist unverzüglich eine Notfalltherapie mit O_2-Gabe, Kopftieflage, Volumengabe, Atropin- und/oder Katecholamingabe einzuleiten.

Lokalanästhetikum. Manchmal kann der intra- und postoperative Schmerz durch eine Lokalanästhesie ausgeschaltet werden. Die gängigen Mittel werden nach ihrer Wirkdauer in zwei Gruppen eingeteilt und sehr häufig miteinander kombiniert, um den Schmerz auch postoperativ für längere Zeit zu unterdrücken. Bei der Applikationen von Lokalanästhetika ist unbedingt eine Allergie auf diese Mittel zu berücksichtigen und eine intravasale Applikation zu vermeiden. Außerdem können sie nicht in beliebiger Menge gegeben werden, sondern die Höchstdosierung sollte beachtet werden. Sie richtet sich nach der absolut applizierten Menge und muß deshalb sowohl die Konzentration als auch das Volumen berücksichtigen. Bei einer 1 %igen Lidocain-Lösung sollten nicht mehr als 40–50 ml appliziert werden. Wenn ein größeres Volumen benötigt wird, dann sollte eine 0,5 %ige Lösung verwendet werden. Wenn eine rasche Resorption zu vermuten ist, dann kann die Dosis halbiert werden.

Empfohlene Grenzdosis [mg] von Lokalanästhetika

Lidocain	400–500
Prilocain	600
Bupivacain	300

1.4.6 Postoperative Schmerztherapie

Behandlungsprinzipien. Da die Intensität der Schmerzen auch von der Art der Operation abhängt, ist eine allgemeinverbindliche Medikation für alle Patienten nicht möglich. Um eine optimale postoperative Schmerztherapie zu gewährleisten, sind unbedingt die Dauer bis zum Wirkeintritt und -verlust aller Maßnahmen zu beachten. Bei den operativen Eingriffen ohne Allgemeinanästhesie sollten die schmerzstillenden Wirkungen der lokalen und regionalen Verfahren ausgenutzt werden. Erst mit dem Nachlassen der Wirkung werden systemische Mittel in ausreichender Stärke eingesetzt.

Analgetikakombination. Bei der systemischen Schmerzmittelapplikation wird immer mit den Nicht-Opioiden begonnen. Allerdings sind diese meistens nur bei geringen Schmerzen ausreichend. Eine Kombination mit Opioiden ist dann unvermeidlich und wird ohne Zögern eingeleitet. Eine Kombination mehrerer Nicht-Opiode oder mehrerer Opioide ist meistens nicht sinnvoll und sollte besonders gut abgewogen werden.

Kontinuierliche Gabe. Es wird auf keinen Fall „bei Bedarf" verordnet, sondern immer eine definierte feste Applikationsweise gewählt. Bei stärkeren Schmerzen wird eine kontinuierliche Therapie mit einer Schmerzpumpe oder besser über einen epiduralen Katheter angewendet. Bei Beteiligung von Muskeln, Gelenken und Knochen wirkt ein COX-Hemmer besser als Metamizol.

Behandlungskonzept. Das folgende Behandlungsmuster mit wenigen vertrauten Medikamenten hat sich nach allgemeinchirurgischen Operationen als erfolgreich erwiesen. Jeder Chirurg sollte über ähnliche Muster verfügen, um auf diese Weise bei den meisten Patienten eine effektive Schmerztherapie zu gewährleisten.

1. Die meisten Patienten erhalten bereits präoperativ 75 mg Diclofenac ret, 10 mg Oxygesic® und 20 mg Esomeprazol.
2. Am Ende der Narkose wird 1 g Novalgin® appliziert.
3. Direkt postoperativ werden durch das Pflegepersonal in den ersten 4 Stunden alle 30 Minuten Vigilanz, Blutdruck, Puls und Atemfrequenz kontrolliert. In den nächsten vier Stunden alle 60 Minuten.
4. Auf der Pflegestation erhält der Patient 75 mg Diclofenac ret, 10 mg Oxygesic® und 20 mg Esomeprazol.
5. Bei kleinen bis mittleren Eingriffen reichen ab dem 2. postoperativen Tag häufig 75 mg Diclofenac ret und 20 mg Esomeprazol.

6. Bei mittleren bis größeren Eingriffen wird an den beiden ersten postoperativen Tagen zweimal 75 mg Diclofenac ret, zweimal 10 mg Oxygesic® und zweimal 20 mg Esomeprazol fest angeordnet und Oxygesic® evtl. höher dosiert.
7. Bei großen Eingriffen erhält der Patient neben der Basismedikation an 75 mg Diclofenac ret und 20 mg Esomeprazol einen PDK oder seltener eine PCA-

Schmerztherapie in Abhängigkeit vom Eingriff

Gruppe 1: Kleine Eingriffe – Portkatheter, oberflächlich gelegene Exstirpationen, Abszeßspaltung
Am Operationstag 2 × 75 mg Diclofenac ret, 2 × 10 mg Oxygesic® und 2 × 20 mg Esomeprazol. Am 1.–3. Tag 2 × 75 mg Diclofenac ret und 2 × 20 mg Esomeprazol. Bei Bedarf mit Oxygesic® ergänzen.

Gruppe 2: Mittlere Eingriffe – z.B. Struma, Nebenschilddrüse, Hernienchirurgie, CCE, Appendektomie
Am Operationstag und bis zum 2. postoperativen Tag 2 × 75 mg Diclofenac ret, 2 × 10 mg Oxygesic® und 2 × 20 mg Esomeprazol. Oxygesic® kann bei weiteren Schmerzen höher dosiert werden. Bei längerer Anwendungsdauer auf Obstipation achten. Ab dem dritten Tag kann häufig auf Oxygesic® verzichtet werden. Dann für 3 Tage auf 2 × 75 mg Diclofenac ret und 2 × 20 mg Esomeprazol reduzieren.

Gruppe 3: Große Eingriffe mit früher oraler Ernährung
Am Operationstag 2 × 10 mg Oxygesic®. Postoperativ direkt mit PDK/PCA beginnen. Solange PDK verwendet wird, kein Diclofenac. Wenn PDK/PCA abgesetzt wird, mit 2 × 75 mg Diclofenac ret, 2 × 10 mg Oxygesic® und 2 × 20 mg Esomeprazol fortsetzen. Ab dem 5. Tag reichen meistens 2 × 75 mg Diclofenac ret und 2 × 20 mg Esomeprazol aus.

Gruppe 4: Große Eingriffe ohne orale Ernährung
Präoperativ am Morgen der Operation 10 mg Oxygesic® geben. Postoperativ direkt mit PDK/PCA beginnen. Zusätzlich bis zum oralen Kostaufbau 4 × 1 g Metamizol als Kurzinfusion. Mit dem oralen Kostaufbau auf 2 × 75 mg Diclofenac ret und 2 × 20 mg Esomeprazol umsteigen und bei starken Schmerzen mit Oxygesic® ergänzen.

Die meisten Schmerzen erlebt der Patient bis zum 2. postoperativen Tag. Deshalb in diesem Zeitraum sehr großzügig Opioide einsetzen. Durchbruchmedikation bei oraler Kost sind 10 mg Sevredol® und ansonsten 1 g Metamizol mit/ohne Piritramid 7,5–15 mg.

Pumpe mit Dipidolor®. Diese kann häufig ab dem 3. postoperativen Tag auf zweimal 75 mg Diclofenac ret, zweimal 10 mg Oxygesic® und zweimal 20 mg Esomeprazol umgestellt werden.

8. Die Indikation zu einer Regionalanästhesie mit Lokalanästhetika und Opioiden ist bei größeren Eingriffen und Risikofaktoren sehr großzügig zu stellen.

1.5 Multimodale Chirurgie

Fast-track-Chirurgie. In jüngster Zeit ist der Begriff „Fast-track-Chirurgie" en vogue. Damit ist nicht allein eine Verkürzung der Verweildauer gemeint, die allein auf einer schnelleren Abfolge der üblichen postoperativen Abläufe beruht. Vielmehr wird eine Beschleunigung der Rekonvaleszenz erreicht, indem die gesamte perioperative Therapie modifiziert wurde. Deshalb wird dem Begriff „multimodale Chirurgie" der Vorzug gegeben.

Multimodale Chirurgie. Die multimodale Chirurgie steht auf drei Säulen, die allesamt gemeinsam die Vorzüge des neuen Konzeptes ausmachen: die präoperative Vorbereitung, das intraoperative Management und die postoperative Behandlung.

Präoperative Vorbereitung. Die gewissenhafte Abschätzung der Risikofaktoren und deren optimale Behandlung ist eine grundlegende Bedingung jeder Operation. Mit den Anästhesisten ist die Indikation zur Gabe von β-Blockern frühzeitig zu klären, denn geeignete Patienten profitieren eindeutig von der Betablockade. Der Alkohol- und Nikotinabusus sollte sofort eingestellt werden. Beides sind gute Indikatoren für ein erhöhtes perioperatives Risiko. Der Ernährungsstatus sollte unbedingt erhoben werden, weil schwere und leichte Mangelernährungen beseitigt werden müssen. Eine richtige Darmspülung ist nur noch sehr selten erforderlich. Die Phase der Nahrungskarenz von einem opulenten Mahl bis zur Operation wird auf 6 Stunden verkürzt. Bis 2 Stunden vor der Operation können noch Nährlösungen und beliebige Flüssigkeiten eingenommen werden. NSAR und Opiode werden bereits präoperativ gegeben, um den Effekt einer präemptiven Analgesie zu nutzen. Da die Krankenhausverweildauer deutlich verkürzt wird, sollten die Patienten über die Abläufe im Krankenhaus informiert werden, um die Ängste abzubauen.

Intraoperatives Management. Die wesentlichen intraoperativen Eckpfeiler der multimodalen Chirurgie sind neben einer Antibiotikaprophylaxe moderne Narkoseverfahren, die mit der Regionalanästhesie (thorakaler Epiduralkatheter) kombiniert wird. Eine Hypothermie sollte unbedingt vermieden werden. Dazu reichen einfache Maßnahmen aus wie eine Erhöhung der Raumtemperatur, eine aktive Wärmezufuhr und Eindämmung des Wärmeverlustes. Moderne und schonende Operationsverfahren stellen das atraumatische Operieren mit minimalem Blutverlust in den Vordergrund. Der laparoskopischen Operationsmethode ist hier nur in einigen Fällen der Vorzug zu geben. Nach der Extubation wird in der Regel die Magensonde sofort entfernt. Drainagen werden nur noch sehr selektiv eingelegt.

Postoperative Behandlung. Eine Hypoxämie wird durch zusätzliche Sauerstoffgabe vermieden. Der Schmerztherapie und Übelkeitsprophylaxe wird besondere Bedeutung geschenkt, weil sie mit einer raschen Mobilisation und frühem oralen Kostaufbau eng zusammenhängen.

1.6 Thromboseprophylaxe

Virchow-Trias. Die Thromboseprophylaxe ist heute ein sehr wichtiger Bestandteil der perioperativen und posttraumatischen Behandlung, denn nach Operationen und bei Immobilisation steigt die Thrombosegefahr deutlich an. Als verantwortliche Faktoren werden zwar eine Venendilatation, ein reduzierter venöser Blutstrom und eine Hyperkoagulabilität genannt, aber der genaue Pathomechanismus und die Bedeutung der einzelnen Komponenten sind noch nicht sicher geklärt.

Indikation. Auch wenn aufgrund der uneinheitlichen Datenlage nicht dezidiert angegeben werden kann, bei welchen Operationen eine Prophylaxe erforderlich ist, scheint sie nur bei kleinen operativen Eingriffe oder geringen Verletzungen nicht erforderlich zu sein. Die Indikation zur Prophylaxe muß nach Abwägen von Nutzen und Risiko individuell gestellt werden. Ihre bewußte Unterlassung sollte sorgfältig dokumentiert und auf jeden Fall begründet werden.

Klinik. Durch die Prophylaxe kann das Risiko einer tiefen Beinvenenthrombose zwar effektiv vermindert, aber nicht vollständig beseitigt werden. Selbst bei indizierter und korrekt durchgeführter Thromboseprophylaxe sollte bei klinischen Hinweisen immer an eine Venenthrombose gedacht werden, insbesondere wenn der Patient einen ungewöhnlichen postoperativen Verlauf zeigt. Die klinischen Zeichen der tiefen Beinvenenthrombose sind abhängig von der Lokalisation, der Dynamik und dem Ausmaß der Thrombose und nicht immer eindeutig zu interpretieren. Bei jeder schmerzhaften Schwellung, unspezifischen Schmerzen in Leiste, Wade oder Fuß, Schmerzen bei Dorsalflexion, bei Druck in der Wadenmuskulatur oder Kniekehle sollte immer eine Phlebothrombose der unteren Extremität vermutet werden. Generell gilt, daß eine tiefe Beinvenenthrombose bei jedem klinischen Verdacht durch eine apparative Diagnostik (Duplexsonographie, Phlebographie) ausgeschlossen werden muß.

Risiko. Das Risiko, eine tiefe Beinvenenthrombose zu erleiden, steigt mit dem Ausmaß des operativen Eingriffes, der Grundkrankheit und dem dispositionellen Risiko. Zu den Risikofaktoren gehören eine positive Thromboseanamnese, ein höheres Lebensalter, Malignome, Infektionen, Dehydratation, Thrombophilie, Thrombozytose, Polyzythämie und schwere Herzinsuffizienz. Ob eine Adipositas und Varizen ebenfalls das Risiko erhöhen, ist umstritten.

Dispositionelle Risikofaktoren für eine venöse Thromboembolie

- Thrombophilie – venöse Thromboembolie in der Anamnese, angeborene oder erworbene Defekte (Antithrombin-, Protein C- oder Protein-S-Mangel, APC-Resistenz, Anti-phospholipid-Syndrom)
- Malignome
- Schwangerschaft
- Alter >50 Jahre
- Therapie mit Sexualhormonen
- Chronisch-venöse Insuffizienz
- Starkes Übergewicht
- Herzinsuffizienz
- Nephrotisches Syndrom

Arten der Prophylaxe. Als Thromboseprophylaxe sind die physikalischen Therapieformen und die medikamentöse Prophylaxe geeignet. In der Regel werden im klinischen Alltag bei allen Patienten immer eine rasche Mobilisierung mit aktiven Bewegungsübungen angestrebt und Anti-Thrombosestrümpfe angelegt. Allerdings müssen die Strümpfe so angelegt werden, daß sie sehr gut passen, denn sonst wirken sie nicht. Auf passende Strümpfe sollte der Arzt deshalb bei den Visiten achten. Bei Patienten mit mittlerem und hohem Risiko wird zusätzlich eine medikamentöse Prophylaxe vorgenommen, wobei hierzu sowohl unfraktioniertes Heparin (UFH), niedermolekulare Heparine (NMH), Hirudin oder Vitamin-K-Antagonisten verwendet werden. Bei Patienten mit geringem Risiko ist eine medikamentöse Prophylaxe besonders zu begründen.

Thromboseprophylaxe

Alle Patienten, die einem operativen Eingriff unterzogen werden oder bettlägerig sind, sollten eine Thromboseprophylaxe erhalten. Neben den weißen Kompressionsstrümpfen erhalten die Patienten ein niedermolekulares Heparin (NMH) (Clexane®). Zusätzlich wird bei allen großen Operationen die intermittierende Kompression im Operationssaal verwendet. Sie wird nicht bei Gefäßerkrankungen eingesetzt. Vor der ersten Applikation, d.h. bei der stationären Aufnahme bzw. bei Notfalleingriffen in der Notfallambulanz, wird der Patient über Nutzen und Risiken der medikamentösen Thromboseprophylaxe aufgeklärt.
Die exakte Dosierung richtet sich nach dem individuellen Risiko, eine thromboembolische Komplikation zu erleiden. Es wird ein mittleres und hohes Risiko unterschieden. Ein hohes Risiko besteht bei großen operativen Eingriffen von älteren Patienten (>40 J.), Malignomen, Bettlägerigkeit wegen kardialer oder pulmonaler Insuffizienz oder bekannter thromboembolischer Erkrankung in der Anamnese (internistisches Konsil zum Ausschluß einer hereditären Krankheit erwägen).

Applikationszeitpunkt: Die NMH werden am Abend gegeben. Alle Patienten erhalten am Abend vor der Operation z.B. 0,4 ml Clexane multidose s.c. Die weitere Dosierung richtet sich nach dem Risiko.

Mittleres Risiko: 0,2 ml Clexane multidose s.c.

Hohes Risiko: 0,4 ml Clexane multidose s.c.
Wann die Thromboseprophylaxe beendet wird, wird vom behandelnden Arzt entschieden, denn exakte Vorgaben gibt es nicht.

NMH und Periduralkatheter: Es ist vor der Punktion oder vor dem Entfernen des Periduralkatheters ein Intervall von 12 Stunden einzuhalten. Deshalb werden die NMH am Nachmittag/Abend gegeben.

Bei allen Patienten wird die Thrombozytenzahl am Tag vor Beginn der Behandlung, am 5. Behandlungstag, danach zweimal wöchentlich bis zur Entlassung bestimmt. Bei einer frühen Entlassung ist im Entlassungsbrief die Fortsetzung der Thromboseprophylaxe bis zur vollen Mobilisation oder bis zum 7. postoperativen Tag und die Kontrolle der Thrombozyten zu empfehlen.

Kontraindikationen für NMH sind Blutgerinnungsstörungen, schwere Hypertonie (RR >200/120 mmHg) sowie schwere Leber- und Nierenfunktionsstörungen. Als wichtige, aber seltene Nebenwirkungen treten Blutungen und Unverträglichkeitsreaktionen auf (Hautreaktionen, Heparin-induzierte Thrombozytopenie).

Heparine. Obgleich es für jede Art der medikamentösen Anwendung gute Indikationen gibt, werden überwiegend Heparine zur Prophylaxe angewendet, wobei die NMH die UFH weitgehend verdrängt haben. Während die UFH als Low-dose-Heparinisierung (3 × 5000 IE/Tag) früher als das etablierte Verfahren zur Thromboseprophylaxe galten, wurden sie durch die tägliche einmalige Gabe von NMH ersetzt. Aufgrund der längeren Halbwertszeit und besseren Bioverfügbarkeit der NMH sind sie genauso effektiv wie die UFH. Die präparatebedingten Unterschiede sollten beachtet werden, weil es sich bei den NMH nicht um eine einheitliche Substanzgruppe handelt. Bei Patienten mit einem sehr hohen Risiko werden NMH zweimal täglich gegeben oder kontinuierlich UFH in einer Dosierung von 15 000 IE/Tag. Der Vorteil einer kontinuierlichen UFH-Gabe ist, daß man sie an eine hoch normale aPTT adjustieren kann.

Blutungen. Blutungskomplikationen sind nach korrekter Applikation der Heparine selten. Bei einer eindeutigen und starken Überdosierung kann unter aPTT-Kontrolle der Effekt der Heparine mit Protamin antagonisiert werden.

Heparininduzierte Thrombozytopenie. Der klinisch bedeutendste Vorteil der NMH, neben ihrer Praktikabilität, ist das geringe Risiko, eine heparininduzierte Thrombozytopenie (HIT) auszulösen. Die HIT wird in zwei Arten eingeteilt. Während der Typ I mit ca. 10 % relativ häufig ist und nur durch einen vorübergehenden Abfall an Thrombozyten auffällt, ist der Typ II selten und gefährlich. Bei der HIT II werden Antikörper gebildet, die Thrombozyten aktivieren und Thrombin bilden, wenn zugleich Heparin anwesend ist. Dadurch werden massive Thromboembolien ausgelöst. Bei UFH tritt die HIT II bei 2–3 % und bei NMH nur bei ungefähr 0,3 % auf. Die NMH reduzieren somit das Risiko, eine HIT II zu erleiden, um das 10fache. Um die gefährliche HIT II nicht zu übersehen, wird bei jeder Heparinapplikation die Thrombozytenzahl kontrolliert. Da der Thrombozytenabfall bis zur 3. Woche mit einem Maximum zwischen dem 5. und 14. Tag auftreten kann, sollten in diesem Zeitraum die Thrombozyten mehrfach kontrolliert werden. Auch wenn sich kein Thrombozytenabfall nachweisen läßt, aber der Verlauf durch unerklärliche Gefäßverschlüsse gekennzeichnet ist, sollte an eine HIT II gedacht und die Diagnose durch den Nachweis von Antikörpern bestätigt werden. Bei einer HIT II ist sofort jede Heparinapplikation zu unterlassen und durch Heparinoide oder Hirudin zu ersetzen. Gelegentlich wird übersehen, daß Heparin auch in PPSB oder AT-III-Präparaten oder manchmal in Spüllösungen (Katheter, Dialyse) enthalten sein kann.

Verdacht auf HIT. Wenn der Verdacht auf eine HIT besteht, dann ist das NMH sofort abzusetzen und die HIT durch den Nachweis von Heparin-Antikörpern zu bestätigen. Eine Therapie mit Refludan® (Hirudin-Lepirudin) oder Orgaran® (Danaparoid-Natrium) ist erst einzuleiten, wenn die Diagnose bestätigt wurde und eine weitere Thromboseprophylaxe erforderlich ist.

Tiefe Venenthrombose. Bei einer tiefen Beinvenenthrombose wird ebenfalls Clexane® appliziert. Zweimal täglich werden 1 mg/kg KG s.c. gegeben, wobei die Höchstdosis von zweimal 100 mg nicht überschritten werden darf. Bei höherer Dosierung besteht erhebliche Blutungsgefahr. Bei NMH kann die Effektivität nicht durch Bestimmung der PTT kontrolliert werden. Wenn eine tiefe Beinvenenthrombose mit NMH behandelt wird, dann wird 3–4 Stunden nach der Injektion am 2. Behandlungstag die anti-Xa-Aktivität im Plasma gemessen. Der therapeutische Bereich liegt bei 0,4–0,8 IE/ml. Bei Bedarf ist die NMH-Dosis anzupassen. Wenn die Patienten NMH in dieser hohen Dosierung erhalten, dann sind sie nicht operationsfähig. Sollte eine Operation erforderlich werden, ist die Dosis zu halbieren.

Regionalanästhesie. Besonders wichtig ist eine zeitgerechte Applikation von Heparinen, wenn eine Regionalanästhesie geplant ist. Da bei rückenmarknaher Anästhesie spinale und epidurale Blutungen häufiger auftreten, wenn zeitnah eine medikamentöse Thromboseprophylaxe vorgenommen wird, sollte unbedingt darauf geachtet werden, daß UFH 4 Stunden vor und 1 Stunde nach Regionalanästhesie nicht appliziert werden und NMH nicht 12 Stunden vor und 4 Stunden danach. Deshalb hat es sich im klinischen Alltag bewährt, die Prophylaxe mit NMH am Abend vor der Operation zu beginnen.

Fondaparinux. Fondaparinux (Arixtra®) ist ein synthetisch hergestelltes Pentasaccharid, das antithrombinvermittelt Faktor Xa hemmt. In einer Dosierung von 2,5 mg s.c. tgl. scheint es effektiver als NMH zu sein. Außerdem muß es erst 6 Stunden nach der Operation gegeben werden. Eine HIT wurde bisher nicht beobachtet. Selten sind allergische Reaktionen und ein Anstieg der Transaminasen. Bisher ist das Medikament für die Viszeralchirurgie noch nicht in Deutschland zugelassen.

Dauer der Prophylaxe. Wenn relevante Risikofaktoren auch zum Zeitpunkt der Entlassung fortbestehen, dann sollte die Prophylaxe poststationär fortgesetzt werden. Nach großen Malignomoperationen sollte sie eventuell 4–5 Wochen andauern.

Physikalische Prophylaxe. Die physikalische Thromboseprophylaxe besteht vorwiegend aus einer sehr frühen Mobilisierung sowie einer intermittierenden Beinvenenkompression bei größeren Eingriffen.

Aufklärung. Aufgrund der möglichen Folgen der Prophylaxe ist der Patient über Nutzen und Risiken unbedingt aufzuklären und die jeweiligen Medikamente gemäß ihrer Zulassung zu verordnen. Gut begründete Applikationen außerhalb des Zulassungsbereiches sollten sorgfältig abgewogen und dokumentiert werden. Wird der Patient frühzeitig entlassen, sollte eine weitere ambulante Prophylaxe bis zum 7. postoperativen Tag oder bis zur vollen Mobilisation erwogen werden. Auch bei allen ambulanten Eingriffen mit vorübergehender Immobilisation der unteren Extremität ist eine Prophylaxe angezeigt.

1.7 Blutprodukte

Nach dem Transfusionsgesetz müssen alle Patienten darüber aufgeklärt werden, wenn sie Blutprodukte erhalten sollen oder erhalten haben. Dazu gehören auch Albumine, Fibrinkleber oder sonstige Faktoren. Die Transfusion von Vollblut erfolgt heute nur noch selten als Eigenblut. In der Regel werden heute nur noch gezielt die fehlenden Blutbestandteile substituiert.

1.7.1 Erythrozytenkonzentrate

Erythrozytenkonzentrate (EK). Eine risikoarme Übertragung von EK hängt wesentlich von den blutgruppenserologischen Untersuchungen ab. Die erforderliche Verträglichkeitsprobe (Kreuzprobe) umfaßt die AB0-Eigenschaften, den Rhesusfaktor D sowie irreguläre Antikörper. Die blutgruppenverträglichen EK werden nur gegeben, nachdem mit dem AB0-Test die Konserve noch einmal „am Bett" getestet wurde. Das Testergebnis ist zu dokumentieren und der Begleitschein auszufüllen. Angestochene Blutkonserven müssen innerhalb von 6 Stunden transfundiert werden. Die Entnahme von Blutproben aus verschlossenen Blutbehältnissen zu Untersuchungszwecken ist nicht gestattet.

Risiko der Transfusion. Jede Transfusion verursacht eine Immunsuppression, verschlechtert die Mikrozirkulation, kann eine nicht-hämolytische oder hämolytische Reaktion (1:13 000) auslösen oder zu einer Infektion (HIV, Hepatitis B oder C, Malaria, Prionen?) führen. In den letzten Jahren wird vermehrt über akute transfusionsbedingte Lungenschäden (TRALI) berichtet (1 : 5 000–500 000), die wie ein ARDS imponieren und nach 2–48 Stunden auftreten.

Infektion durch Bluttransfusionen

HIV	1:1,5-4,7 Mill.
Hepatitis B	1:31 000–205 000
Hepatitis C	1:2,1–3,1 Mill.
Malaria	1:4 Mill
Prionen	Einzelfälle

Transfusionsgeschwindigkeit. In der Regel werden sie über eine periphere Vene gegeben, wobei sich die Transfusionsgeschwindigkeit nach dem klinischen Zustand des Patienten richtet. Bei kreislaufstabilen Patienten mit einer hochgradigen Anämie können bei Bedarf bis zu 4 Blutkonserven in 3 bis 4 Stunden übertragen werden. Bei Patienten mit einer Herz- oder Niereninsuffizienz ohne akute Blutungszeichen ist dagegen das Transfusionsvolumen auf 70–120 ml/Std zu begrenzen.

Erwärmung. Eine gekühlte Blutkonserve braucht nicht vorher erwärmt zu werden. Lediglich bei einer Massivtransfusion, einer chronischen Kälteagglutininkrankheit oder hochtitrigen Kälteantikörpern ist eine Erwärmung indiziert. Wünschenswert ist sie natürlich bei bereits unterkühlten Patienten.

Transfusionszwischenfall. Als unerwünschte Wirkungen können febrile, nicht-hämolytische Transfusionsreaktionen, urtikarielle Hautreaktionen und eine Hypervolämie auftreten. Als besonders gefährlich ist die hämolytische Transfusionsreaktion zu bewerten, die als Sofortreaktion mit Frösteln, Fieber, Schweißausbruch, Rücken-/Flankenschmerz, Tachykardie und Blutdruckabfall sowie Übelkeit und Blutungen einhergehen kann. Die häufigste Ursache für diese lebensbedrohliche Reaktion ist eine Verwechslung der AB0-Blutgruppe! Es gibt auch verzögerte hämolytische Reaktionen durch AK-Boosterung im Laufe von einigen Tagen nach Transfusion mit Anämie, Ikterus und Hämoglobinurie. Bei Verdacht auf einen Transfusionszwischenfall ist die Transfusion sofort zu beenden, ein venöser Zugang ist zu schaffen, um eine evtl. medikamentöse Therapie einleiten zu können, und der Patient wird zur Überwachung auf eine Wachstation gelegt. In allen Fällen mit Verdacht auf eine Transfusionsreaktion wird die Blutzufuhr sofort gestoppt, die Blutkonserve gesichert und Blut zur Untersuchung entnommen. Das Restblut der Konserve und die aktuelle Blutprobe vom Patienten werden mit den nötigen Dokumentationen den verantwortlichen Transfusionsmedizinern zugeleitet.

Indikation. Eine EK-Gabe muß gut indiziert sein. Es gibt dafür keine festen Regeln, sondern es werden der Hb-Wert, der klinische Status und die individuellen Risiken berücksichtigt. Bei akutem Blutverlust wird in der Regel erst bei einem Hämatokrit von unter 30 substituiert. Ist der Patient gesund und zeigen sich keine hypoxischen Schädigungen anderer Organe, dann kann ein Hämatokrit von 20 (Hb 3,7–4,3 mmol/l) toleriert werden. Bei einem weiteren Abfall wird substituiert, es sei denn, ein sehr junger gesunder Mensch toleriert diesen Abfall. Ansonsten wird bei jedem Patienten mit einem Hämatokrit von 20–30 individuell festgelegt, ob eine Konserve indiziert ist. Nach jeder Gabe eines EK wird der Hb-Wert kontrolliert, um einen adäquaten Anstieg zu belegen. Im klinischen Alltag hat sich ein Transfusionstrigger bei einem Hämatokrit von 25 bewährt. Bei kardialen oder pulmonalen Risikofaktoren ist er entsprechend anzupassen.

Blutkonserven. Nur für wenige Operationen werden routinemäßig zwei Blutkonserven bereitgestellt. Dazu gehören Ösophagus-, Pankreas- und Leberresektion. Bei präoperativ anämischen Patienten ist bereits vor der Operation eine optimale Substitution einzuleiten. Wenn eine zeitgerechte Bereitstellung versäumt wurde, können bei seltenen Blutgruppen und irregulären Antikörpern Probleme auftreten.

1.7.2 Thrombozytenkonzentrate

Indikation zum Thrombozytenkonzentrat

<10 Gpt/l	Indikation
<20 Gpt/l	Bei Risikofaktoren
<30 Gpt/l	Zahnärztliche Eingriffe
<50 Gpt/l	Operationen, PDK-Anlage, schwere Blutung
<80 Gpt/l	Polytrauma, Schädel-Hirn-Trauma

Thrombozytenkonzentrate (TK). Thrombozytenkonzentrate werden bei thrombozytären Bildungs- oder Umsatzstörungen gegeben. Einige Medikamente, wie ASS, nichtsteroidale Antirheumatika, hochdosierte Antibiotika, Propanonol, Furosemid, Heparin, Chemotherapeutika sowie Dextrane und HAES beeinträchtigen ebenfalls die Thrombozytenfunktion. Bei Thrombozytenzahlen unter 20 000 treten zwar nicht zwangsläufig Spontanblutungen auf, eine Operation sollte aber nicht vorgenommen werden. Für operative Eingriffe werden 50 000 angestrebt und für größere Operationen sogar 80 000.

Therapeutische Einheiten. Die TK werden heute als sogenannte therapeutische Einheiten appliziert, wobei eine Einheit 200–400 × 10^9 Thrombozyten entspricht (4–6 Einzelspender-TK oder 1 Thromboapheresekonzentrat). Der Leukozyten- und Erythrozytenanteil ist gering. Bei einer Einheit kann mit einem Anstieg von 20–30 Gpt/l gerechnet werden.

Applikation. Vor der elektiven Gabe von Thrombozyten ist eine schriftliche Einwilligung erforderlich. Die Transfusion wird langsam unter Beobachtung des Patienten begonnen und nach 30 Minuten beendet. Eine Nachbeobachtung von mind. 1 Stunde ist erforderlich. Absolute Kontraindikationen gibt es nicht. Relative Kontraindikationen sind eine thrombotisch-thrombozytopenische oder posttransfusionelle Purpura, Heparin-assoziierte Thrombozytopenien und Allergien gegen humane Plasmaproteine. Nebenwirkungen können sein: febril, allergisch, bakteriell, eine Lungenfunktionsstörung oder auch Übertragung von Infektionskrankheiten.

1.7.3 Gerinnungsfaktoren

Frischplasmen (GFP). Bei klinisch relevanten Blutungsneigungen oder einer massiven Blutung werden neben EK auch GFP transfundiert, wobei sich die Anzahl der applizierten Einheiten mehr an empirischen Gesichtspunkten orientiert als an objektiven Parametern. Auch bei der GFP-Gabe sind die AB0-Gruppen zu berücksichtigen. GFP der Blutgruppe AB ist für alle verträglich.

Indikation. Frischplasmen werden in der Regel zugeführt, um nicht aktivierte Gerinnungsfaktoren und Proteinaseinhibitoren zu applizieren. Sie sind nicht als Volumen- oder Eiweißersatz geeignet. Sie spielen auch keine Rolle im Rahmen der parenteralen Ernährung oder zur Substitution von Immunglobulin. Um den Faktorengehalt um etwa 1–2 % zu erhöhen, sind ungefähr 1 ml Frischplasma pro kg Körpergewicht erforderlich. Damit sind sie völlig ungeeignet, um eine schwere Hämostasestörung schnell und effektiv zu beseitigen. Eigentlich werden GFP nur bei massiven Blutungen mit vitaler Gefährdung gegeben, die an einer Verlustkoagulopathie (Polytrauma), DIC oder Leberzirrhose leiden.

Massive Blutung. Eine Blutung wird als massiv bezeichnet, wenn innerhalb von 24 Stunden das gesamte Blutvolumen verloren geht, was ungefähr der Substitution von 10 EK entspricht, oder wenn der Verlust 50 % des Blutvolumens innerhalb von 3 Stunden beträgt. Auch eine sehr starke Blutung von mehr als 150 ml/min, wird als massiv bezeichnet.

Applikation. Die Frischplasmen (initial 10–15 ml/kg KG) sollten insgesamt schnell infundiert werden. Auf eine Volumenbelastung des Kreislaufes ist zu achten. Häufig sind 3 bis 4 Frischplasmen zur Verbesserung der Blutstillung erforderlich (→10–15 % Faktorenanstieg). Zur Verbesserung der Blutstillung wird der gezielten Gabe von PPSB und Fibrinogen allerdings der Vorzug gegeben.

Prothrombinkomplexkonzentrate (PPSB). PPSB ist Mittel der ersten Wahl bei komplexen Hämostasestörungen, die auf einem Mangel an Faktoren II, VII, IX und X beruhen. Dazu gehören am häufigsten der erworbene Mangel an diesen Faktoren z.B. bei Verlust, Synthesestörung und Cumarintherapie. Soll der Quickwert bei einem Patienten unter Cumarintherapie angehoben werden, werden zusätzlich Vitamin K und niedermolekulare Heparine gegeben, um thromboembolische Komplikationen zu vermindern.

Applikation. Die Dosierung richtet sich nach dem gewünschten Faktorenanstieg, gemäß der Regel: Dosis = Körpergewicht × gewünschtem Faktorenanstieg in Prozent × 0,6. Wenn der Quickwert um 1 % erhöht werden soll, dann sind bei einem 70 kg schweren Patienten 42 E erforderlich. Um einen Anstieg von 30 % zu erreichen, müssen dementsprechend 1260 E gegeben werden. Bei größeren Operationen oder schweren Blutungen wird mit einer Dosierung von 40 E/kg KG begonnen, bei kleineren Verletzungen oder geringer Blutung lediglich mit der Hälfte der Dosierung.

Antikoagulation. Wenn eine Antikoagulation mit Cumarinderivaten vorliegt und eine operative Intervention geplant ist, dann werden die Antikoagulantien abgesetzt, NMH gegeben und 1–10 mg Vitamin-K oral oder i.v. appliziert. Lediglich bei akut bedrohlichen Blutungen ist zusätzlich die Gabe von PPSB indiziert.

Antithrombin. Antithrombin hemmt alle Serinproteasen im Gerinnungssystem und ist ein wichtiger Kofaktor bei der Wirkung des Heparins. Die zusätzliche Gabe von Antithrombin im klinischen Alltag ist sehr umstritten, weil die Wirksamkeit nicht eindeutig belegt ist. Sollte allerdings eine Indikation zur Antithrombingabe gesehen werden, dann sollte die Aktivität mindestens auf 80 % angehoben werden. Um die Aktivität um 1–2 % zu erhöhen, müssen 1 Einheit pro kg KG appliziert werden.

Fibrinogen. Am häufigsten wird Fibrinogen bei einem erworbenen Mangel erforderlich. Dazu sind meistens 3–4 g erforderlich. Nach der Substitution sollte die

Plasmakonzentration 1,5 g/l betragen. Bei manifesten Thrombosen oder frischem Herzinfarkt sollte Fibrinogen nur bei vitaler Gefährdung gegeben werden.

Faktor-XIII-Mangel. Bei dem seltenen Faktor-XIII-Mangel sollte daran gedacht werden, daß Blutungen auch noch nach dem 3. postoperativen Tag auftreten können, wenn sich das Fibrin vorzeitig auflöst und die Wunde bzw. Anastomose noch nicht ausreichend verklebt ist. Bei Operationen wird eine Aktivität von 50 % benötigt, zur guten Wundheilung sogar von 70 %. Um die Aktivität um 1–2 % zu erhöhen, müssen 1 E/kg KG Fibrogammin® appliziert werden. Da die Halbwertszeit 5 Tage beträgt, sind wiederholte Gaben selten erforderlich.

ASS-Einnahme. Nach ASS-Einnahme wird ein Zeitintervall von 7–10 Tagen eingehalten, bevor elektive Operationen durchgeführt werden. In Notfallsituationen könnte Desmopressin 0,4 µm/kg KG gegeben werden, was bei einem 70 kg schweren Patienten 7 Amp. Minirin® entsprechen (sehr hohe Behandlungskosten).

1.8 Präoperative Risikoabschätzung

Indikationsstellung. Bevor der Chirurg dem Patienten zu einer Operation raten kann, muß er das allgemeine und spezielle Risiko der Operation gegen den Nutzen für den Patienten abwägen. Die abschließende Risikoeinschätzung und die Indikationsstellung obliegt ausschließlich dem Operateur, denn er muß die Operation vor dem Patienten verantworten. Natürlich wird sich der Chirurg, bevor er eine Entscheidung trifft, von den Empfehlungen der Kollegen anderer Disziplinen leiten lassen. Die letztendliche Entscheidung zugunsten oder gegen eine Operation kann aber weder ein Internist noch ein Anästhesist treffen. Es gehört deshalb zum unabdingbaren chirurgischen Instrumentarium, die Risiken für den Eingriff abzuschätzen. Deshalb kann die Operationsindikation für größere und komplexe Eingriffe auch nur ein erfahrener Chirurg und kein unerfahrener chirurgischer Assistent vornehmen. Erst wenn die nötigen klinischen und operativen Erfahrungen vom Kollegen gesammelt wurden, wird er selbst gute Indikationsentscheidungen treffen können.

Operationsrisiko. Da die speziellen Operationsrisiken in den einzelnen Organkapiteln präsentiert werden, soll an dieser Stelle nur auf die allgemeine Risikoabschätzung eingegangen werden. Dabei sind der gegenwärtige Zustand des Patienten und alle Erkrankungen zu berücksichtigen. Erst die vollständige Würdigung aller Befunde läßt erkennen, ob der Patient vom operativen Eingriff profitieren kann, und welches perioperative Risiko tatsächlich besteht. Der Wunsch des Patienten darf keinesfalls alleinige Richtschnur sein.

Risikofaktoren. Die relevanten Erkrankungen des Patienten werden aber nicht nur erfaßt, um das Risikoprofil zu bestimmen, sondern es wird zugleich geprüft, ob die bisherige Behandlung präoperativ optimiert werden kann. Ohne Zweifel stehen besonders die kardiovaskulären und pulmonalen Erkrankungen im Vordergrund, weil sie perioperativ direkt das Leben des Patienten gefährden. Aber auch ein insulinpflichtiger Diabetes mellitus, eine chronische Niereninsuffizienz, Alkohol- und Nikotinabusus o.ä. erhöhen die Komplikationen und die Sterblichkeit nach einem operativen Eingriff. Deshalb müssen alle relevanten Risikofaktoren erfasst werden. Im folgenden werden seltenere Risiken, wie Blutgerinnungsstörungen, Bestrahlungsfolgen, Immunsuppressiva o.ä. nicht weiter im Detail besprochen. Sie müssen aber unbedingt bei der Gesamtbeurteilung als relevante Einflußgrößen gewürdigt werden.

Sterblichkeit. Von anderen Disziplinen werden häufig fast ausschließlich die kardiopulmonalen Probleme in der präoperativen Evaluation berücksichtigt, weil sie zum Tode führen können. Es ist aber aus chirurgischer Sicht genauso wichtig, alle postoperativen Komplikationsmöglichkeiten und die nachfolgende Lebensqualität zu berücksichtigen. Würde z.B. ein Risikopatient leichtfertig wegen einer nichtmalignen Krankheit operiert werden und mit einer Anastomoseninsuffizienz, Peritonitis, einem Stoma und offenem Abdomen überleben, dann wiegt die sich daraus ergebende Lebensqualität mindestens genauso schwer. Es wäre eine verkürzte Sichtweise, die in den Organkapiteln beschriebenen Komplikationen nicht zu berücksichtigen. Ein Diabetes mellitus, eine chronische Niereninsuffizienz oder Immunsuppression haben für den Operateur eine etwas andere Bedeutung als für den Anästhesisten oder Kardiologen. Deshalb obliegt die Gesamtverantwortung der Operation auch dem Chirurgen und nicht dem Anästhesisten, Kardiologen oder Pulmologen.

Risikoabschätzung. Die Risikoabschätzung basiert zunächst ausschließlich auf der Anamnese und klinischen Untersuchung. Weitere Untersuchungen sind nur erforderlich, wenn sie tatsächlich praktisch relevant sind, d.h. wenn sie das operative Vorgehen wirklich verändern oder die perioperative Behandlung entscheidend mitgestalten würden. Die gesamte präoperative Evaluation des Patienten hat nicht den Zweck, „den Patienten zur Operation freizugeben", sondern es soll der gegenwärtige Gesundheitsstatus des Patienten gewürdigt werden. Nur indem wir wissen, wie es um den Patienten bestellt ist, können wir das geeignete Behandlungsverfahren wählen, sinnvolle prophylaktische Verfahren einleiten, um Komplikationen zu minimieren, und dem Patienten die beste perioperative Therapie bieten.

Präoperative Evaluation. Die Anamnese ist zunächst richtungsweisend, denn die meisten Patienten mit ernsthaften Begleiterkrankungen werden bereits behandelt. Bei einer völlig leeren Anamnese und normaler körperlicher Belastbarkeit ist ein erhöhtes Risiko sehr unwahrscheinlich. Die klinische Untersuchung ist der zweite Schritt, der zur Beurteilung zwingend erforderlich ist. Hier sollten sich relevante pulmonale und kardiale Probleme soweit offenbaren, daß sie einer zielgerichteten Diagnostik zugeführt werden können – falls erforderlich. Nach gründlicher Anamnese und Untersuchung sollte eigentlich eine grobe Einschätzung des Gesamtrisikos möglich sein. Die weitere apparative Diagnostik gilt nicht der erneuten Bestätigung der bekannten Diagnosen des Patienten. Weitere Untersuchungen sollen nur vorgenommen werden, wenn sie das therapeutische Vorgehen verändern bzw. beeinflussen könnten. Untersuchungen aus rein akademischen Interesse anzuordnen ist gefährlich, weil sich aus den Untersuchungsergebnissen möglicherweise risikobehaftete Folgeeingriffe bzw. -behandlungen ergeben.

ASA-Klassifikation. Bei der Beurteilung des Gesamtzustandes des Patienten hat sich die Klassifikation der American Society of Anesthesiology (ASA) durchgesetzt. Mit ihr kann der allgemeine Zustand grob abgebildet werden. Allerdings ist er ungeeignet, um das Risiko genauer zu bestimmen.

Kardiale Risiken. Da die kardialen Risiken (Herzinsuffizienz und Angina pectoris) die größte Bedeutung haben, sollten sie besonders genau erfaßt werden. Die Herzinsuffizienz wird in 4 Schweregrade gemäß der New York Heart Association (NYHA) eingeteilt. Da bei einer Herzinsuffizienz das Gewebe nicht adäquat mit Blut versorgt wird, ist bei zuneh-

ASA-Klassifikation

ASA 1	Normaler, gesunder Patient
ASA 2	Leichte Allgemeinerkrankung
ASA 3	Schwere Allgemeinerkrankung mit Leistungsminderung
ASA 4	Schwere Allgemeinerkrankung mit ständiger Lebensbedrohung
ASA 5	Moribunder Patient, der voraussichtlich innerhalb von 24 Stunden stirbt

mender Insuffizienz mit einer drastischen Steigerung der Komplikationen und Sterblichkeit zu rechnen. Bei guter medikamentöser Behandlung ist meistens keine Verbesserung des Patienten wahrscheinlich. Eine frühere dekompensierte Herzinsuffizienz ist ein sehr ernst zunehmender Hinweis. Eine Kardiomyopathie oder Herzklappenerkrankung bedürfen genauso einer kardiologischen Abklärung wie Patienten mit einem Schrittmacher oder Defibrillator.

Eine Angina pectoris erhöht das perioperative Risiko einer kardialen Ischämie mit nachfolgendem Pumpversagen ebenfalls erheblich. Sie kann gemäß der Canadian Cardiovascular Function Classification (CSS) eingeteilt werden, die nachweislich sehr gut mit den postoperativen Ergebnissen korreliert. Ein gut eingesteller arterieller Hypertonus erhöht nicht das perioperative Risiko. Ein systolischer Druck über 180 mmHg oder diastolischer Druck über 110 mmHg bedürfen dagegen der intensiven Behandlung.

Einteilung der Herzinsuffizienz nach NYHA

- I Beschwerdefrei. Nur bei außergewöhnlichen Anstrengungen treten Beschwerden auf.
- II Beschwerdefrei bei normalen täglichen Belastungen. Nur bei höheren Belastungen kommt es zu Beschwerden und eingeschränkter Leistungsfähigkeit.
- III Beschwerden schon bei alltäglichen durchschnittlichen Belastungen und die Leistungsfähigkeit ist deutlich eingeschränkt.
- IV Bereits in Ruhe treten Beschwerden auf und die Leistungsfähigkeit ist massiv eingeschränkt.

Canadian Cardiovascular Function Classification (CCS)

- I Angina pectoris nur bei sehr schwerer körperlicher Belastung
- II Angina pectoris bei > 1 Etage Treppe steigen in normaler Geschwindigkeit, sowie geringe Einschränkung der alltäglichen körperlichen Belastbarkeit
- III Angina pectoris bei 1 Etage Treppe steigen, sowie deutliche Einschränkung der alltäglichen körperlichen Belastbarkeit
- IV Angina pectoris bei jeder Belastung ggf. auch in Ruhe.

Betablocker. Bei Patienten mit einem kardiovaskulären Risiko sollte überprüft werden, ob sie eventuell von einer Betablockade profitieren könnten. Bei der Indikationsstellung sind einerseits die Kontraindikationen zu beachten und andererseits der Nutzen, der bisher nur bei Patienten belegt ist, die bereits an kardiovaskulären Krankheiten leiden. Theoretisch sollte bei allen Patienten, die dem Kardiologen wegen der Risikofaktoren vorgestellt werden, geprüft werden, ob ein Betablocker gegeben werden sollte. Die Einnahme ist präoperativ zu beginnen und postoperativ für einen Monat fortzusetzen. Die Dosierung der Betablocker wird soweit gesteigert, daß eine Herzfrequenz von 50–60 pro Minute in Ruhe erreicht wird.

Pulmonale Risiken. Wenn eine obstruktive oder restriktive Lungenerkrankung vorliegt, dann erhöht sich das Risiko, eine respiratorische Komplikation zu erleiden. Die nachfolgende Hypoxämie, Azidose oder zusätzliche Atemarbeit verschlechtert die Herzkreislauf-Situation zusätzlich. Wenn COPD, Asthma bronchiale oder sonstige pulmonale Erkrankung bekannt sind, dann sollte eine aktuelle Röntgenaufnahme des Thorax vorliegen, wenn eine Verschlechterung eingetreten ist. Eine Spirometrie ist zur Behandlungskontrolle vor großen Eingriffen sinnvoll, um die funktionelle Kapazität und Reaktion auf Bronchodilatatoren zu beurteilen. Durch eine Blutgasanalyse könnte eine CO_2-Retention nachgewiesen werden. Alle Befunde sollten relativ aktuell sein (einige Monate). Kürzlich eingetretene Verschlechterungen erfordern eine neue vollständige pulmologische Untersuchung.

Operationsrisiko. Das Risiko, nach einer Operation eine ernste kardiale Komplikation zu erleiden, hängt nicht nur von den Vorerkrankungen ab, sondern auch vom chirurgischen Eingriff. Notfalleingriffe sind besonders risikobehaftet. In der Viszeralchirurgie handelt es sich dabei häufig um septische Patienten mit massiven Flüssigkeitsverschiebungen. Größere abdominelle Eingriffen sind unter elektiven Bedingungen nicht ganz so risikobehaftet, besonders wenn sie laparoskopisch vorgenommen werden.

Risikostratifizierung. Das Risiko, in elektiven Situationen eine kardiale oder pulmonale Komplikation zu erleiden, kann grob nach einem Schema erfaßt werden, daß nach den Leitlinien des American College of Cardiology modifiziert wurde. Patienten mit einem hohen Risiko sollten unbedingt einem Kardiologen oder Pulmologen vorgestellt werden. Eine Operation sollte bei diesen Patienten möglichst vermieden werden. Bei Patienten mit einem mittleren Risiko sollte ein Konsiliar immer dann hinzugezogen werden, wenn vermutet wird, daß die bisherige Behandlung optimierbar ist oder die Schwere der Erkrankungen noch nicht ausreichend beurteilt wurde. Auch bei einem niedrigen Risiko sollte überprüft werden, ob die bisherige Therapie optimal erscheint. Wenn nicht, dann sollte eine entsprechende Therapie eingeleitet und die Operation verschoben werden.

Routineuntersuchungen. Es besteht heute weitgehende Einigkeit, dass Routineuntersuchungen bei allen Patienten ab einem bestimmten Alter nicht indiziert sind.

Es sollten grundsätzlich nur risikoadaptierte Untersuchungen vorgenommen werden – erst die Anamnese und klinische Untersuchung und dann die apparativen Untersuchungen.

Risiken, eine schwere postoperative kardiale Komplikation zu erleiden

Hohes Risiko

Akuter Myokardinfarkt mit ST oder
Instabile Angina pectoris (CSS III-IV)
Dekompensierte Herzinsuffizienz
Schwere Rhythmusstörungen
Schwere Klappenerkrankung
Schwere obstruktive oder restriktive Ventilationsstörung

Mittleres Risiko

Früherer Myokardinfarkt
Angina pectoris (CSS I-II)
Frühere oder kompensierte Herzinsuffizienz
Diabetes mellitus
Chronische Niereninsuffizienz

Niedriges Risiko

Alter über 70 Jahre
Pathologisches EKG
Rhythmusstörungen
Schlechte Belastbarkeit
Früherer Schlaganfall
Schlecht eingestellter Hypertonus

Klinisches Risiko. Um überflüssige Untersuchungen zu vermeiden, sollte vor jeder zusätzlichen apparativen Diagnostik die körperliche Belastungsfähigkeit abgeklärt werden. Dazu hat es sich bewährt, den Patienten zu fragen, wie viele Etagen er Treppen steigen kann oder könnte, und ob er dabei Schmerzen oder Luftnot verspürt. Ein Patient, der 3–4 Etagen locker steigen kann, hat in der Regel keine relevante kardiopulmonale Erkrankung, so daß weitere Untersuchungen entfallen können. Gibt der Patient dagegen bereits nach 2 Etagen Luftnot oder Schmerzen an, ist eine detaillierte Aufarbeitung der kardiopulmonalen Risiken erforderlich. Wenn der Patient selbst eine Treppe nicht steigen kann, dann ist das Risiko hoch.

Laboruntersuchungen. Wenn man sicher wüßte, daß jemand gesund ist, dann wären alle Laboruntersuchungen überflüssig. Bei Patienten ohne jegliches Risiko, leerer Anamnese und kleinen Eingriffen kann deshalb auf Laborwerte vollständig verzichtet werden. Ansonsten sollten mindestens folgende Laborwerte vorliegen, um die Nierenfunktion und Gerinnung einschätzen zu können: Blutbild, Kalium, Kreatinin, Quick. Bei allen großen Operationen werden zusätzlich PTT und Protein bestimmt, bei Operationen am Pankreas zusätzlich die Lipase und bei allen Operationen an der Leber und den Gallenwegen GOT, GGT, AP und Bilirubin. Ansonsten werden zusätzliche Laborwerte nur bei entsprechendem Krankheitsbild veranlaßt. Verfügt der Patient weder über einen Blutgruppenausweis noch über ein gleichwertiges Dokument, dann wird die Blutgruppe bestimmt, wenn mindestens ein mittelgroßer Eingriff geplant wird.

Thorax. Eine Röntgenuntersuchung des Thorax in zwei Ebenen zusätzlich zur Auskultation ist erforderlich, wenn die Anamnese oder die klinische Untersuchung Hinweise auf eine pulmonale Vorerkrankung ergeben, die optimierbar erscheint. Voruntersuchungen, die nicht älter als 3 Monate sind, brauchen nicht wiederholt zu werden. Außerdem kann in Rahmen von Staginguntersuchungen bei Malignomen eine Röntgenaufnahme erforderlich werden.

EKG. Ein Ruhe-EKG ist erforderlich, wenn die Anamnese oder die klinische Untersuchung Hinweise auf eine kardiale Vorerkrankung ergeben, wenn kürzlich thorakale Schmerzen auftraten, der Patient längere Zeit an Diabetes mellitus oder einer arteriellen Verschlußkrankheit leidet, oder es sich um einen Patienten mit mittleren oder hohem Risiko handelt. Voruntersuchungen, die nicht älter als 3 Monate sind, brauchen nicht wiederholt zu werden. Sollte allerdings der Verdacht bestehen, daß sich die kardiale Erkrankung verschlechtert hat, dann ist ein erneutes EKG anzufertigen. In Abhängigkeit vom klinischen Risiko und den kardialen Erkrankungen des Patienten kann eine vollständige kardiologische Abklärung notwendig werden. Bei einer schlechten linksventrikulären Funktion, bekannter schwerer Herzinsuffizienz oder Dyspnoe unklarer Genese ist eine Echokardiographie sinnvoll. Die Indikationen für weitere Belastungstests oder die Koronarangiographie stellt in der Regel der Kardiologe.

1.9 Patientenaufklärung

Körperverletzung. Jeder Eingriff ist ohne explizite Einwilligung des Patienten eine Körperverletzung. Deshalb ist die Einwilligung des Patienten nach einer umfassenden ärztlichen Aufklärung absolut unentbehrlich. Erst durch die Aufklärung verliert der Eingriff seine „Rechtswidrigkeit“. Dies gilt für diagnostische und therapeutische Eingriffe.

Aufklärungsgespräch. Zur Aufklärung wird ein ausführliches Gespräch geführt. Damit der Patient die Informationen besser versteht, wird ihm bereits vorher ein

Informationsblatt (Aufklärungsbogen) ausgehändigt. Der Bogen ersetzt aber keinesfalls das Aufklärungsgespräch. Der Inhalt des Gespräches wird in der Akte sorgfältig dokumentiert, wobei für jeden Patienten ein individueller Aufklärungsbogen angelegt wird. Im Bogen sind immer Zeichnungen anzufertigen und individuelle Notizen einzufügen. Nach dem Gesprächsabschluß wird der Aufklärungsbogen vom Arzt und dem Patienten bzw. einem Zeugen unterschrieben.

Wer klärt auf? Jeder Patient wird von einem Arzt aufgeklärt, der mit dem Eingriff vertraut ist. Die Aufklärung muß nicht unbedingt durch den Operateur selbst erfolgen. Der Operateur hat jedoch unabhängig davon Diagnose, Indikation und Therapievorschlag zu überprüfen und zu verantworten.

Wer wird aufgeklärt? Grundsätzlich ist der Patient selbst aufzuklären, wobei alle Erwachsenen als einwilligungsfähig angesehen werden, sofern sie nicht bewußtlos, geistig schwer behindert oder verwirrt sind. Bei Kindern sind beide Elternteile aufzuklären und die Einwilligung von beiden Elternteilen einzuholen.

Schweigepflicht. Der Arzt macht sich strafbar, wenn er Angehörige ohne ausdrückliche Einwilligung des Patienten über dessen Krankheit oder Therapie informiert.

Wann wird aufgeklärt? Die Aufklärung hat so rechtzeitig zu erfolgen, daß der Patient noch im vollen Besitz seiner Erkenntnis- und Entscheidungsfähigkeit ist und ihm bis zum beabsichtigten Eingriff eine gewisse Überlegungsfrist bleibt. Aus diesem Grund wird das Aufklärungsgespräch bei den elektiven Eingriffen bereits in der Ambulanz vorgenommen. Die Aufklärung sollte 48–72 Std vor den geplanten Maßnahmen erfolgen. Bei Notfällen vor der Prämedikation. Die Überlegungsfrist muß um so länger sein, je weniger der beabsichtigte Eingriff unmittelbar der Therapie dient (z.B. invasive Diagnostik) und je größer das Risiko einer schweren Beeinträchtigung auf Dauer ist.

Worüber wird aufgeklärt? Jeder Patient ist über seinen Zustand, die bekannten Diagnosen, die geplante Therapie und Prognose aufzuklären. Der Eingriff und mögliche Erweiterungen werden in verständlicher Form erklärt, wobei der Patient nicht alle genauen medizinischen Zusammenhänge zu kennen braucht. Er sollte allerdings mit den Umständen vertraut gemacht werden, die zur Operation führen. Der gesamte Ablauf der Operation und die typischen Risiken (Komplikationsmöglichkeiten), unabhängig von der Häufigkeit ihres Vorkommens, werden skizziert. Auf alternative Behandlungsverfahren wird hingewiesen. Die erwarteten Behandlungsaussichten werden genannt, so daß der Patient die Erfolgs- und Mißerfolgsaussichten einschätzen kann.

Fremdblut. Die Patienten sind immer dann über das Risiko einer Infektion mit Hepatitis oder AIDS bei der Transfusion von Fremdblut aufzuklären, wenn intra- oder postoperativ eine Bluttransfusion wahrscheinlich ist. Der Patient wird auf die unterschiedlichen Formen der Bluttransfusion und die mögliche Eigenblutspende hingewiesen.

Aufklärungsverzicht Der Patient hat das Recht, auf die Aufklärung zu verzichten. Die Ablehnung der Aufklärung ist unter Zeugen schriftlich in der Krankenakte zu dokumentieren.

Ablehnung. Lehnt ein Patient die Operation ab, muß ihm verständlich vor Zeugen dargelegt werden, daß durch seine Ablehnung eine Verschlechterung seines Gesundheitszustandes eintreten kann, die später möglicherweise nicht mehr zu beheben ist.

2 Wundheilung und Elektrochirurgie

2.1 Wundheilung

Eine Wunde ist eine umschriebene Schädigung des Gewebes. Da bei fast jeder chirurgischen Tätigkeit eine Wunde zugefügt wird, gehört die Wundheilkunde, die effektive Behandlung akuter und chronischer Wunden, zu den ältesten Kenntnissen des Chirurgen.

2.1.1 Physiologie der Wundheilung

Die physiologischen Abläufe der Wundheilung sind in ihren Grundzügen heute weitgehend aufgeklärt. Da der Organismus nach einer Verletzung seine Integrität verliert, schützt er sich vor deletären Flüssigkeitsverlusten und Infektionen, indem er sofort die Wundheilung einleitet. Diese verschließt den Defekt durch vernarbendes Stützgewebe und überdeckt ihn mit einem Epithel.

Heilungsphasen. Der Heilungsvorgang wird in drei Phasen eingeteilt: Eine katabole Phase (ca. 0–3 Tage), eine anabole Proliferationsphase (ca. 4–7 Tage) und eine reparative Phase (ca. ab dem achten Tag). Bei der Heilung einer frischen Wunde überlappen sich die Phasen teilweise. Bei chronischen Wunden finden sich alle Phasen gleichzeitig in unterschiedlicher Ausprägung.

Katabole Phase. Direkt nach der Verletzung wird die Blutung gestillt, indem die Gerinnung aktiviert wird und sich kleine verletzte Gefäße verengen und verschließen. Aus dem verletzten Gewebe werden Histamin, Bradykinin und 5-Hydroxytryptamin freigesetzt, die die benachbarten Gefäßabschnitte erweitern, die Kapillarpermeabilität erhöhen und gleichzeitig Leukozyten anlocken. Klinisch kommt es zu einer Exsudation von Blutbestandteilen mit Ausbildung eines Wundödems sowie einer Hyperämie durch die Kapillardilatation und Permeabilitätssteigerung der Gefäße. Sowohl die vermehrte Durchblutung als auch das Wundödem sind dabei keine unerwünschten Zustände, sondern notwendige Bedingungen für die nachfolgende Zellvermehrung und das Zellwachstum. Werden beide durch eine antientzündliche Therapie unterdrückt, z. B. durch Glucokortikoide, Salicylsäurederivate oder COX-Hemmer dann wird die Wundheilung nicht verbessert, sondern massiv beeinträchtigt.

Phagozytose. Zusätzlich wird die Phagozytose induziert, um Bakterien zu neutralisieren und die Wunde zu säubern. Die neutrophilen Leukozyten sind die ersten zellulären Abwehrzellen, die in der Wunde erscheinen. Sie phagozytieren Bakterien und Zelltrümmer und induzieren ebenfalls die Ausschüttung vasodilatativer Faktoren, die die klinischen Entzündungszeichen (Rötung, Schwellung) verstärken. Die neutrophilen Leukozyten sterben nach 24 Stunden. Eine größere Ansammlung von abgestorbenen Zellen kann sich dann bereits als Eiter präsentieren. Die nachfolgenden Abwehrzellen sind in erster Linie Makrophagen, die den eigentlichen Heilungsprozeß auslösen, indem sie die Einwanderung und Proliferation von Fibroblasten stimulieren.

Entzündungsprozeß. Der aktivierte Entzündungsprozeß nach der Verletzung des Gewebes ist notwendiger Bestandteil der normalen Wundheilung. Eine geringe Rötung, Überwärmung und Schwellung der Wunde ist deshalb nicht ungewöhnlich. Allerdings sollte die Entzündungsphase rasch in die zweite Phase übergehen und nicht in eine Infektion umschlagen. Zu beachten ist, daß die frische Wunde während der ersten Tage den pathogenen Keimen fast hilflos ausgeliefert ist, weil die lokalen Abwehrmechanismen erst langsam auf den Wundreiz rea-

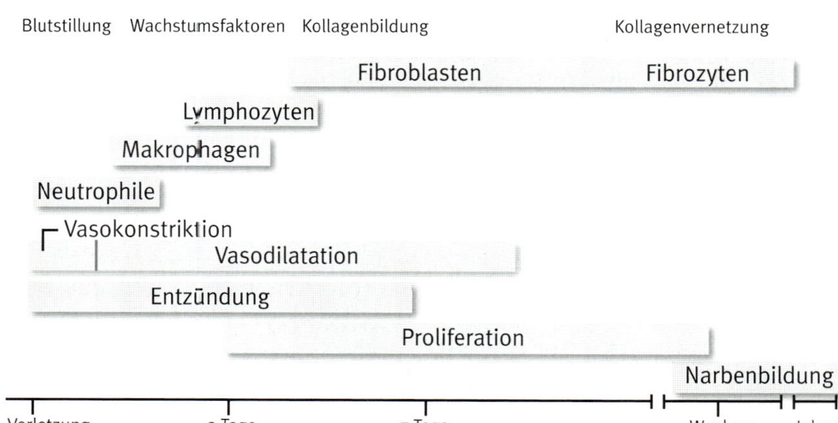

gieren. Die Wunde ist somit anfällig für Infektionen, wenn sie stark kontaminiert ist. In der ersten Phase werden nach der Blutstillung eine limitierte Entzündungsreaktion ausgelöst und die Wunde durch resorptive Mechanismen gereinigt.

Proliferative Phase. Die zweite Phase ist im Gegensatz zur ersten anabol ausgerichtet. Es wird Granulationsgewebe gebildet. Durch die Freisetzung von mitogenen Faktoren als auch von Hormonen und Prostaglandinen wird eine Proliferation von Zellen induziert. Zunächst sammeln sich zunehmend Makrophagen in dem Gewebedefekt, die aus dem Blut in die Wunde gelangen oder sich aus benachbarten Adventitiazellen entwickeln. Aus den ortsständigen Fibrozyten und aus den Monozyten des Blutes entstehen Fibroblasten, die vermehrt Kollagen und andere Eiweißstoffe (Elastin, Proteoglykane, Keratine) bilden. Gleichzeitig entstehen neue Kapillaren aus den Angioblasten benachbarter Kapillaren.

Granulationsgewebe. Das sich so entwickelnde Granulationsgewebe ist charakterisiert durch einen hohen Anteil an polymerisierter Grundsubstanz und Kollagen, eine optimale Infektabwehr und eine zunehmende Angiogenese. Das gefäßreiche Granulationsgewebe füllt den Gewebedefekt aus und schafft somit eine geeignete Oberfläche für die Epithelisierung, die von den Wundrändern erfolgt. Die Wunde stimuliert außerdem eine vermehrte Epithelzellneubildung durch Migration von Epithelzellen aus dem benachbarten Gewebe. Die Migration von Epithelzellen setzt allerdings voraus, daß die Wundunterlage gut befeuchtet und gut durchblutet ist. Eine Austrocknung des Granulationsgewebes unterbindet diesen wichtigen Mechanismus. Auch in dieser Phase kann die Wundheilung beeinträchtigt werden, indem die Proliferation der Zellen verhindert wird. Zu den störenden Faktoren zählen Glucokortikoide, Zytostatika oder ionisierende Strahlen.

Reparative Phase. In der dritten, der reparativen Phase, die ungefähr am achten Tag einsetzt, nehmen die Zelldichte, mitotische Aktivität und Vaskularisation des Gewebes langsam ab. Das Gewebe differenziert sich. Es bilden sich vermehrt kollagene Fasern, die zur endgültigen Narbenbildung führen. Indem sich das kollagene Netzwerk ausrichtet, nimmt auch die Reißfestigkeit des Gewebes zu. Bei einem bradytrophen Gewebe wie Faszien und Sehnen dauert es viele Monate bis eine hohe Reißfestigkeit erreicht ist. Allerdings handelt es sich bei der Narbenbildung immer um eine Defektheilung, denn die Narbe besitzt maximal bis zu 80 % der Reißfestigkeit des ursprünglichen Gewebes.

2.1.2 Störung der Wundheilung und Infektion

Wundheilungsstörung. Die normale Wundheilung kann von vielen Faktoren gestört werden. Die meisten Einflüsse können vom Chirurgen kontrolliert werden, so daß Wundheilungsstörungen häufig vermeidbar sind. Sie sollten nicht als Schicksal aufgefaßt werden, sondern als Herausforderung, die Umstände und lokalen Verhältnisse zu verbessern, um die Voraussetzungen für eine ungestörte Heilung zu schaffen.

Störfaktoren der Wundheilung

Systemische Einflüsse	Lokale Einflüsse
Hypothermie	Nekrosen
Hypoxie	Serome/Hämatome
Ischämie	Bakterielle
Diabetes mellitus	Kontamination
Arteriosklerose	Fremdkörper
Adipositas	Wundquetschung
Bestrahlung	Nähte/Klammern
Medikamente	

Hypothermie und Ischämie. Zu den systemischen Faktoren, die die Heilung verschlechtern, gehören die Hypothermie, die verminderte Sauerstoffversorgung und die Durchblutungsstörung. Glücklicherweise kann dem Patienten bereits während der Operation genügend Wärme zugeführt werden, so daß eine Unterkühlung fast immer ausbleibt. Die optimale Versorgung mit Sauerstoff darf sich nicht nur auf die Operation beschränken, sondern sollte auch die direkt anschließende postoperative Phase einschließen. Häufig sind die Durchblutungsverhältnisse im Wundgebiet nicht optimal. Sie können durch eine Vasokonstriktion oder Mikrozirkulationsstörung noch zusätzlich verschlechtert werden. Der Optimierung der Herz-Kreislauf-Situation ist deshalb auch nach der Operation höchste Priorität zu widmen. Ein unterkühlter, blasser und hypotoner Patient ist dem vielfach höheren Risiko einer Infektion ausgesetzt als ein optimal versorgter Patient.

Operationstechnik. Auch die operative Technik beeinflußt den Heilungsverlauf. Generell sollte das Gewebe so atraumatisch wie möglich behandelt werden. Überflüssige Manipulationen oder gar flächenhafte Verbrennungen mit Elektrokoagulation sind zu vermeiden. Während der Operation sollte die Wunde vor Austrocknung geschützt und jede bakterielle Kontamination verhindert werden. Bei einer Naht sollte die Wunde keinesfalls unter Spannung stehen. Nekrosen sind zu entfernen und jegliche Hämatom- und Serombildung zu meiden.

Wundkontamination. Aber selbst wenn alle Störfaktoren beseitigt wurden, sind Infektionen nicht immer zu verhindern, denn jede Wunde ist in unterschiedlichem Ausmaß kontaminiert. Es gibt keine absolut sterile Wunde, so daß die Einteilung in „kontaminierte vs. nicht-kontaminierte" Wunden auch nicht qualitativ, sondern quantitativ zu verstehen ist. Der alleinige Nachweis von Keimen in der Wunde ist zunächst unbedenklich, denn selbst 100 000 apathogene Keime/g Gewebe verursachen unter optimalen Wundbedingungen keine Infektion, sondern erst eine höhere Zellzahl. Infektionen treten erst dann auf, wenn das Gleichgewicht zwischen Mikroorganismen und Immunabwehr gestört ist. So kann auch eine geringere Zahl von ungefähr 1000 Keimen/g Gewebe eine Infektion auslösen, wenn die Keime hoch pathogen sind und damit den Kampf gegen die Immunabwehr „gewinnen". Mit zunehmender Virulenz der Erreger und der Anwesenheit von Fremdkörpern, Nekrosen oder Ischämien nimmt die Keimzahl, die für die Manifestation einer Infektion notwendig ist, um Zehnerpotenzen ab. Eine manifeste Infektion entpuppt sich nur als ein erworbenes Übergewicht auf Seiten der Bakterien.

Jede Wunde wird in eine **Kontaminationsklasse** eingeteilt:

1. **Aseptische** Wunden befinden sich in einem nicht-infizierten Operationsgebiet, d.h. ohne Zeichen einer Entzündung und ohne Eröffnung des Respirations-, Gastrointestinal-, Genital- oder Harntraktes.
2. **Bedingt aseptische** Wunden sind Wunden, bei denen der Respirations-, Gastrointestinal-, Genital- oder Harntrakt unter kontrollierten Bedingungen eröffnet wurde und bei der es nicht zu einer außergewöhnlichen Kontamination kam. Hierzu gehören Operationen an den Gallenwegen, der Appendix, der Vagina und des Oropharynx.
3. **Kontaminierte** Wunden sind frische, akzidentielle Wunden mit einem ungewollten größeren Bruch in der aseptischen Technik oder der erheblichen Ausbreitung von intestinalem Inhalt. Inzisionen in eine akute, aber nicht eitrige Entzündung gehören ebenfalls in diese Kategorie.
4. **Septische** Wunden haben alle Zeichen der Infektion oder treten nach Perforation von Hohlorganen des Gastrointestinaltraktes auf, so daß bei diesen Wunden bereits präoperativ eine Infektion vorliegt.

Antibiotikaprophylaxe. Am Ende einer Operation können sich die Bakterien in der Wunde ungestört vermehren, weil die humoralen und zellulären Abwehrmechanismen erst langsam aktiviert werden. Je nach Anzahl und Virulenz der Bakterien werden sich diese unterschiedlich schnell vermehren. Je nach den Wundbedingungen (Ischämie, Nekrosen, Hämatom, Serom und Fremdkörper), dem Allgemeinzustand (Diabetes, Arteriosklerose, Adipositas) und der allgemeinen Abwehrlage (Medikamente) wird ihre Vermehrung begünstigt oder gehemmt. Hier liegt der Erfolg einer Antibiotikaprophylaxe begründet. Nur wenn bereits zu Beginn der Operation ein ausreichender antibiotischer Wirkspiegel im Gewebe vorliegt, werden die lokalen Bedingungen für die Keimvermehrung ungünstiger. Es sollte deshalb immer darauf geachtet werden, daß mit der Narkoseeinleitung auch das Antibiotikum appliziert wird und daß ein Antibiotikum mit geeignetem Wirkspektrum und ausreichender Dosierung gewählt wurde.

Wundspülung. Der Chirurg sollte alles unternehmen, um die Keimbelastung des Organismus während des Eingriffes zu minimieren, z. B. indem er den Wundbereich mehrfach spült. Inwieweit dazu Spüllösungen mit aseptischen oder antibiotischen Zusätzen nötig sind, ist sehr umstritten und eher fraglich. Wichtig ist, eine geeignete aseptische Lösung zu verwenden (s.u.).

Einteilung der Infekte. Zur Einteilung postoperativer Wundinfektionen haben sich die Definitionen des Centers for Disease Control and Prevention (CDC) bewährt.

Oberflächliche Infektion. Eine oberflächliche Infektion liegt vor, wenn sie innerhalb von 30 Tagen nach der Operation auftritt, nur Haut- oder subkutanes Gewebe einbezieht und zusätzlich eine der folgenden Bedingungen erfüllt: Eitrige Sekretion aus der Inzision, kultureller Nachweis eines Mikroorganismus oder Eröffnen der Wunde bei einer lokalisierten schmerzhaften Schwellung mit Rötung und Überwärmung.

Tiefe Infektion. Eine tiefe Infektion liegt vor, wenn sie innerhalb von 30 Tagen nach der Operation bzw. innerhalb von einem Jahr nach Implantation eines Fremdkörpers auftritt, wenn die Infektion die Faszienschicht und das Muskelgewebe erfaßt und wenn zusätzlich eine der folgenden Kriterien erfüllt ist: eitrige Sekretion aus der Faszienschicht oder dem Muskelgewebe, Eröffnen der Wunde (spontan oder iatrogen) bei Fieber und Schmerzen oder einem Abszeß.

Infektion. Eine manifeste Infektion wird in erster Linie klinisch und nicht durch Laborwerte oder bildgebende Verfahren diagnostiziert. Eine diskrete Rötung und geringe Schwellung sowie lokale Schmerzen treten in unterschiedlichem Ausmaß bei jeder Wunde auf und erst der weitere Verlauf kann auf eine sich anbahnende Infektion hinweisen. Gehen Schwellung, Rötung und Schmerzen

> **Kardinalzeichen der Entzündung**
>
> Schmerzen, Schwellung, Rötung

adäquat zurück, dann liegt keine Infektion vor. Ändert sich die Wunde dagegen nicht oder persistiert das intrakutane Ödem, dann sollte eine Infektion vermutet werden. Der täglichen klinischen Beurteilung durch denselben Arzt kommt die entscheidende Bedeutung zu, wenn eine sich anbahnende Infektion vermutet wird. Durchsichtige Verbände erleichtern diesen Vorgang erheblich. Intraabdominelle oder sonstige tiefe Infektionen sind schwieriger zu diagnostizieren und sollten bei allen ungewöhnlichen Verläufen vermutet und ausgeschlossen werden. Ein außergewöhnlich starker Schmerz in der Wunde, auch ohne sichtbare Zeichen der Infektion, ist ein Alarmsymptom. Eine Erhöhung der Temperatur nach der Operation ist ebenfalls physiologisch. Sie sollte sich aber am 2. Tag wieder normalisiert haben. Eine Leukozytose oder CRP-Erhöhung sind ein indirekter Hinweis auf eine Infektion und müssen gemeinsam mit den lokalen Gegebenheiten interpretiert werden. Je früher die richtige Diagnose gestellt und eine effektive Therapie eingeleitet werden, um so günstiger ist der weitere Heilungsverlauf.

Abszeß und Phlegmone. Klinisch imponiert die Infektion als Abszeß oder Phlegmone. Abszesse bilden sich aus, wenn der entzündlichen Ausbreitung anatomische Barrieren gegenüberstehen, so daß sich durch die Gewebeeinschmelzung rasch eine Abszeßmembran bilden kann. Phlegmone breiten sich dagegen diffus im Gewebe aus. Bevor eine antibiotische Therapie eingeleitet wird, sollte möglichst ein Abstrich entnommen werden, um nach mikrobiologischer Untersuchung das Keimspektrum zu erfahren und mit einem Antibiogramm die optimale Therapie zu finden. Zu beachten ist, daß der Nachweis von pathogenen Keimen nicht mit einer Infektion gleichzusetzen ist. Eine Infektion ist aber auch nicht ausgeschlossen, wenn kein Keimnachweis gelingt. Die Infektion bleibt primär eine klinische Diagnose und verweist auf die Reaktion des Organismus auf eine Keimbesiedlung.

Infektionsbehandlung. Die Erstmaßnahmen der Infektionsbehandlung umfassen eine sofortige Eröffnung oder Beseitigung des Infektionsherdes mit sorgfältigem Débridement, eine lokale antiseptische Behandlung und eventuell auch eine systemische Antibiose. Da der chirurgische Eingriff der entscheidende Schritt in der Behandlung des Infektes ist, sollte er so schnell wie möglich und unter optimalen Bedingungen vorgenommen werden. Eine oberflächliche, revidierte Wunde sollte zunächst offen behandelt werden. Lediglich bei freiliegenden Knochen oder Implantaten wird eine Deckung mit einer Saug-Spül-Vorrichtung angestrebt. Eine lokale Behandlung mit einem antiseptischen Verband oder eine Spüllösung kann für die ersten Tage hilfreich sein. Nur wenn eine systemische Ausbreitung der Bakterien befürchtet wird, ist eine Antibiose sinnvoll, die sich nach einem Antibiogramm richten sollte.

Wundhämatom. Tritt postoperativ ein ausgeprägtes Wundhämatom auf, dann sollte es nicht auf der Station eröffnet und abgelassen werden, sondern unter aseptischen operativen Bedingungen. Eine Öffnung der Wunde, ausgiebige Spülung, subtile Blutstillung und Drainageeinlage komplettieren die Behandlung.

2.1.3 Wundbehandlung

Behandlungsprinzipien. Die Behandlung von akut infizierten oder chronischen Wunden fußt auf drei Prinzipien, die alle gleichbedeutend sind: 1. Adäquates Débridement, 2. effiziente Antiseptik und 3. optimale Wundauflage. Diese Prinzipien sind auch chronologisch zu verstehen: zuerst das Débridement, dann die Antiseptik und Wundauflage.

Adäquates Débridement. Wer eine belegte Wunde direkt mit einem Antiseptikum behandelt oder sogar granulationsfördernde Wundauflagen verwendet, wird nicht erfolgreich sein. Zuerst muß die Wunde ausreichend débridiert werden, denn erst

Adäquates Wunddébridement

Chirurgisch	Entfernen mit dem Skalpell oder Kürette
Biologisch	Sterile Fliegenmaden in Biobags oder als Freiläufer. Die Proteasen aus dem Verdauungssekret fördern das Débridement und die Wachstumsfaktoren die Wundheilung. Das Madensekret mit hohem Anteil von NH_3 und HCO_3 wirkt antimikrobiell durch Alkalisierung. Die Kosten für diese Behandlung sind nicht unerheblich.
Enzymatisch	Proteolytische Enzyme wie Kollagenasen, Streptokinase, Streptodornase (z.B. Iruxol®) sind hilfreich, können das preiswerte chirurgische Débridement aber nicht an Effektivität ersetzen. Relativ hohe Kosten.
Autolytisch	Körpereigene proteolytische Enzyme débridieren die Wunde, unterstützt durch Hydrogele.
Mechanisch	Wasserstrahl- oder Ultraschalldissektion

wenn die Wunde frei von Belägen ist, wird die Granulation gefördert und die Epithelisierung stimuliert. Das Débridement von nicht-vitalem Gewebe kann chirurgisch, biologisch, enzymatisch, autolytisch oder mechanisch vorgenommen werden. Die schnellste und effektivste Methode ist die chirurgische. Die teuerste ist die biologische.

Antiseptika. Da eine kontaminierte Wunde zu einer manifesten Infektion neigt und infizierte Wunde schlecht oder gar nicht heilen, werden Antiseptika verwendet, um die Keimzahl zu vermindern. Lokale Spülungen mit Antibiotika werden einvernehmlich als schädlich und unsinnig abgelehnt und können Antiseptika keinesfalls ersetzen. Antiseptika sollten aber nur bei manifester Infektion und für eine begrenzte Zeit (ca. 7 Tage) eingesetzt werden. Danach werden sie durch Kochsalz oder Ringer-Laktat ersetzt, denn Antiseptika stören bei Langzeitanwendung eher die Wundheilung als sie zu fördern. Das Ziel bei der Verwendung von Antiseptika ist lediglich die Elimination von Erregern in der Wunde. Alle Antiseptika müssen danach beurteilt werden, ob sie eine sichere mikrobiozide Wirkung, rasche Wirkungsentfaltung und gute Verträglichkeit aufweisen. Wenn berücksichtigt wird, ob ein Antiseptikum wirksam ist, ob es wenig zytotoxisch ist und ob es nur ein geringes Irritations- bzw. Allergiepotential aufweist, dann

Antiseptika

	Vorteile	Nachteile
Povidon-Jod (Betaisodona®)	Preisgünstig Keine Wirkungslücke Kurze Einwirkzeit (30 Sek.) Anaphylaktische Reaktion MRSA-Wirksamkeit Hemmt Mediatoren	Jodresorption Jodinduzierte Hyperthyreose
Octenidindihydrichlorid (Octenisept®)	Keine Wirkungslücke Kein Brennen	Wirkungseintritt nach 30 Sekunden–5 Minuten
Polihexanid (Lavasept®)	Keine Wirkungslücke Gute Gewebeverträglichkeit Geringe Zytotoxizität Mikrobiozid bis 0,006 % Fördert Reepithelisierung	Teuer Wirkungseintritt nach 5–20 Minuten

erscheinen einige Antiseptika entbehrlich oder sogar obsolet. Ältere Antiseptika wie Farbstoffe (z.B. Rivanol®), Quecksilberverbindungen (z.B. Mercurochrom®) und Phenole (z.B. Rutisept®) sind heute obsolet. Wasserstoffsuperoxid (3 %ig), Chlorhexidin (z.B. Hexoral®) und Silbersulfazidine (z.B. Flammazine®) sind als entbehrlich anzusehen, weil sie durch bessere Antiseptika ersetzbar sind. Die gegenwärtig besten Antiseptika sind: Povidon-Jod, Octenidindihydrochlorid und Polihexanid.

Povidon-Jod. Povidon-Jod (z.B. Betaisodona®) wirkt mikrobiozid gegen Bakterien, Pilze und Protozoen mit einer sehr raschen Wirkung nach ca. 30 Sekunden. Sollten allerdings größere Mengen an Blut oder Proteinen vorliegen, dann verlängert sich die erforderliche Einwirkungsdauer, wobei solche Verlängerungszeiten für alle Antiseptika gelten. Povidon-Jod hemmt zusätzlich die Aktivität und Freisetzung von Mediatoren und zeigt insgesamt eine sehr gute Gewebeverträglichkeit. Es wird eingesetzt zur Desinfektion intakter äußerer Haut, zur wiederholten Wundbehandlung, bei infizierten Dermatosen, zur chirurgischen Händedesinfektion, zur Antiseptik vor Operationen, Punktionen etc. und in einer Verdünnung (1:10) auch zur Spülung von Körperhöhlen. Als Kontraindikationen gelten eine Hyperthyreose, eine Dermatitis herpetiformis Duhring, eine Überempfindlichkeit gegenüber Jod und eine geplante Radiojodtherapie. Bei Okklusivverbänden sollte es nicht angewendet werden. Obwohl Povidon-Jod auch häufig zur Spülung der Peritonealhöhle verwendet wird, ist der Einsatz durchaus kritisch zu bewerten, den es zerstört das Mesothel, verschiebt den Säure-Basen-Haushalt und lagert sich zum Teil im RES der Leber ab. Bei ausgeprägten intraperitonealen Kontaminationen hat es sicherlich seine Berechtigung, weil es keine gleichwertige Alternative gibt. Darüber hinaus sollte aber mit einfachen physiologischen Lösungen gespült werden.

Octenidindihydrochlorid. Octenidindihydrochlorid (Octenisept®) wirkt mikrobiozid gegen Bakterien und Pilze, aber nicht gegen Protozoen oder Sporen. Es weist keine toxisch-resorptiven Risiken auf und benötigt 30 Sekunden bis 5 Minuten bis zum Wirkungseintritt. Es ist sehr gut verträglich und wird in der Regel 1:1 verdünnt. Zur Peritoneallavage ist es nicht geeignet. Es wird meistens zur Antiseptik von Schleimhäuten verwendet. Es sollte nicht mit Povidon-Jod kombiniert werden, weil es dabei zu einer deutlichen Verfärbung kommt. Die Kombination von Octenidin mit Phenoxyethanol sollte keinesfalls zur Spülung der Bauchhöhle, Blase oder des Trommelfells verwendet werden.

Polihexanid. Polihexanid (z.B. Lavasept®) wirkt mikrobiozid gegen Bakterien und Pilze mit einer eher langsamen Einwirkungszeit von ca. 5–20 Minuten. Wegen seiner selektiven Wirkung gegen saure Lipide bakterieller Zellmembranen ist es sehr gut verträglich und fördert die Wundheilung. Es wird deshalb besonders gern bei chronischen Wunden eingesetzt. Auch Semiokklusiv- oder Okklusivverbände sind mit Polihexanid gestattet. Es sollte nicht gemeinsam mit Tensiden, bei Unverträglichkeiten oder Schwangeren, oder am ZNS, Knorpel, Innen- oder Mittelohr appliziert werden.

Anwendung. Im eigenen Vorgehen wird bei einer akuten Infektion sofort mit verdünnter (1:10) Povidon-Jod-Lösung gespült und diese postoperativ fortgeführt. Auf den Stationen werden die feuchten Verbände bei infizierten oder chronischen Wunden für einige Tage mit Polihexanid vorgenommen. Antiseptika sollten nicht länger als 7–10 Tage angewendet werden.

Ideale Wundauflage. Zu den beliebtesten Wundauflagen gehören einfache Kompressen, die schnell gewechselt werden können und relativ preiswert sind. Sie erfüllen aber nicht die Anforderungen, die heutzutage an ideale Wundauflagen gestellt werden. Ideale Wundauflagen sollten das Wundsekret gut resorbieren, die Wunde vor Austrocknung schützen, nicht-toxisch und nicht-sensibilisierend wirken, einen begrenzten Gasaustausch zulassen, die Schmerzen nicht verstärken und die Selbstbehandlung fördern. Gegenwärtig sind viele verschiedene Wundauflagen verfügbar, die einige der Anforderungen erfüllen. Es gibt keine Wundauflage, die für alle Wunden die richtige ist. Die Wundauflage muß vielmehr nach den konkreten Gegebenheiten ausgewählt werden. Besonders wichtig ist, daß die Wunde nicht austrocknet. Sie sollte aber auch nicht mazerieren. Die Wunde „ideal-feucht" zu halten, ist das Ziel - nicht zu trocken und nicht zu feucht. Von den verfügbaren Wundauflagen wird eine kleine Auswahl vorgestellt, die zur Behandlung verfügbar sein sollten. Auf die deutlich höheren Kosten sollte unbedingt geachtet werden.

Alginate. Alginate bestehen aus Salzen der Alginsäure, die aus Braunalgen gewonnen werden. Aus unlöslichem Calciumalginat wird lösliches Natriumalginat, das bis zum 20fachen des Eigengewichtes quillt und die Wunde als Gel ausfüllt. Dadurch wird ein feuchtes Milieu geschaffen. Es ist in der Reinigungsphase der Wunde mit mäßig starker Sekretion geeignet. Im eigenen Vorgehen wird es nur bei mäßig sezernierenden Wunden verwendet, wenn der Verband 2–3 Tage liegen bleiben kann.

Hydropolymerverbände. Sie bestehen aus Polyurethan mit einer semipermeablen Membran, die ebenfalls quillt. Das Wundexsudat wird in die Hohlräume des Verbandes aufgenommen und an das hydrophile Polyurethran gebunden. Es ist zur passageren Wundabdeckung geeignet, weil es weder Wasser noch Bakterien durchläßt. Im eigenen Vorgehen wird es nur bei wenig sezernierenden Wunden verwendet, wenn der Verband 2–3 Tage liegen bleiben kann.

Hydrokolloide. Es sind semiokklusive Verbände bestehend aus Pektinen, Gelatine oder Cellulose. In einem hydrophoben Polymergerüst befindet sich eine semipermeable Membran, die luftdurchlässig ist. Das Gerüst ist mit hydrophilem Material gefüllt, das Sekret aufnimmt und zu Gel wird. Das feuchte Milieu ist insgesamt heilungsfördernd. Hydrokolloide sollten nicht bei infizierten Wunden eingesetzt werden. Die Verbände können bis zu 7 Tage belassen werden.

Hydrofaserverbände. Sie bestehen aus Natriumcarboxymethylcellulose und besitzen eine hohe Saugfähigkeit (30fach). Die entstehenden Gele bleiben formstabil (Pampers-Prinzip) und sind ideal zum Austamponieren von tiefen Wunden, Taschen und Wundhöhlen. Sie sind geeignet für mäßig sezernierende Wunden.

2.2 Hautnaht

Primäre Wundheilung. Jeder operative Eingriff endet mit der Entscheidung, wie die Wunde verschlossen wird bzw. ob eine primäre oder sekundäre Wundheilung angestrebt werden soll. Bei der primären Wundheilung werden die Wundränder eng aneinander gelegt, so daß sie unter minimaler Narbenbildung rasch miteinander verschmelzen. Unter elektiven Bedingungen ist immer eine primäre Wundheilung erwünscht, weil sie kosmetisch am Besten ist und die Integrität der Haut rasch wiederherstellt.

Sekundäre Wundheilung. Wird die Wunde dagegen offen gelassen oder klafft sie, dann heilt die Wunde sekundär, indem der Gewebedefekt zunächst mit Granulationsgewebe aufgefüllt wird und dann durch nachfolgende Wundkontraktion und Epithelisierung heilt. Bei den Verbandswechseln bzw. Wundrevisionen darf das Granulationsgewebe nicht zu stark geschädigt oder gar entfernt werden, weil es die entscheidende Barriere gegen eine drohende Keiminvasion ist und zugleich eine Voraussetzung für eine erfolgreiche Defektheilung darstellt. Da sich die Wunde aufgrund der Wundkontraktion kontinuierlich mit ca. 1–2 mm/Tag verkleinert, ist es nur eine Frage der Zeit, bis sich die Wunde verschließt bzw. epithelialisiert. Wenn keine Störfaktoren vorliegen, verschließt sich letztlich jede Wunde mit der Zeit, so groß und tief sie auch erscheinen mag. Der Nachteil einer sekundär heilenden Wunde ist das relativ schlechte kosmetische Ergebnis, weil die Narbe meistens breit und eingezogen ist.

Keloide. Die häßliche Bildung von hypertrophen Narben oder Keloiden ist leider nicht immer vermeidbar. Obgleich bekannt ist, daß kräftig pigmentierte, junge Menschen besonders zur Keloidbildung neigen, ist der genaue Entstehungsmechanismus für dieses Phänomen noch nicht eindeutig geklärt. In der Proliferationsphase zeichnen sich diese Patienten durch eine anhaltende Fibroplasie aus. Während hypertrophe Narben im Bereich der ursprünglichen Narbe verbleiben, verhalten sich Keloide wie bindegewebige Pseudotumoren, die sich weiter ausbreiten. Die Therapie ist aufgrund der ungeklärten Ätiologie nicht kausal, sondern symptomatisch und prophylaktisch. Sie umfaßt die Kryo- und Lasertherapie, Dermabrasio und Resektion mit Bestrahlung und die besondere Sorgfalt beim primären Wundverschluß.

2.2.1 Primäre, primär verzögerte und sekundäre Hautnaht

Hautnaht. Eine Hautwunde kann auf verschiedene Weise verschlossen werden: durch eine primäre, primär verzögerte oder sekundäre Naht. Bei der primären Naht wird die Wunde direkt am Ende des Eingriffes verschlossen. Hier sei nochmals daran erinnert, daß in der katabolen Phase noch keine hinreichende Infektabwehr in der Wunde existiert und sie bei starker Keimbesiedlung gefährdet ist. Jede Naht führt außerdem zu einer lokalen Ischämie, die das obligatorische Wundödem verstärkt. Steht die Naht zusätzlich unter großer Spannung, dann verschlimmert sich die Ischämie, damit das Ödem und damit wiederum die Spannung, so daß an dieser Stelle eine Wundheilungsstörung vorprogrammiert ist.

Primär verzögerte Hautnaht. In einem nicht oder nur geringgradig kontaminierten Operationsgebiet wird immer versucht, alle iatrogen zugefügten Wunden primär zu verschließen. Anders verhält es sich bei stärker kontaminierten Wunden. Selbst bei ausgiebiger Spülung und systemischer Antibiose ist hier das Risiko deutlich größer, eine Infektion zu erleiden. In diesen Fällen sollte eine primär verzögerte Naht in Erwägung gezogen werden. Bei dieser Nahttechnik wird die Wunde erst in der Proliferationsphase (4.–7. Tag) verschlossen, in der die Wunde bereits mit einem hoch-vaskularisierten und zellreichen Granulationsgewebe ausgefüllt und die Immunabwehr ausreichend aktiviert ist. Dadurch verringert sich die Gefahr der Infektion. Wird zu diesem Zeitpunkt die Wunde verschlossen, wird das Granulationsgewebe natürlich nicht exzidiert. Bis zum Zeitpunkt des verzögerten Wundverschlusses ist die Wunde mit Hautersatzfolien oder anderen Materialien steril abzudecken, um die Keimbesiedlung zu minimieren. Auch die Verbandswechsel sollten unter sterilen Kautelen stattfinden. Ob die Fäden bereits beim Ersteingriff gelegt, aber nicht geknüpft werden, oder erst nach einigen Tagen, hängt von der Indikation ab.

Wundheilungsstörung. Bei jedem primären Verschluß einer kontaminierten Wunde sollten die Vorteile des primären Verschlusses gegen seine Nachteile abgewogen werden. Vielfach wird eine subkutane Infektion nach einer Laparotomie zwar als lästig aber dennoch als wenig problematisch empfunden. Sie ist nicht lebensbedrohlich, heilt unter konservativen Verbandstechniken durch sekundäre Wundheilung und scheint lediglich den postoperativen Verlauf zu verlängern. Was dabei häufig übersehen wird, ist der Einfluß der Wundheilungsstörung auf die Entstehung eines Narbenbruches. Bei ungefähr 40 % aller Patienten mit einer Wundheilungsstörung ist mit einem Narbenbruch zu rechnen, weil bei der subkutanen Infektion die Kollagensynthese gestört ist und der Kollagenabbau durch Kollagenasen gefördert wird. Jede Wundheilungsstörung, obwohl prima vista harmlos, stellt damit einen entscheidenden Faktor für schwerwiegende Folgestörungen dar und sollte deshalb unbedingt vermieden werden. Da die Resultate der primär verzögerten Naht ebenfalls sehr ansehnlich sind, sollte ihre Anwendung nicht gescheut werden. Die Ergebnisse sind im Vergleich sehr viel schlechter, wenn eine primäre Naht wegen eines Infektes wieder eröffnet werden muß.

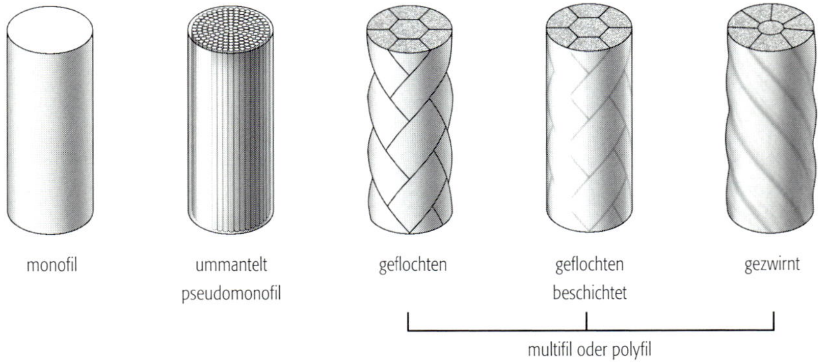

Unterschiedlicher Aufbau chirurgischer Nahtmaterialien

Sekundäre Naht. Bei der sekundären Naht wird die Wunde erst in der dritten Phase verschlossen. In dieser Phase besteht ein deutlich höheres Infektionsrisiko als in der zweiten Phase, weil das Gewebe zunehmend weniger vaskularisiert ist, weil die Fibrosierung bereits angefangen hat und weil das Wundgebiet bereits sekundär kontaminiert wurde. Gute Ergebnisse können hier erzielt werden, indem die Wunde sorgfältig débridiert und mit einer Saugdrainage abgeleitet wird, um jede Flüssigkeitsansammlung zu vermeiden.

2.2.2 Technik des Hautverschlusses

Nahtmaterial. Die Haut wird durch nicht-resorbierbare Nähte oder Klammern verschlossen. Kleine Wunden können allerdings auch verklebt oder mit Klebestreifen adaptiert werden. Als Nahtmaterialien werden monofile oder beschichtete Fäden bevorzugt, weil sie glatt durch das Gewebe ziehen und keine Dochtwirkung zeigen.

Fortlaufende Naht. Zum Hautverschluß werden fortlaufende Nähte oder Einzelnähte eingesetzt. Bei der intrakutanen Naht sollte der Abstand regelmäßig sein, so daß sich die Wundränder beim Anziehen nicht schief adaptieren. Die Naht findet nur in der kollagenreichen Dermis ein festes Nahtlager, denn die Epidermis hat keine Haltekraft und kann nicht genäht werden. Dem Nachteil der fortlaufenden Naht, daß sie bei einer lokalen Wundheilungsstörung vollständig entfernt wird und sich die Wunde dabei vollständig eröffnet, stehen die Vorteile gegenüber, daß sie schneller zu legen ist, weniger Nahtmaterial verbraucht und keine Stichkanalzeichnung hinterläßt.

Einzelnaht. Vielfach werden Einzelnähte bevorzugt, obgleich ihre Anlage mehr Zeit beansprucht. Mit Einzelnähten werden die Wundränder sehr gut adaptiert und bei einem postoperativen Wundproblem muß die Wunde nicht insgesamt eröffnet werden. Für den Verschluß der Haut haben sich die Rückstichnähte nach Donati oder Allgöwer bewährt. Dabei ist auf eine korrekte Stichführung zu achten, damit die Wundränder wirklich Schicht auf Schicht aneinander liegen. Wenn die Naht geknüpft wird, sollten keine Hohlräume unterhalb des verschlossenen Gewebes verbleiben, um eine Serom- oder Hämatombildung zu vermeiden. Außerdem ist darauf zu achten, daß der Knoten nicht auf der Wunde liegt, sondern neben der Wunde.

Stichkanalzeichnung. Da jede Hautnaht, die länger als drei Tage in situ verbleibt, eine Stichkanalzeichnung hinterläßt, werden die Hautfäden so früh wie möglich

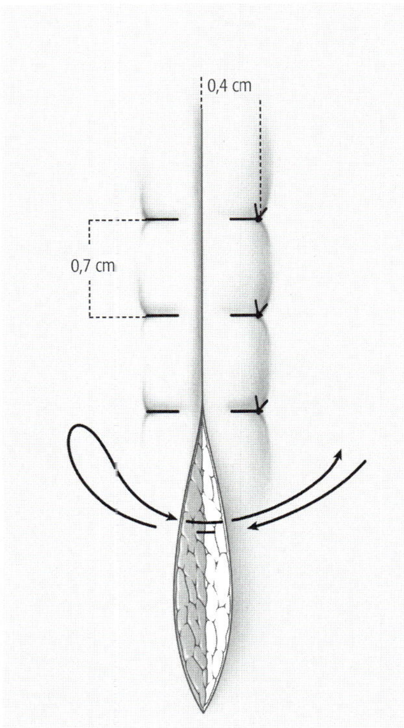

Einzelnaht im Rückstichtechnik nach Donati

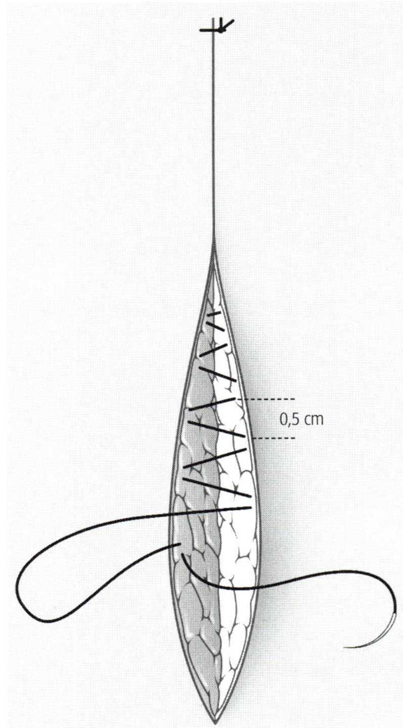

Fortlaufende Hautnaht

entfernt. Dabei kann die noch schwache Reißkraft der Wunde durch zusätzliche Klebeverbände erhöht werden. Eine Alternative ist hier natürlich die intrakutane fortlaufende Naht, die keine Stichkanalzeichnung hinterläßt. Monofiles nichtresorbierbares Nahtmaterial der Stärke 3-0 bzw. 4-0 ist für die Routine ausreichend, an den Fingern und besonders im Gesicht ist feineres Nahtmaterial angezeigt. Die Fäden werden im Gesicht und am Hals nach 3–5 Tagen, am Stamm nach 7–9, an den Extremitäten nach 12–14 Tagen entfernt.

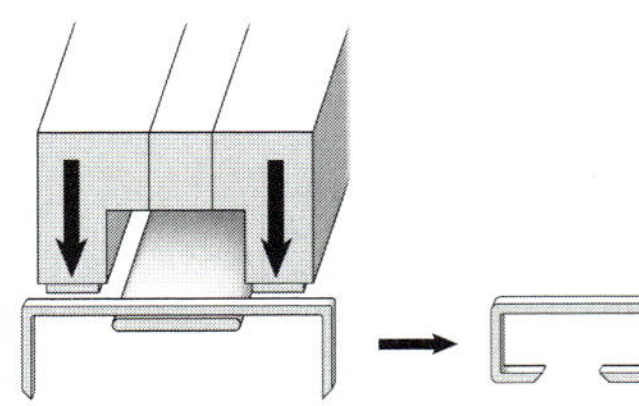

Klammergerät für die Haut

Hautklammern. Alternativ zur Naht kann die Wunde auch mit Metallklammern verschlossen werden. Auf einen korrekten Sitz der Klammern und exakter Adaption der Wundränder sollte geachtet werden. Mit einem speziellen Gerät werden die Klammern leicht entfernt.

Wundverband. Direkt nach Abschluß der Hautnaht wird die Wunde mit einem sterilen Verband abgedeckt. Es ist davon auszugehen, daß innerhalb von 24 Stunden die Wunde vollständig verschlossen ist, so daß ein späterer Keimeintritt von außen unwahrscheinlich wird. Der Verband sollte deshalb frühestens nach 24 Stunden, besser nach 48 Stunden gewechselt werden. In der Regel wird eine postoperative Infektion nicht durch eine „schlechte" Verbandstechnik verursacht, sondern durch die intraoperative iatrogene Kontamination der Wunde, häufig verknüpft mit einer traumatischen Operationstechnik. Inwieweit weitere Schutzverbände erforderlich sind, wird kontrovers beurteilt. Im eigenen Vorgehen wird ein durchsichtiger Schutzverband bevorzugt, mit dem der Patient auch duschen kann. Sollten in den ersten postoperativen Tagen eine Schwellung und Schmerzen in der Wunde zunehmen, eventuell auch mit Erhöhung der Temperatur und Leukozytose, dann ist eine Wundinfektion zu vermuten, die rasch und effektiv behandelt werden sollte.

Hautkleber. Alle kleinen bis mittelgroßen Hautwunden, die bei Operationen mit geringer Infektionsgefahr (Hernien, Struma, Cholezystektomie) entstehen, werden zunehmend nicht mehr genäht oder geklammert, sondern mit einem Acrylkleber (z.B. Dermabond®) geklebt. Die Wundränder werden adaptiert und der visköse Kleber auf die Wunde aufgetragen. Nachdem der Kleber angezogen hat, wird eine zweite Klebeschicht aufgetragen. Nach spätestens 5 Minuten ist der Kleber vollständig ausgehärtet und voll belastbar. Der Klebstoff ist wasserdicht, so daß ein Verband nicht erforderlich ist. Der Kleber löst sich wie Wundschorf allein von der Wunde. Verbandswechsel oder Nahtentfernungen entfallen. Die Vorteile der Klebeverbände sind die frühe Belastbarkeit, Durchsichtigkeit und Wasserdichtigkeit. Nachteilig sind neben den hohen Kosten, daß sich Serome, Hämatome oder Infektionen nicht mehr zwischen den Nähten „entleeren" können.

2.3 Fasziennaht

Reißfestigkeit. Fasziennähte sind extrem wichtig, weil die Faszien zu den tragenden Strukturen des Organismus gehören. Faszien sind sehr kollagenreich und zugleich relativ schlecht durchblutet. Im Vergleich zur Haut und dem Darm benötigt die bradytrophe Faszie deshalb eine deutlich längere Zeit, um 80 % ihrer

Haltekraft wieder zu erlangen. Die Zunahme der Reißfestigkeit steigt in den ersten 3–4 Wochen zwar steil an, aber sie verlangsamt sich dann zunehmend, so daß der gesamte Umbau bis zur endgültigen Heilung viele Monate dauert. Beim Gesunden und unter normalen Bedingungen sind die ersten vier Wochen besonders entscheidend.

Nahtmaterial. Faszien sind hohen Zugkräften ausgesetzt. Für sie sind deshalb Nahtmaterialien erforderlich, die über mehrere Wochen eine gute Haltekraft aufweisen. Neben dem nicht-resorbierbaren Material kommen dazu auch langsam resorbierende Nähte in Betracht. Leider treten bei den nicht-resorbierbaren Nahtmaterialien nicht selten unangenehme Fadenfisteln auf. Sie wären ansonsten optimal zur Fasziennaht. Die meisten Chirurgen verwenden zur Fasziennaht langfristig resorbierbares Nahtmaterial der Stärke 2-0 bis 1.

Fortlaufende Naht. Neben den Einzelnähten werden fortlaufende monofile Nähte verwendet, weil sie eine bessere Verteilung der Zug- und Druckkräfte erlauben und damit die einzelnen Druckzonen auf das Gewebe verringern. Für jede fortlaufende Naht gilt, daß der erste und der letzte Stich durch das gesunde Gewebe gestochen werden soll. Es sollte möglichst nur ein Faden verwendet werden.

Einzelnaht. Werden Einzelnähte zum Faszienverschluß verwendet, dann reißen sie bei hoher Beanspruchung aus, wenn nicht ausreichend viel Gewebe gefaßt wurde. Indem U-Nähte gelegt werden, wird automatisch mehr Gewebe gefaßt und das Ausreißen erschwert. In jedem Fall ist es wichtig, eine ausreichende Menge an Gewebe mit jeder Naht zu fassen. Allerdings sollte die Wundspannung nicht zu stark zunehmen, denn damit wird eine spätere Dehiszenz wahrscheinlicher.

Fasziendoppelung. Früher wurde bei problematischen Faszienverhältnissen eine Fasziendoppelung als unabdingbar angesehen, um einen Narbenbruch zu vermeiden oder zu korrigieren. Dazu wurden vertikale U-Nähte angelegt. Leider sind Rezidive mit dieser Technik mindestens genauso häufig wie mit einfachen Nähten.

2.4 Darmnaht

Bei vielen viszeralchirurgischen Eingriffen wird der Gastrointestinaltrakt eröffnet und wieder verschlossen. Es gibt keine einhellige Meinung über die optimale Darmnaht, was ein indirekter Hinweis für die Gleichwertigkeit mehrerer Verfahren ist. Allerdings sollten einige bewährte Prinzipien berücksichtigt werden, um einem Nahtbruch bzw. einer Insuffizienz vorzubeugen.

Wandschichten des Darmes. Auch wenn sich die histologische Zusammensetzung der einzelnen Wandschichten in verschiedenen Abschnitten des Gastrointestinaltraktes unterscheiden, zeigen sie überall denselben schichtweisen Aufbau. Innen die Mukosa, die den Organismus vor der Umwelt schützt, gefolgt von der bindegewebsreichen Submukosa, die Blutgefäße und Nerven enthält. Diese wird wiederum umhüllt von der Muskelschicht und schließlich von einer erneuten bindegewebigen Schicht oder der Serosa.

Haltekraft. Eine sorgfältige Adaptation der Mukosa ist zu empfehlen, weil sie sich relativ schnell regeneriert, so daß sie bei ungestörter Heilung bereits nach einigen Tagen den Darmtrakt von innen versiegelt. Die Serosa heilt ebenfalls sehr schnell, so daß bei vielen intestinalen Anastomosen angestrebt wird, daß sich Serosa an Serosa legt. Die Haltekraft der verschiedenen Wandschichten hängt hauptsächlich vom Kollagengehalt ab. Bezogen auf die gesamte Darmwand enthält die Submukosa ungefähr 80 % und die Serosa bzw. das adventitielle Bindegewebe ungefähr 10 % des Kollagens. Sowohl die Mukosa als auch die Muskelschicht sind für eine Naht ungeeignet, denn sie enthalten wenig Kollagen und haben nur eine sehr geringe Haltekraft. Früher war der Begriff der seromuskulären Naht üblich, der aber mißverständlich bzw. unvollständig ist, denn die wichtigste tragende Schicht, die Submukosa, ist darin nicht erwähnt. Ja, es wäre im Grunde sogar falsch, nur die Serosa und die Muskelschicht zu nähen.

Darmnaht nach Lembert

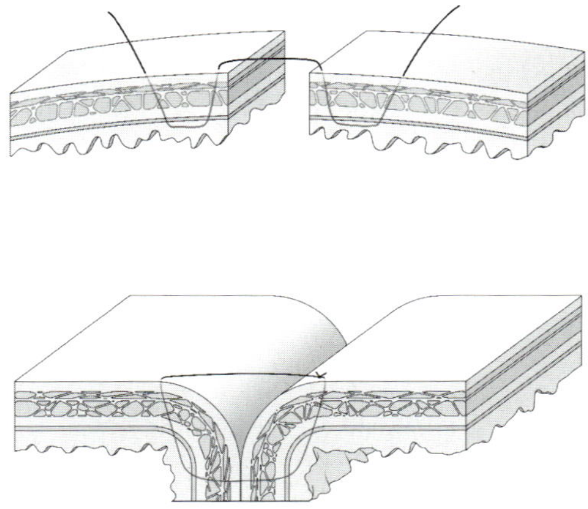

Darmnaht. Eine optimale Darmnaht sollte die Mukosa und Serosa adaptieren und die Submukosa erfassen. Welche Technik dazu verwendet werden sollte, war und ist Gegenstand vielfältiger experimenteller und klinischer Studien und am Ende doch eher eine Frage der

Darmnaht nach Jobert

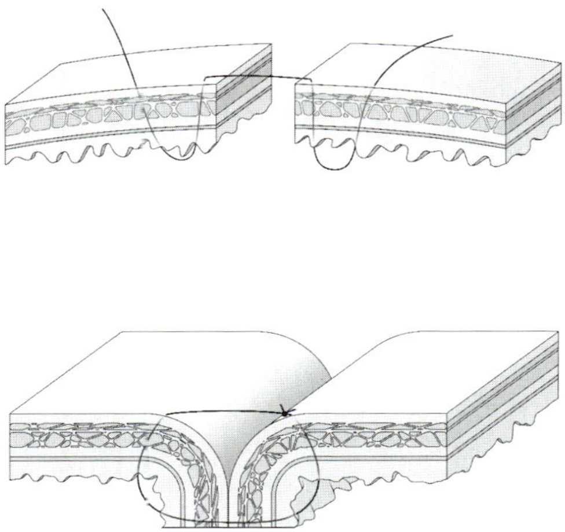

Schule und des persönlichen Geschmacks. Die meisten Nahttechniken, die heute angewendet werden, basieren auf den Techniken von Lembert oder Jobert, die allesamt die Darmwand in mehreren Schichten erfassen und einstülpen, so daß sich die Serosaflächen aneinander legen. Beide werden deshalb auch mehrschichtige einstülpende Nähte genannt.

Lembert-Naht. Die Lembert-Naht ist eine einstülpende Naht, die von Außen nach Innen gestochen wird, ohne die Mukosa zu penetrieren. Der Einstich wird in der Regel 4 mm vom Wundrand begonnen, fast senkrecht bis zur Mukosa vorgeführt und dann 1 mm vor dem Wundrand wieder ausgestochen. Mit der nötigen Erfahrung entwickelt der Operateur ein Gefühl dafür, ob er eine adäquate feste Gewebeschicht mit der Nadel gefaßt hat. Dabei muß die Submukosa sicher gefaßt werden. Wenn die Naht geknüpft wird, legen sich die Wandschichten einstülpend aneinander, so daß sich auch die Serosa adaptiert.

Jobert-Naht. Bei der Jobert-Naht wird die gesamte Darmwand zweimal vollständig durchstochen. Durch die Dochtwirkung des früher gebräuchlichen Nahtmaterials traten dadurch häufiger kleine Mikroabszesse in der Darmwand auf, die zu Heilungsproblemen bzw. Nahtinsuffizienzen führten. Deshalb wurde früher die Lembert-Naht bevorzugt. Heute wird die Jobert-Naht in der Modifikation nach Gambee häufiger verwendet, die eine sorgfältige Adaptation der Mukosa ermöglicht und mit dem monofilen Nahtmaterial unproblematisch ist. Es handelt sich dabei um eine typische Rückstichnaht.

Präferenzen. Offen bleibt, ob der Gastrointestinaltrakt mit Einzelnähten oder einer fortlaufenden Naht bzw. ob er ein- oder mehrreihig verschlossen werden soll. Hier sind die persönlichen Erfahrungen und Präferenzen ausschlaggebend und eine

Darmnaht nach Gambee

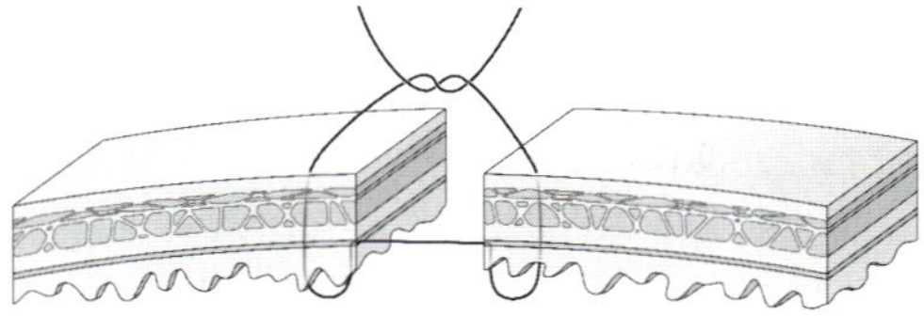

allgemeinverbindliche Empfehlung nicht angebracht. Entscheidend ist das Resultat: die Naht bzw. Anastomose sollte dicht, gut durchgängig und gut durchblutet sein, und auch später nicht zu einer Stenose führen. Persönlich wird eine zweireihige fortlaufende Naht mit monofilem Material der Stärke 4-0 an Magen, Dünndarm, Kolon und Rektum bevorzugt. Die innere Naht wird als überwendliche Naht gestochen und die äußere nach Lembert. Nahtinsuffizienzen sind dabei selten. Bei schwierigen Befunden oder extremen Lumeninkongruenzen werden Einzelnähte bevorzugt. Die Stichabstände sollten untereinander 3–5 mm betragen. Zu weite Abstände erhöhen die Gefahr der direkten Leckage und zu enge Stiche führen zu einer lokalen Ischämie mit nachfolgendem Nahtbruch.

Zirkuläre Klammernaht

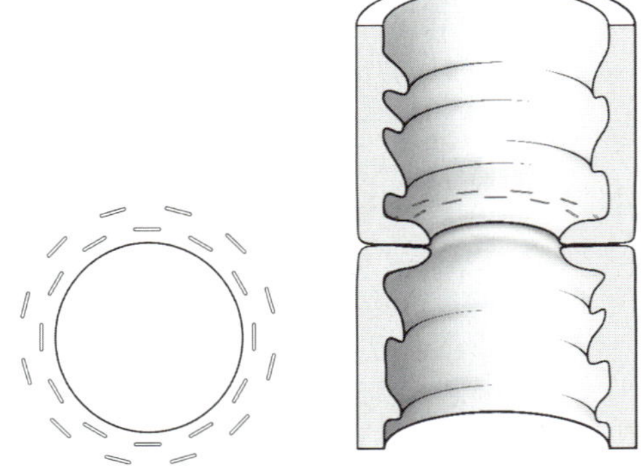

Klammernähte. An der Speiseröhre und am Rektum werden zirkuläre Klammernahtanastomosen bevorzugt, die einfach und sicher angelegt werden können und keine Nachteile gegenüber handgenähten Anastomosen aufweisen. Sie werden intraoperativ immer mit Luft getestet und bei einer primären Insuffizienz übernäht oder neu angelegt.

Anastomosenheilung. Die Heilung der Darmwand entspricht den oben genannten Phasen. Sie wird durch die regelhafte Kontamination der Wundflächen gestört. Das direkte Operationsgebiet sollte unbedingt gesäubert sein, um die Keimbelastung in der Naht zu minimieren. Auch wenn die Dochtwirkung des modernen monofilen Nahtmaterials sehr gering ist, treten im Wundgebiet kleine Mikroabszesse auf, die bei zusätzlichen Störfaktoren zu einer Nahtinsuffizienz führen können. Nachdem die Anastomose fertiggestellt ist, ist sie in der Regel luftdicht und hält durch die Nähte einem relativ hohen Berstungsdruck stand. Mit der Resorption und Kollagenolyse in der frühen Phase der Heilung sinkt der Berstungsdruck und erreicht den niedrigsten Wert am dritten postoperativen Tag. Durch die zunehmende Kollagensynthese in der anabolen Phase und darauffolgenden Ausrichtung der Fasern in der reparativen Phase steigt der Berstungsdruck der Anastomose kontinuierlich an. Nach zwei bis drei Wochen werden ungefähr 80 % der Haltekraft erreicht.

Anastomoseninsuffizienz. Die typischen Anastomoseninsuffizienzen treten nur selten in den ersten postoperativen Tagen auf. Der Zeitraum 6.–10. postoperativer Tag ist besonders kritisch. Jede Temperaturerhöhung oder erneute abdominelle Beschwerden sind in dieser Phase bis zum Beweis des Gegenteils Ausdruck eines Nahtbruches. Alle früher genannten Störfaktoren der Wundheilung gefährden natürlich auch die Heilung einer intestinalen Anastomose. Gelegentlich wird man die ungestörte Heilung der Anastomose dadurch anstreben, daß der Darm durch ein protektives Stoma ausgeschaltet wird. Mit der Stomaanlage wird die Insuffizienzrate aber nicht vermindert, sondern eher erhöht. So treten bei tiefen kolorektalen Anastomosen ohne Stoma bei ca. 5 % Insuffizienzen auf und bei Patienten mit vorgeschaltetem Stoma in ca. 15 %. Als Ursache wird vermutet, daß weniger Wachstumsfaktoren ausgeschüttet werden und sich weniger kurzkettige Fettsäuren im Kolon bilden, die der optimale Nährstoff für die Kolonozyten sind. Der Grund, dennoch ein Stoma zu bevorzugen, besteht in der direkten Folge der Anastomoseninsuffizienz. Erleidet der Patient mit einem Stoma eine Insuffizienz, dann sind die Folgen relativ blande. Häufig bildet sich nur ein präsakraler Abszeß, der drainiert wird. Bei einem Nahtbruch ohne Stoma und stuhlgefülltem Darm tritt dagegen häufig eine lebensbedrohliche Peritonitis auf.

2.5 Elektrochirurgie

Gewebetrauma. Bei jeder Operation sollte das Gewebetrauma minimiert werden. Dazu wäre es günstig, wenn das gesamte Gewebe nur scharf mit dem Skalpell oder der Schere durchtrennt wird, denn dabei wird das benachbarte Gewebe nicht beschädigt. Dieses Vorgehen würde aber zu vielen kleinen Blutungen führen, die den Blutverlust bei der Operation unnötig erhöhen und die weitere Präparation erschweren, weil die Schichten nicht mehr so gut zu erkennen sind. Man kann zwar darauf vertrauen, daß sich kleine Gefäße kontrahieren und bei einer normalen Gerinnung die Blutung spontan aufhört, aber mittelgroße Gefäße würden munter weiter bluten.

Elektrochirurgie. In der ersten Hälfte des letzten Jahrhunderts wurde die Elektrochirurgie eingeführt, bei der der Effekt eines elektrischen Stromes auf das Gewebe genutzt wird. Hierbei wird ein hochfrequenter Strom von 300–500 kHz verwendet, weil er die Nerven oder andere Rezeptoren nicht anregt und auch keine Muskelaktivitäten bzw. Tetanie auslöst. Von dem amerikanischen Ingenieur Bovie wurden 1923 zwei Generatoren kombiniert, die jeweils einen Strom zum Schneiden (gelbe Taste) und einen zum Koagulieren (blaue Taste) erzeugten. Die Ingenieure fanden damals heraus, daß eine Sinusschwingung mit geringer Spannung und hoher Stromstärke das Gewebe leicht durchtrennt, während eine sehr stark gedämpfte Schwingung mit kurzen Unterbrechungen, mit hoher Spannung und niedriger Stromstärke das Gewebe koaguliert. Nachdem sich die Elektrochirurgie als sehr hilfreiches Instrument erwiesen hatte, wurde sie kontinuierlich weiterentwickelt, so daß man heute mit ihrer Hilfe komplexe chirurgische Tätigkeiten ausüben kann. Um die Elektrochirurgie in der Praxis optimal einzusetzen, sollte die Wirkungsweise des elektrischen Stromes auf das Gewebe bekannt sein.

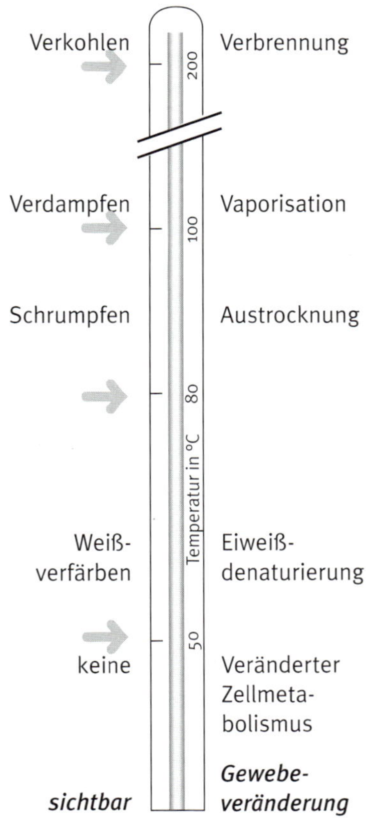

2.5.1 Theoretische Grundlagen

An dem elektrochirurgischen Instrumentarium existiert auch heute noch eine gelbe und blaue Taste. Das bedeutet aber nicht zwangsläufig, daß mit der blauen Taste koaguliert wird und mit der gelben geschnitten. Je nach dem wie der Generator eingestellt wurde, kann mit der gelben Taste auch koaguliert und mit der blauen Taste geschnitten werden.

Thermische Energie. Bei der elektrochirurgischen Anwendung wird die elektrische Energie beim Durchfließen des Gewebes in thermische Energie umgewandelt. Das Gewebe erhitzt sich, wobei die erzeugte Temperatur das Ausmaß der Gewebeschädigung definiert. Bei Temperaturen bis 50–60 °C sind die Schädigungen makroskopisch nicht sichtbar, sondern nur histologisch. Bereits bei dieser geringen Temperatur wird der Metabolismus der Zellen irreversibel geschädigt. Erst bei einer Temperaturerhöhung auf 60–80 °C verfärbt sich das Gewebe durch die Denaturierung der Proteine weißlich. Es trocknet und schrumpft. Bei Temperaturen über 100 °C kocht das Wasser in den Zellen, Wasserdampf entwickelt sich und die Zellen platzen durch den erhöhten intrazellulären Druck. Die Temperatur steigt bei weiterer Energiezuführung sehr rasch auf über 200 °C an. Das Gewebe beginnt zu verbrennen und verkohlt. Es entsteht Rauch.

Wärmeentwicklung. Aber nicht nur die absolute Menge an elektrischer Energie beeinflußt die Gewebeschädigung, sondern auch in welchem Zeitintervall sie appliziert wird. Wenn die Wärme sich sehr schnell entwickelt, dann steigt die Temperatur extrem rasch im Gewebe an und zerstört es. Das Gewebe verdunstet oder verkohlt. Wird dieselbe Wärmemenge dem Gewebe langsamer zugeführt, dann breitet sie sich weiter in die Umgebung aus, so daß die Temperatur im Gewebe nicht ganz so hoch ansteigt. Statt der vollständigen Zerstörung einer kleinen oberflächlichen Gewebemenge wird jetzt eine größere Gewebemenge erwärmt. Wenn sich die Wärme in die Tiefe ausbreiten soll, um das Gewebe dort zu koagulieren, dann darf die nötige Energie also nicht zu schnell appliziert werden.

Gewebeeffekt. Der Gewebeeffekt läßt sich durch folgende Faktoren kontrollieren: die applizierte elektrische Energiemenge pro Zeit bzw. Leistung [W], die Elektrodenform, die Modulation des elektrischen Stromes (Spannung, Stromstärke, Schwingung) und die Art der Applikation (monopolar oder bipolar).

Energiemenge. Die entwickelte Wärme hängt primär von der Menge der elektrischen Energie ab, die durch das Gewebe fließt. Die elektrische Energieabgabe des Generators pro Zeit wird als Leistung bezeichnet und in Watt angegeben. Diese Ausgangsleistung des Generators wird individuell eingestellt (z. B. 40 Watt). Ist die klinische Wirkung des elektrischen Stromes auf das Gewebe unzureichend, dann sollte die Leistung des Generators erhöht werden (z. B. 50 Watt). Nun wird mehr Energie pro Zeit abgegeben, so daß sich die Temperatur im Gewebe schneller erhöht und das Gewebe rascher verkocht bzw. verkohlt. Mit der Einstellung der Leistung kann der gewünschte Effekt grob eingestellt werden. Allerdings sollte berücksichtigt werden, daß mit der höheren Energieabgabe auch die Wärmeentwicklung im Gewebe beschleunigt wird, so daß das Gewebe eher verdampfen oder verkohlen kann, bevor die erwünschte Tiefenwirkung eingetreten ist. Da eine Koagulation nur bei Temperaturen unter 100 °C eintritt, darf das zu koagulierende Gewebe nicht zu schnell erhitzt werden. Bei einer zu starken Temperaturerhöhung würde das Gewebe zerstört und nicht koaguliert. Dadurch würde letztlich keine Blutstillung erreicht werden. Wird die Energieabgabe des Generators vermindert, dann ist unter Umständen gar kein Gewebeeffekt mehr festzustellen, weil die geringe Energie nur wenig Wärme bildet, die kontinuierlich mit dem Blut abtransportiert wird. Dies trifft besonders bei sehr gut durchblutetem Gewebe zu, welches die Wärme besonders gut leitet. In diesen Fällen ist die Energieabgabe zu erhöhen, um einen Effekt zu erzielen.

Elektrochirurgische Faktoren, die den Effekt auf das Gewebe beeinflussen

- Elektrische Energiemenge
- Elektrodenform
- Modulation des elektrischen Stromes
- Art der Applikation

Elektrodenform. Die entwickelte thermische Energie hängt vom Fluß der Ladungen durch das Gewebe ab. Wird die Stromdichte erhöht, indem derselbe Strom über eine kleinere Elektrode fließt, dann erhöht sich an dieser Stelle auch die thermische Energie. Wenn mit einer normalen Messerelektrode operiert wird, dann werden mit der Spitze, der Schneide oder der breiten Fläche unterschiedliche Effekte erzielt, obgleich dieselbe Energiemenge appliziert wird. Mit der Spitze kann das Gewebe leicht durchtrennt werden, weil die Stromdichte an diesem Punkt sehr hoch ist. Mit der Schneide würde das Gewebe eher koaguliert werden. Wird die breite Seite verwendet, dann tritt möglicherweise gar kein Effekt auf, weil die geringe Stromdichte nur wenig thermische Energie produziert, die direkt abgeleitet wird. Die Elektrodenkonfiguration bestimmt somit über die Stromdichte an der Elektrode wesentlich den Gewebeeffekt.

Neutralelektrode. Das ist auch der Grund, warum an der Neutralelektrode, die breitflächig den Strom ableitet, die Haut nicht verbrennt. Die Stromdichte ist hier sehr gering. Liegt die Neutralelektrode aber nur an einer kleinen Stelle an, dann reicht die Stromdichte aus, um eine Verbrennung auszulösen. Obgleich die modernen Geräte alle über Warnhinweise verfügen, wenn Probleme mit der Neutralelektrode auftreten, sollte die Neutralelektrode unbedingt gemäß der Gebrauchsanweisung sorgfältig aufgeklebt werden, um Verbrennungen zu vermeiden. Die Neutralelektrode sollte möglichst nahe des Operationsgebietes auf gut leitendem Gewebe (z.B. Muskulatur) plaziert werden. Der Strom sollte in Längsrichtung und nicht quer zur Körperachse fließen. Ein Stromfluß quer durch den Thorax oder in der Nähe von Schrittmachern sollte unbedingt vermieden werden. Einige Schrittmacher müssen kurz vor der Operationen ausgestellt werden.

Strommodulation. Neben der applizierten Energiemenge und der Elektrodenform wird der Effekt im Gewebe auch von der Modulation des Stromes bestimmt. Während man bei den ersten Generatoren nur zwischen Schneiden und Koagulieren unterschied, kann der Strom heute beliebig moduliert werden, wobei es drei Hauptmodulationen gibt: Koagulieren, Schneiden und Fulgurieren.

Koagulieren. Koagulieren ist ein Modus, indem die Elektrode fest an dem Gewebe liegt und das Gewebe zunehmend erhitzt, bis eine weiße Koagulation eintritt. Eine langsame weitere Erwärmung dehnt die Koagulationszone soweit aus, bis an den Rändern die zugefügte Wärme abgeleitet wird und sich das Gewebe nicht mehr verändert. Ist die Energieabgabe hoch, dann koaguliert das Gewebe in der Nähe der Elektrode sehr rasch. Die weiter zugeführte Energie wird dann nicht so schnell in das umgebende Gewebe transportiert, sondern erhöht die Temperatur nahe der Elektrode weiter. Das Gewebe verdampft und verkohlt. Wenn das Gewebe bei der Koagulation also zu schnell verkohlt und eine ausreichende Koagulation des umgebenden Gewebes nicht erreicht wird, dann ist die Energieabgabe des Generators zu hoch. Wenn überhaupt keine Koagulation entsteht, dann ist die Energieabgabe zu gering und die Energie wird zu schnell abgeleitet. Da bei der Koagulation die Elektrode fest im Kontakt mit dem Gewebe ist, verklebt das ausgetrocknete Gewebe häufig mit der Elektrode, so daß ein Teil der koagulierten Fläche beim Entfernen der Elektrode abgezogen wird.

Schneiden. Beim Schneiden und Fulgurieren berührt die Elektrode das Gewebe nicht. Der Generator produziert eine höhere Spannung, so daß an der Elektrode kleine (10 µm) Funken auftreten, die eine Temperatur von 4000 °C aufweisen. Aufgrund dieser extrem heißen Funken werden die einzelnen Zellen so schnell erhitzt, daß sie platzen, ohne daß die Elektrode das Gewebe berührt. Beim Schneiden gleitet die Elektrode quasi wie ein Skalpell durch das Gewebe, weil das Gewebe in der Nähe der Elektrode einfach evaporiert. Die Zellen verdampfen so schnell, daß die Wärme sich nicht auf das benachbarte Gewebe übertragen kann, sondern mit der verdampften Luft entweicht. Die Wirkung auf das Gewebe ist lediglich auf einige Zellschichten begrenzt. Eine begleitende Koagulation der Wundränder bleibt somit beim puren Schneidemodus aus. Der Schneidestrom läßt sich aber so modulieren bzw. „blenden", daß auch die Wundränder in geringem Maße koaguliert werden.

Fulgurieren. Auch bei der Fulguration des Gewebes entstehen Funken an der Elektrode wie beim Schneiden. Allerdings sind diese Funken einige Millimeter lang. Durch die hohe Temperatur der Funken wird das Gewebe sofort zerstört und verkohlt. Die Wärme wird nicht in tiefere Schichten fortgeleitet, so daß diese Methode lediglich zur oberflächlichen Behandlung geeignet ist und nicht zur tiefen Koagulation. Da bei der Fulguration sehr hohe Temperaturen auftreten, verglühen spitze Elektroden rasch, so daß größere Elektroden wie eine Kugelelektrode verwendet werden sollten. Das Gewebe wird bei der Fulguration wie beim

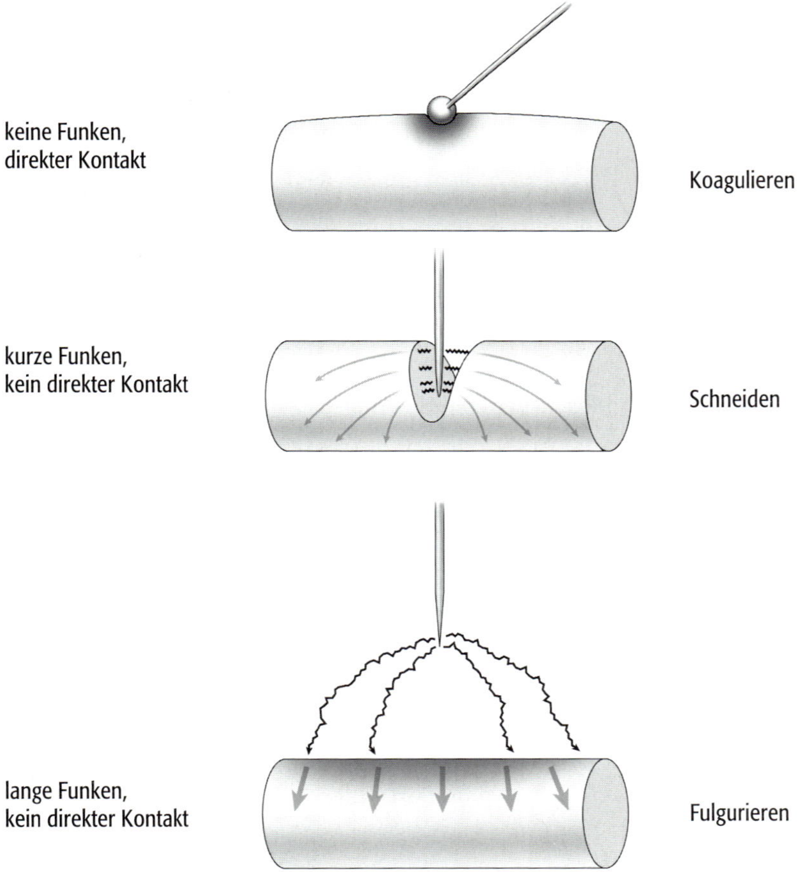

Grundformen der Elektrochirurgie

Schneiden nicht berührt, sondern die Elektrode wird in einigen Millimetern Distanz zum Gewebe gehalten. Zum Funkenübersprung von der Elektrode durch die schlecht leitende Luft zum Gewebe sind relativ hohe Stromspannungen erforderlich. Es gibt insgesamt nur wenig Anwendungsgebiete für die Fulguration. Oberflächliche Tumoren können damit zerstört oder großflächige Blutungen aus multiplen kleinen Gefäßen gestillt werden, wie sie bei Operationen an der Leber oder Milz auftreten.

Argon-Beamer. Um die Fulguration zu erleichtern, wurde der Argon-Beamer entwickelt. Hierbei strömt Argongas an der Spitze des Instrumentes aus. Durch das Argongas wird der elektrische Strom sehr viel besser geleitet als durch die Luft, so daß mit dem gerichteten Gasstrahl genau der Ort der Fulguration festgelegt werden kann.

Mono- oder bipolarer Strom. Bei jeder elektrochirurgischen Anwendung wird zwischen mono- und bipolarem Strom unterschieden. Fulguration und Schneiden sind nur mit monopolarem Strom möglich, während die Koagulation mit bi- oder monopolarem Strom erreicht werden kann. Bei monopolarem Strom fließt der Strom von der stromführenden aktiven Elektrode des Instrumentes durch den Körper des Patienten zur ableitenden Neutralelektrode. Beim bipolaren Strom fließt der Strom nur zwischen den beiden aktiven Elektroden des Instrumentes durch das Gewebe. Dadurch ist der Gewebeeffekt beim bipolaren Strom sehr genau begrenzt und unabsichtliche Effekte werden verhindert, die beim Durchströmen durch den Organismus auftreten könnten.

Gewebeversiegelung. Gegenwärtig ist ein bipolares Instrument (Ligasure®, Tyco Healthcare) verfügbar, das den Gewebeeffekt elektronisch kontrolliert. Es handelt sich dabei um eine bipolare Klemme, mit der das Gewebe mit einem definierten Druck zusammengepreßt wird. Über einen speziellen Generator wird ein Koagulationsstrom appliziert und gleichzeitig der Widerstand im Gewebe gemessen. Im normalen Gewebe hängt der Gewebewiderstand vom Flüssigkeits- und Elektrolytgehalt ab, wobei z. B. Knochen einen sehr hohen Widerstand (ca. 1000 Ω/cm) und Blut nur einen geringen (ca. 30 Ω/cm) aufweisen. Während der Koagulation steigt der Widerstand von 200–300 Ω/cm auf bis zu 3000 Ω/cm an, weil das Gewebe zunehmend austrocknet. Das Gerät erkennt am Widerstand die adäquate Koagulation bzw. Gewebeversiegelung des Gewebes und schaltet sich automatisch aus. Mit dieser Technik, die sich in der konventionellen und laparoskopischen Chirurgie bewährt hat, können Gefäße bis zu einem Durchmesser von 5–7 mm sicher ligiert werden, wenn man den Strom auf jeder Seite einmal anwendet und die Gewebebrücke in der Mitte durchtrennt.

2.5.2 Praktische Konsequenzen

Es gibt keine optimale Einstellung des elektrischen Generators und keine optimale Elektrodenform für alle Situationen. Für die allgemeine Routine hat sich die Messerelektrode bewährt. Mit der Spitze der Elektrode wird das Gewebe durchtrennt und mit der größeren seitlichen Fläche koaguliert. Dazu wird ein Koagulationsstrom gewählt. Der Generator wird dazu so eingestellt, daß an der Spitze der Elektrode die Stromdichte so hoch ist, daß kleine Funken auftreten und das Gewebe durchtrennt wird. Wenn in dem Gewebe kleine Gefäße sind, dann werden sie mit der Messerschneide der Elektrode koaguliert und das Gewebe zugleich durchtrennt. Bei Gefäßen mit einem Durchmesser von ein bis zwei Millimetern wird das Gewebe mit der Pinzette gefaßt und koaguliert.

Argon-Beamer. Wenn eine großflächige Blutung fulguriert werden soll, dann sollte der Argon-Beamer verwendet werden. Ist dieser nicht verfügbar, dann wird der Koagulationsmodus auf „Spray" gesetzt und die Leistung des Generators erhöht. Mit einer Kugelelektrode wird das Gewebe fulguriert. Die Elektrode sollte das Gewebe dabei nicht berühren, denn die Elektrode wird sich sonst am Gewebe festbrennen. Besser ist hierzu der Argon-Beamer, der bereits bei einem Abstand von einem Zentimeter zum Gewebe „zündet" und eine kontrollierte Fulguration ermöglicht. Die Fulguration führt nicht zu einer tiefen Blutstillung, sondern nur zu einer oberflächlichen Verkohlung. Es bildet sich eine harte Kruste, die den blutenden Gefäßen einen gewissen Widerstand bietet. Die Spitze des Argon-Beamer sollte niemals in das Gewebe gehalten werden, weil das Gas mit einem hohen Druck in das Gewebe geblasen wird.

Weiße Koagulation. Manchmal soll das Gewebe mehr in der Tiefe koaguliert und wenig Gewebe verkohlt oder evaporiert werden. Dazu sollte der Koagulationsmodus „Soft" oder „Dessicate" eingestellt werden, der primär eine weiße Koagulation erzeugt. Als sehr günstig hat sich dieser Modus bei oberflächlichen Blutungen aus parenchymatösen Organen erwiesen. Dieser Modus wird auch verwendet, wenn bei einer Leberresektion die kleinen Gefäße koaguliert werden sollen. Dieser Modus ist günstiger als der Fulgurationsmodus, weil das Gewebe nicht so schnell zerstört wird. Gerade kleine und verletzliche Gefäße werden damit gut koaguliert.

Laparoskopische Chirurgie. Bei laparoskopischen Operationen wird ein Koagulationsstrom für das Schneiden und Koagulieren eingesetzt. Der Effekt an der Elektrode kann zusätzlich moduliert werden, indem hintereinander nur sehr kurze Stromstöße appliziert werden. Dadurch kann sich die thermische Energie langsamer in die Tiefe ausbreiten und das Gewebe koaguliert, ohne daß das Gewebe verkohlt.

Gefahren. Vor monopolarem Strom wird in der laparoskopischen Chirurgie gewarnt, weil der Stromfluß nicht so genau zu kontrollieren sein soll wie in der konventionellen Chirurgie. Über unbemerkte Koagulationen benachbarter Darmabschnitte wurde berichtet. Dieses Risiko ist nach persönlicher Meinung bei adäquatem Gebrauch und normaler Umsicht nur geringgradig höher. Allerdings sollten die verwendeten Instrumente gut isoliert sein. Ist an kritischen Stellen eine Koagulation erforderlich, dann wird bipolarer Strom verwendet. Bei Blutungen aus dem großen Netz oder mittelgroßen Gefäßen hat sich ebenfalls der bipolare Strom als sehr günstig erwiesen. Mit dem laparoskopischen bipolaren Instrument, das neuerdings mit einer Schneide kombiniert wurde (Atlas®, Tyco Healthcare) wird die blutstillende Durchtrennung des Gewebes zusätzlich erleichtert.

Ultraschalldissektor. Zusätzlich zu den elektrochirurgischen Instrumenten werden auch andere Energiequellen wie Licht oder Ultraschall in der Chirurgie eingesetzt. Am bedeutendsten in der Viszeralchirurgie ist sicherlich das sogenannte Ultraschallmesser (Harmonic Ace™ [Ultracision], Ethicon). Es handelt sich dabei um einen Metallstab, der in eine sehr hochfrequente Schwingung von 50 000 Hz versetzt wird. Wenn das Gewebe mit diesem Metallstab berührt wird, dann wird die mechanische in thermische Energie transformiert. Da die Temperaturentwicklung nicht so hoch ist wie bei der Applikation elektrischer Energie, wird das Gewebe nicht evaporiert oder verkohlt, sondern nur koaguliert. Sehr häufig wird eine Art Klemme bzw. Schere eingesetzt, bei der zunächst die Energie zur Koagulation appliziert wird, und dann das Gewebe durchtrennt wird. Gegenüber dem monopolaren Strom hat es den Vorteil, daß die Wirkung streng lokalisiert ist und nur wenig Wärme nach lateral dringt. Es ist aber nicht ganz so effektiv wie der elektrische Strom.

3. Laparotomie, Peritonitis, Adhäsionen

3.1 Laparotomie

Da bei jedem abdominalchirurgischen Eingriff ein adäquater Zugang zu den intraabdominellen Organen nötig ist, gehören die Eröffnung und der Verschluß der Bauchhöhle zu den elementarsten Fertigkeiten des Viszeralchirurgen. Bei der Wahl des geeigneten Zugangs zur Bauchhöhle wird sich der Chirurg primär danach richten, wie er den Situs optimal exponieren kann, um effektiv operieren zu können. Zusätzlich wird er versuchen, das Zugangstrauma und die Risiken postoperativer Komplikationen (Narbenhernie, Infektionen) zu minimieren. Beide Gesichtspunkte sind konträr ausgerichtet, denn eine gute Exposition verlangt einen „großen“ Schnitt und eine weniger traumatische einen „kleinen“. Während der Chirurg bei den konventionellen Operationsverfahren beiden Ansprüchen nur schlecht gerecht werden kann und hier einen Kompromiß finden muß, bietet die laparoskopische Chirurgie eine gute Exposition gemeinsam mit einem minimalen Zugangstrauma.

3.1.1 Grundlagen

Anatomie. Die Bauchhöhle wird nach kranial vom Zwerchfell und nach kaudal vom Becken begrenzt. Dorsal befinden sich Wirbelsäule und die Rückenmuskulatur und ventral und lateral die Bauchwand, wobei die Muskulatur in eine tiefe und oberflächliche Schicht eingeteilt wird. Zur tiefen Schicht gehören der M. psoas major und der M. quadratus lumborum und zur oberflächlichen Schicht der M. obliquus externus et internus abdominis, M. transversus abdominis, M. rectus abdominis und M. pyramidalis.

Oberflächliche Bauchmuskulatur. Der M. obliquus externus abdominis entspringt an den Außenflächen der 5.–12. Rippe und läuft in eine großflächige Aponeurose aus, die in der Mittellinie ansetzt und mit der Aponeurose der Gegenseite verflochten ist. Der kaudale Rand bildet das Leistenband. Die Faserrichtung ver-

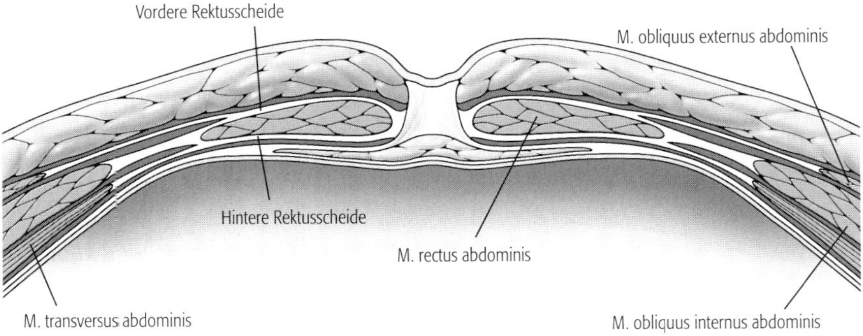

Querschnitt durch die ventrale Bauchdecke oberhalb der Linea arcuata in Nabelhöhe

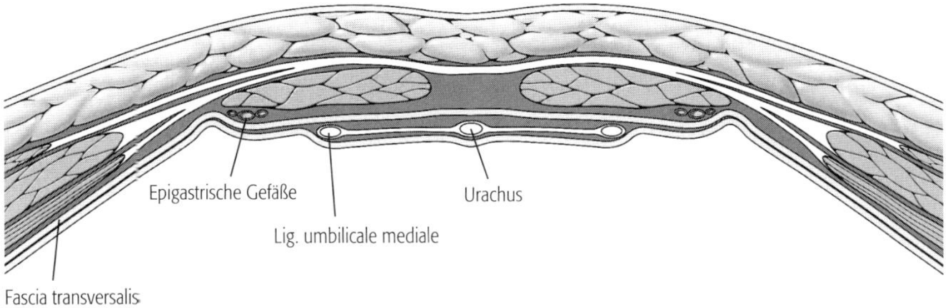

Querschnitt durch die ventrale Bauchdecke unterhalb der Linea arcuata in Nabelhöhe

läuft von lateral oben nach medial unten. Der M. obliquus internus entspringt an der Crista iliaca und steigt fächerförmig zu den Rippen und zur Medianlinie auf, so daß der Faserverlauf dem Externus entgegengesetzt ist. Die aponeurotischen Fasern des Internus umfassen die Rektusmuskulatur, indem sie sich sowohl an der vorderen als auch an der hinteren Rektusscheide beteiligen. Der M. transversus abdominis entspringt an der Innenseite der 7.–12. Rippe, der seitlichen Fascia thoracolumbalis und der Crista iliaca. Er verläuft schräg zur Mittellinie. Seine bogenförmige Unterkante bildet die Linea arcuata als von innen gut sichtbare Begrenzung. Gemeinsam mit dem M. obliquus internus bildet er die hintere Rektusscheide.

Rektusmuskel. Der M. rectus abdominis entspringt an der 5.–7. Rippe und dem Xiphoid und inseriert an der Crista pubica. Bis zum Nabel finden sich drei Intersectiones tendineae und unterhalb des Nabels in einigen Fällen noch ein bis zwei weitere. Im Bereich der Intersectiones ist die Rektusmuskulatur mit der vorderen Rektusscheide, aber nicht mit der hinteren verwachsen. Wird der Rektusmuskel bei queren Laparotomien durchtrennt, dann kann er sich wegen der Anheftung nicht beliebig verkürzen, sondern bleibt relativ fixiert. Der gesamte Muskel ist von einer Rektusscheide umgeben, die sich unter- und oberhalb der Linea arcuata unterschiedlich zusammensetzt. Die Linea arcuata befindet sich 5–10 cm unterhalb des Nabels. Oberhalb der Linea arcuata wird die vordere Rektusscheide von den Aponeurosen des Externus und Internus gebildet und die hintere von denen des Internus und Transversalis. Die Faszie des Internus spaltet sich also auf. Unterhalb der Linea arcuata ist eine hintere Rektusscheide nicht präsent, denn hier münden alle Aponeurosen in das vordere Blatt. Der M. pyramidalis ist unbedeutend, entspringt vom Os pubis und strahlt in die Linea alba ein.

Faszienskelett. Die Stabilität der Bauchwand wird durch ein komplexes Faszienskelett aufrechterhalten, das wie ein Scherengitter aussieht. Die Fasern der Aponeurosen sind stark verflochten, was ihnen Stabilität und bei Volumenveränderungen auch eine hohe Flexibilität verleiht, so daß sich die Spannung der Bauchwand nicht zu stark erhöht.

Linea alba. Die Mittellinie setzt sich aus den Verflechtungen der Aponeurosen der Muskeln zusammen, wobei oberhalb des Nabels viele Fasern über einige Millimeter auf die Gegenseite kreuzen. Dieser fibröse Streifen, die Linea alba, ist oberhalb des Nabels 1–2 cm breit und bei einer

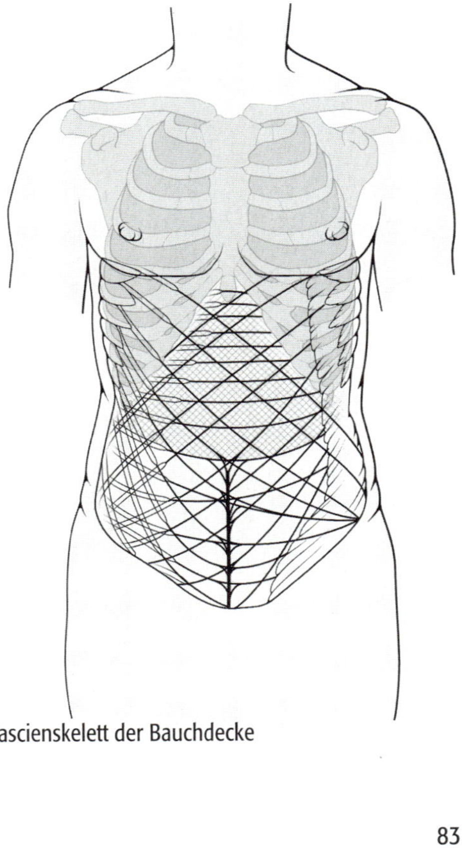

Fascienskelett der Bauchdecke

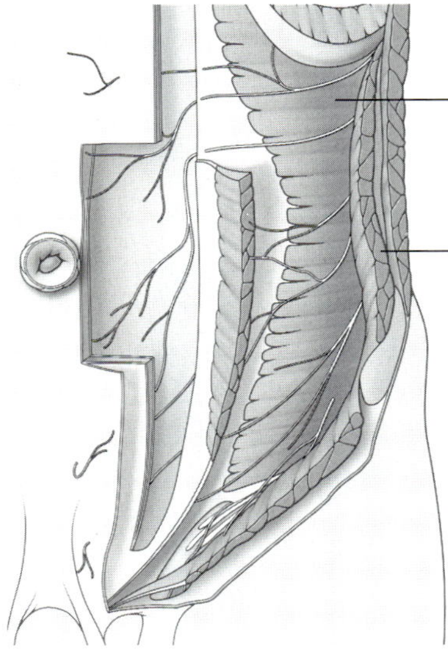

Innervation der vorderen Bauchdecke

Rektusdiastase deutlich erweitert. Unterhalb des Nabels liegt die Rektusmuskulatur deutlich näher beieinander.

Nervensystem. Die Muskeln sind in Myotome unterteilt, die getrennt innerviert und aktiviert werden. Alle oberflächlichen Bauchmuskeln werden von den Nn. intercostales (Th5-Th12) innerviert, die von lateral kommend zwischen dem M. transversus abdominis und dem M. obliquus internus abdominis verlaufen. Wird die Bauchwand in Längsrichtung durchtrennt, dann werden die Nerven durchtrennt und die medialen Muskelgruppen nicht mehr innerviert.

Gefäßsystem Die blutversorgenden Gefäße verlaufen in der Regel gemeinsam mit den Nerven. In der Rektusscheide sind die kräftigen epigastrischen Gefäße dorsal der Rektusmuskulatur bzw. auf der hinteren Rektusscheide zu finden. Ihre Verletzung führt zu starken Blutungen und ausgedehnten Hämatomen.

3.1.2 Abdominelle Zugangswege

Mittellinienlaparotomie. Der häufigste Zugang bei großen Eingriffen ist die Mittellinienlaparotomie. Dadurch kann die Bauchhöhle schnell und sicher eröffnet werden. Sie bietet einen adäquaten Überblick und ist von der Symphyse bis zum

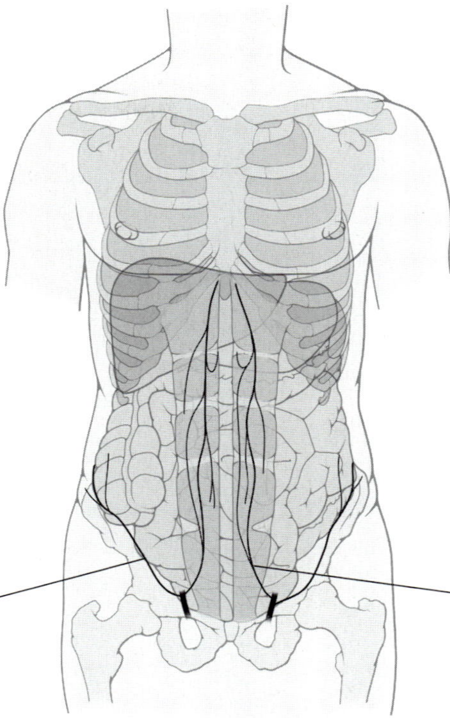

Durchblutung der Bauchdecke

Xiphoid beliebig erweiterbar. Bei unkompliziertem Verlauf tritt keine muskuläre Schwäche auf und störende Taubheitsgefühle sind selten. Allerdings ist die Inzidenz an Narbenbrüchen höher als bei anderen Inzisionen, auch wenn die Inzision adäquat verschlossen wurde.

Mittellinienlaparotomie

Vorteile	Nachteile
Gute Übersicht	Häufig Hernien
Beliebig erweiterbar	
Schnelle Laparotomie	
Wenige Parästhesien	

Zugang. Die Haut wird in der Mittellinie durchtrennt und der Nabel links herum umschnitten, weil auf der rechten Seite die obliterierte V. umbilicalis zur Leber zieht. Nach der Durchtrennung des Unterhautfettgewebes wird die Linea alba durchtrennt, die sich besonders gut im Oberbauch an den ineinander verflochtenen Fasern erkennen läßt. Unter der Linea alba befindet sich das präperitoneale Fett mit mehreren kleinen Gefäßen, gefolgt vom Peritoneum. Im Unterbauch ist auf dem präperitonealen Fett der obliterierte Urachus manchmal gut erkennbar, der von der Blase zum Nabel zieht. Während die Durchtrennung der Faszie bis zur Symphyse unproblematisch ist, sollte das Peritoneum und das Fettgewebe im kaudalsten Abschnitt vorsichtig durchtrennt werden, denn hier kann die Blase verletzt werden. Es ist hilfreich, die letzten Zentimeter von der Mittellinie nach lateral auszuweichen und dadurch eine Blasenverletzung in allen Fällen sicher zu vermeiden.

Verschluß der Laparotomie

- Abstand zwischen den Stichen 1 cm
- Abstand zum Wundrand 1,5 cm
- Fortlaufende Naht
- Langsam resorbierendes Nahtmaterial

Verschluß. Während die Mittellinienlaparotomie früher vierschichtig (Peritoneum-fortlaufend, Faszie-Einzelnaht, Subkutanschicht-Einzelnaht und Haut) verschlossen wurde, hat sich in den letzten Jahren das Verfahren deutlich vereinfacht, weil meistens nur noch die Faszie und die Haut genäht werden. Inwieweit das Peritoneum und das Subkutangewebe gesondert verschlossen werden sollten, wird kontrovers diskutiert und kann nicht allgemeinverbindlich festgelegt werden. Eine zusätzliche Naht des Peritoneums ist aufgrund der schnellen Heilung aber im Prinzip verzichtbar. Ihre minimale Haltekraft verhindert weder einen Platzbauch noch eine Narbenhernie, so daß sie nicht stabilisierend wirkt. Aus Tierstudien ist außerdem gesichert, daß die Naht des Peritoneums eine geeignete Methode ist, um Verwachsungen zu verursachen, so daß die Peritonealnaht nachteilig für den Patienten ist. Es gibt heutzutage keine guten Argumente, die eine gesonderte Peritonealnaht begründen. Ähnliches gilt für die Naht des subkutanen Gewebes. Auch sie ist nicht mehr obligatorischer Bestandteil des Wundverschlusses. Auch sie trägt weder zur Stütze der Bauchdecken bei, noch vermindert sie die Rate an Wundkomplikationen.

Technik. Folgendes Vorgehen hat sich pragmatisch bewährt: Die Faszienränder werden dargestellt und die Linea alba mit einer fortlaufenden Schlingennaht aus langfristig resorbierbarem Nahtmaterial der Stärke 1 verschlossen. Bei Relaparotomien müssen die gesunden Faszienränder manchmal zusätzlich herauspräpariert werden. Die Nahtabstände bei der Fasziennaht betragen 1 cm und der Abstand zum Wundrand mindestens 1,5 cm. Die Abstände sind unbedingt einzuhalten. Es ist nicht ausreichend, nur die Linea alba zu nähen, sondern es müssen beide Faszien vor ihrem Übergang in die Linea alba mit der Naht gefaßt werden. Wird lediglich die Linea alba zusammengenäht, ist die Haltekraft nur halb so groß. Das gilt auch für Einzelnähte. Unterhalb der Linea arcuata ist es dagegen ausreichend, die vordere Rektusscheide mit denselben Stichabständen zu nähen, denn hier ist keine stabile hintere Rektusscheide vorhanden. Wenn so vorgegangen wird, dann werden in den oberen Abschnitten bei fast jedem Stich auch geringe Teile des Peritoneums mitgefaßt. Nur unterhalb der Linea arcuata kann auf die Peritonealnaht sicher verzichtet werden. Die fortlaufende Naht wird so gelegt, daß der erste und letzte Stich durch gesundes, nicht-inzidiertes Gewebe gestochen werden. Für die Haltekraft ist ein einzelner Faden besser, als mehrere Fäden zu knüpfen. Nach dem Faszienverschluß wird das Subkutangewebe sorgfältig gespült und damit von Fettnekrosen befreit. Nach subtilster Blutstillung wird die Haut genäht oder geklammert. Ist nach Narbenexzisionen oder sonstiger Mobilisation des Subkutangewebes mit subkutanen Hohlräumen zu rechnen, dann wird das Gewebe durch Nähte adaptiert oder die Einlage einer Saugdrainage erwogen.

Paramedianer Schnitt. Ein alternativer Zugang in Längsrichtung ist der aufwendigere paramediane Zugang. Der entscheidende Vorteil dieses Zuganges ist das geringere Risiko eines Narbenbruchs. Allerdings hat er den Nachteil, daß er deutlich längere Zeit benötigt und bei nicht sehr sorgfältiger Blutstillung zur Hämatombildung und möglicherweise zur erhöhten Wundinfektion neigt. Er läßt sich auch nicht so weit verlängern wie die Mittellinienlaparotomie.

Paramediane Laparotomie

Vorteile	Nachteile
Wenige Hernien	„Langsame" Laparotomie
Gute Übersicht	Hämatome
	Bedingt erweiterbar

Zugang. Die Haut und das Subkutangewebe werden in Längsrichtung paramedian durchtrennt. Die vordere Rektusscheide wird am Übergang des lateralen zum medialen Drittel inzidiert. Wird sie zu weit medial eröffnet, dann steigt die Gefahr eines Narbenbruches massiv an und ist sogar höher als bei der Mittellinienlaparotomie. Der Muskel wird von medial nach lateral mobilisiert, weil die innervierenden Nerven von lateral kommen und nicht durchtrennt werden sollten. Bei der Mobilisation des Muskels sind kleinere Gefäße zu koagulieren, die die hintere Rektusscheide perforieren. Eine Verletzung der epigastrischen Gefäße kann fast immer vermieden werden. Sie liegen dorsal der Rektusmuskulatur und verlaufen in Längsrichtung. Nach sorgfältiger Präparation werden die hintere Rektusscheide und das Peritoneum ebenfalls am Übergang vom lateralen zum medialen Drittel durchtrennt.

Verschluß. Bei dieser Inzision werden die Faszien zweischichtig verschlossen. Zunächst wird die hintere Rektusscheide bzw. das Peritoneum mit einer fortlaufenden Naht der Stärke 1 genäht und danach die vordere Rektusscheide mit einer fortlaufenden Naht der Stärke 1, so daß der kulissenartige Verschluß durch die Rektusmuskulatur erhalten bleibt.

Quere Laparotomie

Vorteile	Nachteile
Sehr wenige Hernien	„Langsame" Laparotomie
Gute Übersicht	Bedingt erweiterbar

Quere Laparotomie. Als besonders günstig haben sich die queren Inzisionen erwiesen, bei denen nur selten Narbenbrüche auftreten. So ist die quere Oberbauchlaparotomie ein guter Zugang für fast alle Oberbaucheingriffe. Selbst für Ösophaguseingriffe ist er geeignet. Nur selten muß der Schnitt in der Mittellinie zum Xiphoid erweitert werden. Dieser sogenannte „Mercedes-Schnitt" sollte vermieden werden, weil Narbenhernien sehr häufig sind. Bei den queren Inzisionen kann die Muskulatur in den Flanken häufig geschont werden, indem sie bevorzugt im Faserverlauf durchtrennt oder auseinander gedrängt werden. Inwieweit die queren Inzisionen mit einer durchgreifenden Allschichtnaht oder in mehreren Schichten verschlossen werden sollten, ist unbestimmt. Persönlich wird der zweischichtige Verschluß bevorzugt. Dabei wird der M. obliquus internus und M. transversalis bzw. die hintere Rektusscheide mit einer fortlaufenden Naht der Stärke 1 genäht. Danach wird der M. obliquus externus bzw. die vordere Rektusscheide ebenfalls mit einer fortlaufenden Naht der Stärke 1 verschlossen. Bei dünnen Bauchdecken wird dagegen allschichtig genäht.

Wechselschnitt. Der Wechselschnitt bei der Appendektomie erlaubt eine exakte anatomische Rekonstruktion und führt nur selten zu einem Narbenbruch.

Pfannenstielschnitt. Auch der Pfannenstielschnitt ist ein günstiger Zugang, denn dabei werden Haut, Fettgewebe und Faszie quer durchtrennt. Die ventrale Seite der Rektusmuskulatur wird stumpf von der Faszie bis fast zum Nabel und zur

Symphyse abgeschoben und das Peritoneum in der Mittellinie zwischen der Rektusmuskulatur eröffnet. Dadurch wird der Muskel nicht verletzt. Beim Verschluß wird die Muskulatur adaptiert, damit sie nicht auseinander weicht und die Faszie mit einer fortlaufenden Naht der Stärke 1 verschlossen. Zur Fasziennaht wird ausschließlich langfristig resorbierbares Nahtmaterial verwendet.

Laparoskopischer Zugang. Der laparoskopische Zugang wird entweder offen oder mit der Veres-Nadel etabliert. Am häufigsten wird der Zugang direkt am Nabel gewählt, weil hier die Schichten der Bauchwand am Stärksten fusioniert sind. Beim offenen Zugang wird mit feinen Instrumenten die Faszie dargestellt und mit Kocher-Klemmen angehoben. Die Faszie wird inzidiert und die präperitoneale Schicht gefaßt und ebenfalls durchtrennt. Zum späteren Verschluß der Faszie wird bereits zu Beginn, solange die Faszie noch mit Klemmen fixiert ist, eine Fasziennaht vorgelegt. Die Trokarhülse wird dann eingebracht und das Pneumoperitoneum etabliert.

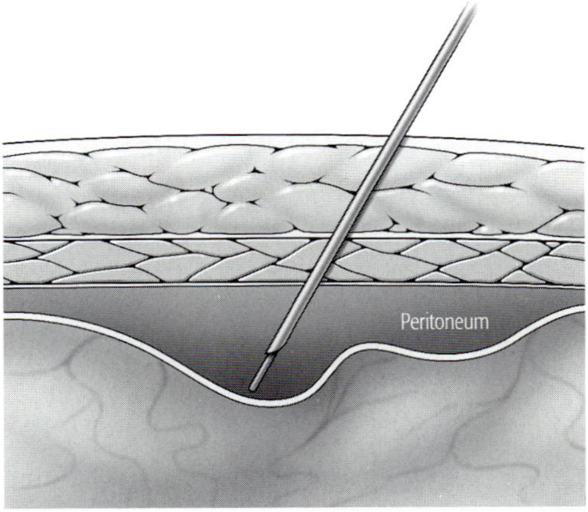

Präperitoneale Lage der Veres-Nadel

Geschlossener Zugang. Beim geschlossenen Verfahren wird die Faszie ebenfalls angeklemmt und hochgezogen. Damit wird verhindert, daß die Bauchwand mit der Veres-Nadel nach unten gedrückt wird bzw. daß sich der Abstand zwischen Aorta und Bauchwand vermindert. Mit der Veres-Nadel wird die angeklemmte Bauchdecke penetriert. Dabei werden in der Regel zwei Widerstände überwunden, die Faszie und das Peritoneum, die sich akustisch mit jeweils einem Klick äußern. Die intraoperative Lage wird kontrolliert, indem 2 ml Wasser injiziert und aspiriert werden. Außerdem wird ein Tropfen auf die Veres-Nadel plaziert, der durch den negativen Druck von allein in die Bauchhöhle gleiten sollte, wenn die Bauchwand etwas angehoben wird. Da es aber keinen Test gibt, der absolut sicher die korrekte Lage in der freien Bauchhöhle signalisiert, sollten alle Vorsichtsmaßnahmen sorgfältig beachtet werden. Bei nicht eindeutiger Lage sollte sofort das offene Vorgehen gewählt werden. Bei der Insufflation ist die korrekte Lage der

Veres-Nadel durch einen niedrigen intraabdominellen Druck erkennbar, der sich nur langsam erhöht. Steigt der Druck dagegen rasch an, dann befindet man sich möglicherweise in einer kleineren Höhle, meistens präperitoneal. Wenn der gewünschte Druck aufgebaut ist, dann wird der Trokar entweder direkt oder am Besten unter visueller Kontrolle eingebracht. Persönlich wird zum Einbringen des ersten Sichttrokars ein hoher Druck von 20 mmHg aufgebaut, der die Bauchwand distendiert und dem Einführen des Trokars einen größeren Widerstand entgegenbringt. Wenn alle Hülsen plaziert sind, wird der intraabdominelle Druck für den Rest der Operation auf 12 mmHg begrenzt. Diese kurzzeitige Erhöhung des Druckes auf 20 mmHg wird von allen Patienten gut vertragen.

3.1.3 Platzbauch und Narbenbrüche

Bei jeder Laparotomie werden die tragenden Strukturen der Bauchdecke durchtrennt, so daß immer eine Fasziendehiszenz droht. Wenn sie akut auftritt, wird sie als Platzbauch bezeichnet, chronisch als Narbenbruch.

Platzbauch. Ein Platzbauch ist mit 1–2 % relativ selten. Nach der Diagnose ist er immer eine dringliche Operationsindikation, weil ein Vorfall der viszeralen Organe droht und die Viszera häufig nur noch von Haut bedeckt sind. Im postoperativen Verlauf ist immer dann ein Platzbauch zu vermuten und sicher auszuschließen, wenn sich plötzlich größere Sekretmengen über die Wunde entleeren. Selten klagen Patienten über vermehrte Schmerzen. In Allgemeinanästhesie wird unter sterilen Bedingungen die Bauchdecke wieder adäquat verschlossen. Die Ursache des Platzbauches ist meistens ein technischer Fehler beim Bauchdeckenverschluß. Wahrscheinlich wurde zu wenig Gewebe gefaßt, so daß die Nähte ausrissen. Durch die postoperativ regelhaft auftretende Distension des Darmes und den erhöhten intraabdominellen Druck beim Husten und Pressen dehnt sich die Wunde und die Fäden können durch das Gewebe schneiden und ausreißen, wenn die gefaßte Gewebebrücke zu schmal ist. Ein Platzbauch tritt gehäuft bei Risikopatienten mit „schlechtem Gewebematerial" auf, bei denen ein direkter Verschluß erzwungen wurde, statt ein Netz zu implantieren.

Beanspruchung der Bauchwand. In experimentellen Studien wurde ermittelt, daß intraabdominelle Druckspitzen von 150 mmHg beim Husten und Pressen auftreten können mit durchschnittlichen Werten von 60 mmHg. Im Liegen beträgt der intraabdominelle Druck nur 1–2 mmHg und im Stehen ungefähr 10–12 mmHg. Unter maximaler Belastung ist die Beanspruchung also 50–100mal so

Intraabdominelle Drücke	
Liegen	1–2 mmHg
Stehen	10–12 mmHg
Husten	bis 150 mmHg

hoch. Eine Fasziennaht muß diesen Kräften standhalten. Dazu ist zwar theoretisch eine Fadenstärke von 2-0 ausreichend, aber dünne Fäden schneiden schneller durch das Gewebe als dickere. Außerdem nimmt die Zugfestigkeit des Fadens bei dem resorbierbaren Material rasch ab, so daß nur Fäden der Stärke 0 die nötige Festigkeit für die ersten zwei Wochen aufweisen. Da bei ihnen bereits nach drei Wochen keine relevante Zugfestigkeit mehr nachweisbar ist und zu diesem Zeitpunkt die Faszie erst 50 % ihrer Festigkeit aufweist, sollten nur langfristig resorbierbare Fäden der Stärke 1 oder 2 zum Faszienverschluß verwendet werden.

Narbenbruch. Narbenbrüche sind leider relativ häufig. Ihre Inzidenz schwankt in der Literatur je nach Krankengut, Inzisionslänge und Infektionshäufigkeit zwischen 0 und 15 %. Wahrscheinlich ist das tatsächliche Risiko, innerhalb der ersten fünf postoperativen Jahre einen Narbenbruch zu entwickeln, noch höher als allgemein vermutet, weil die meisten publizierten Ergebnisse auf einer relativ kurzen Nachbeobachtungszeit von 12 bis 24 Monaten beruhen und sich Narbenbrüche auch noch später entwickeln. Das Auftreten eines Narbenbruches hängt neben den individuellen Risiken auch von der Wahl der Laparotomie, ihrem Verschluß und den postoperativen Komplikationen ab. Während die Risikofaktoren des Patienten (Alter, Geschlecht, Adipositas, pulmonale Erkrankungen) zum Zeitpunkt der Operation nicht beeinflußbar sind, kann der Chirurg das Risiko des Narbenbruches durchaus vermindern, indem er die anderen Faktoren berücksichtigt.

Optimaler Zugangsweg. Zunächst sollte der Chirurg einen weniger anfälligen Zugang wählen. Da das mehrschichtige Gitterwerk der Bauchwand durch eine Längsinzision in seiner Integrität mehr geschädigt wird als durch eine quere Inzision und die tolerierbare Zugbelastung der Fasern in querer Richtung viermal so groß ist, sind quere Inzisionen weniger anfällig für Narbenhernien. Sie sollten bevorzugt werden. Für Operationen an Ösophagus, Magen, Leber, Gallenwegen, Pankreas und Milz wird deshalb von vielen Chirurgen eine quere Oberbauchlaparotomie bevorzugt.

Optimaler Bauchdeckenverschluß. Natürlich sollte die Bauchhöhle auch optimal verschlossen werden, wobei es keine Technik gibt, die sich allgemeinverbindlich

Risikofaktoren für eine Narbenhernie

- Dispositionen des Patienten
- Art der Inzision
- Schlechte Operationstechnik
- Wundheilungsstörung

durchgesetzt hat. Theoretisch hängt das klinische Resultat des Faszienverschlusses von vier Faktoren ab: 1. der Nahttechnik – fortlaufende Naht oder Einzelnaht, 2. der Stichtechnik – Abstand der Stiche untereinander und vom Rand der Faszie, 3. dem Nahtmaterial und 4. der Fadenstärke. Es gibt aus kontrollierten Studien keinen Beleg, daß Einzelnähte der fortlaufenden Naht überlegen sind. Die fortlaufenden Nähte scheinen aufgrund der homogeneren Druckverteilung sogar günstiger zu sein. Ein Nahtabstand von ungefähr 1 cm, ein Abstand zwischen Faszienrand und Stichkanal von mindestens 1,5 cm und ein Verhältnis von Wundlänge zum verbrauchten Nahtmaterial von 4 werden allgemein empfohlen. Ein nicht-resorbierbares oder ein langfristig resorbierbares Nahtmaterial ist dabei am ehesten geeignet, Narbenhernien zu vermeiden. Nicht-resorbierbares Nahtmaterial hat leider die Nachteile, daß es zu chronischen Wundschmerzen (bis zu 15 %) und Wundfisteln (bis zu 8 %) neigt. Beim Faszienverschluß sollte mindestens Nahtmaterial der Stärke 0 verwendet werden.

Wundheilungsstörung. Der wichtigste Risikofaktor für eine Narbenhernie ist die subkutane Wundheilungsstörung. Bei fast 40 % aller Patienten mit dieser scheinbar harmlosen Komplikation bildet sich eine Narbenhernie aus. Damit ist die Vermeidung der Wundinfektion die wichtigste Maßnahme, um einer Narbenhernie vorzubeugen.

3.2 Peritonitis und Adhäsionen

3.2.1 Grundlagen

Peritoneum. Die Peritonealhöhle bildet einen geschlossenen Raum, der nur bei Frauen im Bereich der Tubenöffnungen über natürliche Außenverbindungen verfügt. Das Peritoneum ist eine glatte, seröse Membran, die sich aus einer einzelligen, 2,5-3 µm dicken Schicht abgeflachter Mesothelzellen zusammensetzt und auf einer dünnen Lage fibroelastischen Gewebes liegt, die Fibroblasten, Histiozyten, Mastzellen und Lymphozyten enthält. Im Bereich des Zwerchfells lassen sich kleine Lücken im Mesothel nachweisen, die die Absorption größerer Partikel aus der Bauchhöhle ermöglichen. Das Bauchfell bedeckt als Peritoneum viscerale die Organe des Bauchraumes und überzieht als Peritoneum parietale das Zwerchfell, die anteriore und laterale Bauchwand und das Becken. Die Blutversorgung des viszeralen Peritoneums, das den größten Teil des gesamten Peritoneums ausmacht, wird durch sehr kleine Gefäße aus der Darmwand bzw. aus dem subperitonealen Gewebe sichergestellt. Das parietale Peritoneum wird dagegen über die Arterien der angrenzenden Strukturen versorgt.

Parietales und viszerales Peritoneum. Die beiden Anteile des Peritoneums haben verschiedene embryologische Ursprünge: das parietale Peritoneum entsteht aus dem somatischen Mesoderm und das viszerale Peritoneum aus dem Mesoderm des Splanchnikus. Daraus erklärt sich auch die unterschiedliche Innervation, deren Verständnis von bedeutender klinischer Relevanz ist. Das parietale Peritoneum wird sowohl durch somatische als auch durch viszerale afferente Nerven innerviert, wobei die Innervation in Abhängigkeit von der Topographie unterschiedlich ausgeprägt ist. So ist die anteriore Seite des parietalen Peritoneums besonders sensibel für Schmerzreize, während das Peritoneum des Beckens deutlich weniger sensibel ist. Aufgrund der afferenten Versorgung mit Schmerzfasern wird im Falle eines entzündlichen Reizes eine reflektorische Anspannung der Muskulatur hervorgerufen. Das viszerale Peritoneum erhält seine afferente Innervation dagegen nur vom autonomen Nervensystem. Es reagiert vorrangig auf Zug und weniger auf Druck. Im viszeralen Peritoneum scheinen nur wenige Rezeptoren vorhanden zu sein, die auf Schmerz oder Temperaturunterschiede reagieren. Eine starke entzündliche Reizung des viszeralen Peritoneums, aber auch starke Affektionen des parietalen Peritoneums, rufen durch die Aktivierung des autonomen Nervensystems reflektorisch eine Bradykardie oder Hypotension hervor und induzieren einen paralytischen Ileus. Die Wurzel des Mesenteriums und die extrahepatischen Gallenwege sind besonders gut innerviert und Erkrankungen an diesen Strukturen rufen dementsprechend starke Beschwerden hervor.

> **Peritoneale Resorption ~ 30–35 ml/Std**
> **Peritoneale Sekretion bis zu 500 ml/Std**

Peritonealmembran. Die anatomische Oberfläche des Peritoneums entspricht mit ungefähr 1,5–2 m² weitgehend der Körperoberfläche. Die funktionelle bzw. gut durchblutete Oberfläche ist aber mit ungefähr 1 m² etwas kleiner. Die Peritonealhöhle hat eine wichtige Membranfunktion und transportiert Wasser, Elektrolyte und andere kleine Moleküle, wobei einige Makromoleküle diese

Membran ebenfalls passieren können. Der Fluß durch die Peritonealmembran ist grundsätzlich bidirektional zwischen der Bauchhöhle und dem Plasma. Kleine Moleküle passieren die Membran durch Diffusion (Wasser, Natrium und Kalium) oder Konvektion (Harnstoff und Kreatinin). Der transperitoneale Stoffaustausch hängt von der Temperatur und der Hydratation des Organismus, dem intraperitonealen und dem plasmatischen onkotischen Druck, dem Pfortaderdruck, dem intraabdominellen Druck sowie der Dicke des Peritoneums ab.

Lymphsystem. Große Moleküle werden in erster Linie durch Öffnungen lymphatischer Endgefäße auf der muskulären Unterseite des Zwerchfells absorbiert, die bereits 1863 durch von Recklinghausen beschrieben wurden. Elektronenmikroskopische Untersuchungen bestätigten, daß die Mesothelschicht hier Spalten aufweist, die sich direkt über lakunäre Erweiterungen von Lymphgefäßen befinden. Die Stomata haben eine maximale Porengröße von 8–12 µm, so daß Bakterien und Substanzen mit einer Größe von 10 µm durch diese Poren aus der Bauchhöhle entfernt werden. Die Zwerchfellporen scheinen sich in Abhängigkeit von der Respiration zu öffnen und zu schließen. Sie erlauben nur einen unidirektionalen Transport aus der Bauchhöhle, weil die thorakalen Lymphgefäßklappen einen umgekehrten Fluß verhindern. Bei der Dehnung des Zwerchfells während der Exspiration wird der Flüssigkeitsstrom in die Poren gefördert und bei der Zwerchfellkontraktion während der Inspiration weiter nach kranial zum Ductus thoracicus geleitet. Auch der negative intrathorakale Druck unterstützt den kranialwärts gerichteten Lymphabfluß. Eine Beatmung mit einem positiven endexspiratorischen Druck (PEEP) oder eine eingeschränkte Zwerchfellbeweglichkeit, z.B. nach Durchtrennung des N. phrenicus oder bei einem paralytischem Ileus, verlangsamen die Absorption größerer Partikel aus der Peritonealhöhle.

Peritoneale Flüssigkeit. Normalerweise sind in der Peritonealhöhle 100 ml einer klaren, gelblichen Flüssigkeit vorhanden, die das Gleiten der viszeralen Organe untereinander erleichtert. Diese hat einen Proteingehalt von ungefähr 3 g/dl, wobei Albumin den Hauptanteil bildet. Es lassen sich nur relativ wenige Zellen (ca. 3000 pro ml) nachweisen, wobei es sich zu 50 % um Lymphozyten und zu 40 % um Makrophagen handelt. Die Absorption der Peritonealflüssigkeit in den Zwerchfellporen führt zu einer kranial gerichteten Strömung. Wird eine isotonische Kochsalzlösung intraperitoneal instilliert, so wird sie mit einer Rate von ungefähr 30–35 ml/Std absorbiert. Das Peritoneum sezerniert nach intraperitonealer Applikation einer hypertonen Lösung bis zu 500 ml/Std in die Bauchhöhle und kann somit zu einem massiven intravasalen Volumendefizit führen.

Peritoneale Heilung. Das Peritoneum reagiert auf eine Reizung oder Verletzung wie der restliche Organismus durch Ausschüttung von Mediatoren, z. B. von Histamin aus Mastzellen, die eine Änderung der Permeabilität des Peritoneums hervorrufen. Die Folge ist eine Exsudation einer eiweißreichen Flüssigkeit mit hohem Fibrinogengehalt. Auch Thromboplastin und Gewebe-(tissue)-Plasmin-Aktivator (tPA) werden nach einer Verletzung freigesetzt. Das Peritoneum heilt sehr schnell. Der Regenerationsprozeß findet dabei nicht nur an den Rändern des verletzten Areals statt, um dann nach zentral fortzuschreiten, wie es z. B. bei der Wundheilung der Haut der Fall ist. Vielmehr regeneriert sich das Peritoneum an allen Stellen gleichzeitig, so daß ein großer peritonealer Defekt genauso schnell abheilt wie eine kleine Läsion.

3.2.2 Peritonitis

Peritonitisarten

Primäre	hämatogen, lymphogen, kanalikulär
Sekundäre	Hohlorganperforation
Tertiäre	Superinfektion

Peritonitisarten. Die Peritonitis ist definiert als diffuse oder lokalisierte Entzündung des Peritoneums, wobei zwischen einer primären, sekundären und tertiären Peritonitis unterschieden wird. Die primäre Peritonitis entsteht nicht durch eine intraabdominelle Erkrankung, sondern als spontane bakterielle Peritonitis auf hämatogenem, lymphogenem oder kanalikulärem Wege. Die Ursache ist meistens eine Immundefizienz aufgrund einer malignen, degenerativen oder entzündlichen Erkrankung. Die aus chirurgischer Sicht weitaus wichtigere sekundäre Peritonitis ist dagegen immer die Folge einer intraabdominellen Erkrankung und je nach Ausdehnung, Intensität und Ursache des entzündlichen Prozesses unterschiedlich stark ausgeprägt. Die häufigste Ursache einer bakteriellen Peritonitis ist die gastrointestinale Perforation oder Anastomoseninsuffizienz. Eine Perforation der Gallenblase oder des Magens mit Freisetzung aseptischen Magensaftes oder von Galleflüssigkeit in die Bauchhöhle sowie eine Pankreatitis rufen eine chemische Peritonitis hervor, die erst sekundär bakteriell besiedelt wird. Eine Perforation des Kolons führt zu einer ausgeprägten bakteriellen Peritonitis mit einem schweren septischen Krankheitsbild. Aufgrund der hohen Keimzahl lösen selbst kleine Perforationen rasch eine ausgeprägte fibrinöse Peritonitis aus. Als tertiäre Peritonitis werden diejenigen Fälle bezeichnet, bei denen trotz adäquater Therapie der sekundären Peritonitis mit Antibiose und chirurgischer Intervention keine Heilung erreicht werden kann. Sie zeichnet sich durch eine Superinfektion mit Pilzen oder atypischen Erregern aus und führt zu schwerwiegenden septischen Komplikationen.

Abwehrmechanismen des Peritoneums

- Abtransport
- Phagozytose
- Isolation

Entzündliche Reaktion. Jede entzündliche Reaktion in der Bauchhöhle ruft zunächst lokale pathologische Veränderungen am Peritoneum und dann systemische Reaktionen hervor. Die Bauchhöhle verfügt über drei effektive Mechanismen, um Bakterien oder andere Fremdkörper abzuwehren: 1. sie werden aus der Bauchhöhle abtransportiert, 2. sie werden phagozytiert oder 3. sie werden von der Umgebung isoliert.

Abtransport. Der Abtransport geschieht über die kleinen Poren, die sich über dem muskulären Anteil des Zwerchfells befinden. Durch diese Poren werden die Bakterien und Endotoxine innerhalb kürzester Zeit aus der Bauchhöhle entfernt. Die Absorption der intraperitonealen Bakterien und Toxine über die Lymphbahnen in die Blutbahn löst dann eine systemische Reaktion aus.

Phagozytose. Der zweite Mechanismus, intraabdominelle Bakterien oder andere Fremdkörper zu beseitigen, besteht in der Phagozytose. Das gereizte Peritoneum reagiert mit einer Hyperämie und Exsudation sowie mit einem Ödem im subperitonealen Gewebe. Es setzt Entzündungsmediatoren frei und aktiviert die Komplementkaskade. Die ausgeprägte Vasodilatation und die Permeabilitätssteigerung des Peritoneums erhöhen die Durchlässigkeit für Phagozyten und Makromoleküle. Die konsekutive Exsudation wird vom Einstrom der Leukozyten in die Peritonealhöhle begleitet. Innerhalb weniger Stunden läßt sich bei einer bakteriellen Entzündung eine massive Invasion von ungefähr 100 000 Granulozyten/µl nachweisen. Der intraperitoneale Einstrom von Granulozyten beginnt nach ungefähr zwei Stunden und erreicht sein Maximum nach 24 bis 72 Stunden. Die Granulozyten und Makrophagen phagozytieren Gewebsreste und Bakterien, schütten proteolytische Enzyme aus und bilden hochreaktive Sauerstoffradikale. Die intrazellulären Granula dieser Zellen sind gefüllt mit Hydrolasen, Elastasen, Myeloperoxidasen sowie Lysozymen und verdauen die phagozytierten Bakterien.

Isolation. Der dritte Schutzmechanismus des Peritoneums ist die Isolierung des Erkrankungsherdes in einer intraabdominellen Region. Durch die peritoneale Exsudation wird eine proteinreiche Flüssigkeit sezerniert, die sehr viel Fibrin enthält. Es bilden sich Fibrinbeläge und Verklebungen, die die Mesothelschäden bedecken und den entzündlichen Prozeß eindämmen. Da die Fibrinolyse während einer peritonealen Entzündung weitgehend aufgehoben ist und Fibrin auch für die Phagzoyten nur sehr schwer penetrierbar ist, bilden sich Abszesse, die nur selten spontan abheilen.

Folgen der Peritonitis

- Darmparalyse
- Flüssigkeitssequestration
- Systemische Reaktion

Darmparalyse. Die entzündlichen Reaktionen lösen am Darm zunächst eine Hypermotilität aus, die nach kurzer Zeit in einen paralytischen Ileus übergeht, weil die reaktive Aktivierung des Sympathikus und die Toxine und Mediatoren hemmend auf die Plexus in der Darmwand wirken. Die Resorptionsfähigkeit im Dünndarm vermindert sich und die Sekretion erhöht sich. Gas und Flüssigkeit akkumulieren und die Darmschlingen distendieren.

Flüssigkeitsverschiebung. Da das Peritoneum bei der Entzündung mit einer Vasodilatation und einer Permeabilitätssteigerung reagiert, strömt Flüssigkeit in die Bauchhöhle. Insbesondere das lockere Bindegewebe unter dem Mesothel schwillt durch das Ödem an. Diese Verlagerung von Flüssigkeit, Elektrolyten und Proteinen in den „dritten Raum" entzieht dem intravasalen Raum massive Flüssigkeitsmengen. Bei einer ausgedehnten Entzündung werden innerhalb von 24 Stunden 4–6 l Flüssigkeit intraperitoneal eingelagert. Um den Flüssigkeitsverlust in den „dritten Raum" zu kompensieren, werden vom Organismus Aldosteron und ADH sezerniert. Da die Wasserresorption aber höher sein kann als die Natriumresorption, bildet sich nicht selten eine relative Hyponatriämie aus, die weitere Elektrolyt- und Flüssigkeitsverschiebungen zwischen den einzelnen Kompartimenten verursacht.

Systemische Reaktion. Durch die Katecholaminausschüttung, die zunehmende Hypovolämie und die beginnende metabolische Azidose wird das Herz-Kreislaufsystem zunehmend beeinträchtigt. Es treten häufig eine Tachykardie und verminderte Kontraktilität des Myokards auf. Eine adäquate Volumensubstitution ist in dieser Situation die entscheidende Therapie, um das Herz-Kreislaufsystem zu stabilisieren und einem Multiorganversagen vorzubeugen.

Therapieprinzipien bei der Peritonitis

- Fokussanierung
- Korrektur der Flüssigkeitsverschiebung
- Kalkulierte bzw. gezielte Antibiose
- Optimierung der Mikrozirkulation und Sauerstoffversorgung

Therapieoptionen. Die Therapie der Peritonitis hängt von der Ursache ab und wird bei den entsprechenden Krankheiten besprochen. Generell ist die Therapie bei der sekundären Peritonitis aber kausal: Die Ursache der bakteriellen Kontamination muß beseitigt werden.

Operationsindikationen. Wenn eine bakterielle Besiedlung die Ursache der Peritonitis ist, dann wird die Operation immer in Erwägung gezogen, wenn keine anderen interventionellen Verfahren zur effektiven Fokusbeseitigung verfügbar sind.

Operation. Der primäre Eingriff beschränkt sich zunächst auf die Entfernung des Fokus sowie die ausgiebige Spülung und Drainage. Alle Manipulationen des hyperämischen, ödematösen Gewebes sind auf ein Minimum zu beschränken, um das Gewebe nicht überflüssig zu verletzen oder Blutungen hervorzurufen. Eine systemische Antibiose und nachfolgende intensivmedizinische Behandlung sind erforderlich. Auch wenn die Bauchhöhle ausgiebig gespült wurde, ist die Keimdichte am Ende meistens noch relativ hoch, so daß die geschwächte Immunabwehr überfordert ist. Deshalb wird die Bauchhöhle in diesen Situationen wiederholt gespült. Als Spüllösung hat sich Ringer-Laktat-Lösung bewährt. Spülungen mit Povidon-Jod sollten nur bei massiver Kontamination vorgenommen werden. Danach sind sie nicht mehr hilfreich. Von einigen Chirurgen wird Taurolidin als Spüllösung empfohlen. Neben dem hohen Preis sollte beachtet werden, daß eine Wirkung erst nach ungefähr 15 Minuten eintritt.

Reoperationen. Es wird empfohlen, die Bauchhöhle so oft zu spülen, bis sie bei den Reeingriffen als „sauber“ erscheint und der Fokus vollständig saniert ist. Leider gibt es kein einfaches und objektives Kriterium, um die Entscheidung zu begründen, mit den Lavagen aufzuhören. Der Chirurg wird sich nach seinen Erfahrungen, dem individuellen Verlauf und intraoperativen Befund richten. Solange der Herd nicht saniert erscheint, sind alle Anstrengungen zu unternehmen, um den Fokus für den septischen Prozeß zu beseitigen oder einzudämmen.

Temporärer Bauchdeckenverschluß. Ein Problem bei den wiederholten abdominellen Lavagen ist der temporäre und endgültige Verschluß der Bauchdecke. Ist nur eine weitere Lavage am darauffolgenden Tag geplant, kann der Verschluß bis zum endgültigen Eingriff verschoben werden. Die Wunde wird dann nur mit einer Schutzfolie sicher abgedeckt und beim zweiten Eingriff in üblicher Technik verschlossen. Bei wiederholten Lavagen kann ein resorbierbares Netz oder Reißverschluß großflächig eingenäht werden. Dadurch wird ein abdominelles Kompartment-Syndrom sicher verhindert, denn durch die regelhafte Distension des Darmes bei einer Peritonitis würde der intraabdominelle Druck deutlich ansteigen. Da sich die nicht richtig verschlossene Bauchdecke aufgrund ihrer spontanen Eigenaktivität immer retrahiert, ist ein späterer definitiver Verschluß meistens schwierig. Wird in diesem Zustand der Verschluß erzwungen, dann führt die relativ hohe Nahtspannung zu einem deutlich erhöhten intraabdominellen Druck und begünstigt eine Fasziennekrose oder spätere Nahtdehiszenz. Um die Heilung zu beschleunigen, können die freiliegenden Viszera z.B. mit Kollagenvlies gedeckt werden. Später bildet sich ein Narbenbruch.

Abszeßdrainage. In einigen Fällen findet sich eine lokalisierte Peritonitis bei einem gut abgrenzbaren Herd, der interventionell therapiert werden kann. Hier wird die sonographisch- oder CT-gesteuerte Drainage eingelegt und der Abszeß abgeleitet. Eine gezielte Antibiose unterstützt das Vorgehen.

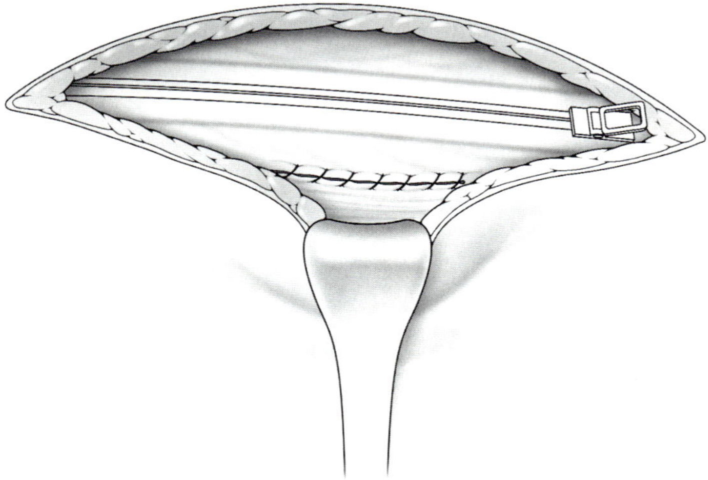

Implantation eines Reißverschlusses zum temporären Bauchdeckenverschluß

3.2.3 Adhäsionen

Fibrinbildung. Intraabdominelle Adhäsionen entstehen im Rahmen der normalen peritonealen Wundheilung, denn das Wundexsudat enthält viel Fibrinogen, das zu Fibrin polymerisiert. Es verbindet sich mit anderen größeren Proteinen wie Fibronectin und bildet eine Fibringelmatrix, die als klebrige weißliche Substanz imponiert. Innerhalb von 24 Stunden bildet sich ein Fibrinfilm, der unter physiologischen Bedingungen durch eine adäquate Fibrinolyse wieder aufgelöst wird, so daß die peritoneale Verletzung ohne dauerhafte Adhäsionen heilen kann.

Mesothelschicht. Auf der Schicht aus Fibrin und Makrophagen gleiten die proliferierenden neuen Mesothelzellen über die Wunde, bilden eine Zellschicht und verhüten die Bildung von Verwachsungen. Der genaue Ursprung der neuen Mesothelzellen ist zwar nicht definitiv geklärt, aber es gibt gute Belege dafür, daß sie sich aus den bindegewebigen Zellen des subperitonealen perivaskulären Gewebes entwickeln. Innerhalb kurzer Zeit gelingt es dem Peritoneum auf diese Weise selbst große Schäden mit einer Mesothelschicht zu überziehen. Nach acht Tagen ist die gesamte Wundfläche mit einer differenzierten Mesothelschicht vollständig bedeckt. Für die Restitutio ad integrum der submesothelialen Schicht wird allerdings eine längere Zeit benötigt.

Verwachsungen entstehen nur bei unvollständiger Fibrinolyse!

Fibrinolyse. Adhäsionen werden nur dann gebildet, wenn die Fibrinschichten nicht wieder aufgelöst werden, d. h. wenn das Verhältnis zwischen Fibrinbildung und Fibrinolyse gestört ist. Unter physiologischen Bedingungen wird das Exsudat innerhalb von fünf Tagen wieder vollständig resorbiert. Der entscheidende Schritt zum Abbau des Fibrins in der Bauchhöhle ist die intraabdominelle Fibrinolyse, die sich normalerweise innerhalb von 3 Tagen nach der Verletzung des Peritoneums erholt und die Fibrinbeläge lysiert. Bei einer ausgeprägten entzündlichen Erkrankung ist die Fibrinolyse aber deutlich eingeschränkt und die Fibrinbeläge werden nicht vollständig abgebaut. Das ist letztlich die Ursache für die Ausbildung ausgeprägter Verwachsungen nach einer Peritonitis oder Ischämie.

Verwachsungen. Wenn zwei peritoneale Oberflächen, die von einer Fibrinschicht bedeckt sind, sich gegeneinander legen, bildet sich immer eine Verklebung aus.

Das Fibrinnetz wird dann zunehmend dichter und Fibroblasten proliferieren entlang des Fibrins. Sie produzieren Mukopolysaccharide und Kollagen und verdichten so das fibröse Gewebe immer mehr. Sollte sich innerhalb der ersten drei Tage ein relativ festes Fibrinnetz durch die Fibroblastenproliferation gebildet haben, so wird zunächst Präkollagen und später Kollagen eingelagert und die Proliferation von Kapillaren gefördert. Die Ausbildung der Verwachsungen ist in der Regel nach 10 Tagen abgeschlossen. Postoperative Verwachsungen sind zwar häufig unerwünscht, sie erfüllen aber zwei wichtige Funktionen in der Bauchhöhle. Sie sind einerseits in der Lage, intraperitoneale Entzündungsprozesse von der sonstigen Bauchhöhle zu isolieren, und sie können andererseits im Falle einer lokalen Ischämie dazu beitragen, die Blutversorgung durch die kapilläre Einsprossung zu verbessern.

Verwachsungsfördernde Faktoren

Entzündungen, peritoneale Verletzungen, Hakendruck, Nähte, Bauchtücher, gepuderte Handschuhe, schlechte Blutstillung

Adhäsionsprophylaxe. Adhäsionen können vorgebeugt werden, wenn eine ausreichende intraabdominelle Fibrinolyse induziert wurde. Fibrinöse Verklebungen sollten rechtzeitig aufgelöst werden, bevor sich fibröse Verwachsungen bilden, die durch die Kollageneinlagerung und spätere Kapillareinsprossung zu derbem Bindegewebe werden. Da jede entzündliche Komplikation, jedes massive Gewebetrauma und jede prolongierte Ischämie die Fibrinolyse vermindert und somit fibrinöse Adhäsionen begünstigt, sollte jeder unnötige Hakendruck, überflüssige Nähte oder intraoperative Manipulationen vermieden werden. Eine sorgfältige Blutstillung ist wichtig, um die Fibrinbelastung zu minimieren. Auch Bauchtücher oder Tupfer schädigen das Mesothel, selbst wenn sie angefeuchtet werden. Gepuderte Handschuhe sollten keinesfalls getragen werden.

Es ist denkbar, daß in Zukunft die fibrinolytische Kapazität des Peritoneums gezielt verbessert werden kann oder daß durch antiinflammatorische Substanzen die Fibrosierung gehemmt wird. Bereits heute wird versucht, die peritonealen Schichten durch Barrieren aus Carboxymethylcellulose und Hyaluronidase voneinander zu trennen. Diese Barrieren lösen sich nach einigen Tagen auf, wenn sich die Mesothelschicht wieder regeneriert hat, und beugen so Verwachsungen vor. Leider fehlt bisher der klinische Beleg, daß diese Barrieren zur Adhäsionsprophylaxe tatsächlich effektiv sind.

4. Ösophagus

4.1 Grundlagen

Der Ösophagus beginnt etwa 15 cm von der Zahnreihe entfernt mit dem oberen Ösophagussphinkter (OÖS), passiert bei 25 cm die Trachealbifurkation und endet mit dem unteren Ösophagussphinkter (UÖS) am Mageneingang nach ungefähr 40–45 cm. Der tubuläre Ösophagus ist somit nur 25–30 cm lang.
Innen wird der Ösophagus von einem mehrschichtigen Plattenepithel ausgekleidet. Die Submukosa enthält ein ausgedehntes Gefäßnetz (Arterien, Venen, Lymphgefäße) und viel Bindegewebe (Kollagen). Die Muscularis propria besteht aus zwei Schichten, einer inneren zirkulären und einer äußeren longitudinalen Schicht. Die Muskelschicht wird nicht wie im restlichen Gastrointestinaltrakt von einer Serosa umschlossen, sondern von einem zarten periösophagealen Gewebe, das kleinere Gefäße und Nerven enthält. Die fehlende Serosa und das fehlende Mesenterium bedingen einerseits die gute Beweglichkeit des Ösophagus im Mediastinum und sind andererseits die Voraussetzung für eine stumpfe transhiatale Ösophagusresektion. Im oberen Mediastinum finden sich allerdings festere Membranen zur Rückseite der Trachea, so daß die Trachea bei zu brüsken Manövern verletzt werden kann.

Oberer Ösophagussphinkter. Der obere Ösophagussphinkter entspricht anatomisch dem M. cricopharyngeus, der ungefähr 3 cm lang ist. Beim koordinierten Schluckakt muß er sich zeitgerecht relaxieren, damit die Speise aus dem Pharynx in den Ösophagus eintreten kann. Der hohe Ruhetonus des OÖS verhindert, daß bei der Atmung Luft in den Gastrointestinalraum übertritt. Der OÖS besteht aus Skelettmuskulatur und kann willkürlich kontrolliert werden. Auf der Rückseite des Kehlkopfes findet sich direkt oberhalb des M. cricopharyngeus eine Muskelschwäche, das Killian-Dreieck, und unterhalb eine weitere, das Laimer-Dreieck.
Tubulärer Ösophagus. Der tubuläre Ösophagus wird topographisch in einen zervikalen, thorakalen und abdominellen Teil eingeteilt, wobei die Pars cervicalis am Sternum und die Pars thoracalis am Hiatus oesophageus enden. Der tubuläre Ösophagus ist normalerweise kollabiert und weitet sich nur beim Schlucken der Nahrung. Er kontrahiert sich bis zu Drücken von 70–160 mmHg; beim Nußknackerösophagus kann er aber auch Drücke bis zu 400 mmHg auf-

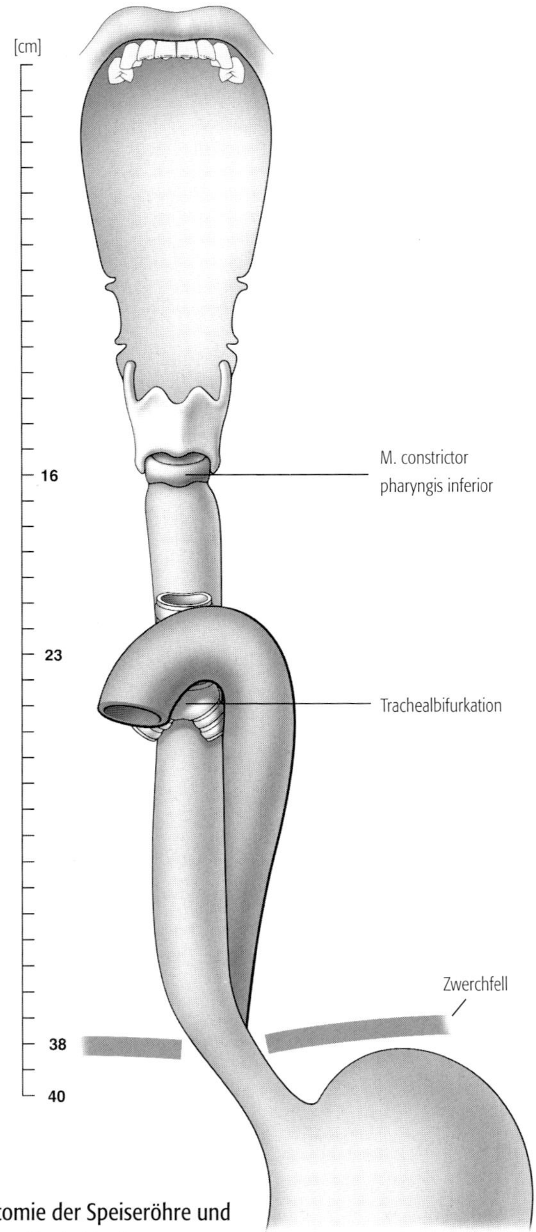

Topographische Anatomie der Speiseröhre und Abstand von der Zahnreihe in Zentimeter bauen. Im Hiatus oesophageus ist der Ösophagus über 2–4 cm mit einer phrenikoösophagealen Membran verbunden, die als mobile Druckscheide zwischen Thorax und Abdomen fungiert und das Hindurchgleiten des Ösophagus durch den Hiatus erleichtert. Die Membran entsteht aus der Vereinigung der Fascia endothoracica und Fascia diaphragmatica inferior und wird bei jeder Mobilisation des distalen Ösophagus durchtrennt.

Unterer Ösophagussphinkter. Der untere Ösophagussphinkter (UÖS) setzt sich vollständig aus glatter Muskulatur zusammen. Er ist kein zirkulärer Sphinkter wie der Pylorus oder Analsphinkter, sondern besteht in einer speziellen Anordnung von Muskelfasern an der Kardia. In Ruhe ist der normale UÖS tonisiert und erschlafft nur reflektorisch beim Schluckakt, wenn die peristaltische Welle das proximale Drittel des Ösophagus passiert. Die Relaxation dauert durchschnittlich 5–10 Sekunden, wobei sich der UÖS zugleich 2 cm nach kranial bewegt. Der UÖS ist ca. 3–4 cm lang, baut einen Druck von 15–20 mmHg auf und kann durch Medikamente in seiner Aktion moduliert werden.

Gefäßsystem. Im zervikalen Anteil wird der Ösophagus durch die paarige A. thyroidea inferior und im thorakalen Anteil nur durch kleine Gefäße arteriell versorgt, die unmittelbar aus der Aorta entspringen. Jeweils ein kleines Gefäß ziehen zum rechten und linken Hauptbronchus (Bronchialarterien) und versorgen dabei auch den Ösophagus. Im unteren thorakalen Abschnitt entspringen meistens zwei kleine Gefäße aus der Aorta. Beim transthorakalen Operieren werden die Gefäße ligiert und bei der stumpfen Dissektion zwangsläufig abgerissen. Die Blutungen sistieren aber fast immer spontan, indem sich die Gefäßstümpfe kontrahieren. Nur selten müssen sie zusätzlich umstochen werden. Lediglich Blutungen aus größeren Gefäßen wie der V. azygos führen bei der stumpfen Dissektion zu profusen Blutungen, die dann chirurgisch kontrolliert werden müssen. Um solche Verletzungen der V. azygos zu vermeiden, wird deshalb bei Tumoren in Höhe der Trachealbifurkation immer die Indikation zum transthorakalen Vorgehen gestellt.

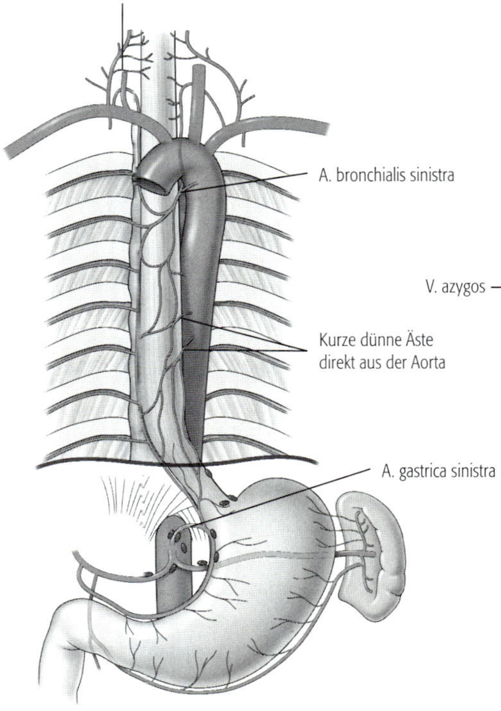

Arterielle Versorgung der Speiseröhre

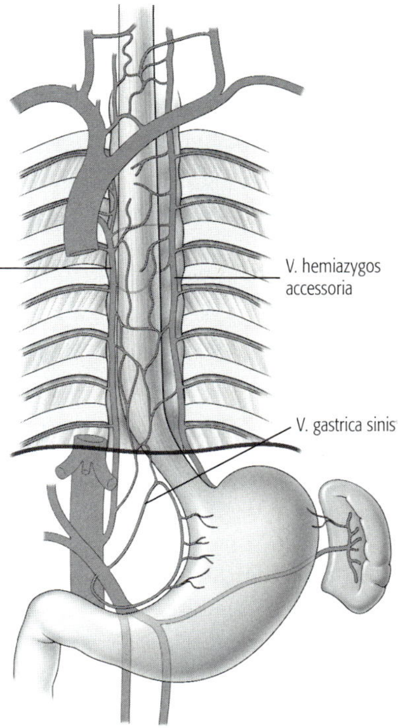

Venöse Versorgung der Speiseröhre

Lymphsystem. Die lymphatischen Kapillaren liegen in der Mukosa und drainieren in die größeren Lymphgefäße der Submukosa. Diese Lymphgefäße verlaufen in Längsrichtung des Ösophagus, so daß sich die Tumorzellen rasch über die gesamte Länge des Ösophagus ausbreiten können. Die Lymphe drainiert über das periösophageale Gewebe in zervikale, mediastinale und abdominelle Lymphknoten, wobei sich im Bereich der Trachealbifurkation embryologisch bedingt eine Art Lymphscheide befindet, denn oberhalb der Trachealbifurkation fließt die Lymphe vorzugsweise nach kranial und unterhalb der Bifurkation nach kaudal. Tumoren oberhalb der Trachealbifurkation metastasieren also lymphogen primär nach kranial. Sie infiltrieren auch früh andere Organe und haben deshalb eine schlechtere Prognose. Tumore im unteren Abschnitt sind dagegen häufiger operabel und metastasieren lymphogen primär nach kaudal.

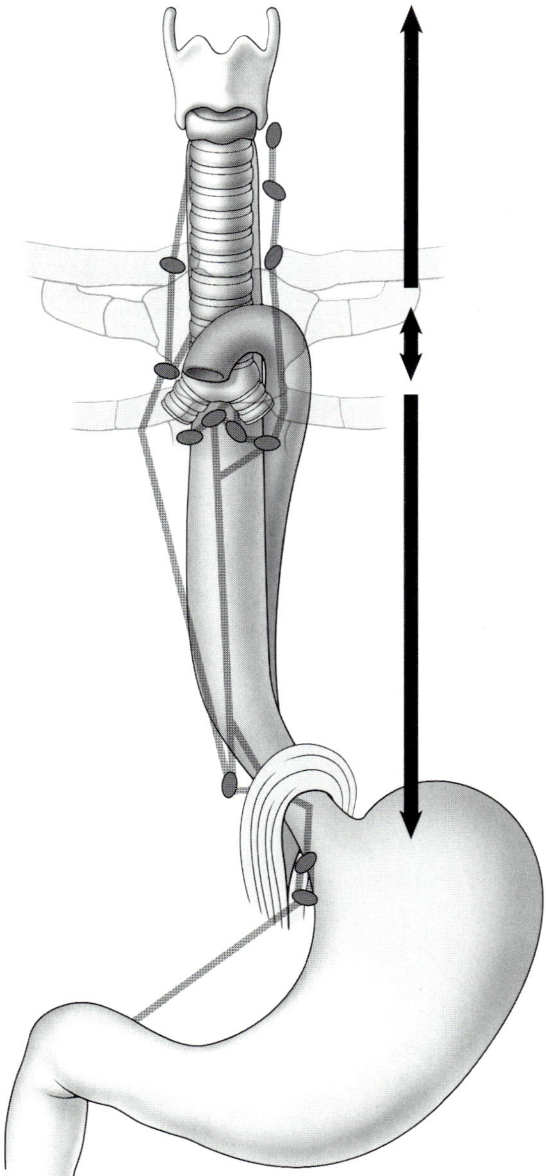

Lymphabfluß in Abhängigkeit von der Lokalisation des Ösophaguskarzinoms

4.2 Divertikel des Ösophagus

Bei Divertikeln des Ösophagus handelt es sich überwiegend um Pulsionsdivertikel, d.h. um Ausstülpungen der Schleimhaut durch die Ösophaguswand. Sie treten typischerweise oberhalb des OÖS (95 %) oder UÖS (5 %) auf und entstehen immer aufgrund einer Fehlkoordination des distal gelegenen Sphinkters: Der Sphinkter relaxiert sich nicht zeitgerecht, so daß sich kranial des Sphinkters der intraluminale Druck massiv erhöht und sich die Schleimhaut durch eine Muskelschwäche zwängt. In ungefähr einem Fünftel aller Fälle lassen sich Ausbuchtungen der gesamten Ösophaguswand nachweisen, sogenannte Traktionsdivertikel. Sie entstehen fast ausschließlich durch Entzündungen der Lymphknoten mit nachfolgender narbiger Schrumpfung und sind deshalb meistens im Bereich der Trachealbifurkation lokalisiert. Bei Beschwerden werden sie transthorakal abgetragen.

Zenker-Divertikel

Klassifikation:	–
Diagnostik:	o/Ösophagogramm, Ösophagoskopie
OP-Indikation:	Bei Beschwerden
Aufklärung:	Nahtinsuffizienz, Rekurrensparese
Vorbehandlung:	–
OP-Vorbereitung:	–
Lagerung:	Rücken, kein ZVK
Zugang:	Laterale Inzision am Hals
Operation:	Divertikelabtragung, Myotomie
Komplikationen:	Insuffizienz
Postop. Therapie:	–
Kostaufbau:	Parenteral für 2 Tage. Rö-Kontrolle am 3. Tag. Wenn keine Insuffizienz, dann Tee und Suppe, dann normale Kost.
Entlassung:	4. Tag
Patienteninfo:	Allgemein
Nachbehandlung:	–

Zenker-Divertikel. Die meisten Pulsionsdivertikel entstehen direkt oberhalb des OÖS, denn hier findet sich eine präformierte Muskelschwäche an der Hinterwand des Pharynx: Die Killian-Muskellücke (Killian-Dreieck). Durch diese Lücke stülpt sich die Schleimhaut hervor und bildet das so genannte „Zenker-Divertikel“. Es wird versorgt, indem der OÖS durchtrennt und das Divertikel abgetragen wird.

Klinik. Die Patienten klagen über eine geringe Dysphagie, Regurgitation unverdauter Nahrung und Schwellung am Hals.

Diagnostik. Neben der endoskopischen Untersuchung ist ein Ösophagogramm hilfreich, weil

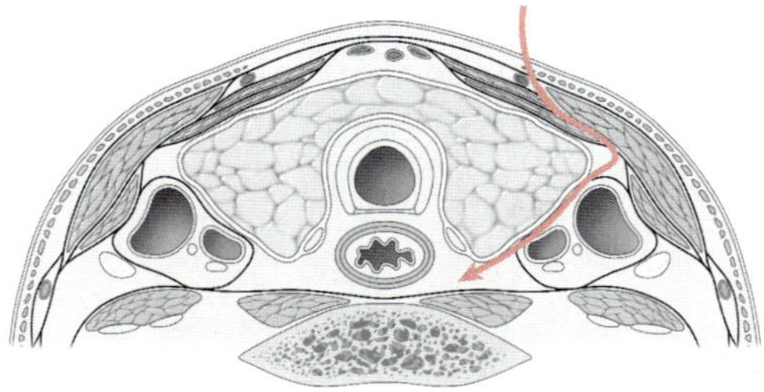
Zervikaler Zugang zur Speiseröhre

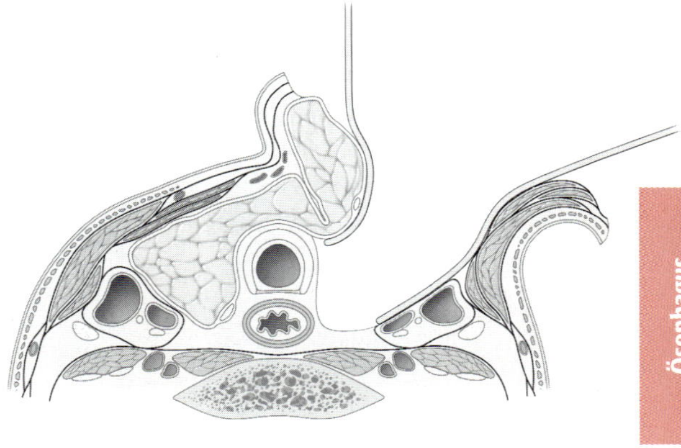
Zervikale Exposition der Speiseröhre

es die genaue Lokalisation und Größe des Divertikels dokumentiert.

Operationsindikation. Jedes symptomatische Divertikel sollte operiert werden. Bei asymptomatischen Divertikeln darf nicht vergessen werden, daß der Erkrankung eine Koordinationsstörung des Sphinkters zu Grunde liegt, so daß sich das Divertikel wahrscheinlich im weiteren Verlauf vergrößern wird.

Operation. Bei kleineren Divertikeln wird die endoskopische Beseitigung der Divertikelwand empfohlen. Diese wird zum Teil mit dem Laser entfernt (häufiger) oder mit dem Klammernahtgerät transoral durchtrennt.
Der chirurgische Zugang zum proximalen Ösophagus und damit zum Zenker-Divertikel beginnt mit einer Inzision der Haut an der Vorderseite des linken M. sternocleidomastoideus. Dann werden die Subkutis und das Platysma durchtrennt. Der Sternocleidomastoideus wird ebenso wie die Gefäße nach lateral retrahiert. Die gerade Halsmuskulatur wird nach medial verdrängt. Der M. omohyoideus, die V. thyroidea media und A. thyroidea inferior werden durchtrennt, die Schilddrüse nach medial gehalten und der Ösophagus und Pharynx aufgesucht. Der N. recurrens wird in der tracheoösophagealen Furche aufgesucht und sorgfältig geschont. Das Divertikel wird lokalisiert und zur Basis freipräpariert. Der M. cricopharyngeus und der proximale Ösophagus werden über eine Länge von ungefähr 5 cm myotomiert, bis sich die Submukosa und Mukosa deutlich hervorstülpen. Ein Divertikel von über 2 cm Größe wird mit dem Klammernahtgerät abgetragen, während kleinere lediglich einstülpend vernäht werden.

Distale Divertikel. Epiphrenische Pulsionsdivertikel oberhalb des UÖS sind viel seltener, weil hier keine präformierten Muskellücken bestehen. Sie werden ebenfalls abgetragen und mit einer Kardiomyotomie kombiniert. Um einen postoperativen Reflux zu vermeiden, wird eine anteriore Semifundoplikatio angelegt.

4.3 Achalasie

Achalasie	
Klassifikation:	Grad 1–3
Diagnostik:	o/MDP, Gastroskopie, Manometrie
OP-Indikation:	1. Rezidiv n. Dilatation. Patientenwunsch
Aufklärung:	Ösophagusverletzung, Nachblutung
Vorbehandlung:	–
OP-Vorbereitung:	–
Lagerung:	Rücken, kein ZVK, kein PDK
Zugang:	Laparoskopisch
Operation:	Laparoskopische Kardiomyotomie mit anteriorer Semifundoplikatio
Komplikationen:	Ösophagusverletzung, Nachblutung
Postop. Therapie:	–
Kostaufbau:	1. postop. Tag: Tee/Suppe/Joghurt, 2. postop. Tag: leichte Kost
Entlassung:	4. Tag
Patienteninfo:	Allgemein
Nachbehandlung:	–

Bei dieser Erkrankung sind die hemmenden Ganglien im Plexus myentericus des distalen Ösophagus ausgefallen, so daß die physiologische Relaxation des UÖS beim Schluckakt ausbleibt. Zugleich ist die tubuläre Kontraktionsfähigkeit des Ösophagus deutlich eingeschränkt.

Klinik. Klinisch stehen eine Dysphagie und Regurgitation im Vordergrund. Die Patienten klagen meistens über Probleme, feste Nahrung hinunterzuschlucken, wobei die Nahrungspassage erleichtert wird, wenn zusätzlich getrunken wird. Retrosternale Schmerzen sind eher ungewöhnlich. Die Beschwerden nehmen im Laufe der Zeit langsam zu, so daß eine sich rasch verschlimmernde Dysphagie eher auf einen malignen Prozeß verweist als auf eine Achalasie.

Diagnostik. Röntgenologisch läßt sich bei fehlender Peristaltik und dilatiertem Ösophagus typischerweise eine Konisation im distalen Ösophagus mit fehlender Relaxation des UÖS nachweisen. Endoskopisch finden sich häufig Speisereste im Ösophagus. Der UÖS ist trotz der röntgenologischen Enge endoskopisch immer gut passierbar, so daß ein mechanisches Passagehindernis auf andere Erkrankungen hinweist. Die Diagnose sollte röntgenologisch und manometrisch gesichert werden. Andere komplexe Motilitätsstörungen oder Ösophagustumore sollten ausgeschlossen werden.

Therapieoptionen. Als primäre Therapie der Achalasie wird eine pneumatische Ballondilatation des UÖS empfohlen, die bei über zwei Drittel der Patienten zu guten Resultaten führt. Eine ausschließlich medikamentöse Therapie ist dagegen fast immer enttäuschend.

Operationsindikation. Nach erfolglosem Versuch der Dilatation oder Rezidiv nach einmaliger Dilatation sollte eine Kardiomyotomie mit anteriorer Semifundoplikatio erwogen werden, die bei über 90 % der Patienten erfolgreich ist.

Operation. Die Operation wird vorzugsweise laparoskopisch ausgeführt. Zu Beginn der Operation oder am Vortag wird der Patient endoskopiert und der Ösophagus vollständig entleert und sauber gespült. Intraoperativ wird der Ramus hepaticus des vorderen Vagusstammes im Omentum minus identifiziert. Oberhalb des Ramus hepaticus wird das Peritoneum entlang des Oberrandes des Hiatus oesophageus inzidiert und beide Zwerchfellschenkel freipräpariert. Der distale Ösophagus wird zirkulär in der lockeren Bindegewebsschicht über eine Länge von ungefähr 6 cm disseziert. Erst nach eindeutiger Identifikation des vorderen Vagus wird eine anteriore longitudinale Myotomie von 5–7 cm angelegt. Sie sollte 1–2 cm bis in den Magen fortgeführt werden und sich über 4–5 cm auf den Ösophagus erstrecken. Ist die Mukosa aufgefunden, kann die Muskulatur des Ösophagus in der submukösen Schicht stumpf auseinander gedrängt werden. Zur Verhütung einer postoperativen Refluxkrankheit wird eine anteriore Semifundoplikatio angelegt.

Mukosaverletzung. Die Unversehrtheit der Mukosa wird am Ende der Kardiomyotomie durch eine endoskopische Inspektion mit Luftinsufflation oder durch alleinige Luftinsufflation überprüft. Dazu wird über die Magensonde Luft insuffliert, nachdem der Situs mit Flüssigkeit gefüllt wurde. Aufsteigende Luftblasen zeigen eine Perforationsstelle an, wobei die Größe der Luftblasen auf die Größe des Defektes hinweist. Bei einer Mukosaverletzung wird die Schleimhaut übernäht und mit der anterioren Semifundoplikatio gedeckt.

Motilitätsstörungen. Dysphagien ohne endoskopische oder radiologische Obstruktion im UÖS können auch durch andere Motilitätsstörungen des tubulären Ösophagus bedingt sein. So kann ein idiopathischer diffuser Ösophagusspasmus oder sogar Nußknackerösophagus vorliegen, die beide retrosternale Schmerzen verursachen. Die peristaltische Welle bei einem Schluckakt verursacht normalerweise nur Drücke zwischen 30 und 160 mmHg im Ösophagus, die beim Nußknackerösophagus bis auf 400 mmHg ansteigen können. Röntgenologisch ist in diesen Fällen ein Korkenzieherösophagus mit Pseudodivertikeln nachweisbar, der durch simultane, aperistaltische Kontraktionen hervorgerufen wird, die zu Segmentationen des Ösophagus führen. Ösophagusspasmen sind häufig schwierig zu behandeln. Bei einigen Patienten hat sich Pfefferminzöl als effektiv erwiesen.

4.4 Hiatushernien

Es gibt drei Arten von Hiatushernien, bei denen sich durch einen erweiterten Hiatus oesophageus unterschiedliche Anteile des Magens intrathorakal verlagern. Die häufigste Hernie ist die axiale Gleithernie, bei der sich der Ösophagus verkürzt und die Kardia intrathorakal verlagert. Bei der reinen paraösophagealen Hernie bleibt die Kardia an ihrem korrekten anatomischen Platz und durch den Hiatus zwängen sich unterschiedliche Teile des proximalen Magens. Diese beiden Hernienarten treten häufig kombiniert auf, als so genannte gemischte Hernie. Bei einigen

Paraösophageale Hernien

Klassifikation:	–
Diagnostik:	o/ Magen-Darm-Passage, Gastroskopie f/ Manometrie
OP-Indikation:	Bei Beschwerden, Ulzera, Blutungen
Aufklärung:	Ösophagusverletzung, Rezidiv
Vorbehandlung:	–
OP-Vorbereitung:	–
Lagerung:	Rücken, kein ZVK, kein PDK
Zugang:	Laparoskopisch
Operation:	Laparoskopische Hiatoplastik mit anteriorer Semifundoplikatio bzw. Fundopexie
Komplikationen:	Ösophagusverletzung, Nachblutung
Postop. Therapie:	–
Kostaufbau:	1. postop. Tag: Tee/Suppe/Joghurt, 2. postop. Tag: leichte Kost
Entlassung:	4. Tag
Patienteninfo:	Allgemein
Nachbehandlung:	–

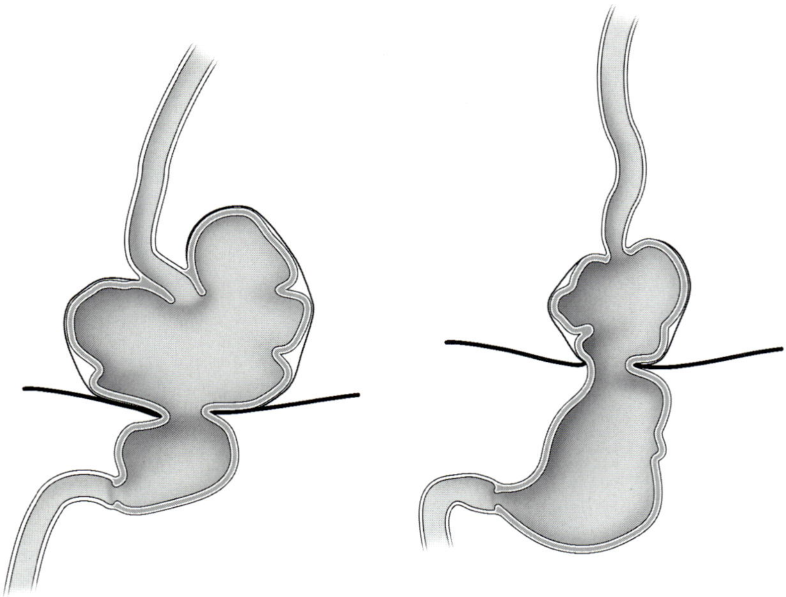

Axiale Hernien mit und ohne paraösphagealem Anteil

Patienten verlagert sich nicht nur der obere Abschnitt sondern der ganze Magen (Thoraxmagen) ins Mediastinum, wobei er dabei zugleich rotiert.

Klinik. Die Beschwerden des Patienten können nicht eindeutig einer bestimmten Hernienart zugeordnet werden. Axiale Hernien sind häufig endoskopische Zufallsbefunde, klinisch stumm und per se keine Behandlungsindikation. Sie gehen allerdings überdurchschnittlich häufig mit einer gastroösophagealen Refluxkrankheit einher und haben dann einen Krankheitswert. Patienten mit einer paraösophagealen Hernie oder gar einem Thoraxmagen klagen meistens über epigastrische, teils retrosternale Schmerzen, die sich postprandial verstärken.

Diagnostik Bei paraösophagealen Hernien sollte die Diagnose durch bildgebende Verfahren (CT oder Röntgenaufnahme des Magen) bestätigt werden.

Operationsindikation. Eine asymptomatische axiale Gleithernie ist per se keine Operationsindikation. Erst wenn sie mit einer Refluxkrankheit einhergeht, ist sie behandlungsbedürftig. Eine symptomatische paraösophageale Hernie ist eine Operationsindikation, weil sie ein hohes Risiko aufweist, ein Ulkus oder eine Blutung an der Schnürfurche zu induzieren. Einige paraösophageale Hernien werden erst durch solche Komplikationen klinisch bemerkbar.

Operation. Die chirurgische Behandlung einer reinen paraösophagealen Hernie umfaßt die Reposition des Bruchinhaltes mit totaler oder partieller Resektion des Bruchsackes. Der Hiatus oesophageus wird durch eine vordere oder hintere Hiatusplastik oder selten auch durch die Implantation eines nicht-resorbierbaren Netzes eingeengt.

Fundoplikatio. Manchmal ist die paraösophageale Hernie auch mit einer axialen Gleithernie kombiniert. Die Patienten klagen dann häufig über die Symptome einer Refluxkrankheit, so daß die Anamnese mit Sodbrennen hinweisend, aber nicht beweisend ist. In diesen Fällen wird neben der obligaten Hiatoplastik auch eine Fundoplikatio angelegt.

4.5 Gastroösophageale Refluxkrankheit

Ursachen der Refluxkrankheit:

- Zu wenig Speichelfluß
- Zu schwache Ösophagusmotilität
- Zu schwacher UÖS
- Zu viel Magensaft

Die wichtigste funktionelle Erkrankung des Ösophagus ist die Refluxkrankheit, die durch einen pathologischen Reflux von Magensaft in den distalen Ösophagus hervorgerufen wird. Da sich der UÖS auch beim Gesunden wiederholt relaxiert, ist ein Reflux von Magensaft in den distalen Ösophagus als physiologisch anzusehen. Durch den regelmäßigen Speichelfluß wird der Magensaft unter normalen Bedingungen wieder rasch aus dem Ösophagus ausgewaschen, bevor er seine toxische Wirkung auf das Plattenepithel entfalten kann. Dieser physiologische Ablauf kann auf vierfache Weise gestört werden: 1. Indem der Speichelfluß zu gering ist (z.B. Sicca-Syndrom), 2. indem die Ösophagusmotilität zu schwach ist (z.B. Sklerodermie), 3. indem der UÖS keine ausreichende Barrierefunktion aufbaut (z.B. Sphinkterinsuffizienz) oder 4. indem aufgrund einer Magenerkrankung zu viel Magensaft im Magen ist (z.B. Magenausgangsstenose).

Axiale Hiatushernie. Obgleich alle genannten Faktoren für eine Refluxkrankheit verantwortlich sein können, ist die häufigste Ursache eine relative Insuffizienz des UÖS, die häufig mit einer axialen Hiatushernie kombiniert ist. Die axiale Hiatushernie scheint dabei die Sphinkterinsuffizienz in ihrer Ausprägung zu begünstigen, denn es gibt kaum einen Patienten der eine Refluxkrankheit ohne Hiatushernie hat. Es gibt aber auch Patienten mit axialer Hiatushernie ohne pathologischen Reflux, so daß eine axiale Hiatushernie allein nicht für die Refluxkrankheit verantwortlich ist.

Suffiziente Kardia. Der UÖS befindet sich an der Kardia, die definiert ist als der Übergang der zweischichtigen Ösophagusmuskulatur zur dreischichtigen Magenmuskulatur. Da der Übergang vom Plattenepithel des Ösophagus zum Zylinderepithel des Magens sehr variabel ist, kann von ihrer endoskopischen Lokalisation nicht auf die der Kardia geschlossen werden. An der Kardia befindet sich die entscheidende muskuläre Struktur für einen suffizienten Verschluß des distalen Ösophagus bzw. Mageneinganges. Dabei zeichnet sich eine kompetente Kardia nicht nur durch einen ausreichend hohen manometrischen Ruhedruck aus, der zwischen 15–20 mmHg liegt, sondern auch durch die Länge der Hochdruckzone (ca. 3 cm) und ihrer abdominellen Lage (mindestens 2 cm). Alle drei genannten Faktoren sind an der kompetenten Verschlußkraft beteiligt. Von einer Inkompetenz des UÖS ist dann auszugehen, wenn der Druck weniger als 5 mmHg, die Gesamtlänge weniger als 2 cm und die intraabdominelle Länge weniger als 1 cm betragen.

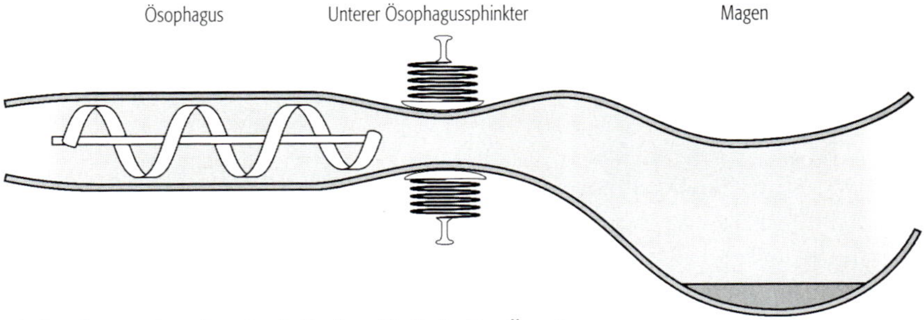

Die häufigsten Ursachen der Refluxkrankheit sind im Ösophagus, am unteren Ösophagussphinkter oder im Magen lokalisiert.

> **Suffizienter oberer Ösophagussphinkter**
>
> - Ruhedruck von 15–20 mmHg
> - Länge der Hochdruckzone von ca. 3 cm
> - Abdominelle Lage von mindestens 2 cm

Refluxverschlimmerung. Nikotin, Alkohol, fettreiche Speisen oder Anticholinergika können den Sphinktertonus zusätzlich abschwächen. Ein erhöhter abdomineller Druck bei einer Adipositas, Obstipation, Schwangerschaft oder Aszites verstärken den Reflux, was sich besonders nach einer ausgiebigen Mahlzeit oder Luftfüllung des Magens bemerkbar macht, denn dann wird durch den erhöhten Druck im Magen der UÖS leichter überwunden.

Klinik. Die meisten Patienten klagen über Sodbrennen, saures Aufstoßen, epigastrische und retrosternale Schmerzen. Manchmal stehen aber auch Halsschmerzen, Heiserkeit und bronchopulmonale Erkrankungen im Vordergrund, wenn ausgeprägte Volumina regurgitiert werden. An diesen Zusammenhang sollte häufiger gedacht werden. Manche Patienten können nicht mehr im Liegen Schlafen und müssen dauerhaft mit einem erhöhten Oberkörper liegen. Vielfach ist die Lebensqualität durch die Refluxkrankheit massiv eingeschränkt.

Endoskopie. Als Folge des pathologischen Refluxes entwickelt sich eine Schädigung der Schleimhaut, die sich klinisch als Sodbrennen äußert und endoskopisch als Refluxösophagitis unterschiedlichen Ausmaßes zeigt. Die Schleimhautdefekte können oberflächlich und diskret, aber auch tief ulzerös und konfluierend sein. Die Mukosa wird schneller und intensiver geschädigt, wenn zur Magensäure auch noch Gallensäure hinzutritt, so daß ein pathologischer duodenogastraler Reflux die entzündliche Reaktion dramatisch verschlimmern kann. Die Ösophagitis kann ad integrum heilen, sie kann den Ersatz des Plattenepithels des Ösophagus durch Zylinderepithel induzieren oder eine Narbe bzw. peptische Stenose verursachen. Mit zunehmendem Alter nimmt die Ausprägung der Ösophagitis zu, während die klinischen Beschwerden wie Sodbrennen abnehmen.

Endobrachyösophagus. Wenn das Zylinderepithel nach kranial über eine Länge von mehr als 3 cm nachweisbar ist, dann liegt ein Endobrachyösophagus vor. Neben der endoskopischen Beschreibung der Ösophagitis sollten grundsätzlich Biopsien entnommen werden, um eine etwaige schwere Dysplasie als Vorstufe eines Karzinoms frühzeitig zu entdecken. Allerdings ist die Unterscheidung zwischen entzündlichen und dysplastischen Veränderungen nicht immer zweifelsfrei möglich, so daß bei zweifelhaften Befunden mehrere Kontrollbiopsien entnommen und einem Referenzpathologen vorgestellt werden.

Diagnostik. Zur Klärung der Operationsindikation sollte präoperativ neben einer sorgfältigen Anamnese eine aussagekräftige Endoskopie des oberen Gastrointestinaltrakts vorliegen. Endoskopisch können dabei Tumore, eine florierende Ösophagitis, Hiatushernie, peptische Stenose, Erkrankungen des Magens und Duodenums und eine Pylorusstenose erkannt werden. Eine MDP ist bei eindeutigem Befund verzichtbar, lediglich bei einer paraösophagealen Hernie ist sie hilfreich. Um die Ösophagusmotilität und die Verschlußkraft des UÖS sicher zu beurteilen, sollte präoperativ eine Manometrie durchgeführt werden. Der Reflux wird durch eine pH-Metrie sicher nachgewiesen. Dazu wird eine Sonde im distalen Ösophagus 5 cm oberhalb des Oberrandes des UÖS plaziert und über 24 Stunden der pH-Wert dokumentiert. Alle Refluxepisoden mit einer Abnahme des pH auf unter 4 werden ausgewertet und bei der Berechnung des De-Meester-Scores berücksichtigt. Dieser Score ist sehr gut validiert und verläßlich. Ein Wert von über 18 wird als eindeutig pathologisch angesehen. Besteht der Verdacht auf einen zusätzlichen duodenogastralen Reflux, so kann mit einer speziellen Sonde auch Gallensäure im distalen Ösophagus nachgewiesen werden (Bilitec-Sonde).

Refluxkrankheit

Klassifikation:	–
Diagnostik:	o/ Gastroskopie, f/ Manometrie, pH-Metrie, Magen-Darm-Passage
OP-Indikation:	Patientenwunsch, Therapierefraktär
Aufklärung:	Ösophagusverletzung, Nachblutung, Rezidiv
Vorbehandlung:	–
OP-Vorbehandlung:	–
Lagerung:	Rücken, kein ZVK, kein PDK
Zugang:	Laparoskopisch
Operation:	Laparoskopische Hiatoplastik mit anteriorer/ posteriorer Semifundoplikatio oder Fundoplikatio nach Nissen
Komplikationen:	Ösophagusverletzung, Nachblutung, Rezidiv
Postop. Therapie:	–
Kostaufbau:	1. postop. Tag: Tee/ Suppe/Joghurt, 2. postop. Tag: leichte Kost
Entlassung:	4. Tag
Patienteninfo:	Allgemein
Nachbehandlung:	–

Therapieoptionen. Die konservative Therapie umfaßt primär die Beseitigung der Ursache und die Vermeidung der Noxen. Der Sphinktertonus sollte nicht zusätzlich geschwächt und eine verzögerte Magenentleerung vermieden werden. Am effektivsten wird die Magensäuresekretion durch Protonenpumpenhemmer (PPI) unterdrückt. Damit kann die Refluxkrankheit konservativ sehr gut beherrscht werden. Zusätzlich kann die Speichelsekretion angeregt werden, um die Selbstreinigung zu verbessern.

Operationsindikation. Die Operationsindikation muß unter Berücksichtigung des individuellen Beschwerdebildes und der Operationsrisiken, der morphologischen Befunde und den Erwartungen des Patienten gestellt werden. Da eine effektive konservative Therapie mit den PPI verfügbar ist, wird die Operation befürwortet, wenn die Symptome trotz konsequenter Einnahme eines PPI nach 12 Wochen persistieren oder rezidivieren, wenn die Dosis der Medikamente zur Beschwerdefreiheit erhöht werden muß oder wenn der Patient eine Dauereinnahme von Medikamenten ablehnt. Immer dann, wenn der Patient nicht auf die Einnahme der Protonenpumpenhemmer mit einer Besserung reagiert, sollte besonders intensiv auf andere Ursachen der Symptome geachtet werden. Diese Patienten müssen besonders sorgfältig darüber aufgeklärt werden, daß sie vielleicht auch nach der Operation noch Beschwerden haben werden. Besonders gute Resultate sind gerade bei denjenigen Patienten zu erwarten, die auch unter einer konservativen Therapie beschwerdefrei wurden.

Operation. Die Refluxoperation basiert auf Vermutungen, wie der UÖS als Barriere wirkt. Für diesen mechanischen Schutz werden folgende Mechanismen als konstitutiv angesehen: 1. die intraabdominelle Lage des Ösophagus, 2. der His-Winkel, 3. die Zwerchfellzwinge und 4. der angiomuskuläre Dehnverschluß. Für die Bedeutung jedes einzelnen Faktors gibt es gute Belege, so daß ein multifaktorieller Mechanismus vermutet wird.

Maßgeschneiderte Operation. Es sind gegenwärtig zwei plausible Konzepte zur operativen Behandlung der Refluxkrankheit verfügbar, die heute fast immer laparoskopisch realisiert werden. Nach dem ersten Konzept wird das Operationsverfahren in Abhängigkeit von einer eingehenden präoperativen Diagnostik maßgeschneidert. Eine 360°-Fundoplikatio nach Nissen mit oder ohne Durchtrennung der Aa. gastricae breves wird als optimales Verfahren angesehen, wenn keine Störung der tubulären Ösophagusmotilität vorliegt. Bei eingeschränkter Ösophagusmotilität besteht ein erhöhtes Risiko, eine postoperative Dysphagie zu erleiden, so daß in diesen Fällen eine Semifundoplikatio bevorzugt wird, die entweder anterior (Dor/Thal) oder posterior (Toupet) angelegt werden kann. Unabdingbare Voraussetzung für dieses Konzept ist die präoperative Manometrie. Nach dem zweiten Konzept wird bei allen Patienten eine Semifundoplikatio angelegt, so daß auf eine präoperative manometrische Diagnostik verzichtet werden kann. Bei beiden Konzepten wird bei erweitertem Hiatus oesophageus eine Hiatoplastik angelegt, um eine postoperative Herniation zu vermeiden.

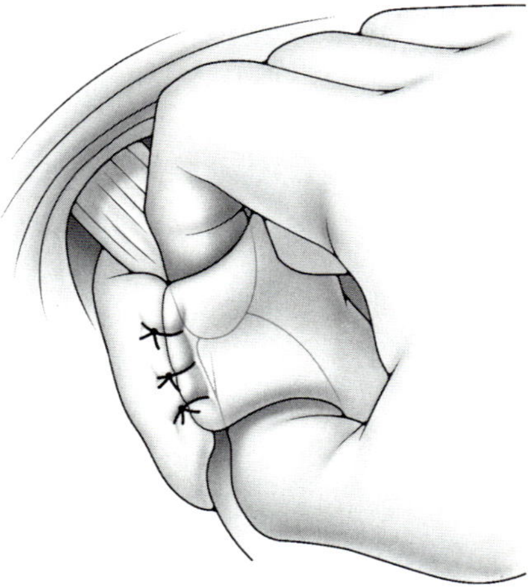
Fundoplikatio nach Nissen mit sehr lockerer Manschette

Laparoskopische Fundoplikatio. Die laparoskopische Fundoplikatio nach Nissen wird heutzutage allgemein bevorzugt. Dabei wird als erstes das Peritoneum entlang des Oberrandes des Hiatus oesophageus inzidiert und beide Zwerchfellschenkel freipräpariert. Dabei sollte der vordere Vagus und sein R. hepaticus geschont werden. Der Ösophagus wird stumpf untertunnelt und angezügelt und der hintere Vagusstamm identifiziert. Immer wenn der Ösophagus verkürzt ist, sollte er zur besseren Mobilisation im Mediastinum über eine längere Distanz disseziert werden. Die Aa. gastricae breves können bei nicht ausreichender Mobilisationsfähigkeit des Fundus gefahrlos durchtrennt werden, um eine lockere 360-Grad-Fundoplikatio („floppy-Nissen") anlegen zu können. Zunächst wird die hintere Hiatusplastik mit 2-3 nicht-resorbierbaren Nähten angelegt und die adäquate Weite des Hiatus optimal eingestellt, wenn im Ösophagus eine 52 Charr. dicke Sonde plaziert ist. Zur Fundoplikatio wird die Fundushinterwand dorsal des Ösophagus hindurch gezogen. Wird der Fundusanteil losgelassen, dann sollte er keine Retraktionstendenz zeigen, wenn eine spannungsfreie Fundoplikatio möglich sein soll. Die Vorderwand des Fundus wird gefaßt und die Fundusanteile anterior zusammengeführt. Dort wird eine lockere 2–3 cm lange Manschette mit 2-3 nicht-resorbierbaren Nähten angelegt. Mit der ersten Naht kann fakultativ zugleich die Vorderwand des Ösophagus gefaßt

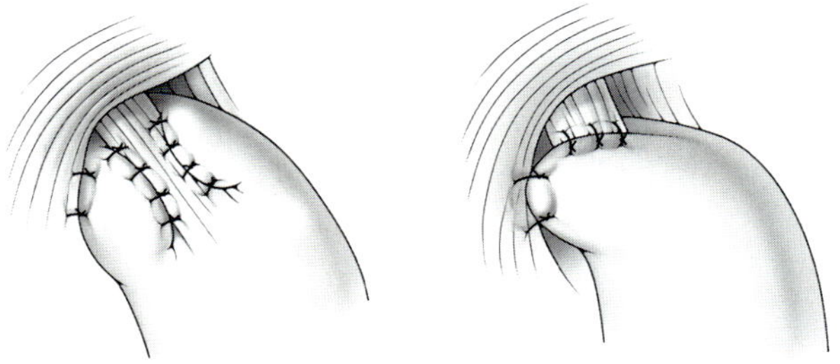

Posteriore Semifundoplikatio (Toupet) und anteriore Semifundoplikatio (Dor/Thal)

werden, um ein späteres Hochgleiten der Manschette zu verhindern. Die Nähte durch den Magen und Ösophagus sollten immer eine adäquate Gewebemenge bzw. die gesamte Wand umfassen, damit sie nicht ausreißen.

Semifundoplikatio. Bei der hinteren Semifundoplikatio wird der Fundus dorsal durchgezogen und an beiden Seiten des Ösophagus mit nichtresorbierbaren Nähten fixiert. Zusätzlich wird der Fundus am Zwerchfell festgenäht. Die anteriore Semifundoplikatio ist technisch einfach. Bei ihr wird der Fundus ebenfalls an beiden Seiten des Ösophagus und dem Zwerchfell fixiert.

Collis-Plastik. Im Falle eines deutlich verkürzten Ösophagus, der nicht ins Abdomen gezogen werden kann, wird eine Collis-Plastik angelegt. Dabei wird mit einem Klammernahtgerät der Fundus entlang der Achse des Ösophagus durchtrennt und damit der Ösophagus verlängert. Der so mobilisierte Fundus kann dann zur Fundoplikatio verwendet werden.

Komplikationen. Auch wenn postoperative Komplikationen selten sind, wurde direkt postoperativ über Ösophagus- oder Magenperforationen, Nachblutungen, Milzläsionen oder Pneumothorax berichtet. An diese wichtigen Komplikationen sollte der Chirurg unbedingt denken, wenn der postoperative Verlauf ungewöhnlich ist. Im weiteren Verlauf können Rezidive durch ausgerissene Nähte auftreten oder eine thorakale Hernie bei insuffizienter Hiatoplastik. Wurde der Vagus verletzt, treten die Symptome einer trunkulären Vagotomie auf. Des weiteren klagen einige Patienten über Dysphagie bei zu enger Manschette oder bei Hernia-

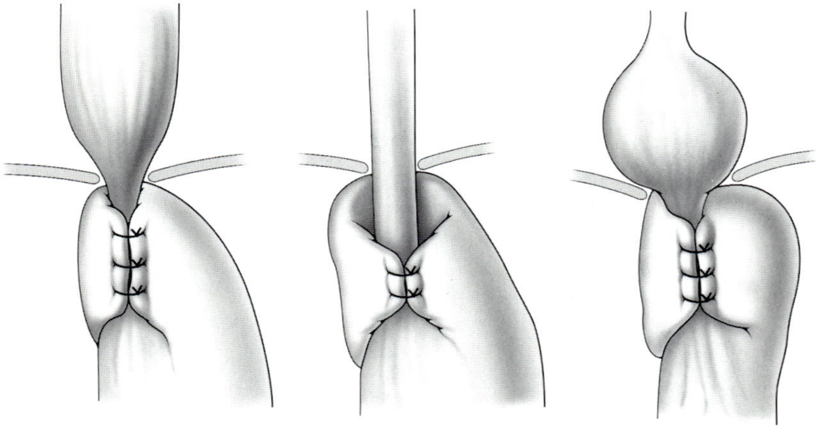

Komplikationen nach einer Fundoplikatio

tion durch die Manschette. Eine Dysphagie geringen Grades tritt relativ häufig auf, die aber im Laufe von Wochen verschwindet. Nur selten ist eine spätere Dilatation oder gar Reoperation erforderlich. Um das Risiko der postoperativen Dysphagie zu reduzieren, wird deshalb bei eingeschränkter Motilität des Ösophagus eine Semifundoplikatio statt einer Fundoplikatio empfohlen. Allerdings sind bis heute keine verläßlichen Kriterien verfügbar, um eine postoperative Dysphagie verläßlich vorherzusagen. Beim seltenen Gas-Bloating-Syndrom können die Patienten nicht aufstoßen.

Nachbehandlung. Es gibt keine spezielle Nachbehandlung der Erkrankungen am gastroösophagealen Übergang. Bei Persistenz der Beschwerden oder Dysphagie ist eine erneute Endoskopie angezeigt.

Kostaufbau. Der postoperative Kostaufbau ist bei allen Eingriffen am gastroösophagealen Übergang gleich. Bereits am 1. Tag kann der Patient flüssige Kost zu sich nehmen, wenn der Ösophagus nicht eröffnet wurde. Ab dem 2. Tag wird mit leichter Kost der Kostaufbau zügig fortgesetzt. Nur bei einer Naht des Ösophagus ist eine Passage mit wasserlöslichem Kontrastmittel am fünften postoperativen Tag angezeigt, um eine Insuffizienz auszuschließen. Danach wird mit dem Kostaufbau begonnen.

4.6 Tumor

4.6.1 Gutartiger Tumor

Gutartige Tumore wie Leiomyome, Lipome, Fibrome, Hämangiome und neurogene Tumore zeichnen sich durch ein expansives, verdrängendes Wachstum auf. Sie führen zu einer langsam progredienten Dysphagie, eventuell auch zu retrosternalen Schmerzen oder Völlegefühl. Dreiviertel aller gutartigen Tumoren sind Leiomyome, die solitär auftreten und intramural wachsen. Endoskopisch offenbaren sie sich als submuköse Tumoren, die sich in das Lumen vorwölben. Die Tumoren sollten keinesfalls endoskopisch punktiert werden, weil sie sich dann nicht mehr so gut aus der Ösophaguswand herausschälen lassen. Die Leiomyome können bei günstiger Lage thorakoskopisch oder über eine rechtsseitige posterolaterale Thorakotomie aus der Ösophaguswand enukleiert werden, ohne die Mukosa zu verletzen.

Therapieoptionen. Da Leiomyome nur sehr langsam wachsen, hat der zufällige Nachweis eines Leiomyoms nicht zwangsläufig eine Operation zur Folge. Tumoren, die kleiner als 5 cm sind und alle Zeichen der Gutartigkeit in der Endosonographie aufweisen, können auch über Jahre beobachtet werden. Meistens wird man keine weitere Wachstumstendenz feststellen, so daß ein Zuwarten im asymptomatischen Stadium sinnvoll ist. Bei einem Verdacht auf zunehmendes Wachstum oder fraglicher Dignität wird der Tumor entfernt.

4.6.2 Maligner Tumor

Maligne Ösophagustumore sind überwiegend Plattenepithelkarzinome, die ulzerös und wandinfiltrierend wachsen. Seltener sind Adenokarzinome, die meistens im distalen Ösophagus auftreten, mehr polypös imponieren und in jüngster Zeit zunehmen. Sie werden im nachfolgenden Abschnitt unter Kardiakarzinome besprochen. Die Plattenepithelkarzinome sind zum Zeitpunkt der Diagnose meistens schon fortgeschritten und nur noch selten auf die Submukosa beschränkt (10–15 %). In mehr als der Hälfte liegen bereits Lymphknotenmetastasen vor, was die Prognose deutlich verschlechtert.

Lokalisation. Malignome des Ösophagus werden aus praktischen Erwägungen in zwei Gruppen eingeteilt: Tumoren ober- und unterhalb der Trachealbifurkation. Die Tumoren oberhalb der Bifurkation sind aufgrund ihrer engen Lokalisation zur Trachea und den großen Gefäßen sehr früh inoperabel und metastasieren lymphogen bevorzugt nach kranial. Tumoren unterhalb der Bifurkation sind dagegen technisch leichter zu resezieren und metastasieren häufiger nach kaudal.

Klinik. Die Patienten mit Ösophaguskarzinomen klagen sehr häufig über eine Dysphagie und retrosternale Schmerzen, wobei es sich hierbei bereits um Zeichen des fortgeschrittenen Tumors handelt. Ein Gewichtsverlust ist ebenfalls häufig. Bei Patienten in der 5. und 6. Lebensdekade mit Alkohol- oder Nikotinabusus und einer Dysphagie sollte ein Ösophagusmalignom definitiv ausgeschlossen werden.

Diagnostik. Die Endoskopie klärt den Verdacht, sichert die Diagnose und lokalisiert den Tumor (15 cm OÖS, 25 cm Bifurkation, 40–45 cm UÖS). Die Lokalisation und Ausdehnung kann durch eine Röntgenkontrastmitteldarstellung verifiziert werden. Das präoperative Staging wird mit einem Thorax- und Oberbauch-CT ergänzt, die über die Infiltrationstiefe und Größe des Tumors, Lymphknoten- und Fernmetastasierung Aufschluß geben. Besteht der Verdacht auf eine Beteiligung des Tracheobronchialsystems, dann ist eine Bronchoskopie erforderlich.

Operationsvorbereitung. Vor einer Ösophagektomie sollten die kardialen, pulmonalen und hepatischen Risiken sorgfältig abgeklärt werden, weil die meisten Patienten aufgrund des fast immer nachweisbaren Alkohol- und Nikotinabusus gravierende Nebenerkrankungen aufweisen können, die den postoperativen Verlauf maßgeblich beeinflussen. Bei nicht wenigen Patienten findet sich zusätzlich eine eingeschränkte Leberfunktion bzw. Leberzirrhose. Sollten die Patienten mangelernährt sein, dann ist eine präoperative parenterale Ernährung für mindestens 10 bis 14 Tage angezeigt.

Operationsindikationen. Bei der Festlegung der Therapie muß die Gesamtprognose des Patienten berücksichtigt werden. Sie hängt vom Stadium des Tumors ab. In palliativen Situationen, bei Fernmetastasen und technischer Inoperabilität, beträgt die mediane Überlebenszeit wenige Monate. Hier kann zur lokalen Tumorkontrolle eine Bestrahlung sinnvoll sein. Manchmal kann die Passage durch Lasertherapie oder Stents über längere Zeit aufrechterhalten werden. Eine aggressive Therapie ist bei der kurzen Lebenserwartung nur unter Berücksichtigung der Lebensqualität indiziert. In kurativer Absicht wird die Ösophagektomie angestrebt, weil sie die lokale Kontrolle erbringt. Kontraindikationen zur Operation sind Tumoreinbrüche in das Tracheobronchialsystem, Leberzirrhose, pulmonale, kardiale oder renale Insuffizienz.

TNM-Stadien der Ösophaguskarzinome

T1	Tumor infiltriert Lamina propria oder Submukosa.
T2	Tumor infiltriert Muscularis propria.
T3	Tumor infiltriert Adventitia.
T4	Tumor infiltriert Nachbarstrukturen.
N0	Keine regionären Lymphknotenmetastasen.
N1	Regionäre Lymphknotenmetastasen. Zervikaler Ösophagus: Zervikale Lymphknoten einschließlich supraklavikulärer Lymphknoten. Intrathorakaler Ösophagus: Mediastinale und perigastrische Lymphknoten (jedoch nicht die zöliakalen Lymphknoten).

Für Tumoren
des unteren thorakalen Ösophagus:

M1a	Metastasen in zöliakalen Lymphknoten.
M1b	Andere Fernmetastasen.

Für Tumoren
des oberen thorakalen Ösophagus:

M1a	Metastasen in zervikalen Lymphknoten.
M1b	Andere Fernmetastasen.

Für Tumoren
des mittleren thorakalen Ösophagus:

M1a	Nicht anwendbar.
M1b	Nichtregionäre Lymphknoten oder andere Fernmetastasen.

Neoadjuvante Therapien. Der Stellenwert einer neoadjuvanten Therapie ist weiterhin umstritten. Von einigen Chirurgen wird sie rundweg abgelehnt, während einige Onkologen und Strahlenmediziner bereits die Operation hinterfragen, weil sich mit einer alleinigen, definitiven Radiochemotherapie ähnlich gute („schlechte“) Ergebnisse erreichen lassen. Allerdings ist die lokale Tumorkontrolle nach Ösophagektomie besser. Bei allen T1- und T2-Tumoren wird die Indikation zur primären Resektion gestellt. Bei allen T4-Tumoren wird eine neoadjuvante Chemoradiatio angestrebt. T3-Tumoren oberhalb der Bifurkation erhalten ebenfalls eine neoadjuvante Therapie, während T3-Tumoren unterhalb der Bifurkation primär reseziert werden. Bei den neoadjuvant vorbehandelten Tumoren wird vier Wochen nach der Behandlung ein Re-Staging vorgenommen. Wenn der Tumor auf die Therapie anspricht, sollte er reseziert werden. Wenn der Tumor nicht auf die präoperative Therapie anspricht, ist auch nach der Resektion nur mit einer kurzen Überlebenszeit zu rechnen. Von einigen Chirurgen wird sogar empfohlen, bereits wenige Wochen nach Beginn der Radiochemotherapie mittels PET den Effekt auf den Tumor zu überprüfen. Sollte der Tumor nicht ansprechen, dann könnte bereits zu diesem Zeitpunkt die Entscheidung zugunsten einer definitiven Radiochemotherapie ohne Operation getroffen werden. Auch die frühen Tumorstadien der thorakalen Karzinome scheinen von einer neoadjuvanten Chemotherapie zu profitieren.

Radiochemotherapie. Als neoadjuvante Therapieform wird die Radiochemotherapie bevorzugt, die sich mit einer Bestrahlungsdosis von 40 Gy und einer Chemotherapie mit Cis-Platin und 5-Fluorouracil bewährt hat. Andere Therapieformen werden gegenwärtig in klinischen Studien überprüft, um die relativ schlechte Prognose der Ösophaguskarzinome zu verbessern. Bei allen primär nicht-resektablen Tumoren gilt die neoadjuvante Radiochemotherapie als Standard. In Abhängigkeit von der Tumorregression und den Risikofaktoren des Patienten wird danach entweder reseziert oder definitiv bestrahlt. Bei allen Tumoren im oberen Drittel sollte aufgrund der schlechten Prognose generell über eine definitive Radiochemotherapie nachgedacht werden.

Ösophaguskarzinom

Klassifikation:	TNM
Diagnostik:	o/Gastroskopie, CT-Thorax/Abdomen, Spirometrie, Echokardiographie f/Ösophagogramm, Bronchoskopie
OP-Indikation:	Zur Kuration
Aufklärung:	Nahtinsuffizienz, Pneumonie
Vorbehandlung:	Neoadjuvante Chemoradiatio bei T2–T4 im oberen Abschnitt und bei T3–T4 im unteren Abschnitt sowie bei positiven Lymphknoten.
OP-Vorbereitung:	–
Lagerung:	Rücken, ZVK, PDK
Zugang:	Posterolaterale Thorakotomie, quere Laparotomie, Inzision am Hals
Operation:	Transthorakale Ösophagektomie mit Magenhochzug und zervikaler oder intrathorakaler Anastomose; alternativ: transhiataler Hochzug.
Komplikationen:	Insuffizienz, Pneumonie
Postop. Therapie:	Drain am Hals nach 7 Tagen entfernen.
Kostaufbau:	Oraler Kostaufbau ab 5. postop. Tag
Entlassung:	Ab 9. Tag
Patienteninfo:	Allgemein, Ösophaguskarzinom (blau)
Nachbehandlung:	Anastomose nach 3 Wo. endoskopieren und ggf. bougieren. Symptomatische Nachbehandlung.

Operation. Als Operationsverfahren hat sich sowohl die transthorakale Ösophagektomie als auch die stumpfe transhiatale Ösophagektomie mit Magenhochzug etabliert. Während bei beiden Eingriffen der abdominelle und zervikale Abschnitt der Operation identisch ist, wird die eigentliche Ösophagektomie unterschiedlich vorgenommen. Beim stumpfen transhiatalen Vorgehen wird der Hiatus oesophageus erweitert und der Ösophagus aus dem periösophagealen Gewebe gelöst und heraus gestrippt, gefolgt von einer Lymphadenektomie des hinteren Mediastinums. Beim transthorakalen Vorgehen wird über eine rechtsseitige posterolaterale Thorakotomie der Ösophagus entfernt und eine Lymphadenektomie unterschiedlichen Ausmaßes vorgenommen. Bei beiden Verfahren wird die Passage durch einen Magenhochzug rekonstruiert. Bei allen Tumoren oberhalb der Bifurkation ist ein transthorakales Vorgehen indiziert, wobei mit der Thorakotomie nur dann begonnen wird, wenn kein Verdacht auf Fernmetastasen oder Lymphknotenmetastasen am Truncus coeliacus bestehen. Eine Koloninterposition ist nur angezeigt, wenn aus anatomischen Gründen oder Voroperationen ein Magenhochzug nicht in Betracht kommt.

Stumpfe Dissektion. Bei der transhiatalen stumpfen Ösophagusdissektion wird immer mit dem abdominellen Teil begonnen. Als Zugang wird eine mediane oder quere Oberbauchlaparotomie gewählt. Das Lig. gastrocolicum wird aufgesucht und entlang der großen Kurvatur des Magens durchtrennt. Die Arkade der A. und V. gastroepiploica dextra muß unbedingt erhalten bleiben, um die Durchblutung des Schlauchmagens nicht zu kompromittieren. Die Aa. gastricae brevae werden ligiert. Danach wird die Kardia aufgesucht und der Ösophagus angeschlungen. Das kleine Netz wird entlang der Leber durchtrennt und die A. und V. gastrica sinistra ligiert. Der Ösophagus wird nun an der Kardia abgesetzt. Die kleine Kurvatur des Magens wird mit mehreren Klammernahtgeräten reseziert und damit der Schlauchmagen angefertigt. Die Klammernahtreihe kann zur Sicherheit übernäht werden. Die Lymphknoten am Truncus coeliacus werden sorgfältig disseziert. Der Hiatus oesophageus wird erweitert, indem die Zwerchfellschenkel durchtrennt werden. Der Ösophagus kann dann transhiatal gut bis zu Bifurkation mobilisiert werden. Über einen J-förmigen Schnitt am Vorderrand des Sternocleidomastoideus wird wie beim Zenker-Divertikel der Ösophagus freigelegt und zirkulär stumpf bis in die obere Thoraxapertur mobilisiert. Ein Venenstripper wird eingebracht und der Ösophagus nach abdominal gestrippt. Nach einer transhiatalen Blutstillung und mediastinalen Lymphadenektomie wird der Schlauchmagen durch das Ösophagusbett nach zervikal gezogen und dort anastomosiert.

Transthorakale Resektion. Beim transthorakalen Vorgehen werden zwei unterschiedliche Konzepte realisiert. Beim ersten transthorakalen Vorgehen wird in der Regel mit einer rechtsseitigen posterolateralen Thorakotomie begonnen, wenn kein Verdacht auf Fernmetastasen besteht. Um eine gute Übersichtlichkeit zu gewinnen, sollte der Patient über einen Doppellumentubus beatmetet werden. Nachdem das Lig. pulmonale durchtrennt wurde, wird die Pleura mediastinalis beidseits des Ösophagus inzidiert. Die V. azygos wird beidseits des Ösophagus durchtrennt und der Ösophagus kranial und kaudal des Tumors zirkulär mobilisiert. Der Tumor wird vorsichtig ausgelöst und alle tumorverdächtigen mediastinalen Lymphknoten entfernt. Meistens finden sich 2–3 kleinere Arterien, die in Höhe der Bifurkation aus der Aorta entspringen und durch Ligatur versorgt werden. Der Ductus thoracicus sollte aufgesucht und sicher unterbunden werden, um einem postoperativen Chylothorax vorzubeugen. Das weitere abdominelle und zervikale Vorgehen entspricht dem oben beschriebenen Vorgehen.
Beim zweiten Konzept wird mit einer Laparotomie begonnen und eine anteriore Thorakotomie angeschlossen, ohne den Patienten umzulagern. Die Anastomose wird hoch intrathorakal angelegt.

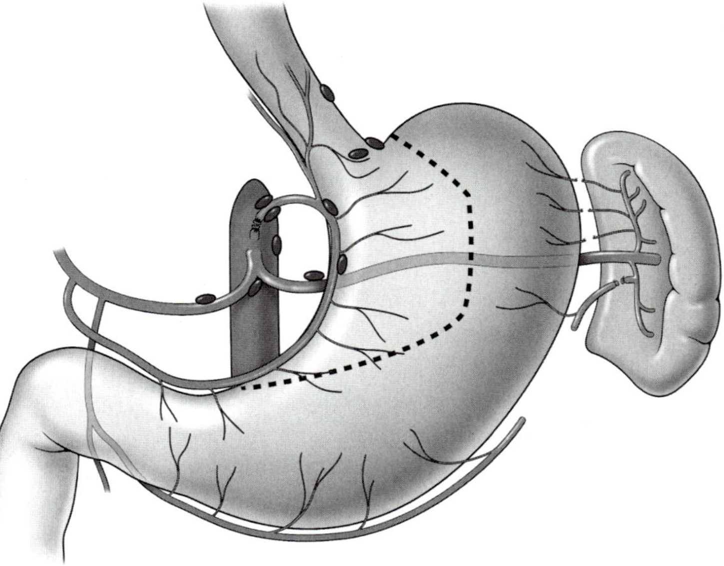

Resektionsebene zur Vorbereitung zum Magenhochzug

Koloninterposition. Wenn ein Magenhochzug nicht möglich ist, wie bei einem voroperierten Magen, dann wird eine Koloninterposition erwogen. Bevorzugt wird das linke Kolon, aber auch das rechte Kolon kann verwendet werden. Eine präoperative angiographische Untersuchung ist in der Regel nicht erforderlich.

Lymphadenektomie. Bis heute ist nicht eindeutig geklärt, ob eine ausgedehnte Lymphadenektomie der zervikalen, mediastinalen und abdominalen Lymphknoten bei allen Ösophagusresektionen sinnvoll ist. In der Literatur werden die Begriffe 2- und 3-Feld-Lymphadenektomie verwendet. Bei der 2-Feld-Lymphadenektomie werden die abdominellen Lymphknoten um den Truncus coeliacus und die im Mediastinum entfernt. Bei der 3-Feld-Lymphadenektomie werden zusätzlich die zervikalen Lymphknoten reseziert. Das Ausmaß der mediastinalen Lymphadenektomie betrifft bei der Standard-Lymphadenektomie nur das untere hintere Mediastinum, bei der erweiterten Lymphadenektomie auch die rechtsseitigen paratrachealen Lymphknoten und bei der totalen mediastinalen Lymphadenektomie die rechts- und linksseitigen paratrachealen Lymphknoten.

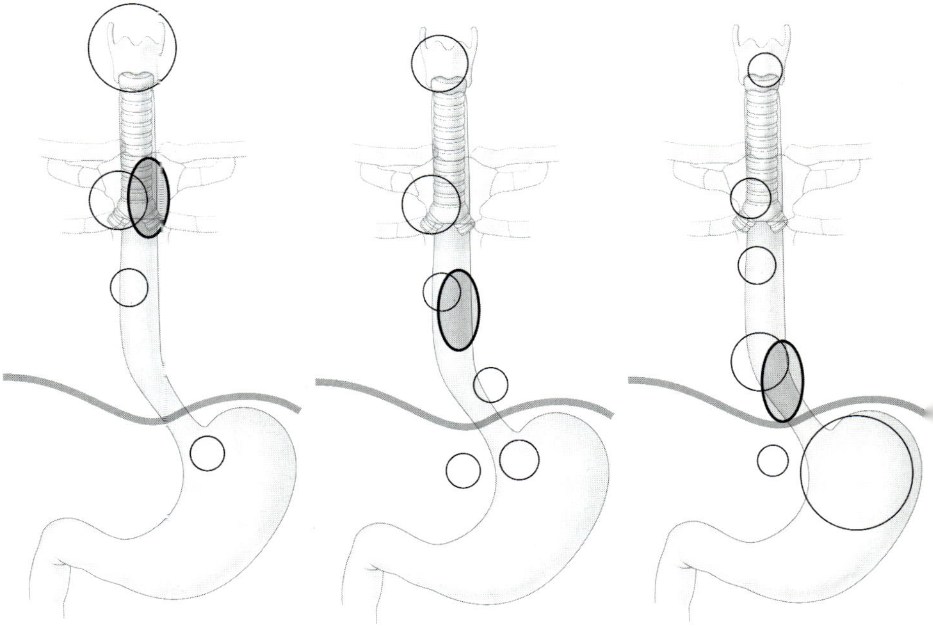

Häufigkeit von Lymphknotenmetastasen in Abhängigkeit von der Lokalisation des Ösophaguskarzinoms (oberes, mittleres und unteres Drittel)

Komplikationen. Intraoperative Komplikationen wie Blutungen aus der Milz, V. azygos oder Aorta oder sogar Verletzungen des Tracheobronchialsystems sind selten. Postoperativ treten häufig pulmonale Komplikationen (Atelektasen, Pneumonie, respiratorische Insuffizienz) auf, deren exakte Genese nicht eindeutig geklärt ist. Eine Rekurrensparese kann die Situation verschlimmern. Ein intensives Monitoring des Herz-Kreislaufsystems und Volumenhaushaltes ist in den ersten postoperativen Tagen notwendig. Postoperative Nachblutungen und ein Chylothorax sind selten. Da sich die Komplikationen nach erfolgreicher neoadjuvanter Radiochemotherapie verdoppeln, wird der operative Eingriff von einigen Kliniken zweizeitig vorgenommen. Im ersten Schritt wird transthorakal der Ösophagus entfernt und nach einer Woche der Magen retrosternal am Hals angeschlossen. Dadurch sollen die Komplikationen deutlich geringer werden.

Anastomoseninsuffizienz. Die häufigste chirurgische Komplikation ist eine Anastomoseninsuffizienz, die bei zervikalen Anastomosen durch ein sofortiges Eröffnen der Halswunde mit adäquater Drainage gut therapierbar ist. Diese Insuffizienzen heilen meist nach einigen Wochen spontan aus. Gefährlich sind alle zervikalen Insuffizienzen, die sich einen Weg in das Mediastinum gebahnt haben, oder Insuffizienzen intrathorakaler Anastomosen. Hier ist eine unverzügliche Intervention unerläßlich, um die hohe Mortalität durch die Mediastinitis zu vermindern. Sollte der Schlauchmagen massive Durchblutungsstörungen aufweisen, dann wird er entfernt, zervikal eine Speichelfistel angelegt und abdominell der Gastrointestinaltrakt verschlossen. Später kann die Passage durch ein Koloninterponat wieder hergestellt werden.

Nachbehandlung. Die Prognose beim Ösophaguskarzinom ist generell schlecht. Die 5-Jahres-Überlebensraten betragen bei R0-Resektionen im Durchschnitt 20–35 % bei einer Kliniketalität von unter 10 %. Wenn Lymphknotenmetastasen nachweisbar sind, liegen die 5-Jahres-Überlebensraten unter 20 %. Wenn noch keine Lymphknotenmetastasen vorliegen, bei 40–50 %. In den UICC-Stadien III und IV liegt das mediane Überleben sogar deutlich unter einem Jahr. Aufgrund der dürftigen Ergebnisse und des häufig fortgeschrittenen Befundes liegt es nahe, die Operation in ein multimodales Behandlungskonzept zu integrieren, wobei aus kontrollierten Studien mittlerweile hinreichend belegt ist, daß die alleinige prä- oder postoperative Radiotherapie die Prognose nicht verbessert, weil sie zwar lokal den Tumor kontrolliert, jedoch nichts gegen die Fernmetastasierung bewirkt. Neuere randomisierte Studien weisen bei Vorliegen von Lymphknotenmetastasen auf einen positiven Effekt der postoperativen Chemotherapie mit Cisplatin und 5-FU hin.

4.7 Barrett-Ösophagus

Der Barrett-Ösophagus oder Endobrachyösophagus ist sozusagen der morphologische Endzustand des gastroösophagealen Refluxes. Der genaue Pathomechanismus, der zur Ersetzung des typischen Zylinderepithels führt, ist zwar noch nicht in allen Einzelheiten geklärt, aber die Refluxkrankheit scheint dafür ursächlich verantwortlich zu sein. Der Barrett-Ösophagus wurde ursprünglich dadurch definiert, daß das Zylinderepithel das Plattenepithel über eine Länge von 3 cm zirkulär ersetzt. Das Ausmaß der Veränderungen muß aber nicht immer 3 cm betragen. Bei einigen Patienten ist das transformierte Zylinderepithel, das sich histochemisch deutlich vom Zylinderepithel des Magens und Dünndarmes unterscheidet, auch über einem kürzeren Abschnitt nachweisbar. Deshalb wird heutzutage die Diagnose des Barrett-Ösophagus nicht mehr streng an die Ausdehnung geknüpft, sondern an den Nachweis des typischen Zylinderepithels gebunden. Die Prävalenz eines Barrett-Ösophagus in der normalen Bevölkerung beträgt ungefähr 5–8%.

Risiko. Patienten mit einem Barrett-Ösophagus haben ein deutlich erhöhtes Risiko, ein Ösophaguskarzinom zu entwickeln. Das relative Risiko beim Barrett-Ösophagus beträgt. 10, bei Ösophagitis 2 und bei normalen Refluxpatienten bei 1,7. Auch wenn das relative Risiko hoch erscheint, sind die absoluten Fälle glücklicherweise gering. Patienten mit nachgewiesenen hochgradigen Dysplasien sind allerdings sehr gefährdet.

Klinik. Bei Patienten mit einem Barrett-Ösophagus ist sehr häufig ein ausgeprägter Reflux mit geringen Refluxbeschwerden verbunden. Anamnestisch geben die Patienten an, früher massives Sodbrennen gehabt zu haben, das aber seit Jahren nicht mehr aufgetreten ist. Vielfach steht die Dysphagie im Vordergrund.

Diagnostik. Die Funktionsuntersuchungen belegen immer einen massiven Reflux, aber nur die Endoskopie mit Vierquadrantenbiopsien sichert die Diagnose. Die Biopsien sollen zugleich ein frühes Karzinom und schwere Dysplasien ausschließen, weil sich daraus unterschiedliche therapeutische Konsequenzen ergeben. Bei den Funktionsuntersuchungen ist fast immer eine ausgeprägte Inkompetenz des UÖS mit massivem Reflux von Magensäure, aber auch von Gallensäure und Pankreasenzymen nachweisbar, so daß eine Behandlung der Magensäure allein vielfach nicht ausreicht. Außerdem ist die Säuberungsfähigkeit des Ösophagus deutlich eingeschränkt, weil aufgrund der langjährigen Refluxkrankheit auch die Ösophagusmotilität sekundär gestört ist.

Therapieoptionen. Nach der Diagnose eines Barrett-Ösophagus sollte der Reflux effektiv behandelt werden, egal ob eine begleitende Entzündung vorliegt. Dazu werden Protonenpumpenhemmer in Kombination mit Prokinetika eingesetzt. Unter dauerhafter Einnahme eines Protonenpumpenhemmers wird die Neubildung von Dysplasien deutlich abgeschwächt. Da die gastroösophageale Barriere am UÖS massiv beeinträchtigt ist, kann von der medikamentösen Therapie nicht erwartet werden, daß sie dauerhaft den Reflux von Gallensäure verhindert. Deshalb sollte unbedingt eine operative Verstärkung der Barriere durch eine Fundoplikatio oder Semifundoplikatio erwogen werden, um den Reflux sicher zu vermeiden. Allerdings ist nicht zu erwarten, daß sich das Zylinderepithel zurückbildet. Durch die Operation soll lediglich einer weiteren Schädigung vorgebeugt werden.

Operationsindikation. Wird eine schwere Dysplasie oder sogar ein Karzinom histologisch nachgewiesen, sollte eine endoskopische Mukosektomie erwogen oder seltener die Indikation zur partiellen Ösophagusresektion mit Wiederherstellung der Passage durch ein Dünndarminterponat gestellt werden.

4.8 Kardiakarzinom

Adenokarzinome, die 5 cm ober- und unterhalb des gastroösophagealen Überganges lokalisiert sind, werden Kardiakarzinome genannt. Sie werden nach Siewert in drei Gruppen eingeteilt: distale Ösophaguskarzinome, eigentliche Kardiakarzinome und subkardiale Magenkarzinome. Bei den distalen Adenokarzinomen des Ösophagus handelt es sich meistens um Tumoren auf dem Boden eines Barrett-Ösophagus. Bei den eigentlichen Kardiakarzinomen entsteht der Tumor aus dem Epithel der Kardia. Bei den subkardialen Magenkarzinomen handelt es sich um Magenkarzinome, die den Ösophagus von kaudal infiltrieren.

Operationsindikation. Die Operationsindikation besteht immer bei T1/T2-Tumoren und meistens bei T3-Tumoren. Bei T4-Tumoren sollte eine neoadjuvante Therapie eingeleitet werden. Bei Fernmetastasen ist die Operationsindikation mit größter Zurückhaltung zu stellen.

Operation. Die distalen Ösophaguskarzinome werden wie Ösophaguskarzinome klassifiziert und durch Ösophagektomie mit intrathorakaler Anastomose behandelt. Kardiakarzinome und subkardiale Magenkarzinome werden wie Magenkarzinome mit transhiataler distaler Ösophagusresektion behandelt. Alternativ kann beim Kardiakarzinom nach distaler Ösophagusresektion und proximaler Magenresektion auch eine isoperistaltische Jejunumschlinge interponiert werden. Bei Kardiakarzinomen sind paratracheale und subkarinale Lymphknotenmetastasen selten, so daß eine mediastinale Lymphadenektomie wenig fruchtbar ist. Häufiger sind sie im Bereich des Truncus coeliacus, der A. lienalis und retropankreatisch nachweisbar.

Kardiakarzinom

Klassifikation:	TNM, n. Siewert
Diagnostik:	o/Gastroskopie, Sonographie, Thorax, f/CT-Thorax u. Abdomen bei großen Tumoren
OP-Indikation:	In kurativer Absicht immer. Bei Komplikationen durch den Tumor auch in palliativer Intention. Bei Fernmetastasen nur, wenn Stenose oder Blutung vorliegen.
Aufklärung:	Nahtinsuffizienz, Dumping-Syndrom
Vorbehandlung:	Bei T4-Tumoren oder Lymphknotenmetastasen eine neoadjuvante Chemotherapie erwägen.
OP-Vorbereitung:	1 Amp. Sandostatin s.c. morgens
Lagerung:	Rücken, ZVK, PDK
Zugang:	Quere Laparotomie, evtl. mediane Laparotomie, evtl. rechtsseitige Thorakotomie
Operation	Siewert-I: Transthorakale Ösophagektomie mit Magenhochzug. Siewert-II/III: Gastrektomie. D-II-Lymphadenektomie, Splenektomie.
Komplikationen:	Insuffizienz
Postop. Therapie:	Ernährungssonde ab dem 1. postop. Tag beschicken.
Kostaufbau:	Nach Gastrektomie: s. Magenkarzinom. Nach Ösophagektomie: s. Ösophaguskarzinom.
Entlassung:	Ab 9. Tag
Patienteninfo:	Allgemein, Magenkarzinom (blau)
Nachbehandlung:	Vitamin-B_{12} 1000 µm i. m. alle 3 Monate, bei Dia- oder Steatorrhoe 3 × 2 Kps. Kreon® 10000 tgl. Mahlzeiten, Leicht aufschließbare Kohlenhydrate reduzieren, wenig Flüssigkeit zur Mahlzeit. Chemotherapie bei R1/R2-Resektion anbieten, obwohl nicht sehr effektiv. Bei lokoregionärem Rezidiv zur Chemoradiatio vorstellen.

Neoadjuvante Therapie. Bei fortgeschrittenen Tumoren sollte unbedingt eine Chemotherapie als neoadjuvante Therapie erwogen werden, um die Prognose zu verbessern.

4.9 Ösophagusverätzung

Wenn Säuren oder Laugen verschluckt werden, können sie den Ösophagus oder Magen massiv schädigen. Säuren richten dabei weniger Schaden an, weil sie zu einer Koagulationsnekrose mit Schorfbildung führen, die das darunter liegende Gewebe zunächst vor einer weiteren Schädigung schützt. Laugen dringen dagegen tiefer in das Gewebe ein, weil sie durch eine Kolliquationsnekrose das denaturierte Gewebe verflüssigen.

Einteilung. Verätzungen 1. Grades sind auf die Mukosa beschränkt und heilen narbenlos. Verätzungen 2. Grades verändern die Submukosa oder Muscularis und führen bei der Heilung zur Narbenbildung. Verätzungen 3. Grades bedeuten eine vollständige Wandnekrose.

Klinik. Je nach Ausmaß der Verätzungen können nur ödematöse, hyperämische Veränderungen mit Dysphagie und Schmerzen bis hin zum septischen Krankheitsbild auftreten. Häufig bildet sich bei schwerem Verlauf ein akutes Abdomen durch die Perforation oder Mediastinitis.

Diagnostik. Die Endoskopie ist zunächst die Methode der

Verätzungen

Klassifikation:	Laugen- od. Säureverätzung, 3 Stadien
Diagnostik:	o/Endoskopie f/ Rö-Passage
OP-Indikation:	Bei Perforation oder drohender Perforation
Aufklärung:	Resektion, sek. Rekonstruktion
Vorbehandlung:	–
OP-Vorbereitung:	–
Lagerung:	Rücken, ZVK, PDK
Zugang:	Mediane Laparotomie, evtl. rechtsseitige Thorakotomie
Operation	Von Gastrektomie bis zur Ösophagektomie. evtl. Katheterjejunostomie.
Komplikationen:	Sepsis
Postop. Therapie:	Ernährungssonde ab dem 1. postop. Tag beschicken. Antibiose
Kostaufbau:	Katheterjejunostomie
Entlassung:	Nach Befund
Patienteninfo:	Allgemein
Nachbehandlung:	Bougierung

Wahl, um das Ausmaß und die Lokalisation der Verätzung zu bestimmen. Lediglich bei Verdacht auf eine schwerste Verätzung mit Perforationsgefahr ist eine Röntgenpassage mit wasserlöslichem Kontrastmittel angezeigt.

Konservative Therapie. Der Patient wird zunächst stabilisiert und intensiv betreut. Magenspülungen, der Versuch der Neutralisation und die Emetikagabe sollten unbedingt unterlassen bleiben. Unter der konservativen Therapie heilen die meisten Verätzungen ohne Komplikationen. Eine Antibiose hat sich bei schweren Verätzungen bewährt. Ob eine hochdosierte Steroidgabe über 3 Monate die Bildung von Narben reduziert, wurde bisher nicht eindeutig belegt.

Operation. Eine Operationsindikation besteht eigentlich nur bei einer Perforation oder drohenden Perforation bei schwersten Verätzungen. Da meistens der abdominelle Teil des Ösophagus oder Magen verätzt ist, wird das Ausmaß bei einer Laparotomie festgestellt. Das erkrankte Gewebe wird reseziert (von der Gastrektomie bis zur Ösophagektomie) und eine primäre Rekonstruktion in der Regel unterlassen. Dazu wird eine zervikale Speichelfistel und Katheterjejunostomie angelegt.

Nachbehandlung. Nach 10 Tagen sollten die Veränderungen bougiert werden, um Stenosen zu vermeiden. Bei hochgradigen Strikturen kann eine Langzeitbougierung erforderlich werden. In einigen Fällen muß diese Struktur reseziert werden.

4.10 Ösophagusruptur/-perforation

Während es sich bei Rupturen um großflächige Wandberstungen handelt, treten Perforationen meistens durch umschriebene Verletzungen auf. Perforationen werden häufiger iatrogen verursacht, während Rupturen meistens traumatisch oder emetogen bedingt sind. Emetogene Rupturen (Boerhaave-Syndrom) sind fast immer dorsolateral links nachweisbar.

Klinik. Je nach der Lokalisation, dem Defekt und dem Zeitverlauf können die klinischen Symptome unspezifisch sein oder ein schweres septisches Krankheitsbild auslösen. Meistens bestehen akute, sehr starke Schmerzen. Befindet sich die Lokalisation intraabdominell, dann entwickelt sich ein akutes Abdomen. Bei höherer Lokalisation ist vielfach ein mediastinales oder subkutanes Emphysem nachweisbar. Ein Pneumo- oder Serothorax tritt häufig hinzu.

Ösophagusruptur/-perforation

Klassifikation:	
Diagnostik:	o/Endoskopie f/ Rö-Passage, CT
OP-Indikation:	Freie große Perforation
Aufklärung:	Resektion, sek. Rekonstruktion
Vorbehandlung:	–
OP-Vorbereitung:	–
Lagerung:	Rücken, ZVK, PDK
Zugang:	Mediane Laparotomie, evtl. rechtsseitige Thorakotomie
Operation:	Naht mit Deckung oder Resektion. evtl. Katheterjejunostomie.
Komplikationen:	Sepsis
Postop. Therapie:	Ernährungssonde ab dem 1. postop. Tag beschicken. Antibiose
Kostaufbau:	Katheterjejunostomie
Entlassung:	Nach Befund
Patienteninfo:	Allgemein
Nachbehandlung:	evtl. zweizeitige Rekonstruktion

Diagnostik. Die Endoskopie ist zunächst die Methode der Wahl, um die Lokalisation und Größe des Defektes festzustellen. Eine Röntgenpassage mit wasserlöslichem Kontrastmittel sollte angefertigt werden, um die Perforation/Ruptur zu dokumentieren. Bei unklaren Befunden hat sich das CT als sehr empfindlich bewiesen, auch kleinste Luftansammlungen sicher zu diagnostizieren.

Konservative Therapie. Bei minimalen Symptomen, kleinen Defekten und länger bestehender Perforation kann ein konservatives Verfahren erfolgreich sein. Dazu wird eine Antibiose vorgenommen, Speichel und Magensaft abgeleitet und eventuell ein Stent über die Perforationsstelle gelegt.

Operation. Bei einer größeren Perforation/Ruptur, die nicht älter als 24 Stunden ist, wird der Defekt durch primäre Naht rekonstruiert und die Naht zusätzlich gedeckt (Fundoplikatio, Pleura, V. azygos). Bei länger bestehenden Verletzungen ist fast immer eine Resektion mit zweizeitiger Rekonstruktion erforderlich. Hierzu wird dann eine Speichelfistel und Katheterjejunostomie angelegt.

5. Magen

5.1 Grundlagen

Der Magen wird makroskopisch eingeteilt in ein proximales (Fundus und Kardia), mittleres (Korpus) und distales Drittel (Antrum, Pylorus).

Aufbau der Magenwand
Die Mukosa bildet protektiven Schleim (Nebenzellen), HCl (Belegzellen), Hormone und Pepsin (Hauptzellen). Die Submukosa enthält Bindegewebe, Blut- und Lymphgefäße und den submukösen Nervenplexus. Die Muscularis propria besteht aus drei Schichten und einem Gefäß- und Nervenplexus. Die Serosa bedeckt bis auf die Fundushinterwand den Magen.

Gefäßsystem
An der kleinen Kurvatur findet sich die zumeist zarte A. gastrica dextra. Vom Truncus coeliacus kommt die meistens sehr kräftige A. gastrica sinistra, die für die Blutversorgung der oberen zwei Drittel des Magens ausreicht. An der großen Kurvatur bestehen Arkaden unterschiedlichen Ausmaßes für die Aa. gastroepiploica dextra und sinistra. Die erste ist in der Regel kräftig und das Hauptversorgungsgefäß für den unteren Magenabschnitt. Die Aa. gastricae breves entspringen aus dem Milzhilus und können bei einer subtotalen Magenresektion für die Durchblutung ausreichend sein. Bei einem Drittel aller Menschen versorgt die A. gastrica posterior die Fundushinterwand. Sie entspringt proximal aus der A. lienalis und wird manchmal iatrogen verletzt. Die A. gastroduodenalis zieht unter dem Duodenum entlang und wird bei einem Ulcus duodeni an der Hinterwand manchmal arodiert, was zu lebensbedrohlichen Blutungen führt. Bei Ulcera ventriculi an der kleinen Kurvatur treten ebenfalls gehäuft schwere Blutungen aus den kleinen Arterien auf. Intramural besteht ein sehr gut ausgebildetes kollaterales Gefäßsystem in der Submukosa und in der Muskelschicht, so daß es aus der verletzten Magenwand sehr stark blutet. Die blutstillenden Maßnahmen müssen unbedingt beide Gefäßgruppen (Submukosa, Muscularis) erfassen.

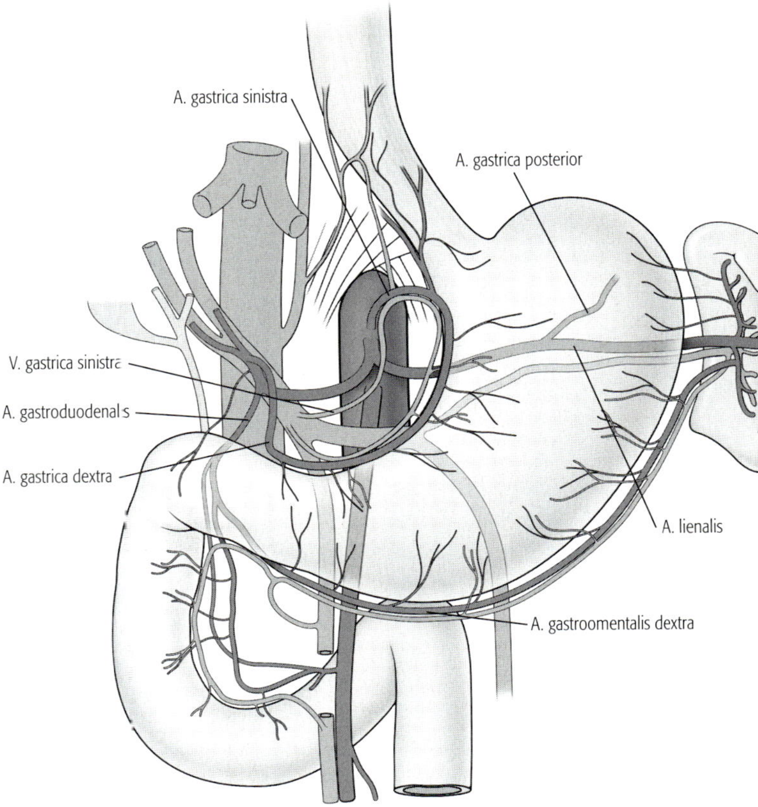

Gefäßversorgung des Magens

Lymphsystem
Die Lymphknotenstationen werden in drei Kompartimente eingeteilt: Kompartiment 1 umfaßt die magennahen Knoten, Kompartiment II die Lymphknoten entlang der größeren Arterien und Kompartiment III die retropankreatischen Stationen der Aorta, A. renalis und V. cava.

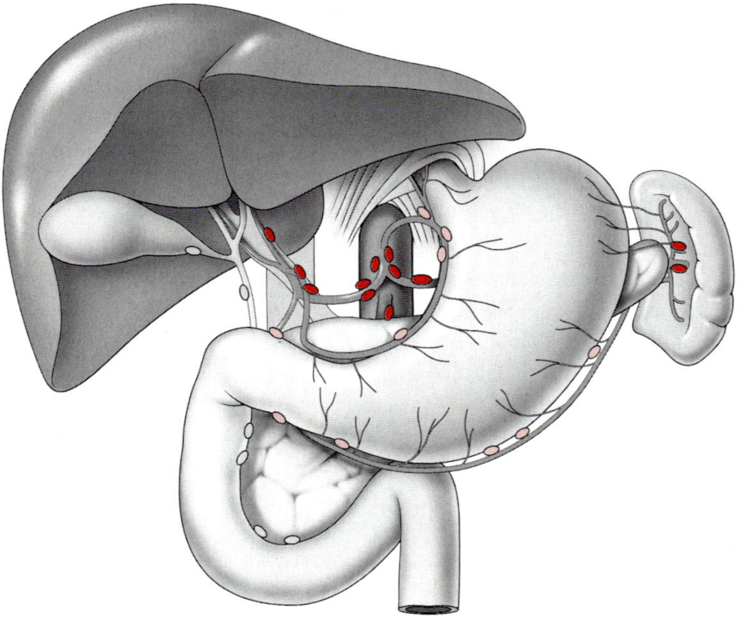

Lymphknotenstationen beim Magenkarzinom (hellrot – Kompartiment I; rot – Kompartimentl II)

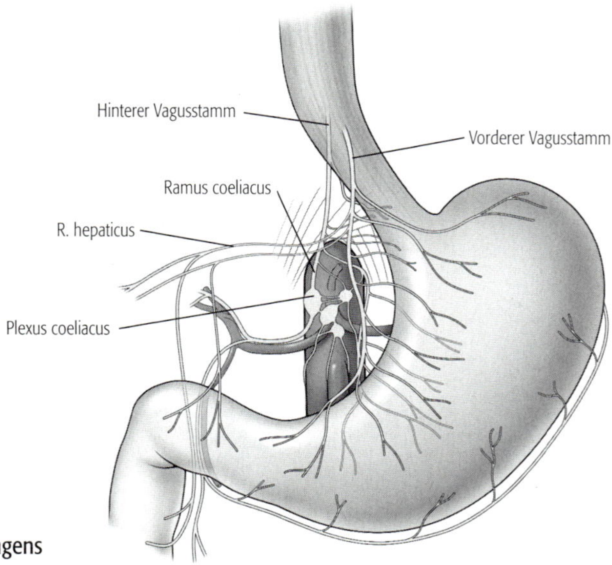

Innervation des Magens

Parasympathikus
Die Nn. vagi bilden den Plexus oesophagei, der meistens oberhalb des Hiatus liegt und aus dem ein anteriorer und posteriorer Truncus entspringen. Beide Trunci befinden sich etwas rechts von der Mittellinie, wobei der anteriore Truncus unmittelbar dem Ösophagus aufliegt und der posteriore häufig näher an der Aorta verläuft. Unterhalb des Hiatus teilen sich die Trunci wieder auf. Der anteriore Truncus gibt den Ramus hepaticus ab, der in der avaskulären Schicht des Omentum minus zur Leber verläuft. Die Fortsetzung des anterioren Truncus, der auch als N. Latarjet bekannt ist, verläuft entlang der kleinen Kurvatur und gibt bis zu 12 Äste ab. Vom posterioren Truncus zweigt der kräftige Ramus coeliacus ab, der zum Plexus coeliacus zieht. Auch der hintere Truncus setzt sich an der Magenwand kleinkurvaturseitig fort.

Sympathikus
Der Plexus coeliacus erhält über die Nn. splanchnici die sympathische Innervation. Vom Plexus ziehen die sympathischen Fasern dann entlang der Arterien zur Magenwand.

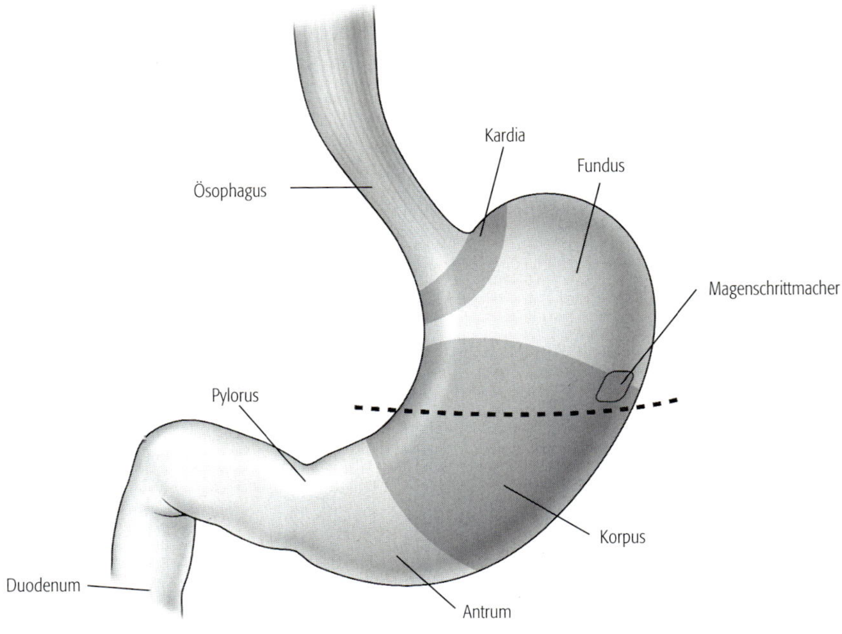

Funktionelle Anatomie des Magens

Nahrungsaufbereitung

Die verschiedenen Abschnitte des Magens üben unterschiedliche Funktionen aus. So dienen die proximalen Abschnitte, der Fundus und proximale Teil des Korpus, in erster Linie der Aufbewahrung der Speise. Diese Abschnitte können sich nach der Nahrungsaufnahme sehr stark erweitern, ohne daß zugleich der intraluminale Druck massiv ansteigt. Auf diese Weise können selbst große Nahrungsmengen im Magen aufbewahrt werden. Diese rezeptive Relaxation der Magenwand nach der Nahrungszufuhr wird über den N. vagus gesteuert und adaptiert sich an die Menge der aufgenommenen Nahrung. In den proximalen Abschnitten finden sich keine Kontraktionen des Magens, sondern nur ein adaptierter Tonus, der eine weitgehend konstante Wandspannung aufrechterhält und somit die Nahrung in Richtung der distalen Abschnitte schiebt. Bei einer Vagusdurchtrennung mit fehlender Relaxation der proximalen Magenabstände würde der Druck im Magen rasch ansteigen und eine rasche Magenentleerung fördern.

In den distalen Abschnitten des Magens wird die Speise dagegen durchgeknetet und zerkleinert, so daß sie für die Passage durch den Dünndarm optimal vorbereitet wird. Im oberen Korpusdrittel wurde eine Schrittmacherzone in der Magenwand nachgewiesen, von dem die fortleitenden Kontraktionen ausgehen, die die Speise mischen und kneten. Wenn die kräftigen fortleitenden Kontraktionen das Antrum erreichen, dann erhöht sich reflektorisch der Tonus des Pylorus. Dadurch wird eine vorzeitige Entleerung verhindert. Die Magenentleerung wird ebenfalls durch den N. vagus vermittelt, der bei einer Antrumkontraktion die Pylorusmuskulatur erschlaffen läßt, damit die Magenentleerung durch einen geringen Druckgradienten gelingt. Eine Vagotomie würde diese Relaxation des Pylorus verhindern und somit zu einer Magenentleerungsstörung führen.

Allerdings können auch unverdaute oder größere Partikel den Magen verlassen. Im nüchternen Zustand werden nämlich vom Schrittmacher massive propulsive Kontraktionen ausgelöst, eine Art Kontraktionsfront, die nach aboral bis zur Bauhinschen Klappe wandert und quasi den oberen Gastrointestinaltrakt „reinigt". Diese Kontraktionsfront wird „Migrating Motor Complex" (MMC) genannt. Mit dieser Kontraktionsfront werden selbst sehr große Teile analwärts transportiert.

Physiologie

Magenpassage. Nach der Nahrungsaufnahme verlassen Flüssigkeiten rasch den Magen, indem sie entlang der kleinen Kurvatur den Pylorus passieren. Für feste Nahrung ist die Magenpassage dagegen sehr viel komplexer und von der Größe der Nahrungspartikel abhängig, denn normalerweise verlassen den Pylorus nur Bestandteile, die kleiner als 2 mm sind. Größere Partikel werden mit Pepsin, Magensäure und Amylase gemischt und in kleinere Bestandteile geknetet bzw. „verflüssigt". Um die feste Nahrung aufzuarbeiten, werden vom Schrittmacherzentrum regelmäßig Kontraktionen ausgelöst, die sich nach distal fortbewegen. Dadurch verdichten und verstärken sich die Kontraktionen über das Antrum zum Pylorus und üben auf diese Weise ihre Doppelfunktion aus: Knetfunktion einerseits und Transportfunktion in Richtung Duodenum andererseits. Der Haupttransportweg der verkleinerten bzw. verflüssigten Nahrung verläuft pyloruswärts entlang der großen Kurvatur. Wenn die Speise nicht ausreichend zerkleinert wurde, werden die Nahrungsbestandteile vom Pylorus nicht durchgelassen, sondern kleinkurvaturseitig wieder korpuswärts transportiert, so daß die Nahrung bis zur optimalen Vorbereitung im Magen zirkuliert. Die feste Nahrung wird demnach solange vom Magen bearbeitet, bis sie einen quasi-flüssigen Zustand erreicht. Flüssige Kost wird dagegen relativ rasch durch den Magen geschleust. Aus diesen physiologischen Kenntnissen wird erklärlich, unter welchen Bedingungen sich die Magenentleerung beschleunigt oder verzögert. So wird die Magenentleerung bei allen distalen Magenresektionen beschleunigt, weil der Pylorus als Barriere für die feste Nahrung fehlt und die Verkleinerung des Magenreservoirs den Druck im Restmagen erhöht.

Regulation der Magenfunktion. Der Verdauungsvorgang und die koordinierte Magenentleerung unterliegen einem komplexen Regulationsmechanismus, in dem neben der vagalen Innervation auch Hormone eingebunden sind. Die Magenentleerung wird direkt durch die Hormone Gastrin, Cholezystokinin und Sekretin gesteuert, deren Ausschüttung durch Sensoren im Duodenum und proximalen Dünndarm reguliert wird. So registrieren die Sensoren u.a. den Gehalt an Dextrose, Amino- und Fettsäuren. Die Komposition der zugeführten Nahrung, ihr Fettgehalt und ihre Osmolalität, modulieren genauso die Entleerung wie der Füllungszustand des Magens, d.h. die Menge der Nahrung. Da der Chymus im Dünndarm und Kolon isoton und pH-neutral werden muß, führt jede hypo- oder hypertonische Nahrung oder Störung der Azidität zu Gegenregulationen des Organismus.
Eine beschleunigte Magenentleerung bzw. das Dumping führt dem Dünndarm rasch große Mengen hochosmotischer Stoffe zu, die zu einem sogenannten **Dumping-Syndrom** führen können. Bei diesem Dumping-Syndrom vermindert sich durch den Flüssigkeitseinstrom in das Darmlumen rasch das intravaskuläre Volumen und es werden vermehrt Bradykinin, Serotonin und andere vasoaktive intestinale Peptide ausgeschüttet. Dadurch wird eine vasomotorische Dysfunktion hervorgerufen, die sich klinisch als Schwindel, Tachykardie, Schwäche, Übelkeit, Erbrechen und Angstgefühl manifestiert. Neben diesen relativ raschen Veränderungen wird einige Stunden nach der Nahrungsaufnahme sehr viel Glucose resorbiert, die eine starke Insulinsekretion auslöst. Dadurch wird eine Hypoglykämie induziert, die sich dann mit ähnlichen Symptomen präsentiert. Deshalb bezeichnet man die erste Variante als Früh-Dumping und die zweite als Spät-Dumping. Bei sorgfältiger Anamnese läßt sich in der überwiegenden Mehrheit der Magenoperierten solch ein Dumping in unterschiedlichem Ausmaß feststellen.
Die Behandlung des Dumping-Syndroms besteht in der Vermeidung von großen Mahlzeiten. Zu den Mahlzeiten sollte auch nicht viel getrunken werden. Getränke mit Zucker sollten frühestens 30-45 Minuten nach dem Essen zugeführt werden. Die Zufuhr von schnell aufschließba-

ren Nahrungsmitteln sollte zugunsten anderer ersetzt werden, um die Glucoseaufnahme zu verzögern. Mit diesen einfachen diätetischen Richtlinien können die Symptome fast aller Patienten hinreichend gemildert werden.

5.2 Ulkuskrankheiten

Ulkuskrankheit. Von den vielen entzündlichen Veränderungen sind heute lediglich die komplizierten Ulkuskrankheiten von chirurgischer Bedeutung wie die Perforation, Blutung, Stenose und der Verdacht auf ein Malignom.

5.2.1 Ulkusperforation

Klinik. Bei einer Perforation steht die abdominelle Symptomatik mit starken Schmerzen und Abwehrspannung ganz im Vordergrund. Nicht immer tritt ein schlagartiger Schmerz auf. Manchmal klagen die Patienten auch über tagelange Schmerzen, die kontinuierlich zunehmen, wenn die entzündliche Penetration des Ulkus langsam die gesamte Wand umfaßt und durch die freie Perforation immer wieder etwas Chymus in die Bauchhöhle gelangt. Die Dynamik ist nicht immer so eindeutig, daß von ihr auf eine Perforation geschlossen werden kann.

Diagnostik. Die Verdachtsdiagnose wird bestätigt, indem freie Luft in der Bauchhöhle nachgewiesen wird. Dazu ist fast immer eine Abdomenübersicht in Linksseitenlage ausreichend, bei der sich eine Luftsichel zeigt. Die Linksseitenlage hat sich bei geringer freier Luft als sensitiver erwiesen als die Röntgenaufnahme im Stehen. Manchmal ist das Geschwür gedeckt perforiert und freie Luft erst nach einer Gastroskopie nachweisbar. Deshalb sollte die Abdomenübersicht bei zweifelhaften Befunden nach der Endoskopie wiederholt werden. In wenigen Fällen wird die Diagnose bei einem akuten Abdomen erst durch eine Computertomographie gestellt. Bei der abdominellen Sonographie wird fast immer freie Flüssigkeit nachgewiesen.

Operationsvorbereitung. Bei einem akuten Abdomen mit nachgewiesener freier Luft ist eine weitere Diagnostik nicht erforderlich. Der Patient sollte unverzüglich operiert werden.

Operationsindikation. Bei freier Perforation besteht eine eindeutige und somit dringliche Operationsindikation.

Operation. Freie Perforationen treten an typischen Stellen auf, wo eine Abdeckung durch umgebende Organe nicht erfolgreich ist. Prädilektionsstellen sind die Bulbusvorderwand und die kleine Kurvatur. Eine exakte Lokalisation durch eine Endoskopie ist nicht erforderlich, weil das chirurgische Vorgehen intraoperativ festgelegt wird. Bei der Operation wird die Bauchhöhle exploriert, die Perforationsstelle dargestellt und verschlossen. Eine ausgiebige Lavage der Abdominalhöhle beendet die Operation. Im Gegensatz zur Duodenalperforation ist bei einer Perforation eines Magengeschwürs zusätzlich eine Gewebeentnahme erforderlich, um ein perforiertes Malignom auszuschließen.

Ulkusexzision. Bei einer Duodenalperforation sollte nicht versucht werden, das Ulkus zu exzidieren, weil der Substanzdefekt sehr groß werden kann und den Verschluß unnötig erschwert. Bei einem kleinen Magengeschwür, sollte die Exzision erwogen werden, damit gesundes Gewebe adaptiert werden kann.

Ulkusperforation

Klassifikation:	Gedeckt/perforiert
Diagnostik:	o/ Abdomenübersicht in Linksseitenlage f/ Sono
OP-Indikation:	Absolut dringlich bei freier Perforation, gedeckte Perforation konservativ
Aufklärung:	Nahtinsuffizienz, Lavagen
Vorbehandlung:	–
OP-Vorbereitung:	–
Lagerung:	Rücken, ZVK, PDK
Zugang:	Mediane Laparotomie/evtl. Laparoskopie
Operation:	Übernähung, evtl. Omentumplastik, evtl. Pyloroplastik, selten Magenresektion, immer PE beim Ulcus ventriculi
Komplikationen:	Blutung, Insuffizienz
Postop. Therapie:	MS belassen bis <300 ml/d. Pantoprazol 2 × 40 mg i.v. oder Esomeprazol 2 × 20 mg oral. Antibiose n. Ausmaß der Peritonitis (zunächst Cefuroxim/Clont)
Kostaufbau:	parenteral, wenn klinisch unauffällig, dann ab dem 5. postop. Tag beginnen
Entlassung:	Ab. 7. Tag
Patienteninfo:	Allgemein
Nachbehandlung:	Esomeprazol 2 × 20 mg, Kontrollgastroskopie nach 6 Wochen

Übernähung. Bei der operativen Versorgung der Perforation wird die freie Perforation in eine gedeckte (verschlossene) Perforation transformiert. Dazu ist grundsätzlich jedes Verfahren geeignet, daß eine dauerhafte Versiegelung des Intestinaltraktes garantiert. Eine einfache Übernähung oder Omentumplastik haben sich zur verläßlichen Versorgung bewährt. Bei einer Übernähung ist davor zu warnen, die Nähte relativ nah an der Perforationsstelle zu plazieren, weil sie dann beim Zusammenziehen ausreißen und das Loch vergrößern. Die Perforationsstelle befindet sich nämlich meistens im Zentrum einer granulomatösen Veränderung und am Rand des Ulkus ist die Haltekraft der Duodenalwand deutlich vermindert. Zu weite Stichabstände sind ebenfalls ungeeignet, weil sie eine Stenose verursachen.

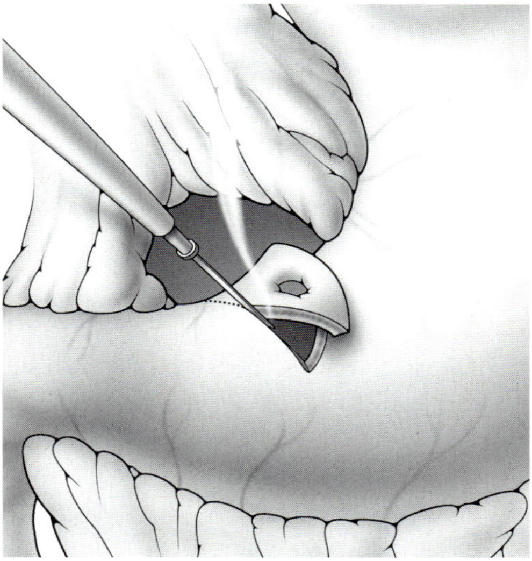
Ulkusexzision an der kleinen Kurvatur

Pyloroplastik. Manchmal wird bei pylorusnahen Geschwüren die Indikation zur Pyloroplastik gestellt. Dabei wird der Pylorus in Längsrichtung des Intestinaltraktes durchtrennt und mit Einzelnähten quer vernäht. Eine zweite Nahtreihe ist meistens aufgrund der Gewebespannung nicht möglich. Da der Pylorus eine nicht unerhebliche Bedeutung für die kontrollierte Magenentleerung hat, sollte die Indikation zur Pyloroplastik selten gestellt werden. Bei einer entzündlich bedingten Magenausgangsstenose ist sie dagegen immer indiziert.

Omentumplastik. Beim laparoskopischen Vorgehen hat sich die Omentumplastik bewährt, die auch bei der Laparotomie angelegt werden kann. Dabei wird ein Zipfel des Omentum majus in die Perforationsstelle eingenäht und um die Perforationsstelle mit zusätzlichen Nähten fixiert. Dadurch ist immer ein sicherer Verschluß der Perforationsstelle möglich.

Drainage. Meistens wird subhepatisch bzw. an der Perforationsstelle eine Drainage eingelegt, weil eine Insuffizienz gefürchtet wird. Dieser Drain wird für eini-

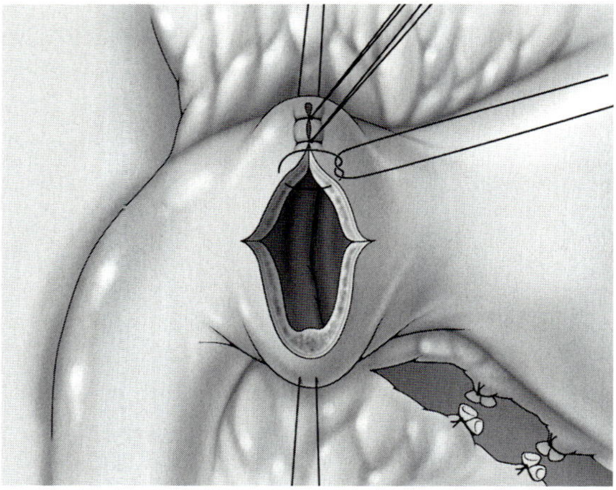

Pyloroplastik nach Heineke-Mikulicz

ge Tage belassen und erst entfernt, wenn die postoperative Röntgenkontrolle oder der klinische Zustand keine Nahtinsuffizienz zeigt.

Nachbehandlung. Postoperativ werden alle Patienten mit einer Magensonde und einem Protonenpumpenhemmer versorgt. Ist der Patient mit Helicobacter pylori infiziert, wird zugleich die Eradikationstherapie (z. B. mit Clarithromycin 2 × 250 mg, Metronidazol 2 × 500 mg oder Pantoprazol 2 × 40 mg) eingeleitet. Die Magensonde ist ein Indikator für die vorübergehende Entleerungsstörung, die durch die reflektorische Atonie und Übernähung hervorgerufen wird. Wenn über die offene Sonde nur wenig Magensaft abläuft, dann kann sie entfernt werden.

Kostaufbau. Der Kostaufbau beginnt in der Regel am fünften postoperativen Tag, wenn keine Insuffizienz nachweisbar ist. Zunächst wird flüssige Kost erlaubt, um damit indirekt die Passage zu überprüfen. Wenn die gut vertragen wird, dann wird leichte Kost erlaubt.

5.2.2 Ulkusblutung

Blutungen aus dem oberen Gastrointestinaltrakt haben ihre Ursache meistens in peptischen Ulzera, Varizenblutungen oder einem Mallory-Weiss-Syndrom. Es handelt sich um Krankheitsbilder, die primär endoskopisch diagnostiziert und behandelt werden, wobei sich die Dringlichkeit nach dem klinischen Erscheinungsbild und der Dynamik der Blutung richtet.

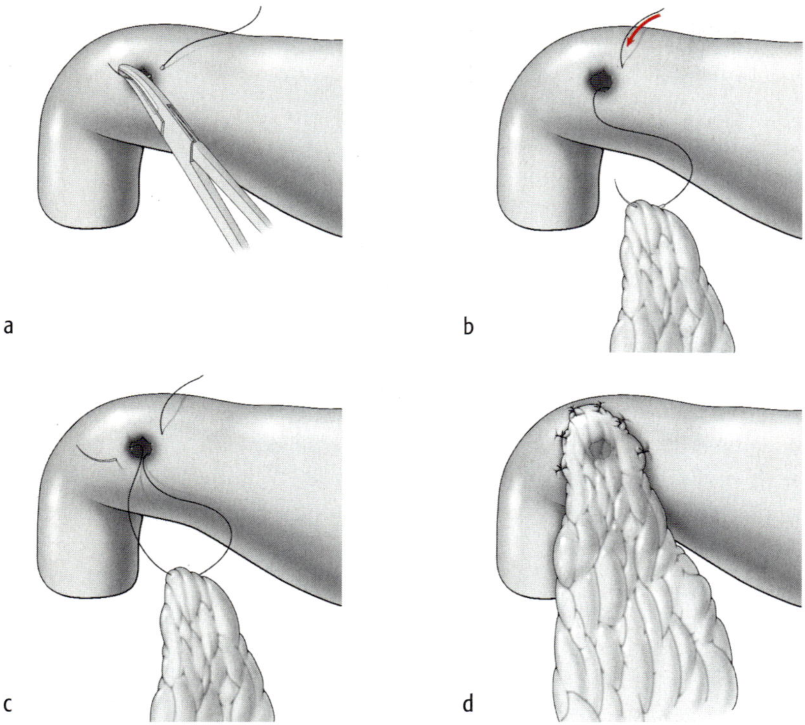

Omentumplastik zum Verschluß eines Ulcus duodeni. Durch die gewählte Stichtechnik zieht sich der Omentumzipfel in den Defekt. Das Omentum wird durch zusätzliche Nähte fixiert.

Klinik. Die Patienten präsentieren sich durchweg mit Hämatemesis oder Teerstuhl und seltener mit peranalen Blutabgängen. Bei der klinischen Untersuchung wird zunächst die Herz-Kreislauf-Situation berücksichtigt und alle Maßnahmen eingeleitet, um den Patienten zu stabilisieren. Nur in ganz extremen Situationen gelingt es nicht, den Patienten für die endoskopische Diagnostik und Blutstillung zu optimieren. In diesen Fällen wird der Patient sofort operiert, allerdings ist die Prognose ungünstig.

Diagnostik. Meistens ist der Patient stabil und wird unter laufender Infusionstherapie und Gabe von Erythrozytenkonzentraten endoskopiert, um die Blutungsquelle eindeutig zu lokalisieren.

Einteilung der Ulkusblutungen nach Forrest

Ia	Aktive arteriell-spritzende Blutung
Ib	Sickerblutung
IIa	Sichtbarer Gefäßstumpf
IIb	Koagel auf dem Ulkus
IIc	Dunkler Ulkusgrund
III	Kein Zeichen der aktiven Blutung

Endoskopie. Blutungen aus gastroduodenalen Geschwüren werden endoskopisch nach Forrest eingeteilt. Diese Einteilung gemeinsam mit der klinischen Allgemeinsituation und erfolgreichen endoskopischen Blutstillung legen das weitere Vorgehen fest. Schleimhautdefekte bei einem Mallory-Weiss-Syndrom werden zur Blutstillung unterspritzt. Varizenblutungen werden ebenfalls endoskopisch gestillt (s. Leber).

Endoskopische Blutstillung. Zur endoskopischen Blutstillung stehen heute die Unterspritzung mit Adrenalin und Fibrin zur Verfügung. Gefäßstümpfe können mit einem Clip sicher versorgt werden. Kleinere diffuse Blutungen werden zusätzlich mit dem Argon-Beamer gestillt. In erfahrenen Händen gelingt fast immer eine Blutstillung. Lediglich Blutungen aus sehr großen Gefäßen, wie der A. gastroduodenalis, müssen manchmal notfallmäßig operativ gestillt werden.

Prognose. Die Komplikationsrate und Sterblichkeit einer Ulkusblutung hängt neben den endoskopischen Gegebenheiten auch von der Blutungsdynamik und den Begleiterkrankungen des Patienten ab. Wenn es sich um eine chronische, geringe Sickerblutung mit einem noch hohen Hämoglobinspiegel handelt, ist die Prognose sehr günstig. Stellt sich der Patient dagegen deutlich anämisch (Hb <7 g/dl) vor und benötigt er mehr als 5 Erythrozytenkonzentrate innerhalb der ersten 12 Stunden, dann ist die Situation ungünstiger. Als weitere Risikofaktoren werden ein Alter über 60 Jahre und schwere Begleiterkrankungen (chronische Niereninsuffizienz, Leberschädigung) angesehen. Alle genannten Faktoren beeinflussen letztlich die Entscheidung, ob und wann eine operative Blutstillung erfolgen soll.

Operationsindikation. Nur die wenigsten oberen gastrointestinalen Blutungen werden heutzutage operativ versorgt, weil nach einer erfolgreichen endoskopischen Blutstillung und Behandlung mit einem Protonenpumpenhemmer drei Viertel aller Patienten nicht mehr bluten. Die Wahrscheinlichkeit, daß es erneut blutet, hängt vom primären Forrest-Stadium und der Lokalisation des Ulkus ab. So sind Ulzera in der Nähe größerer Gefäße, also an der Duodenalhinterwand und kleinen Kurvatur, besonders rezidivgefährdet. Forrest-Ia- und -IIa-Blutungen weisen ebenfalls auf größere Gefäße hin und neigen zur erneuten Blutung. Da aber auch Rezidivblutungen erneut endoskopisch gestillt werden können, ist bei einer Rezidivblutung nicht immer die Operation indiziert. Erst bei ungünstigen lokalen Gegebenheiten und schweren Begleiterkrankungen des Patienten sollte eine operative Blutstillung erwogen werden.

Ulkusblutung

Klassifikation:	Forrest-Stadien
Diagnostik:	o/ Notfallgastroskopie
OP-Indikation:	Reendoskopie/Operation
Aufklärung:	–
Vorbehandlung:	–
Vorbereitung:	EK kreuzen
Endoskopie:	Blutstillung mit Fibrin, Adrenalin, Clip
Postendosk. Therapie:	Monitoring, Hb-Kontrolle, Pantoprazol 80 mg i.v., dann 8 mg/Std für 72 Std. Später 2 × 40 mg i.v. oder Esomeprazol 2 × 20 mg oral
Reendoskopie:	Sofort bei V. a. Blutung oder n. Angabe vom Endoskopiker
Kostaufbau:	Sofort orale flüssige Kost, Nährlösungen

Konservative Therapie. Bei erfolgreicher Blutstillung einer Forrest-I- oder -II-Blutung wird der Patient auf die Überwachungsstation verlegt. Der Kreislauf wird weiter stabilisiert und der Hb-Wert kontrolliert. Der stabile Patient kann oral mit Trinknahrung ernährt werden, weil bei der geplanten oder notfallmäßigen Endoskopie eventuelle flüssige Reste ohne Probleme abgesaugt werden können. Ein Risikopatient bleibt allerdings nüchtern, wenn eine Operation droht. Eine hochdosierte Therapie mit Protonenpumpenhemmern wird eingeleitet, um die Säurebildung maximal zu blockieren. Dazu erhält der Patienten z. B. 80 mg Pantoprazol i.v. als Bolus und für 72 Std 8mg/Std als kontinuierliche Infusion. Bei einer Nieren- oder Leberinsuffizienz ist die Dosierung auf 50 % bzw. 25 % zu reduzieren. Bei Patienten über 70 Jahre wird die Dosierung ebenfalls um 50 % reduziert. Ab dem dritten Tag wird 2 × 20 mg Esomeprazol oral gegeben. 24 Stunden nach der ersten Endoskopie oder bei erneuten Anzeichen einer Blutung wird die Endoskopie wiederholt. Wenn bei der zweiten Endoskopie keine aktive Blutung mehr nachweisbar ist, wird nach 48 bis 72 Stunden erneut endoskopiert bis ein Forrest-III-Stadium beschrieben wird. Alle Patienten mit einer Forrest-III-Blutung werden auf die normale Station gelegt, enteral vollständig ernährt und erhalten 2 × 20 mg Esomeprazol zur Langzeittherapie.

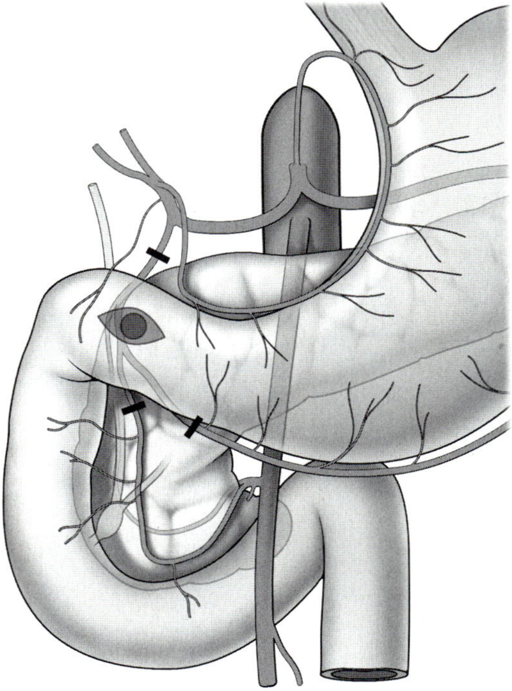

Umstechungen bei einem blutenden Ulkus duodeni

Operation. Das Ziel der Operation ist eine sichere Hämostase und Verhinderung einer erneuten Blutung. Das genaue Vorgehen richtet sich nach der Lokalisation. Ein blutendes Ulcus duodeni befindet sich in der Regel an der Hinterwand. Der Bulbus wird im Längsverlauf durchtrennt, das Ulkus aufgesucht und umstochen. Dabei ist der besondere Gefäßverlauf der A. gastroduodenalis und die Abzweigung der A. pancreaticoduodenalis superior zu beachten. Die Duodenotomie wird sorgfältig verschlossen. Die Lehrbücher beschreiben zusätzlich die gezielte Umstechung der A. gastroduodenalis am Abgang der A. hepatica communis, die nach persönlicher Einschätzung so gut wie niemals möglich ist, weil bei einem fortgeschrittenen Ulkusleiden eine exakte Präparation in diesem Bereich sehr schwierig bzw. nicht ratsam ist. Kaudal des Bulbus duodeni könnte die A. pancreaticoduodenalis superior und A. gastroepiploica dextra umstochen werden, was aber nicht sinnvoll ist, wenn der Zufluß von der A. gastroduodenalis offen ist. Relativ häufig sind ebenfalls blutende Ulzera an der kleinen Kurvatur. Diese können exzidiert oder nur umstochen werden, wobei nach Exzisionen weniger

Rezidivblutungen auftreten. Wenn die Blutungsquelle nicht eindeutig endoskopisch lokalisierbar ist, dann wird nach der Oberbauchlaparotomie der Magen-Darm-Trakt sorgfältig exploriert. Über eine Gastrotomie oder Duodenotomie kann die Blutungsquelle aufgespürt und gestillt werden.

Operative Blutstillung

Klassifikation:	-
Diagnostik:	-
OP-Indikation:	Nicht-stillbare Blutung
Aufklärung:	Blutung, Insuffizienz
Vorbehandlung:	-
OP-Vorbereitung:	-
Lagerung:	Rücken, ZVK, PDK
Zugang:	Median
Operation:	Umstechung, selten Magenresektion oder Ulkusexzision
Komplikationen:	Blutung, Insuffizienz
Postop. Therapie:	MS belassen bis 300 ml/d. Pantoprazol 2 x 40 mg i.v. oder Esomeprazol 2 x 20 mg oral. Rö. nur bei klinischem V.a. Insuffizienz
Kostaufbau:	parenteral, wenn Rö.-Passage oder klinisch unauffällig, dann ab dem 5. postop. Tag beginnen.
Entlassung:	Ab 7. Tag
Patienteninfo:	Allgemein
Nachbehandlung:	Esomeprazol 2 x 20 mg, Kontrollgastroskopie nach 6 Wochen

5.2.3 Chronisches Ulkusleiden

Chronische Ulzera verursachen manchmal eine symptomatische Stenose oder sind verdächtig auf ein Malignom, so daß sie reseziert werden müssen. Als Verfahren zur Stenosebeseitigung am Magenausgang kommt die Pyloroplastik in Betracht. Bei den seltenen resezierenden Verfahren werden die distalen Abschnitte des Magens entfernt.

Klinik. Bei einer Stenose mit Magenentleerungsstörung klagt der Patient über postprandiales Erbrechen. Unspezifische Oberbauchbeschwerden weisen auf ein chronischen Ulkusleiden hin. Wenn das Ulkus unter konsequenter konservativer Therapie innerhalb von 4 Wochen keine Heilungstendenz zeigt, dann sollte ein Malignom sicher ausgeschlossen werden.

Operationsvorbereitung. Bei einer Magenentleerungs-Störung ist präoperativ unbedingt der Magen sauber zu spülen, wobei dieses Manöver auch im Operationssaal stattfinden kann. Manchmal finden sich im Magen sogar noch Bariumreste von der röntgenologischen Magenuntersuchung, die länger zurückliegt.

Ulkuskomplikation (Magenausgangsstenose)

Klassifikation:	–
Diagnostik:	o/ Magen-Darm-Passage, Gastroskopie, f/ Sono, Gastrin i. Serum
OP-Indikation:	Absolut bei Stenose, relativ bei chronischem Ulkusleiden
Aufklärung:	Nahtinsuffizienz, Dumping-Syndrom
Vorbehandlung:	–
OP-Vorbereitung:	–
Lagerung:	Rücken, ZVK, PDK
Zugang:	Quere Laparotomie
Operation:	⅔-Magenresektion mit Rekonstruktion n. Billroth I oder II
Komplikation:	Blutung, Insuffizienz
Postop. Therapie:	MS belassen bis <300 ml/Tag.
Kostaufbau:	parenteral, wenn klinisch unauffällig, dann ab dem 3. postop. Tag mit Tee beginnen. Auf kleine und häufige Mahlzeiten achten.
Entlassung:	Ab 7. Tag
Patienteninfo:	Allgemein
Nachbehandlung:	Beim Dumping-Syndrom kleine Mahlzeiten, leicht aufschließbare Kohlenhydrate reduzieren, wenig Flüssigkeit zur Mahlzeit

Pyloroplastik. Hat sich bei einem chronisch rezidivierenden Ulkusleiden eine Pylorusstenose ausgebildet, dann wird sie durch eine Pyloroplastik nach Heineke-Mikulicz beseitigt. Dazu wird die Bulbusvorderwand in Längsrichtung inzidiert und über den Pylorus hinweg fortgesetzt. Die Inzision wird dann quer verschlossen. Die Pyloroplastik beseitigt zwar die Ursache der Magenentleerungsstörung, aber sie fördert zugleich den duodenogastralen alkalischen Reflux.

Finney-Plastik. Manchmal ist die Stenose allerdings so langstreckig, daß diese Art der Pyloroplastik technisch nicht durchführbar ist. In diesen Fällen kann bei sehr günstigen anatomischen Verhältnissen auf die Plastik nach Finney zurückgegriffen werden, bei der das Duodenum und der Magen langstreckig inzidiert und zusammengenäht werden. Wenn es nicht gelingt, die Wundränder durch die ausgiebige Mobilisation des Duodenums und Pankreaskopfes (Kocher-Manöver) leicht zu adaptieren, dann sollte eine distale Magenresektion erwogen werden.

Resektionen. Entscheidet sich der Chirurg bei einer Stenose oder chronischem Ulkusleiden für eine Resektion, so kann er zwischen einer Antrumresektion mit selektiver Vagotomie (SV) oder einer 2/3-Magenresektion wählen. Bei der

Folgen der Vagotomie
Jede Vagotomie durchtrennt wichtige efferente und afferente Fasern, die das Abdomen mit dem ZNS verbindet. Im Grunde ist dieser Nerv die „Hauptverbindung" für sehr viele Informationen aus der Abdominalhöhle. Die Afferenzen und Efferenzen des Ramus hepaticus und Plexus coeliacus beeinflussen die Nahrungsaufnahme, den Metabolismus von Glucose und Fettsäuren, die Cholezystokininfreisetzung, Pankreasstimulation, Dünndarmmotilität, immunologische Abwehr und konsekutive Temperaturerhöhung, emotionale Befindlichkeit und Gedächtnisleistung. So wird die Nahrungsaufnahme auch vom Hypothalamus kontrolliert, der dazu die metabolischen Veränderungen im Organismus über vagale Afferenzen und intrahypothalare Rezeptoren für Glucose und freie Fettsäuren registriert. Nach einer trunkulären Vagotomie sind sehr wichtige Regelkreise unterbrochen und nachweislich die orale Glucose-Toleranz gestört, weil der Reflexbogen zwischen Nahrungsaufnahme und zentraler Insulin- und Glucagonausschüttung aufgehoben ist.
Eine Vagotomie beschleunigt die Magenentleerung, indem die reflektorische Relaxation des proximalen Magenabschnittes fehlt. Dadurch erhöht sich rasch der intragastrale Druck mit Entleerung des Magens. Durch die Antrum- und Pylorusresektion wird die Entleerung zusätzlich erleichtert, so daß ein massives Dumping und explosionsartige Durchfälle auftreten können. Solche Durchfälle sind auch nach alleiniger trunkulärer Vagotomie nicht selten, wobei sowohl eine fehlende Koordination der Darmabschnitte als auch eine bakterielle Überwucherung im Dünndarm als Ursachen vermutet werden.

Antrumresektion ist unbedingt darauf zu achten, daß nicht aus Versehen trunkulär vagotomiert (TV) wird. Bei einer TV werden die beiden Trunci vor ihrer Aufteilung am distalen Ösophagus durchtrennt und bei einer SV erst nach der ersten Aufteilung, so daß sowohl der Ramus hepaticus als auch der Ramus coeliacus erhalten bleiben.

2/3-Magenresektion. Die resezierenden Verfahren des distalen Magenabschnittes, die nach Billroth benannt wurden, umfassen folgende Operationsschritte: Die große Magenkurvatur wird vom Pylorus aus bis zum Ende des Versorgungsgebietes der A. gastroepiploica dextra skelettiert und das postpylorische Duodenum zirkulär freipräpariert. Nachdem das Duodenum postpylorisch mit einem Klammernahtgerät durchtrennt und verschlossen wurde, werden die A. gastrica dextra und das kleine Netz durchtrennt. An der kleinen Kurvatur wird die Resektionslinie unterhalb der Kardia (ca. 3–5 cm) festgelegt und die kleine Kurvatur disseziert. Der Magen wird treppenförmig mit mehreren Klammernähten abgesetzt, ohne die Kardia einzuengen. Die Klammerreihe an der kleinen Kurvatur wird fortlaufend übernäht.

Rekonstruktionsverfahren. Der Gastrointestinaltrakt kann nach der Resektion unterschiedlich rekonstruiert werden, wobei keine der Rekonstruktionen in kontrollierten Studien seine Überlegenheit bewiesen hat. Alle Verfahren haben ihre spezifischen Vor- und Nachteile und werden manchmal sogar ineinander umgewandelt (Billroth-I in Billroth-II oder Billroth-II in Roux-Y), um lästige Nachteile zu beseitigen. Ein Nachteil aller Resektionsverfahren ist das Fehlen von Pylorus und Antrum. Dadurch wird jede koordinierte Magenentleerung verhindert, so daß eine sehr rasche Entleerung von Flüssigkeiten und festen Nahrungsbestandteilen zu erwarten ist.

Billroth-I. Wenn die Duodenalpassage erhalten bleibt, dann wird nach ausreichender Mobilisation des Duodenums eine Gastroduodenostomie angelegt. Dies entspricht einer Billroth-I-Operation. Der Magenrest und das Duodenum können mit einer Klammernaht oder Handnaht anastomosiert werden. Es ist unbedingt darauf zu achten, daß die Anastomose nicht unter Spannung steht. Eine Billroth-I-Resektion mit Duodenalpassage hat den Vorteil, daß ein Teil der Regulationsabläufe beim Übertritt der Nahrung in das Duodenum erhalten bleiben und somit die Magenentleerung etwas gebremst wird. Damit werden die Symptome der raschen Magenentleerung gemildert, aber nicht beseitigt. Die Neutralisation und die Isotonie des Chymus werden durch die Duodenalpassage erleichtert und möglicherweise auch die Kalzium- und Eisenresorption. Leider tritt als bedeutender Nachteil nicht selten ein alkalischer Reflux auf, der eine therapierefraktäre Gastritis oder Ösophagitis verursachen kann. Außerdem sind Anastomoseninsuffizienzen häufiger als bei anderen Rekonstruktionen.

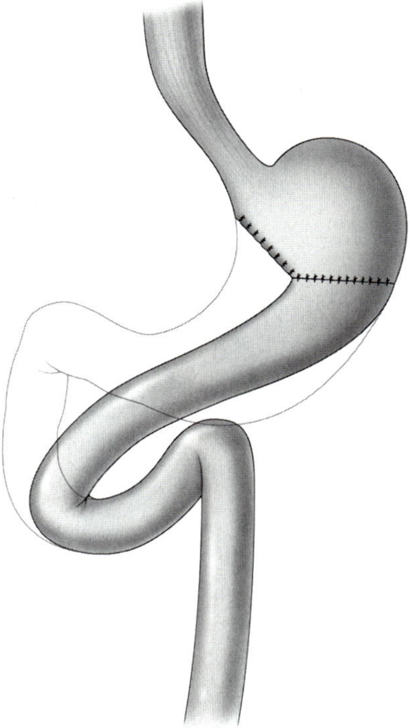

Billroth-I-Rekonstruktion

Billroth-II. Wenn die Duodenalpassage nicht erhalten werden soll, kann nach Billroth-II oder nach Roux-Y rekonstruiert werden. Beim Billroth-II-Verfahren wird die zweite Jejunalschlinge antekolisch oder retrokolisch zum Magen hochgeführt und eine Gastrojejunostomie angelegt. Soll eine gestapelte Gastrojejunostomie angefertigt werden, dann ist zu bedenken, daß die Durchblutung zwischen der ersten Klammernahtreihe bei der Resektion und der zweiten Klammernahtreihe zur Anastomosierung massiv eingeschränkt sein kann. Bei einer handgenähten Anastomose besteht diese Gefahr nicht.

Braunsche Fußpunktanastomose. Von einigen wird zur Gastrojejunostomie eine kurze zuführende Schlinge bevorzugt. Da dadurch ein ausgeprägter alkalischer Reflux auftreten kann, wird von Anderen eine längere zuführende Schlinge bevorzugt

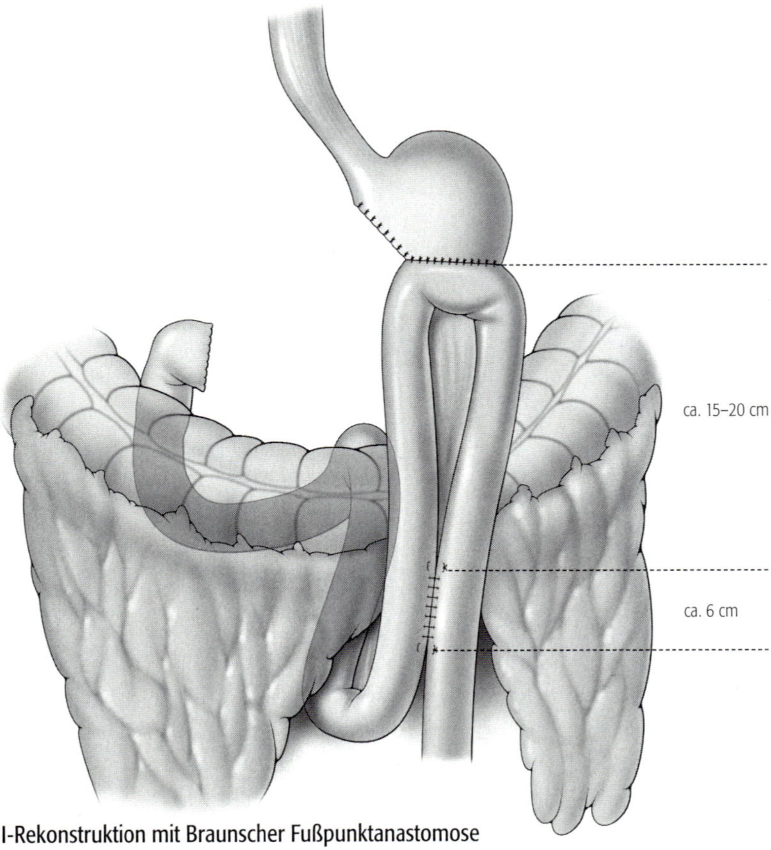

Billroth-II-Rekonstruktion mit Braunscher Fußpunktanastomose

und zusätzlich eine Braunsche Fußpunktanastomose angelegt. Dabei handelt es sich um eine Seit-zu-Seit-Anastomose, die ungefähr 20 bis 25 cm unterhalb der Gastrojejunostomie plaziert wird. Über die Braunsche Anastomose soll das alkalische Sekret aus dem Duodenum direkt in das Jejunum geleitet werden, ohne daß es in den Restmagen fließt. Leider läßt sich auch dadurch ein alkalischer Reflux nicht immer sicher verhindern. Die Gastrojejunostomie kann iso- oder anisoperistaltisch angelegt werden. Eine isoperistaltische Anastomose wird von vielen bevorzugt. Wird sie dennoch anisoperistaltisch angelegt, dann sollte der zuführende Schenkel an der kleinen Kurvatur relativ hoch plaziert werden.

Roux-Y. Um den alkalischen Reflux sicher zu vermeiden, wird von einigen Chirurgen eine Gastrojejunostomie nach Roux-Y gewählt. Dabei handelt es sich um die Durchtrennung des Jejunums im Bereich der zweiten Jejunalschlinge. Der orale Schenkel, der vom Duodenum kommt, wird 50 cm unterhalb der Durchtrennung als End-zu-Seit-Jejunojejunostomie anastomosiert. Ein alkalischer Reflux würde begünstigt, wenn die Distanz zwischen der Gastrojejunostomie und der Jejunojejunostomie zu kurz ist. Sie sollte deshalb mindestens 40–50 cm betragen. Der freie Jejunalschenkel wird als Gastrojejunostomie an den Magenrest genäht. Nach Roux-Y-Rekonstruktionen treten häufiger Magenentleerungs-Störungen auf, die auf eine verringerte Propulsion des Jejunums zurückgeführt werden. Dieses Phänomen wird dadurch erklärt, daß bei einer Roux-Y-Anastomose die Kontinuität des Darmes durchtrennt und damit zumindest vorübergehend eine Fortleitung der Erregung in der Darmmuskulatur verhindert wird. Bei der Billroth-II-Rekonstruktion kann dagegen die normale Dünndarmperistaltik vom Duodenum durch den gesamten Dünndarm bis zur Bauhinschen Klappe fortschreiten. Ein weiterer Nachteil der Rekonstruktion nach Roux-Y scheint die erhöhte Inzidenz von peptischen Ulzera zu sein.

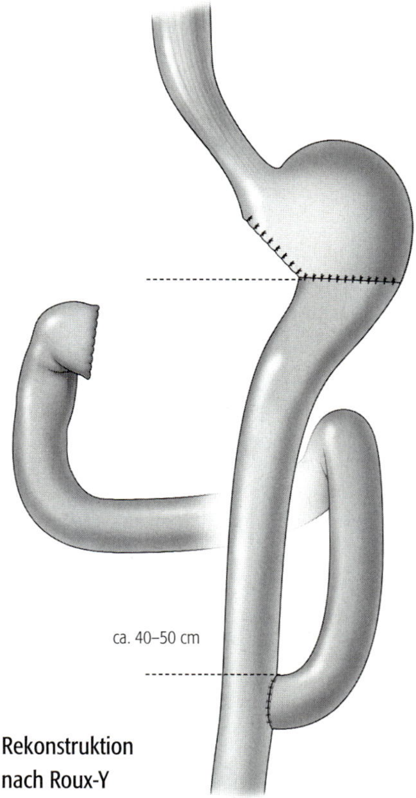

Rekonstruktion nach Roux-Y

Komplikationen. Als seltene, aber wichtige postoperative Komplikationen treten nach der B-I-Rekonstruktion Anastomoseninsuffizienzen und Nachblutungen auf. Bei den B-II- und Roux-Y-Rekonstruktionen droht eine Duodenalstumpfinsuffizenz, die aber nur bei schwierigem Duodenalverschluß auftritt. Manifestiert sich eine Insuffizienz in den ersten Tagen, dann sollte sie sofort revidiert werden. Bei späteren Insuffizienzen mit guter Drainage kann eventuell ein zunächst konservatives Vorgehen angezeigt sein, wenn der entzündliche Prozeß lokal begrenzt ist.

Drainagen: Der Vorteil einer Drainage des Operationsgebietes wurde in einer randomisierten Studie nicht belegt und bleibt deshalb umstritten. Bei einem glatten intraoperativen Verlauf wird persönlich auf eine Drainage verzichtet, weil Insuffizienzen oder Nachblutungen sehr selten sind. Wenn in problematischen Fällen eine Drainage eingelegt wird, bleibt sie meistens bis zum Beginn des Kostaufbaus oder der Röntgenkontrolle der Anastomose liegen und wird danach entfernt.

Nachblutung. Bei einer starken postoperativen Nachblutung in die freie Bauchhöhle ist eine sofortige Revision erforderlich, während bei einer intraluminalen Blutung aus der Anastomose auch eine endoskopische Blutstillung angestrebt werden kann. Allerdings ist hier die Gefährdung für die Anastomose bei endoskopischen Manipulationen zu berücksichtigen, so daß die endoskopische Intervention nur von sehr erfahrenen Endoskopikern vorgenommen werden sollte. Wenn die Anastomose wegen einer Blutung revidiert werden muß, dann wird der Magen 4 cm oberhalb der Anastomose eröffnet und die Blutung umstochen.

Kostaufbau. Bei allen Rekonstruktionen kann die Magen-Darm-Passage temporär verzögert sein, so daß von einigen Chirurgen die Passage und Anastomose zwischen dem fünften und siebten postoperativen Tag röntgenologisch mit wasserlöslichem Kontrastmittel kontrolliert wird. Ist keine Insuffizienz nachweisbar (cave: falsch-negative Ergebnisse) und ist der klinische Befund unauffällig, dann wird mit dem Kostaufbau begonnen. Im eigenen Vorgehen wird regelhaft auf die Röntgenaufnahme verzichtet. Die Entscheidung zum Kostaufbau wird primär vom klinischen Verlauf abhängig gemacht. Sollten allerdings Hinweise auf eine Insuffizienz bestehen, dann wird eine rasche weitergehende Diagnostik (Röntgen-Kontrast und CT) eingeleitet. Bei normalen Verlauf sollte die Kost zunächst auf ein Drittel beschränkt werden, um eine „Prallfüllung" des Restmagens und damit einen Berstungstest der Anastomose zu vermeiden. Die Kost wird dann langsam mit vielen kleinen Mahlzeiten gesteigert.

Nachbehandlung. Durch eine ausgewogene Diät kann ein Dumping manchmal deutlich abgeschwächt werden. Bei der Nahrungszusammensetzung und eventuellen Substitution wird auch an eine verminderte Kalzium- und Eisenresorption und B_{12}-Mangelanämie gedacht. Nach allen Resektionsverfahren kann erneut ein Ulcus ventriculi oder ein Anastomosenulkus (Ulcus pepticum jejuni) auftreten. Ein Magenstumpfkarzinom sollte bei einem erneuten Ulkus sicher ausgeschlossen werden. Bei persistierenden Dumping-Beschwerden oder wenn ein alkalischer Reflux das Ulkus verursachte, wird eine erneute Operation (Umwandlung in Roux-Y) erwogen. Glücklicherweise sind sie selten notwendig. Ein großer Prozentsatz der erneut operierten Patienten klagt allerdings auch nach der „Korrektur-Operation" weiterhin über starke Beschwerden. Bei der Operationsplanung wegen einer postoperativen Störung wird neben einer Endoskopie mit Biopsien auch eine Magendarmpassage vorgenommen, um Stenosen oder Probleme mit der ab- oder zuführenden Schlinge auszuschließen.

5.3 Magentumoren

Gutartige Tumoren des Magens sind selten. Treten singuläre oder multiple Adenome im Magen auf, so sollten sie unbedingt entfernt werden, weil sie wie im Kolon obligate Präkanzerosen darstellen. Maligne Tumoren sind im Magen sehr viel häufiger, wobei das Magenkarzinom am häufigsten ist gefolgt von Lymphomen und Stromatumoren.

5.3.1 Magenkarzinom

Tumorstadien. Magenkarzinome werden traditionellerweise in Frühkarzinome und fortgeschrittene Karzinome eingeteilt. Diese verschiedenen Kar-

TNM-Stadien des Magenkarzinoms

T1	Tumor infiltriert die Lamina propria oder Submukosa.
T2	Tumor infiltriert M. propria (a) oder Subserosa (b).
T3	Tumor penetriert Serosa.
T4	Tumor infiltriert benachbarte Strukturen.
N0	Keine regionären Lymphknotenmetastasen.
N1	Metastasen in 1–6 regionären Lymphknoten.
N2	Metastasen in 7–15 regionären Lymphknoten.
N3	Metastasen in mehr als 15 regionären Lymphknoten.

*Retropankreatische, mesenteriale und paraaortale Lymphknotenmetastasen gelten als Fernmetastasen zinome sind keine unterschiedlichen Entitäten, sondern sie haben nur unterschiedliche Prognosen. Beim Frühkarzinom handelt es sich um ein T1-Karzinom, das auf die Mukosa und Submukosa beschränkt ist, wobei der Lymphknotenstatus bei dieser Einteilung unberücksichtigt bleibt. Es wäre wünschenswert, diese Unterscheidung abzuschaffen und die Karzinome ausschließlich nach dem TNM-System einzuteilen. Bei der TNM-Klassifikation ist zu berücksichtigen, daß sich die N-Klassifikation des TNM-Systems beim Magenkarzinom in der letzten Revision geändert hat. Entscheidend ist nach der neuen N-Klassifikation nicht mehr die Entfernung des Lymphknotens vom Tumor, sondern die Anzahl der Lymphknotenmetastasen.

Lokalisation. Während das Magenkarzinom früher eher im unteren Abschnitt auftrat, ist eine Zunahme von proximalen Karzinomen in den letzten Jahren auffällig, ohne daß diese Erscheinung eindeutig und monokausal erklärt werden kann. Möglicherweise unterliegen die Tumoren in den unterschiedlichen Abschnitten auch einer unterschiedlichen Ätiologie, weil sie sich in ihrem Altersgipfel, der Geschlechts- und soziologischen Verteilung unterscheiden. Die Abnahme des Helicobacter pylori wird als ein möglicher kausaler Faktor angesehen.

Laurén-Klassifikation. Histologisch handelt es sich bei Magenkarzinomen fast ausschließlich um Adenokarzinome, wobei ungefähr 10 % Siegelringkarzinome mit schlechter Prognose sind. Im klinischen Alltag wird die Laurén-Klassifikation dazu verwendet, über das Ausmaß der Resektion zu entscheiden. Lauren unterschied histologisch zwischen Tumoren vom intestinalen und vom diffusen Typ. Intestinale Tumore zeigen drüsenähnliche Zellverbände, sind gut zum Nachbargewebe abgrenzbar, metastasieren häufiger hämatogen und haben eine günstigere Prognose. Diffuse Karzinome sind dagegen schlechter abgrenzbar zum angrenzenden Gewebe, weisen eher ein infiltrierenden Charakter auf und neigen zur Peritonealkarzinose mit einer schlechteren Prognose.

Prognose. Für die Prognose nach einer R0-Resektion sind die Tiefeninfiltration, regionale Lymphknotenmetastierung und Fernmetastasierung von ausschlaggebender Bedeutung. Die meisten Karzinome sind

Wahrscheinlichkeit von Lymphknotenmetastasen in Abhängigkeit vom T-Stadium

T1	Muscularis mucosae	4–5 %
T1	Submukosa	15–20 %
T2a	Muscularis propria	45–50 %
T2b	Subserosa	65–70 %
T3	Serosa	75–80 %
T4	Andere Organe	90–95 %

zum Zeitpunkt ihrer Diagnose bereits fortgeschritten und weisen Lymphknotenmetastasen auf. Dabei folgt die lymphatische Metastasierung dem Lymphstrom und richtet sich nach der Lokalisation des Tumors, so daß für unterschiedliche Tumorlokalisationen auch verschiedene Lymphknotenstationen relevant sind.

Lymphknotenmetastasierung. Die Wahrscheinlichkeit einer lymphatischen Metastasierung steigt mit der Tiefenausdehnung des Tumors. Zuerst werden die tumornahen Lymphknoten am Magen befallen und danach die weiter entfernten. Bei einem Magenfrühkarzinom, bei dem lediglich die Mukosa infiltriert wurde, sind

Magenkarzinom

Klassifikation:	TNM, Laurén
Diagnostik:	o/ Gastroskopie, Sono, Thorax f/ CT-Abdomen bei großen Tumoren
OP-Indikation:	In kurativer Absicht immer. Bei Komplikationen durch den Tumor auch in palliativer Intention. Bei Fernmetastasen nur, wenn Stenose oder Blutung vorliegen.
Aufklärung:	Nahtinsuffizienz, Dumping-Syndrom
Vorbehandlung:	–
OP-Vorbereitung:	1 Amp. Sandostatin s.c. morgens, Lymphknotenprogramm!!
Lagerung:	Rücken, ZVK, PDK
Zugang:	Quere Laparotomie, evtl. mediane Laparotomie
Operation:	Subtotale Magenresektion bei kleinen Tumoren im distalen Drittel. Ansonsten Gastrektomie. Splenektomie nur im proxim. Drittel. D-II-Lymphadenektomie ist die Regel.
Komplikationen:	Insuffizienz
Postop. Therapie:	MS belassen bis <300 ml/Tag nach Teilresektion, ansonsten keine MS.
Kostaufbau:	Orale Kost bei unauffälligem Verlauf ab dem 3. postop. Tag beginnen. Auf kleine und häufige Mahlzeiten achten.
Entlassung:	Ab 7. Tag
Patienteninfo:	Allgemein, Magenkrebs-Info (blau)
Nachbehandlung:	Vitamin-B_{12} 1000 µm i. m. alle 3 Monate, bei Dia- oder Steatorrhoe 3 x 2 Kps. Kreon® 10000 tgl. Mahlzeiten, leicht aufschließbare Kohlenhydrate reduzieren, wenig Flüssigkeit zur Mahlzeit. Chemotherapie bei R1/R2-Resektion anbieten, obwohl nicht sehr effektiv. Bei lokoregionärem Rezidiv zur Chemoradiatio vorstellen.

Lymphknotenmetastasen selten (<5 %). Bei einer Infiltration der Muscularis propria beträgt sie dagegen bereits 50 % und umfaßt nicht nur die Lymphknoten im Kompartiment I, sondern in ungefähr 25 % der Fälle auch das Kompartiment II. Bei einer Infiltration der Subserosa finden sich im Kompartiment II bereits in 40 % der Fälle Lymphknotenmetastasen. Ist sogar das Kompartiment III befallen, dann entspricht dies nach der TNM-Klassifikation bereits einer Fernmetastasierung (MLymph) mit besonders schlechter Prognose.

Lymphadenektomie. Da die meisten Magenkarzinome bereits in fortgeschrittenen Stadien diagnostiziert werden, wird generell eine Resektion des zweiten Kompartiments empfohlen, d.h. eine so genannte D2-Lymphadenektomie, um die befallenen Lymphknoten in diesem Kompartiment zu entfernen. Wird bei der Resektion lediglich das Kompartiment I entfernt, das bei jeder Gastrektomie automatisch beseitigt wird, dann entspricht dies einer D1-Lymphadenektomie.

D2-Lymphadenektomie. Inwieweit eine D2-Lymphadenektomie zur optimalen operativen Therapie aber tatsächlich erforderlich ist, bleibt umstritten. Die Empfehlung einer routinemäßigen D2-Lymphadenektomie wurde ursprünglich von japanischen Chirurgen aufgestellt, auf deren außergewöhnlich umfangreichen und sorgfältigen anatomischen Studien unsere Kenntnisse über die Lymphknotenmetastasierung beruhen. Während nicht-kontrollierte Studien oder Vergleiche mit historischen Kollektiven eine Überlegenheit der D2-Lymphadenektomie im Vergleich zur D1-Lymphadenektomie vermuten lassen, konnte diese Annahme in mehreren kontrollierten Studien nicht bestätigt werden. Es scheint nach der Datenlage aber denkbar, daß Patienten mit einem Stadium II oder IIIa von der ausgedehnteren Lymphadenektomie profitieren könnten. Da präoperativ das definitive Stadium nicht sicher vorhergesagt werden kann, führen viele Chirurgen weiterhin bei allen Patienten eine D2-Lymphadenektomie durch, wobei sich die Sterblichkeit aber nicht erhöhen darf, weil die Überlebensvorteile durch eine D2-Lymphadenektomie so gering sind, daß sie sonst durch eine deutliche erhöhte postoperative Sterblichkeit wieder aufgewogen würden.

Klinik. Bei einem frühen Karzinom sind die Beschwerden unspezifisch und ähneln dem bei einem kleinen Ulkus. Erst fortgeschrittene Tumore verursachen ausgeprägte Symptome (Stenose oder Blutung).

Diagnostik. Vor der endgültigen Operationsplanung werden die relevanten Begleiterkrankungen und das klinische Tumorstadium ermittelt. Dazu ist neben der

Oberbauchsonographie und der Röntgenaufnahme des Thorax auch eine Endoskopie mit Spezifikation der Lokalisation, Größe, und Histologie erforderlich. Wenn durch die Befunde ein fortgeschrittenes Tumorwachstum vermutet wird, sollte eine Endosonographie oder Computertomographie durchgeführt werden. Mit der Endosonographie kann die Größe und das T-Stadium relativ verläßlich bestimmt werden und sie gibt Hinweise auf Lymphknotenveränderungen. Die Computertomographie sucht nach Hinweisen einer weiteren Metastasierung, Infiltration in andere Organe oder Peritonealkarzinose.

Operationsindikation. Eigentlich besteht bei fast allen Magenkarzinomen die Indikation zur chirurgischen Intervention. Lediglich bei einem asymptomatischen, kleinen nicht-stenosierenden Tumor mit ausgedehnter Metastasierung kann von einer Operation abgesehen werden. Bei den potentiell kurativen Situationen kann sogar eine lokale Exzision in Betracht gezogen werden, wenn der Tumor auf die Mukosa beschränkt ist, denn hier beträgt die Wahrscheinlichkeit einer Lymphknotenmetastasierung weniger als 5 %. Allerdings werden nur wenige Karzinome so früh erkannt. Bei allen anderen Tumoren wird eine kurative Resektion angestrebt, wobei im Stadium III und IV mit einer hohen Rezidivrate gerechnet werden muß. Bei fortgeschrittenen Tumoren ohne Blutung oder Stenose sollte vor der Laparotomie die Laparoskopie erwogen werden, um beim Nachweis einer Peritonealkarzinose oder Fernmetastasierung die Laparotomie zu vermeiden. Diese Patienten haben trotz Chemotherapie nur eine geringe Lebenserwartung und bedürfen häufig keiner Resektion. Eine diagnostische Laparoskopie ist auch dann sinnvoll, wenn eine neoadjuvante Therapie erwogen wird und vor der Einleitung der Therapie eine Fernmetastasierung oder Peritonealkarzinose ausgeschlossen werden soll.

Ausmaß der Resektion. Die Ausdehnung der Magenresektion (Gastrektomie oder subtotale Resektion) richtet sich nach der Lokalisation des Tumors und dem histologischen Typ. Bei proximalen Magenkarzinomen oder Kardiakarzinomen ist die Gastrektomie obligatorisch.

Eingeschränkte Resektion. Bei Tumoren im unteren Drittel kann eine distale Resektion erwogen werden, wenn ein ausreichender Sicherheitsabstand zum Resektionsrand eingehalten wird. Beim intestinalen Typ nach Laurén ist ein Abstand von 5 cm häufig ausreichend. Bei Tumoren vom diffusen Typ nach Lauren sollten 8 bis 10 cm keinesfalls unterschritten werden. Bei kleineren Sicherheitsabständen erhöht sich die Wahrscheinlichkeit, daß Tumorausläufer bis an den

Resektionsrand reichen. Eine Schnellschnittuntersuchung der Resektionsränder wird die Situation definitiv klären.

Palliative Operation. In palliativen Situationen wird eine Operation nur bei einer Stenose, Blutung oder Perforation indiziert sein. Bei einer distalen Stenose kann zwischen einer Resektion des Tumors oder Anlage einer Gastroenterostomie gewählt werden. Bei einer proximalen Stenose käme auch eine Stent-Implantation in Betracht. Eine Resektion wird bei kleinen Tumoren nur bei Patienten in einem sehr guten Zustand erwogen, um die Lebensqualität nicht unnötig zu verschlechtern oder die Einleitung einer Chemotherapie zu verzögern.

Operation. Jede Resektion eines Magenkarzinoms beginnt mit einer Exploration der Abdominalhöhle, um ein fortgeschrittenes Tumorstadium auszuschließen. Insbesondere auf eine Peritonealkarzinose oder Krukenberg-Tumoren im kleinen Becken sind zu achten.

Resektion. Die Resektion beginnt mit dem Ablösen des großen Netzes vom Querkolon. Das Omentum majus wird nicht allein wegen potentieller Tumorabsiedlungen entfernt, sondern auch wegen der zu erwartenden Durchblutungsstörungen, weil alle versorgenden Gefäße durchtrennt werden müssen. Die A. gastroepiploica dextra wird mit den infrapylorischen Lymphknoten abgangsnah durchtrennt. Das Duodenum wird zirkulär bis 2 cm distal des Pylorus freipräpariert und mit dem Klammernahtgerät durchtrennt. Die kaliberschwache A. gastrica dextra wird abgangsnah und das kleine Netz entlang der Leber durchtrennt, wobei auf eine akzessorische linke Leberarterie geachtet werden sollte. Das Lig. gastrolienale mit den A. gastricae breves und Lig. gastrophrenicum werden disseziert und die distale Speiseröhre angeschlungen. Die A. und V. gastrica sinistra werden ebenfalls abgangsnah abgesetzt. Nachdem die Speiseröhre bei der Gastrektomie knapp oberhalb der Kardia durchtrennt wurde, wird das Resektat entfernt und die Schnittränder histologisch untersucht. Wurde die Lymphadenektomie nicht en bloc vorgenommen, dann wird während der Untersuchung der Schnittränder entlang der A. hepatica communis, dem Truncus coeliacus bis zur Aorta und der proximalen A. lienalis lymphadenektomiert.

Intraoperative Zytologie. Eine zytologische Untersuchung des Peritonealsekretes wird von einigen Chirurgen befürwortet, um ein fortgeschrittenes Tumorstadium zu dokumentieren. Allerdings läßt sich hinterfragen, welche Auswirkungen der zytologische Nachweis einer peritonealen Aussaat auf die Operation haben wird. Er ist sicherlich ein Indikator für eine schlechte Prognose und auf die hohe Wahrscheinlichkeit eines Tumorrückfalls, so daß sich aufwendige Rekonstruktionen der Darmpassage verbieten. Allerdings bedeutet der positive Nachweis nicht, daß die Peritonealkarzinose zwingend der Hauptmanifestationsort des Rezidives sein wird. Vielmehr wird durch den zytologischen Nachweis nur ein fortgeschrittenes Tumorleiden dokumentiert, daß häufiger metastasiert als lokoregionär rezidiviert. Deshalb verbessert in diesen Fällen eine ausschließliche intraperitoneale Chemotherapie auch nicht das Überleben.

Splenektomie und Pankreasschwanzresektion. Die früher übliche Splenektomie wird zunehmend in Frage gestellt, weil sie die postoperative Komplikationsrate deutlich erhöht. Bei einer zusätzlichen Pankreasschwanzresektion steigt die Komplikationsrate massiv an, wobei nicht nur Pankreasfisteln gehäuft auftreten, sondern auch Anastomoseninsuffizienzen. Das Pankreas sollte deshalb nur bei direkter Tumorinfiltration reseziert werden. Wenn nötig, wird deshalb eine alleinige Splenektomie mit Lymphadenektomie entlang der A. lienalis empfohlen. Bei fortgeschrittenen Tumoren können das Querkolon, Pankreas oder der linke Leberlappen infiltriert sein. Wenn sich keine Peritonealkarzinose oder Lebermetastasen finden, kann die ausgedehnte Resektion als potentiell kurativer Versuch angesehen werden. Bei nachgewiesener Metastasierung ist eine solche ausgedehnte Resektion kaum zu rechtfertigen. Hier kann eine limitierte Resektion angezeigt sein.

Rekonstruktion. Für die Rekonstruktion nach Magenresektion wird eine geeignete Jejunalschlinge ausgewählt, die eine optimale Durchblutung aufweisen sollte. Dazu wird in der Regel die 2. oder 3. Jejunalschlinge verwendet, die meistens eine gute Randarkade besitzt und gut gestielt werden kann, um eine spannungsfreie Anastomose herzustellen. Die Gefäßversorgung wird dazu unter Diaphanoskopie des Mesenteriums sichtbar gemacht und diejenigen Stammgefäße ausgewählt und markiert, die durchtrennt werden sollen. Sehr häufig wird nach Gastrektomie eine Rekonstruktion nach Roux-Y gewählt, d.h. es wird eine End-zu-Seit-Jejunojejunostomie ungefähr 50 cm vom oralen Ende angelegt. Diese lange Distanz zum oralen Ende soll einen alkalischen Reflux verhüten.

Jejunum-Interponat. Inwieweit statt der direkten Ösophagojejunostomie lieber eine ösophagoduodenale Interposition mit einem Jejunum-Interponat gewählt werden sollte, ist umstritten. Wenn eine Interposition angestrebt wird, dann wird ein 35 bis 40 cm langes Jejunalsegment ausgewählt und skelettiert. Der Dünndarm wird retrokolisch in das Magenbett gezogen und anastomosiert. Der klinische Vorteil einer bestehenden Duodenalpassage scheint aber nicht sehr bedeutend zu sein, obgleich über eine verbesserte Glucoseutilisation sowie Calcium- und Eisenresorption berichtet wurde.

Pouch und Jejunoplicatio. Die Wahl der Rekonstruktion richtet sich nach der Prognose des Patienten, denn die aufwendigeren Rekonstruktionsverfahren offenbaren erst im längeren Beobachtungsverlauf ihre geringen Vorteile. Die Funktionen des Magens wie Reservoirfunktion, Zerkleinerung, verzögerte Entleerung und Refluxbarriere können von allen Rekonstruktionsverfahren nur unvollständig oder gar nicht ersetzt werden. Von einigen Chirurgen wird ein Jejunal-Pouch mit einer Länge von ungefähr 15 cm angelegt, der noch mit einer Jejunoplicatio versehen werden kann, um die Anastomose zu decken. Eine sichere Barriere zur Verhütung des alkalischen Refluxes läßt sich dadurch aber nicht herstellen. Hierzu ist vielmehr auf eine ausreichende Distanz zwischen dem Ösophagus und der Roux-Y-Anastomose zu achten.

Komplikationen. Die postoperative Sterblichkeit nach Magenresektionen ist in den letzten Jahren sehr stark gesunken und beträgt je nach Selektionsgrad 1 bis 5 %, wobei sie nach einer Gastrektomie auch heute noch höher ist als nach einer distalen Resektion (0–3 %). Gleiches gilt für die Komplikationsrate (20–40 %). Anastomoseninsuffizienzen und intraabdominelle Infektionen stehen ganz im Vordergrund. Nach einer Gastrektomie ist in ungefähr 5 bis 8 % aller Fälle mit einer Insuffizienz zu rechnen. Nach subtotalen Magenresektionen und einer Rekonstruktion nach Billroth-II sind Insuffizienzen seltener (1–3 %) als nach Billroth-I-Rekonstruktionen (3–5 %). Allerdings scheint auch das Ausmaß der Lymphadenektomie die Insuffizienzrate nach einer distalen Resektion deutlich zu erhöhen.

Pankreasfisteln. Eine Pankreasfistel nach Splenektomie oder Pankreasresektion kann häufig durch ein konservatives Vorgehen abheilen, wenn der Ductus pancreaticus nach proximal keine Stenose aufweist, der Pankreassaft somit leicht abfließen kann, und wenn die Fistel gut drainiert ist. Besteht postoperativ der Verdacht auf eine Pankreasfistel, dann wird der Amylasegehalt des Drainagesekretes bestimmt. Ist der Gehalt hoch, dann sollte die Drainage nicht entfernt werden. Einige Chirurgen empfehlen nach Splenektomie und Pankreasresektion die Bestimmung des Amylasegehaltes aus der Drainageflüssigkeit am dritten und fünften postoperativen Tag, um eine Fistel auszuschließen. Wenn die Pankreasfistel gut drainiert ist, dann sollte die Drainage für mindestens 14 Tage belassen bleiben, damit sich ein stabiler Fistelkanal ausbilden kann. Die Drainage kann dann langsam gekürzt werden. Regelmäßige sonographische Untersuchungen sollten bestätigen, daß kein Verhalt besteht. Ein plötzliches Sistieren einer Fistel kann sowohl auf eine Ausheilung als auch eine Ableitungsstörung mit Verhalt hindeuten. Regelmäßige klinische und sonographische Untersuchungen werden rasch klären, ob nicht in Wirklichkeit eine unvollständige Fistelableitung vorliegt.

Splenektomie. Nach einer Splenektomie können ebenfalls Pankreasfisteln auftreten, wenn das Pankreas unbeabsichtigt verletzt wurde oder wenn die Durchblutung im Schwanzbereich gestört ist. Wenn beabsichtigt wird, die Milz mit der A. lienalis zu resezieren, dann sollte die A. lienalis erst distal des Abgangs der A. pancreatica dorsalis ligiert werden. Bei einer proximaler Ligatur kann die Durchblutung über kollaterale Gefäße im Pankreasparenchym zu gering sein, um den Pankreasschwanz ausreichend mit Blut zu versorgen.

Nachbehandlung. Eine erhöhte Menge an drainierter intraperitonealer Flüssigkeit ist nach ausgedehnten Resektionen aufgrund der großen Wundfläche und der durchtrennten kleinen lymphatischen Gefäße nicht ungewöhnlich. Inwieweit Drainagen überhaupt eingelegt werden sollten, ist forschungswürdig. Nach Pankreasresektion wird immer eine Drainage eingelegt, um einen subphrenischen Abszeß bzw. eine Pankreasfistel adäquat zu drainieren. Die meisten Chirurgen drainieren auch die intestinalen Anastomosen.

Kostaufbau. Der Kostaufbau beginnt meistens nach vier bis fünf Tagen mit Flüssigkeit, wenn sich in der Kontrastmittelpassage keine Insuffizienz zeigte. Nach einer distalen Resektion sollte unbedingt beim Kostaufbau darauf geachtet werden, daß die Patienten nur kleine Mahlzeiten zu sich nehmen, um eine pralle Füllung des Magenrestes zu vermeiden.

Chemotherapie. Die Möglichkeiten zur neoadjuvanten und adjuvanten Therapie beim potentiell kurativ resezierten Magenkarzinom sind zur Zeit noch beschränkt. In palliativen Situationen hat sich eine zusätzliche Chemotherapie bewährt. Sie scheint im Vergleich zur bloßen symptomatischen Therapie die Lebensqualität zu verbessern und Überlebenszeit zu verlängern.

Folgestörungen. Die Folgestörungen nach einer Gastrektomie sind vielfältig: Malabsorption, Malnutrition mit deutlicher Gewichtsabnahme, Dumping-Syndrome, alkalische Refluxösophagitis und Anämie. Bereits präoperativ sollte der

Patient deshalb darüber aufgeklärt werden, daß er statt großer Mahlzeiten mehrere kleinere einnehmen sollte. Hyperosmolare Nahrungsmittel sollte er vermeiden. Pankreasenzympräparate können sehr hilfreich sein. Alle drei Monate sollten 1000 µg Vitamin B_{12} intramuskulär appliziert werden. Trotz optimaler Ernährung verlieren alle Patienten deutlich an Gewicht und bei manchen wird deshalb eine zusätzliche parenterale Ernährung erforderlich.

5.3.2 Seltene Tumoren des Magens

Zu den selteneren Tumoren des Magens gehören alle gutartigen Tumore, Lymphome und Stromatumore. Gutartige Tumoren des Magens sollten durch eine lokale Exzision oder partielle Magenresektion beseitigt werden.

Stromatumoren. Gastrointestinale Stromatumore (GIST) des Magens sind sehr selten. Es handelt sich um Tumoren, die ihren Ursprung in der Schrittmacherzelle des Gastrointestinaltraktes hat, der Cajal-Zelle. Sie verursachen keine spezifischen Symptome, sondern manifestieren sich meistens erst durch Beschwerden aufgrund ihrer Größe. Ihre Dignität ist schwer abzuschätzen und als Prognosekriterien werden bisher die Mitoserate und Tumorgröße beschrieben, was aber nicht ausschließt, daß auch kleine Tumoren oder solche mit geringer Mitoserate metastasieren können.

Operation. Die Stromatumoren werden mit einem Sicherheitsabstand von 2 cm reseziert. Bei kleinen Tumoren ist häufig eine partielle Magenresektion ausreichend. Da Lymphknotenmetastasen seltener sind als beim Magenkarzinom ist eine D2-Lymphadenektomie nicht immer notwendig.

Konservative Therapie. Bei den GIST-Zellen liegt ein unkontrollierter Proliferationsstimulus vor, der durch einen Tyrosinkinase-Inhibitor (Imatinib, Glivec®) kompetitiv gehemmt werden kann. Gegenwärtig wird empfohlen, nicht-resektable oder metastasierte GIST-Tumoren mit 400 mg Imatinib tgl. zu behandeln.

Magenlymphom. Beim Magenlymphom handelt es sich um Non-Hodgkin-Lymphome (NHL), die entweder als B-Zell- oder T-Zell-Lymphome imponieren. B-Zell-Lymphome vom Typ des Mukosa-assoziierten lymphatischen Gewebes (MALT) sind im Magen häufig und werden als niedrigmaligne oder hochmaligne eingestuft, wobei auch beide Charakteristika nebeneinander vorliegen können. Sie werden in 4 Stadien eingeteilt, nach denen sich die Therapie richtet. Niedrigmaligne Lymphome sind fast ausschließlich MALT-Lymphome und werden durch eine chronische Helicobacter-pylori-Infektion verursacht.

Diagnostik. Zum Staging sind neben einem Differentialblutbild und einer Knochenmarkszytologie auch eine Computertomographie des Thorax und Abdomens/Becken erforderlich. Eine Endoskopie mit multiplen tiefen Biopsien sollte eine Zuordnung zum Malignitätsgrad ermöglichen und eine Helicobacter-Infektion ausschließen. Eine Endosonographie kann zur Bestimmung des Ausmaßes der Infiltration behilflich sein.

Therapieoptionen. Die Magenlymphome haben als extranoduläre NHL in frühen Stadien eine sehr gute Prognose. Therapeutisch kommen sowohl die Eradikation, Bestrahlung und Chemotherapie und nur noch in Ausnahmefällen die Resektion in Betracht. Ist das niedrigmaligne Lymphom auf die Magenwand beschränkt (Stadium 1), eine Helicobacter-Infektion belegt und liegt keine chromosomale Translokation (11:18) vor, kann eine Eradikationstherapie ausreichend sein. Der Erfolg muß aber endoskopisch und endosonographisch kontrolliert werden. Häufig wird man erst nach 12 Monaten den Erfolg beurteilen können. In fortgeschritteneren Stadien wird eine Bestrahlung mit 30 Gy empfohlen, die lokal zu fast 100 % erfolgreich ist. Bei nodalem oder disseminierten Befall ist sie durch eine Chemotherapie zu ergänzen. Eine Resektion ist nur noch bei lokalen Komplikationen (Blutung, Stenose) indiziert. Beim hochmalignen Lymphom ist die Indikation zur primären Radiochemotherapie zu stellen.

Stadieneinteilung der gastrointestinalen Non-Hodgkin-Lymphome

Stadium 1	Tumor auf die Magenwand beschränkt.
Stadium 2	Tumor befällt Lymphknoten.
Stadium 3	Tumor infiltriert angrenzende Organe
Stadium 4	Disseminierter extranodaler oder supradiaphragmaler nodaler Befall.

Behandlung des Lymphoms in Abhängigkeit von Stadium und Malignitätsgrad (E-Eradikation, R-Radiatio, C-Chemotherapie)

	Stadium 1	2	3	4
Hoch maligne	E,C,R	C,R	C,R	C,R?
Niedrig maligne	E	E,R,C?	E,R,C	E,R,C

6. Dünndarm und Appendix

6.1 Grundlagen

Anatomie. Der Dünndarm beginnt am Duodenum und endet nach ungefähr 3,5–4,0 m an der Ileozökalklappe, der Bauhin-Klappe. Sie stülpt sich etwas in das Coecum hinein und fungiert so als Ventil, das einem erhöhten Druck von bis zu 40 mmHg standhalten kann. Dieses Ventil hilft, die bakterielle Besiedlung des Ileums (ca. 10^6 Keime/ml) im Vergleich zum Kolon (10^{12} Keime/ml) deutlich zu reduzieren. Die proximalen zwei Drittel des Dünndarmes werden dem Jejunum und das distale Drittel dem Ileum zugeordnet.

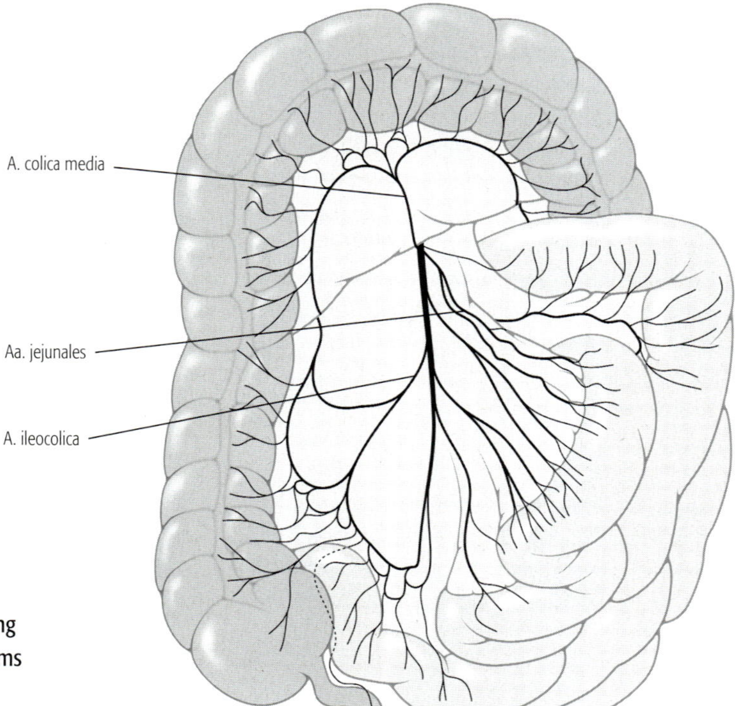

Blutversorgung des Dünndarms

Gefäßsystem. 75–90 % des zuströmenden Blutes versorgt die Mukosa und nur 8–20 % die Muskelschicht. Arteriell wird der Dünndarm ausschließlich über die A. mesenterica superior versorgt, auch wenn Gefäße zum Strömungsgebiet des Truncus coeliacus und der A. mesenterica inferior anastomosieren. Der gesamte Dünndarm wird von kräftigen Jejunal- oder Ilealarterien versorgt, die sich im Mesenterium aufteilen, so daß selbst bei der Ligatur größerer Gefäße häufig eine ausreichende Blutversorgung über ein Arkadensystem aufrechterhalten bleibt. Die wichtigen intramuralen Gefäße befinden sich in der Submukosa und nicht in der Muscularis propria. Selbst bei Unterbindung der darmnahen Randarkade, kann die Durchblutung über 1–2 cm ausreichen. Die venöse Drainage verläuft entlang der Arterie zur V. mesenterica superior, die nach der Einmündung des Konfluenz von V. lienalis und V. mesenterica inferior zur V. porta wird.

Lymphsystem. Im Intestinaltrakt lassen sich neben Lymphfollikeln und den Peyer-Plaques sehr viele Lymphozyten, Plasmazellen und Makrophagen nachweisen, die allesamt Bestandteil eines umfangreichen darmassoziierten Immunsystems sind, in dem sich 70–80 % aller immunkompetenten Zellen des Körpers aufhalten. Der Lymphabfluß verläuft entlang der Arterien mit großen Lymphknoten an den Hauptstammarterien und dann in den Ductus thoracicus.

Darmwand. Die Darmwand ist wie der übrige Gastrointestinaltrakt aus Mukosa, Submukosa und Muscularis propria aufgebaut und überwiegend von Peritoneum bedeckt. Die Mukosa ist entsprechend ihren verschiedenen Funktionen im Jejunum und Ileum unterschiedlich zusammengesetzt. Im Verlauf des Dünndarms nehmen von oral nach aboral der Außendurchmesser, die Wanddicke, die Höhe der Kerckring-Falten und die der Zotten ab. Außerdem verdichten sich die einzelnen Lymphfollikel im proximalen Abschnitt zu ausgeprägten Peyer-Plaques im distalen Abschnitt. Die Enterozyten an der Zottenspitze, die innerhalb von 24–36 Stunden aus undifferenzierten Zylinderzellen der Krypten entstehen, sterben bereits nach drei bis sechs Tagen ab. Innerhalb ihrer kurzen Lebensspanne sind sie für die Absorption der Nährstoffe verantwortlich. Die Nährstoff- und Wasserabsorption wird dadurch begünstigt, daß sie nicht durch den Enterozyten transportiert werden müssen, sondern durch die großen Poren der „tight junctions" passiv die Zellschicht passieren können. Diese Fähigkeit zur passiven Permeabilität nimmt nach distal kontinuierlich ab.

Appendix. Die Appendix vermiformis ist von einer einheitlichen und nicht dehnbaren Muskelschicht umgeben, die aus den drei fusionierten Tänien des Kolons gebildet werden. Ihre Länge und Lage in bezug auf den Zökalpol ist sehr variabel. Sie ist von Peritoneum umgeben und enthält ein eigenes Mesenterium, in dem sich die A. appendicularis befindet, einem Endast der A. ileocolica.

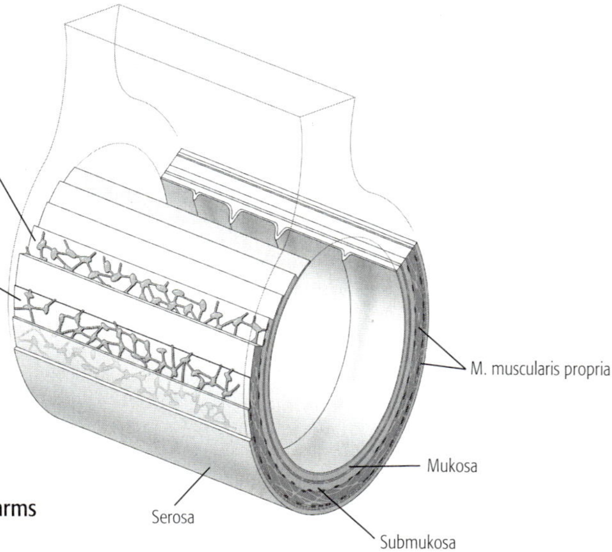

Wandaufbau des Dünndarms

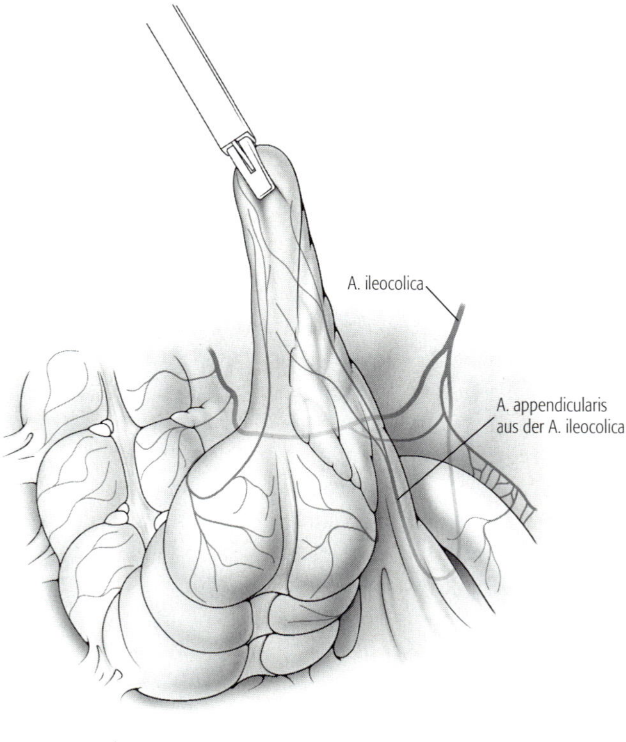

Blutversorgung der Appendix vermiformis

Dünndarm und Appendix

Physiologie. Die Funktion des Dünndarms besteht hauptsächlich in der Verdauung (Digestion) und Nährstoffaufnahme (Absorption). Der Dünndarm ist aber auch ein wichtiges immunologisches und endokrines Organ und an der Regulation metabolischer Prozesse beteiligt.

Flüssigkeitsumsatz. Pro Tag werden ungefähr 9 l Flüssigkeit im Gastrointestinaltrakt umgesetzt. Das Treitz-Band passieren täglich ungefähr 6,5 l Flüssigkeit. Im Dünndarm werden 2,5 l sezerniert und 8 l resorbiert. Die Bauhin-Klappe passieren dann nur noch 1,0–1,5 l Flüssigkeit, die vom Kolon bis auf einen Rest von 100–200 ml resorbiert werden. Der Dünndarm kann pro Tag bis zu 20 l einer Elektrolytlösung resorbieren und das Kolon bis zu 4 l, so daß die maximale Resorptionskapazität 24 l in 24 Stunden beträgt. Unter maximaler Stimulation kann die Sekretion des Dünndarmes um das 5fache auf 10 l am Tag gesteigert werden. Diese massiven Flüssigkeitsverschiebungen treten in klinischen Situationen zwar nicht auf, aber sie weisen auf die enorme Kapazität des Dünndarmes hin.

Flüssigkeitssekretion (plus Nahrung) und Resorption des Gastrointestinaltraktes [l/Tag]

	Sekretion	Resorption
Nahrung	1,5	–
Speichel	1,0	–
Magen	2,0	–
Galle	0,5	–
Pankreas	1,5	–
Jejunum	2,0	5,0
Ileum	0,5	3,0
Kolon	–	1,0
Gesamt	9,0	9,0

Hormonelle Regulation. Die Digestion und Absorption wird nicht allein durch das enterische Nervensystem (ENS) reguliert, sondern auch durch Hormone, Peptide und Neuropeptide auf ein Vielfaches gesteigert. Die Nährstoffe werden in allen Bereichen des Dünndarms nicht gleichartig aufgenommen, sondern in einigen Abschnitten werden bestimmte Stoffe bevorzugt adsorbiert. So kann der distale Dünndarm fast alle Nährstoffe resorbieren, während das Jejunum keine Gallensäuren oder Vitamin B_{12} aufnimmt.

Diarrhoe. Neben einer gehemmten Motilität, die sich als Ileus oder Obstipation manifestiert, kann auch eine Diarrhoe auftreten. Bei einer Diarrhoe handelt es sich um dünnflüssige Stühle, die häufiger als dreimal am Tag auftreten. Sie können osmotisch oder sekretorisch bedingt sein. Bei der osmotischen Diarrhoe befindet sich eine hyperosmolare Substanz (z.B. Magnesiumsulfat, Polyethylenglykol, Laktulose, Sorbit, Kontrastmittel) im Darm und es strömt aufgrund des osmotischen Gefälles Flüssigkeit in den Darm. Bei der sekretorischen Diarrhoe (z.B. Laxanzien, Medikamente, Enterotoxine) werden vermehrt Flüssigkeit und Elektrolyte in das Darmlumen sezerniert.

Therapie der Diarrhoe. Bei einer massiven akuten Diarrhoe ist eine orale Flüssigkeitszufuhr häufig hinreichend. Dabei sollte auf geeignete Getränke zurückgegriffen werden, die ein optimales Verhältnis von Natrium und Glucose aufweisen. Bei einem ausschließlichen Genuß von gesüßtem Tee, Fruchtsäften oder Cola wird zu wenig Natrium zugeführt. Bei ausgeprägter Diarrhoe mit Gefahr der Dehydration und metabolischer Entgleisung ist eine Infusionstherapie einzuleiten. Beim Morbus Crohn und nach einer Ileumresektion ist die enterale Gallensäurereresorption vermindert und es tritt eine chologene Diarrhoe auf, die bei geringer Ausprägung durch Ionenaustauscher wie Cholestyramin behandelbar ist. Bei ausgeprägtem Gallensäureverlust wird diese durch eine Fettdigestionsstörung verstärkt. In diesen Fällen ist eine diätetische oxalatarme Behandlung mit mittelkettigen Triglyzeriden angezeigt.

Motilität. Die Motilität des Dünndarms enthält eine propulsive und eine nicht-propulsive Komponente. Bei der Propulsion wird der Chymus analwärts transportiert und bei der nicht-propulsiven Motilität durchmischt. Die Motilität beruht auf lokal regulierten Kontraktionen, einem so genannten peristaltischen Reflex, der aus einer stereotypen Muskelantwort besteht, die auf einen Dehnungsreiz reagiert. Indem der distale Abschnitt erschlafft, während sich der proximale gleichzeitig kontrahiert, wird der Chymus propulsiv transportiert. Während sich direkt postprandial kein eindeutiges übergeordnetes Muster der Motilität im Magen und Dünndarm nachweisen läßt, wurde im nüchternen Zustand ein typisches Motilitätsmuster gefunden, das sich regelmäßig bis zur erneuten Nahrungsaufnahme wiederholt. Bei diesem Motilitätsmuster treten massive Kontraktionssalven (migrating motor complex – MMC) auf, die sich als Kontraktionsfront von ihrem Ursprung im Magen bis zur Bauhin-Klappe fortsetzt. Diese ausgeprägte propulsive Motilität, die sozusagen den Magen und gesamten Dünndarm von Speiseresten „reinigt" und deshalb auch „house keeper" genannt wird, wird von Schrittmacherzellen gesteuert, die von sich aus in regelmäßigen Abständen spontan depolarisieren und die Kontraktionen weiterleiten. Das Schrittmacherzentrum, das am schnellsten depolarisiert und somit den Takt angibt, liegt beim Gesunden im Magen. Von hier leitet sich die Aktionsfront im nüchternen Zustand in Abständen von ungefähr 100 Minuten über den gesamten Dünndarm. Wenn sie die Bauhin-Klappe erreicht, beginnt sie erneut im Magen, bis die Nahrungsaufnahme das Muster unterbricht.

Motilitätsstörung. Die normale Motilität kann durch lokale Reize gestört werden. Wenn z.B. Toxine ausgeschüttet werden oder die Darmwand direkt gereizt wird, werden hemmende Motoneurone aktiviert und dadurch eine Motilitätsstörung ausgelöst. Letztlich setzen diese Motoneurone hemmende Neurotransmitter an den neuromuskulären Übergängen frei, die die glatten Muskeln relaxieren.

Enterisches Nervensystem. Das gesamte enterische System wird über ein eigenes Nervensystem versorgt, dem enterischen Nervensystem (ENS), deren Neurone im submukösen (Meissner) und intramuskulären Plexus (Auerbach) liegen, wobei sich der Letztere zwischen der Ring- und Längsmuskulatur befindet. Das ENS besteht aus ungefähr 108 Neuronen und enthält somit ungefähr so viel Neurone wie das Rückenmark. Über ihre Afferenzen erhalten die Plexus Informationen aus den Mechano-, Chemo- und Schmerzrezeptoren der Darmwand sowie aus den modulierenden Einflüssen des ZNS. Die efferenten Fasern des submukösen Plexus regulieren die Sekretion und Absorption und die des intramuskulären Plexus den Muskeltonus und die Kontraktionen. Die beiden Plexus sind untereinander verbunden und beeinflussen sich gegenseitig über multiple Reflexkreise.
Vegetatives Nervensystem. Während früher vermutet wurde, daß vorwiegend der Sympathikus und Parasympathikus die gastrointestinale Motilität regulieren, ist heute allgemein akzeptiert, daß das enterische Nervensystem weitgehend selbständig funktioniert und durch das vegetative Nervensystem lediglich moduliert wird. Parasympathische Reize erhöhen dabei die Sekretion und Motilität, während der Sympathikus eher hemmend wirkt und zusätzlich die Durchblutung vermindert. Die parasympathischen Fasern gelangen über den N. vagus und die Nn. splanchnici pelvini in die Bauchhöhle. Die Fasern des Sympathikus für die Bauchhöhle stammen aus Th5 bis L3 und werden über die prävertebralen Ganglien umgeschaltet.

Zytostatika und Bestrahlung. Die relativ hohe Zellproliferation macht die Mukosa anfällig für eine zytostatische Chemotherapie oder Bestrahlung. Die Zotten verkürzen sich, die Mukosa verflacht und die intestinale Barriere wird geschädigt. Eine bakterielle Überwucherung und Translokation ist die Folge. Klinisch treten akut Erosionen und Ulzerationen auf und eine Diarrhoe ist die Regel. Eine symptomatische Behandlung mit ausreichender Zufuhr von Flüssigkeit und Elektrolyten ist in diesen Fällen nötig und wird durch die Gabe von Loperamid und eventuell Octreotid unterstützt, um die Stuhlfrequenz und -menge zu reduzieren. Im Gegensatz zu den akuten Veränderungen der Mukosa beruhen chronische Strahlenschäden auf einer Obliteration kleiner Gefäße in der Submukosa mit Rarefizierung des Gefäßsystems in der Darmwand. Die konsekutive chronische Durchblutungsverminderung führt zu Fibrosierungen und Kollagenstörungen, so daß Fisteln und Stenosierungen auftreten. Bei Operationen im bestrahlten Gebiet sollte bedacht werden, daß eine normale Heilung an bestimmte Konditionen gebunden ist, die in dem strahlengeschädigten Gewebe nur unvollständig erfüllt sind. Anastomoseninsuffizienzen und Wundheilungsstörungen treten deshalb gehäuft auf.

Gallensäure. Für eine regelrechte Verdauung sind die ambiphilen Gallensäuren unerläßlich, denn sie bilden Micellen, die für eine effektive Fettverdauung und -resorption notwendig sind. Da der gesamte Vorrat an Gallensäuren aber nur 2–4 g beträgt, reicht er für die tägliche Verdauung nicht aus, denn allein bei einer fettreichen Mahlzeit wird das Mehrfache dieses Vorrates benötigt. Die Verdauung wird nur dadurch sichergestellt, daß die gesamten Gallensäuren im entero-hepatischen Kreislauf ungefähr 6–8mal am Tag zirkulieren. Nach ihrer Synthese in der Leber werden sie mit der Galleflüssigkeit sezerniert und im Ileum zu über 95 % resorbiert. Dadurch werden letztlich nur 200–400 mg Gallensäure am Tag im Stuhl ausgeschieden, was zugleich der Syntheseleistung der Leber entspricht. Wenn der entero-hepatische Kreislauf aber durch eine ausgedehnte Ileumresektion gestört und die Synthesekapazität der Leber überschritten wird, dann können keine Micellen mehr im proximalen Dünndarm gebildet werden und die Adsorption von Fetten und anderen fettlöslichen Stoffen werden massiv gestört.

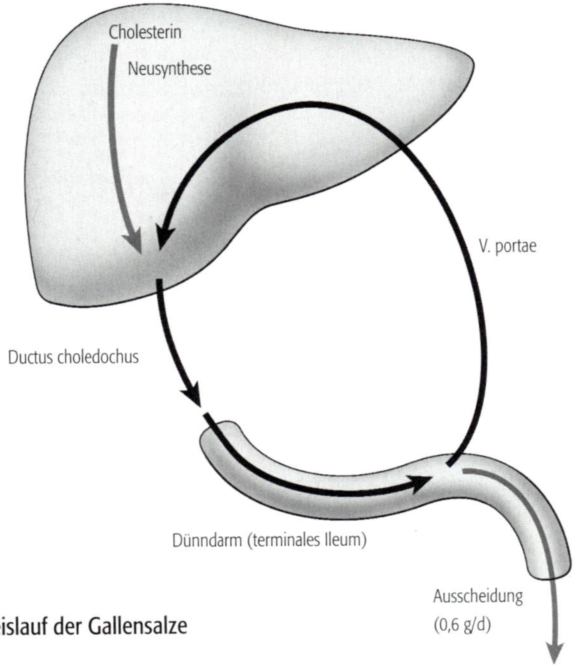

Entero-hepatischer Kreislauf der Gallensalze

6.2 Dünndarmtumore

TNM-Stadien der Dünndarmtumore

T1	Tumor infiltriert Lamina propria/Submukosa
T2	Tumor infiltriert Muscularis propria
T3	Tumor infiltriert Subserosa/nichtperitonealisiertes perimuskuläres Gewebe (Mesenterium, Retroperitoneum) ≤2 cm
T4	Tumor infiltriert viszerales Peritoneum/andere Organe/Strukturen (einschließlich Mesenterium, Retroperitoneum >2 cm)
N0	Keine regionären Lymphknotenmetastasen
N1	Regionäre Lymphknotenmetastasen

Gutartige Dünndarmtumore sind sehr selten. Es handelt sich meistens um asymptomatische Leiomyome oder Lipome. Wie im Kolon treten auch hier Adenome auf, die entarten können und deshalb durch eine sparsame Resektion vollständig beseitigt werden sollten.

Maligne Tumoren sind überwiegend Adenokarzinome, die deutlich seltener sind als im Dickdarm. Sie sind bevorzugt im oberen Abschnitt (Duodenum und proximales Jejunum) lokalisiert. Ihre TNM-Klassifikation ähnelt der des Kolons. Insgesamt ist die Prognose dieser Tumoren schlechter, weil sie meistens erst im fortgeschrittenen Stadium diagnostiziert werden. Ein kurativer Behandlungsversuch umfaßt immer die En-bloc-Resektion des tumortragenden Darmsegmentes mit regionärer Lymphadenektomie.

6.3 Entzündliche Darmerkrankungen

6.3.1 Morbus Crohn

Beim Morbus Crohn oder der Enteritis regionalis handelt es sich um eine chronisch-entzündliche Krankheit, die in Schüben verläuft und sich vorwiegend im Gastrointestinaltrakt manifestiert. Sie ist chirurgisch nicht heilbar.

Klinik. Gewöhnlich tritt der Morbus Crohn beim jungen Erwachsenen auf, der über Allgemeinsymptome wie Müdigkeit, Gewichtsverlust, Übelkeit und Erbrechen, Durchfälle und Schmerzen klagt. Auch extraintestinale Manifestationen an Haut, Gelenken, Auge, Lunge, Leber und Niere sind nicht selten (10–20 %) und lassen die Diagnose vermuten. Die Beschwerden sind sehr variabel und hängen sowohl von der Lokalisation als auch dem Schweregrad der Entzündung ab. Vielfach werden sie dem Chirurgen mit einem Subileus oder Ileus vorgestellt, wenn das Darmlumen sich durch den fortgeschrittenen Entzündungsprozeß verdickt und verschlossen hat. Seltener präsentiert sich ein septischer Patient mit einem großen intraabdominellen Abszeß oder Konglomerattumor. Bei einigen Patienten findet sich als zusätzliche oder alleinige Manifestation ein ausgeprägtes perineales Fistelleiden.

Morbus Crohn

Klassifikation:	–
Diagnostik	o/Dünndarmpassage, Sonographie, Koloskopie, f/Gastroskopie, MRT-Sellink
OP-Indikation:	Perforation, Abszeß, Stenose, Ileus
Aufklärung:	Nahtinsuffizienz, Stoma
Vorbehandlung:	Immunsuppressiva reduzieren, wenn möglich
OP-Vorbereitung:	–
Lagerung:	Rücken, PDK (bei Laparotomie)
Zugang:	Mediane Laparotomie/ evtl. Laparoskopie
Operation:	Sparsame Segmentresektionen, Ileozökalresektion, Strikturoplastiken.
Komplikationen:	Insuffizienz
Postop. Therapie:	MS am Ende der OP entfernen, bei präoperativen Kortikosteroiden unbedingt eine Addison-Krise vermeiden
Kostaufbau:	Abhängig von der Operation. Rücksprache mit dem Operateur halten.
Entlassung:	Ab 5. postop. Tag
Patienteninfo:	Allgemein, DCCV (D), ÖMCCV (A), SMCCV (CH)
Nachbehandlung:	Rezidivprophylaxe mit Gastroenterologen besprechen.

Diagnose. Um das Ausmaß der entzündlichen Veränderungen abzuschätzen, ist eine bildgebende Diagnostik unverzichtbar. Die Sonographie, MRT oder das CT wird die Verdachtsdiagnose bestätigen, indem sie Darmwandverdickungen, Konglomerattumoren und Abszesse nachweisen. Bei jüngeren Patienten wird die konventionelle Kontrastmitteluntersuchung des Dünndarms zunehmend durch die MRT ersetzt. In den endoskopischen Untersuchungen finden sich neben allgemeinen Zeichen der Entzündung bzw. Mukositis auch Fissuren und tiefe Ulzerationen. Die Verdachtsdiagnose kann zu Beginn nicht in allen Fällen histologisch eindeutig gesichert werden. Manchmal finden sich in den Gewebeproben nur Zeichen einer unspezifischen Entzündung. Bei diesen Patienten wird das gesamte Erscheinungsbild der Krankheit berücksichtigt und dann eine Vermutungsdiagnose geäußert. Es dauert in seltenen Fällen viele Jahre, bis die endgültige histologische Bestätigung vorliegt.

Therapieoptionen. Der Chirurg kann bei allen Verlaufsformen in die Behandlung eingebunden sein, beim akuten Schub mit dem klinischen Bild eines akuten Abdomens, beim chronischen Verlauf wegen einer Stenose oder Fisteln oder bei den konservativ nicht beherrschbaren Therapien. Das optimale Vorgehen wird nur gefunden, wenn sowohl der behandelnde Gastroenterologe als auch der Viszeralchirurg in den Entscheidungsprozeß eingebunden werden.

Konservative Therapie. Zunächst wird immer die konservative antientzündliche Therapie und eventuelle Antibiose eingeleitet. Steroide und 5-Amino-Salicylsäurederivate werden hierzu bevorzugt eingesetzt, aber auch Immunsuppressiva wie Azathioprin, 6-Mercaptopurin und Methotrexat werden zur langfristigen Therapie erfolgreich appliziert. Sie sind mit ernsten Nebenwirkungen behaftet und haben einen verzögerten Wirkungseintritt. Im akuten entzündlichen Schub werden hochdosiert Steroide gegeben, um die Entzündungsreaktion rasch und effektiv zu unterdrücken.

Operationsindikation. Der Chirurg wird in der Regel nur dann mit dieser Krankheit konfrontiert, wenn ein komplizierter Verlauf vorliegt. Als Komplikationen treten bevorzugt Stenosen, Abszesse, Fisteln und Perforationen auf, weil der Morbus Crohn alle Darmschichten befällt. Das individuelle Vorgehen wird sich nach der aktuellen Krankheitssituation und den vorhandenen Möglichkeiten richten, denn diese Krankheit ist durch keine Operation zu heilen.

Operationsvorbereitung. Häufig besteht aufgrund der entzündlichen Stenosierung des Darmlumens ein Subileus oder Ileus, so daß eine enterale Ernährung nicht sinnvoll erscheint. Der Patient wird parenteral ernährt und vorübergehend eine Magensonde gelegt. Bei länger bestehenden Beschwerden oder chronisch-aktiver Entzündung sind die Patienten häufig mangelernährt, so daß sie von einer präoperativen parenteralen Ernährung profitieren.

Perforation. Bei einer freien Perforation in die Bauchhöhle ist eine unverzügliche Operation angezeigt. Problematischer ist die Entscheidung, wenn klinisch ein akutes Abdomen vorliegt, aber eine freie Perforation nicht nachweisbar ist. In diesen Fällen sollte die exakte Diagnose und das Ausmaß des entzündlichen Prozesses mit Schnittbildverfahren überprüft werden. Bei einem entzündlichen Konglomerattumor wird zunächst die konservative Therapie eingeleitet. Besteht zusätzlich ein Abszeß, dann sollte dieser interventionell drainiert werden. Daraus kann zwar später eine enterokutane Fistel entstehen, diese läßt sich aber unter elektiven Bedingungen besser versorgen. Als generelle Strategie wird versucht, den entzündlichen Prozeß durch eine antientzündliche Therapie einzudämmen und abzuschwächen und erst dann zu operieren, wenn die Bedingungen verbessert wurden. Den optimalen Operationszeitpunkt zu finden, ist manchmal schwierig.

Ileus. Bei einem manifesten Ileus besteht eine dringliche Operationsindikation, wenn der Ileus sich nicht unter einer hochdosierten antientzündlichen Therapie rasch zurückbildet. Hier wird durch regelmäßige klinische Untersuchungen kritisch überprüft, ob die antientzündliche Therapie wirkt und der Ileus konservativ beherrschbar ist. Gute Entscheidungen in diesen Situationen setzen umfangreiche Erfahrungen voraus.

Stenose. Viele Patienten werden erfolgreich antientzündlich behandelt, entwickeln dann aber durch narbige Veränderungen eine oder multiple Stenosen, die zu einem Ileus oder rezidivierenden Subileus-Zuständen führen. Bei langstreckigen Stenosen im Gastrointestinaltrakt wird das Darmsegment sparsam reseziert. Die Resektionsgrenzen sollten makroskopisch gesundes Gewebe aufweisen. Sehr große Sicherheitsabstände sind nicht erforderlich. Bei einer akuten Entzündung ist das Mesenterium stark verdickt, ödematös und hyperämisch. Einfache Ligaturen rutschen in diesem Gewebe leicht ab, so daß Durchstichligaturen verwendet werden sollten. Eine radikale Resektion des entzündlichen Mesenteriums verbessert nicht die Prognose.

Strikturoplastik. Kurzstreckige Stenosen werden nicht reseziert, sondern mit einer Strikturoplastik versorgt. Generell wird immer versucht, ein nicht-resezierendes Operationsverfahren zu wählen, wenn es sinnvoll ist. Bei der Strikturoplastik wird die Striktur antimesenterial im Längsverlauf des Darmes inzidiert und danach quer vernäht. Dafür ist eine einreihige Nahtreihe mit Einzelnähten ausreichend, die sorgfältig gestochen wird. Diese Strikturoplastiken können bei multiplen Stenosen auch mehrfach hintereinander angelegt werden. Langfristige Nachuntersuchungen haben eindeutig belegt, daß es sich um ein sehr geeignetes Verfahren handelt.

Resektion. Bei Konglomerattumoren werden dagegen vereinzelte Darmabschnitte reseziert. Häufig gelingt es durch eine subtile Präparation die Tumoren aufzulösen und dabei mehrere interenterische Fisteln nachzuweisen. Die Fisteln können manchmal einfach übernäht werden, wenn die Darmwand um die Fistelöffnung

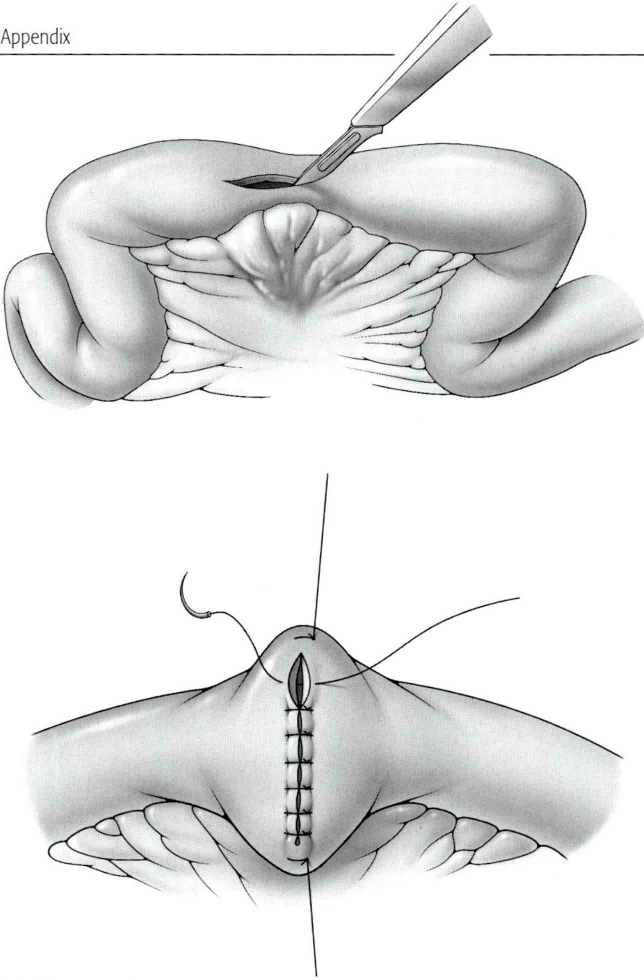

Strikturoplastik bei kurzstreckigen Stenosen

nicht akut entzündet ist und ein sicheres Nahtlager aufweist. Die Entscheidung, welches der optimale Eingriff ist, hängt stark davon ab, wie der Darmabschnitt durch die Entzündung bereits verändert ist. Da der Morbus Crohn nicht heilbar ist und im Verlauf der Erkrankung mit wiederholten Resektionen gerechnet werden muß, sollte grundsätzlich so sparsam wie möglich reseziert werden.

Laparoskopische Technik. In jüngster Zeit konnte durch die laparoskopischen Verfahren die Invasivität des Eingriffs minimiert werden. In kontrollierten Studien wurden die Vorteile dieser Operationstechnik belegt, so daß man versuchen sollte, den Eingriff laparoskopisch vorzunehmen. Bei ausgedehnten entzündlichen

Tumoren, Rezidiveingriffen oder massiven Verwachsungen ist das aber nicht immer möglich.

Komplikationen. Intraoperative Komplikationen sind relativ selten, allerdings kann der Blutverlust erheblich sein, wenn es aus dem hyperämischen, ödematösen Gewebe diffus blutet. Da die meisten Patienten zum Zeitpunkt der Operation antientzündlich therapiert werden, ist mit einer deutlich verzögerten Wundheilung zu rechnen, so daß intestinale Anastomosen gefährdeter sind. Besonders problematisch ist eine Operation unter einer aus gastroenterologischer Sicht „optimalen Immunsuppression", wenn der Patient zum Beispiel Steroide und Azathioprin erhielt. Hier sind die Risiken einer Anastomoseninsuffizienz sehr viel höher und eine deutlich verzögerte Wundheilung die Regel. Deshalb sollte vor operativen Eingriffen die körpereigene Immunabwehr weitgehend normalisiert werden, wenn die allgemeine Situation es ermöglicht. Die Art der Anastomosierung (Klammern oder Nähte) ist dabei weniger bedeutend.

Nachbehandlung. Neben der üblichen postoperativen Nachbehandlung sollte gemeinsam mit dem Gastroenterologen entschieden werden, welche Art der Rezidivprophylaxe bei dem Patienten eingeleitet werden soll, denn in mehreren kontrollierten Studien wurde die Effektivität der Prophylaxe nachgewiesen.

6.3.2 Meckel-Divertikel

Das Meckel-Divertikel ist der Rest des Ductus omphaloentericus und bei ungefähr 0,5–2 % aller Menschen nachweisbar.

Klinik. Die meisten Divertikel bleiben asymptomatisch und werden zufällig bei röntgenologischen Untersuchungen oder bei Operationen entdeckt. Nur selten wird ein Meckel-Divertikel durch eine Blutung, Perforation, Ileus oder Tumor symptomatisch.

Operationsindikation. Die Resektion eines Meckel-Divertikels ist bei einer Komplikation eindeutig indiziert und mit geringer Komplikationsrate durchführbar. Ein zufällig entdecktes und unauffälliges Divertikel bedarf keiner näheren chirurgischen „Betrachtung".

Operation. In den meisten Fällen wird das antimesenterial liegende Divertikel einfach entlang der Darmachse reseziert.

6.4 Ileus

Im klinischen Gebrauch wird immer dann von einem Ileus gesprochen, wenn die normale Darmpassage gestört ist, wobei zwischen einem mechanischen und paralytischen Ileus unterschieden wird. Bei einem mechanischen Passagehindernis kann das Darmlumen von innen verlegt (Okklusion), von außen komprimiert oder der Darm stranguliert sein. Die vielfältigen Ursachen eines Ileus offenbaren, daß der Ileus häufig nur Ausdruck eines komplexen Krankheitsbildes ist, das effektiv behandelt werden muß.

Ursachen des Ileus

Mechanischer Ileus	Paralytischer Ileus
Tumor, Gallenstein	Peritonitis
Fremdkörper, Bride	Vaskulär
Verwachsungen	Toxisch
Invagination	Metabolisch
Hernie, Volvulus	

Klinik. Die Krankheitsdynamik, Folgen und Beschwerden richten sich im wesentlichen nach der Lokalisation und der Dynamik des Verschlusses. Es gibt keine Symptome, die zwingend mit einem Ileus einhergehen müssen oder definitiv beweisend sind. Häufig klagen die Patienten über Übelkeit, Erbrechen und Völlegefühl. Bei einem fortgeschrittenen Ileus tritt bei vollem Magen ein Singultus hinzu. Ein Stuhlverhalt ist zwar häufig zu beobachten, aber er schließt einen Ileus nicht aus. Wenn jemand Stuhlgang hat, kann er dennoch einen Ileus haben. Eine Strangulation durch eine Bride, Volvulus oder Invagination ist aufgrund der Durchblutungsstörung besonders gefährlich. Sie führt sehr schnell zu starken, kolikartigen Schmerzen mit gesteigerter Peristaltik. Bei massiver Durchblutungsstörung bildet sich bald eine Durchwanderungsperitonitis mit starkem Druck- und Klopfschmerz und Abwehrspannung. Bei einer geringen venösen Stauung sind die Symptome dagegen deutlich milder.

Ileusarten. Es ist für das klinische Vorgehen vorteilhaft, zwischen einem Ileus im proximalen und distalen Dünndarm und einem Dickdarmileus zu unterscheiden, denn die primären pathophysiologischen Veränderungen unterscheiden sich bei diesen Ileusarten. Für alle Ileusformen gilt, daß die kolikartigen Schmerzen, ausgelöst durch die Kontraktionen der Darmmuskulatur, im Laufe der Ileuskrankheit aufhören, weil die Muskulatur ihren Tonus verliert. Damit geht ein mechanischer Ileus schließlich immer in einen paralytischen Ileus über, bei dem die Motilität erloschen ist.

Proximaler Ileus

- Massives Erbrechen
- Massiver Flüssigkeitsverlust
- Wenig Schmerzen

Proximaler Dünndarmileus. Wenn die Passage proximal im Jejunum behindert ist, dann stehen weder die Schmerzen noch eine vermehrte Peristaltik im Vordergrund, sondern ein häufiges und wiederholtes Erbrechen. Beim hohen Ileus wird zu wenig Flüssigkeit resorbiert, so daß in wenigen Tagen ein massiver Flüssigkeitsmangel entsteht, der fatale Folgen haben kann. Hier ist also unbedingt auf eine adäquate Volumentherapie zu achten. Der Elektrolyt- und Säure-Basen-Haushalt sollte engmaschig überwacht werden. Eine Magensonde ist obligatorisch, um eine Aspiration zu verhüten. Wird intestinale Flüssigkeit abgeleitet, dann können aus ihrer Menge auch auf die zu substituierende Volumenzufuhr geschlossen werden, wenn die Flüssigkeitsein- und ausströme des Gastrointestinaltraktes berücksichtigt werden. Unbedingt hinzugerechnet werden sollte die Flüssigkeitseinlagerung im interstitiellen Gewebe, die bei einem entzündlichen Prozeß sehr groß sein kann.

Distaler Ileus

- Starke kolikartige Schmerzen
- Spätes Erbrechen
- Toxische Ileuskrankheit

Distaler Dünndarmileus. Bei einem distalen Dünndarmileus treten häufiger kolikartige Schmerzen durch die zunehmende Peristaltik auf und seltener Erbrechen. Bei einem tiefen Dünndarmileus stehen zunächst nicht der Flüssigkeitsverlust im Vordergrund, sondern die Keimvermehrung und die bakterielle Translokation, die ein schweres septisches Krankheitsbild induzieren können. Wenn die Passage behindert ist, dann vermehren sich prästenotisch die Keime exponentiell und die Endo- und Exotoxine nehmen zu. Durch die toxischen Einflüsse werden ein Darmwandödem und eine Hyperämie induziert und die intestinale Barriere der Mukosa wird durchlässiger, so daß die bakterielle Translokation erleichtert wird. Die lokalen toxischen Einflüsse und Freisetzung entzündlicher Mediatoren erhöhen die Permeabilität der kleinen Gefäße, wirken vasodilatatorisch und motilitätsfördernd und stimulieren die Flüssigkeitssekretion in das Darmlumen. Gemeinsam mit der vermehrten Flüssigkeitssequestration in die Darmwand führt dies zu einem deutlichen intravasalen Flüssigkeitsmangel. Nach anfänglicher Steigerung der Motilität, um die Stenose zu überwinden, erschlafft diese durch die toxischen Einflüsse. Nach ungefähr zwei Tagen wird aus dem primär lokalen Geschehen zunehmend ein systemisches. Dadurch daß die Bakteriämie und Endotoxinämie zunimmt, geht die Ileuskrankheit in ein toxisches Krankheitsbild über. Dieser Ablauf erklärt, warum ein Ileus immer frühzeitig behandelt werden sollte und nicht erst, wenn das toxische Stadium erreicht ist und der Patient sich klinisch dramatisch verschlechtert.

Dickdarmileus. Ein Dickdarmileus zeichnet sich dadurch aus, daß er nicht unbedingt Schmerzen verursacht oder zum Erbrechen führt. Manchmal ist ein ausgeprägter Meteorismus das führende klinische Symptom.

> **Dickdarmileus**
>
> - Aufgetriebenes Abdomen
> - Ausgeprägter Meteorismus
> - Wenig Schmerzen

Diagnostik. Wenn klinisch der Verdacht auf eine Passagebehinderung des Gastrointestinaltraktes besteht, dann sollte unverzüglich eine effektive Diagnostik eingeleitet werden. Die Anamnese und klinische Untersuchung stehen zunächst ganz im Vordergrund, weil sie richtungsweisend für die weitere Diagnostik sind. Gelegentlich wird vergessen, die potentiellen Bruchpforten zu untersuchen und dadurch eine einklemmte Hernie auszuschließen. Voroperationen gelten als ein Hinweis auf mögliche Adhäsionen bzw. Briden. Bekannte Begleiterkrankungen oder deren Behandlung (Bestrahlung, Medikamente) werden in die Ätiologie einbezogen, denn auch sie können einen paralytischen Ileus auslösen. Nach der klinischen Untersuchung werden Laboruntersuchungen, eine Abdomenübersicht und Sonographie veranlaßt. Mit diesen Informationen kann in den meisten Fällen die Ursache des Ileus aufgedeckt und effektiv behandelt werden.

Kontrastmittelpassage. Relativ häufig wird zur weiteren Abklärung des Ileus eine Röntgenuntersuchung mit wasserlöslichem Kontrastmittel durchgeführt. Bei einem paralytischen Ileus werden mit dieser Untersuchung keine weiteren relevanten Informationen gewonnen. Abgesehen von der Bestätigung, daß kein mechanischer Ileus vorliegt. Bei einem vollständigen mechanischen Ileus würde die Diagnose bestätigt, aber man erkauft sich diese Informationen möglicherweise mit einer Verschlechterung der Situation. Es wird nämlich häufig übersehen, daß das wasserlösliche Kontrastmittel hyperosmolar ist und einen massiven Flüssigkeitseinstrom in das Darmlumen auslöst. Diese zusätzliche und unerwünschte Flüssigkeitsverschiebung kann beim nicht optimal hydrierten Patienten eine Hypovolämie auslösen bzw. verschlechtern. Deshalb sollte vor der Röntgenuntersuchung mit einer Korrektur des Flüssigkeitsdefizits begonnen werden, der bei einem Ileuskranken fast immer nachweisbar ist. Außerdem verschlechtern sich durch den massiven Flüssigkeitseinstrom auch die operativen Bedingungen, was häufig vergessen wird. Der Darm ist nach der Untersuchung, die das operative Vorgehen häufig um Stunden verzögert, noch weiter distendiert und flüssigkeitsgefüllt. Die Darmwand erscheint außerdem viel ödematöser und verletzlicher. Diese Nachteile sollten bei der Indikationsstellung berücksichtigt werden. Bei einem unvollständigen mechanischen Ileus kann die Kontrastmittelpassage dagegen sehr hilfreich sein, weil sie das Ausmaß der Stenose und deren genaue Lokalisation bestimmt. Zugleich wirkt das Kontrastmittel als osmotisches Laxans und viele Patienten führen danach ab. Aus den Argumenten kann gefolgert werden, daß bei einem eindeutigen vollständigen mechanischen Ileus und paralytischen Ileus keine Kontrastmittelpassage indiziert ist. Im ersten Fall sollte der Patient unverzüglich operiert werden und im zweiten Fall ist die Untersuchung nicht sinnvoll.

Operationsindikation. Bei einem mechanischen Ileus besteht eine dringliche Operationsindikation, weil sich ansonsten das toxische Bild verschlimmern würde. Bei einem unvollständigen mechanischen Ileus sollten die Vor- und Nachteile abgewogen werden. Häufig kann durch eine vorhergehende konservative Therapie die Ausgangssituation verbessert werden. Manchmal kann die Ursache bei einer späteren elektiven Operation mit deutlich geringerer Komplikationsrate beseitigt werden. Bei Verdacht auf einen Strangulationsileus oder vollständiger Passagebehinderung wird der Patient unverzüglich operiert.

Operationsvorbereitung. Das Vorgehen bei der Diagnose eines Ileus ist zunächst immer gleich. Es wird zur Entlastung des oberen Gastrointestinaltraktes eine Magensonde gelegt und der Flüssigkeits- und Elektrolyt-Haushalt korrigiert.

Operation. In der Regel wird eine Mittellinienlaparotomie als Zugang gewählt, weil sie zur optimalen Exposition beliebig erweitert werden kann. Manchmal wird auch das laparoskopische Vorgehen erwogen, wenn zum Beispiel ein Brideniletus vermutet wird. Allerdings ist hier zu bedenken, daß die distendierten ödematösen Darmschlingen bei einem manifesten Ileus sehr verletzlich sind und häufig das Pneumoperitoneum nicht ausreicht, um optimal in der Bauchhöhle zu operieren. Das laparoskopische Vorgehen ist deshalb eher bei der elektiven Adhäsiolyse angezeigt.

Minimales Vorgehen. Da die Patienten zum Zeitpunkt der Operation in keinem optimalen Zustand sind und häufig schon Anzeichen des toxischen Krankheitsbildes zeigen, wird der Eingriff auf ein Mindestmaß zur Beseitigung des Passagehindernisses reduziert. Briden oder Verwachsungen werden gelöst, der obstruierende Gallenstein entfernt, die Ursache der Peritonitis oder Stenose beseitigt. Ausgedehnte Tumorresektionen sollten unterbleiben, weil das hyperämische und ödematöse Gewebe eine optimale Präparation nicht zuläßt und die Risiken intraoperativer Komplikationen deutlich erhöht sind. Bei fortgeschrittenen Tumoren mit oder ohne Peritonealkarzinose bleibt manchmal nur die Möglichkeit einer Umgehungsanastomose oder einer Stomaanlage. Hier gilt, daß der Eingriff an die individuellen Umstände und den Zustand des Patienten angepaßt werden sollte. Je nach makroskopischer Beschaffenheit des Darmes kann der Erfahrene auch erwägen, eine intestinale Anastomose beim Ileus anzulegen. Allerdings ist das Insuffizienzrisiko selbst bei optimaler Technik höher.

Darmdekompression. Inwieweit der dilatierte luft- und flüssigkeitsgefüllte Dünndarm wirklich dekomprimiert werden sollte, ist nicht für alle Fälle eindeutig beantwortbar. Wenn das Abdomen aufgrund der distendierten Darmschlingen nicht adäquat verschlossen werden kann, dann muß natürlich dekomprimiert werden. Wenn das Passagehindernis ohne Eröffnung des Intestinums beseitigt werden konnte, sollte auf eine Dekompression verzichtet werden. Wurde der Darm während der Operation versehentlich eröffnet, wird der intestinale Inhalt abgesaugt. Bei einem ausgeprägten Dickdarmileus, bei dem Luft und Flüssigkeit wegen einer Stenose nicht transanal abgeleitet werden konnte, kann es manchmal erforderlich sein, das Kolon zur Entlastung zu eröffnen. Dazu wird eine Tabaksbeutelnaht angelegt, das Lumen eröffnet und der Ileussauger eingeführt. Man sollte der Versuchung widerstehen, den Dickdarm einfach durch Knüpfen der Tabaksbeutelnaht zu schließen. Dieser Verschluß birgt eine große Gefahr der späteren Insuffizienz, weil die Wunde mit sehr vielen virulenten Keimen kontaminiert ist. Hier sollte die Kolotomie sorgfältig gesäubert und zweischichtig verschlossen werden, zumal die Kolonwand meistens bereits geschädigt ist. Am Besten wird die Kolotomie an einer Stelle gewählt, die später reseziert wird.

Bakteriämie. Bei einer typischen manuellen Dekompression wird der Darm nach oral ausgestrichen und der meist flüssige Inhalt über eine dicke Magensonde kontinuierlich abgesaugt. Selbst bei sehr vorsichtigem Vorgehen wird die sehr verletzliche und durchlässige Darmwand in unterschiedlichem Ausmaß geschädigt und eine Endotoxinämie und Bakteriämie begünstigt bzw. verstärkt. Wenn möglich, wird deshalb auf eine manuelle Dekompression verzichtet.

Intestinale Sonde. Als weitere Therapieoption kann bei einem Ileus eine lange intestinale Sonde mit multiplen Löchern, eine Dennis-Sonde, in den Dünndarm gelegt werden. Auch wenn durch einen speziellen phallusartigen Gelatine-Kopf das intraoperative Einführen der Sonde erleichtert wird, wird die Darmwand auch hierbei malträtiert und kann eine Bakteriämie verstärken. Oberflächliche Serosaverletzungen können bei diesem Manöver sogar zu vollständigen Enterotomien werden. Nachdem die Dennis-Sonde plaziert wurde, wird sie durchschnittlich sechs bis sieben Tage in dieser Position belassen und kontinuierlich das Sekret aus dem Dünndarm abgeleitet. Nachdem sich der Gelatine-Kopf der Sonde aufgelöst hat, wird die Sonde in Etappen zu jeweils 25 cm zurückgezogen. Sehr selten ist der Darm so torquiert, daß die Sonde nicht entfernt werden kann. Tritt beim Zurückziehen ein federnder Widerstand auf, dann sollte die Situation unter Röntgendurchleuchtung geklärt werden.

Indikationen. Die Indikation für eine intestinale Sonde bei einem erfolgreich beseitigten mechanischen Ileus wird von Chirurgen unterschiedlich eingeschätzt. Einige vermuten, daß der Dünndarm nach einer ausgedehnten Adhäsiolyse durch die Intestinalsonde geschient wird und das Lumen später durchgängig bleibt, weshalb die Sonde unbedingt sechs bis sieben Tage belassen bleibt. Andere spekulieren darauf, daß sich die dilatierte Darmwand schneller tonisiert, wenn das Sekret kontinuierlich abgesaugt wird. Ob sich die Sonde auf das klinische Gesamtergebnis auswirkt, bleibt ungewiß. Da eine Dennis-Sonde beim Legen den Darm schädigen kann und auch im postoperativen Verlauf Probleme auftreten können, sollte die Indikation zur Einlage keinesfalls unkritisch gestellt werden.

6.5 Vaskuläre Krankheiten

Der Gastrointestinaltrakt kann in allen Abschnitten ischämisch werden, wobei es Prädilektionsstellen am Dünn- und Dickdarm gibt. An Magen, Duodenum und Rektum ist eine Ischämie extrem selten, weil in der Regel eine ausreichende Kollateralisation besteht. Obgleich die Durchblutungsstörungen sowohl am arteriellen als auch am venösen Schenkel auftreten, sind arterielle klinisch bedeutsamer. Als Embolie oder Thrombose im Strömungsgebiet der A. mesenterica superior treten sie akut in Erscheinung und als Angina abdominalis bei einem chronischen Verschluß im Rahmen einer Atherosklerose. Aufgrund der multiplen Kollateralen zwischen den Stromgebieten des Truncus coeliacus, der A. mesenterica superior und inferior werden die chronischen Ischämien erst bei ausgeprägten Stenosierungen symptomatisch. In diesen seltenen Fällen kann durch gefäßchirurgische Eingriffe (Neuimplantation der A. mesenterica superior oder Bypass) die Blutversorgung verbessert werden.

Venöse Thrombose. Die venöse Thrombose der V. mesenterica superior ist sehr selten und in ihrer klinischen Ausprägung sehr variabel. Sie kann sich in einem dramatischen Krankheitsbild mit ausgeprägter Hypovolämie zeigen, indem sich die Flüssigkeit in der Abdominalhöhle umverteilt, oder sie kann weitgehend asymptomatisch verlaufen.

Klinik. Bei einem akuten mesenteriellen Verschluß treten starke abdominelle Schmerzen auf, die nicht eindeutig lokalisierbar sind. Eine gleichzeitige kardiale Anamnese oder Atherosklerose sind richtungsweisend, erlauben aber keine eindeutige Zuordnung zu einer Embolie oder Thrombose. In der Hälfte der Fälle gesellen sich blutige Durchfälle und Bauchkrämpfe hinzu. Die Peristaltik kann vermehrt sein mit einem geringgradig geblähten Abdomen. Die akuten Schmerzen gehen nach einigen Stunden typischerweise in ein beschwerdefreies Intervall über, um sich danach durch eine Peritonitis erneut zu offenbaren. Eine ausgeprägte Leukozytose oder metabolische Azidose bzw. Laktatanstieg sind bedrohliche Zeichen und sollten zu einer raschen Behandlung drängen.

Akute Ischämie

Klassifikation:	–
Diagnostik:	o/Sono, Angio-CT-Abdomen
OP-Indikation:	Akutes Abdomen, CT-Befund
Aufklärung:	Nahtinsuffizienz, Stoma
Vorbehandlung:	–
OP-Vorbereitung:	–
Lagerung:	Rücken, PDK
Zugang:	Mediane Laparotomie
Operation:	Entfernung der durchblutungsgestörten Darmabschnitte, evtl. Stomaanlage.
Komplikationen:	Insuffizienz
Postop. Therapie:	MS entfernen. Evtl. Relaparotomie nach 24 Std
Kostaufbau:	Abhängig von der Operation. Rücksprache mit dem Operateur halten.
Entlassung:	Ab 5. Tag
Patienteninfo:	Allgemein
Nachbehandlung:	–

Diagnostik. Bei jedem Verdacht auf eine Durchblutungsstörung ist eine rasche Diagnostik und Entscheidungsfindung nötig. Im akuten Stadium oder bei multimorbiden Patienten ist unverzüglich ein Angio-CT mit Kontrastmittel angezeigt, das relativ zuverlässig fortgeschrittene Durchblutungsstörungen großer Gefäße, Lufteinschlüsse in der Darmwand oder Verdickungen der Darmwand ausschließen kann. Bei Verdacht auf einer Angina abdominalis ist die gezielte sonographische Untersuchung richtungsweisend. Sie wird durch eine Angiographie ergänzt, wenn der Verdacht sonographisch nicht ausgeräumt wurde.

Operationsindikation. Bei manifesten Durchblutungsstörungen des Darmes ist eine dringliche operative Inspektion erforderlich, um das Ausmaß der Ischämie abzuschätzen. Bei Patienten mit einem deutlich verminderten Herzminutenvolumen kann eine nicht-okklusive mesenterialen Ischämie mit ausgeprägter Vasokonstriktion im Splanchnikusbereich auftreten. Da es meistens nicht gelingt, die Herzauswurfleistung zu verbessern oder die notwendige Katecholaminapplikation zu reduzieren, werden die ischämischen Teile des Darmes reseziert. Die Prognose ist bei ausgedehnten Ischämien und gleichzeitigem Multiorganversagen extrem schlecht.

Mesenterialvenenthrombose

Klassifikation:	–
Diagnostik:	o/Sono, Angio-CT-Abdomen
OP-Indikation:	Peritonitis, Gangrän
Aufklärung:	Nahtinsuffizienz, Stoma
Vorbehandlung:	Sofort Antikoagulation mit NMH
OP-Vorbereitung:	–
Lagerung:	Rücken, PDK
Zugang:	Mediane Laparotomie
Operation:	Entfernung der durchblutungsgestörten Darmabschnitte, evtl. Stomaanlage.
Komplikationen:	Insuffizienz
Postop. Therapie:	MS entfernen. Evtl. Relaparotomie nach 24 Std
Kostaufbau:	Abhängig von der Operation. Rücksprache mit dem Operateur halten.
Entlassung:	Ab 5. Tag
Patienteninfo:	Allgemein
Nachbehandlung:	Antikoagulation fortsetzen

Operation. Der intraoperative Befund bestimmt das Vorgehen. Bei lokalisierten Durchblutungsstörungen ist eine Resektion des Darmabschnittes angezeigt. Manchmal ist bei multiplen Nekrosen oder Perforationen des Kolons sogar eine Kolektomie indiziert. Bei einer Strangulation oder Invagination erholt sich häufig der Darm, so daß eine Resektion nicht unbedingt erforderlich ist. Bei fraglicher Prognose und in Abhängigkeit vom Gesamtzustand des Patienten sollte nicht gezögert werden, den proximalen Darmabschnitt als Stoma auszuleiten. Bereits beim Ersteingriff wird festgelegt, wann der Situs erneut inspiziert werden sollte. Bei umschriebenen Nekrosen ohne begleitende Peritonitis kann eine Anastomose angelegt werden. Hier empfiehlt sich allerdings unbedingt eine Inspektion nach 24 Stunden, um die Durchblutungssituation erneut zu beurteilen. Keinesfalls sollte das Risiko des Patienten durch eine gefährdete Anastomose unnötig erhöht werden. Sehr selten liegt eine arterielle Embolie oder Thrombose direkt am Abgang der A. mesenterica superior vor. Wenn der Verschluß früh diagnostiziert wird, wird das Peritoneum über der Arterie inzidiert und die Gefäße dargestellt. Über einem Ballon-Katheter wird der Embolus beseitigt und die Arteriotomie mit einer autologen Patchplastik verschlossen. Bei einem chronischen Verschluß und bekannter Angina abdominalis ist ein Venen-Bypass zwischen Aorta und A. mesenterica superior angezeigt.

6.6 Dünndarmfistel

Enterokutane, interenterische oder enterovaginale Fisteln treten so gut wie nie spontan auf. Sie sind meist Folge einer Operation, Bestrahlung oder entzündlichen Darmerkrankung. Je nach Ursache, der Art der Fistel und den Begleitumständen, ist ein konservatives Vorgehen angezeigt oder eine sofortige, dringliche oder spätere operative Revision erforderlich.

Frühe enterokutane Fisteln. Insuffizienzen intestinaler Anastomosen manifestieren sich häufig durch Fisteln. Treten diese Fisteln innerhalb weniger Tage nach der Operation auf, dann werden sie unverzüglich revidiert. Häufig bestehen zu diesem Zeitpunkt nur geringe Verwachsungen, so daß sich die Infektion im Bauchraum schnell ausbreiten kann und eine Peritonitis mit einem schweren septischen Krankheitsbild entsteht. Das primäre Ziel in der Behandlung dieser frühen enterokutanen Fisteln ist immer die Beseitigung des intraabdominellen Infektionsherdes. Dazu werden die entzündlichen Verklebungen im Operationsgebiet gelöst, die genaue Ursache festgestellt und die nötigen Schritte eingeleitet, um den entzündlichen Prozeß zu beherrschen. Es ist entscheidend, die Infektionsursache vollständig zu beseitigen, um die begleitende Sepsis erfolgreich zu beherrschen. Dazu wird eine Nahtinsuffizienz übernäht oder eine Anastomose neu angelegt und immer ein protektives Stoma vorgeschaltet. In problematischen Situationen wird der proximale Abschnitt direkt als Stoma ausgeleitet und der distale verschlossen.

Späte Fisteln. Je später die Fistel nach der Operation auftritt, um so eher besteht die Chance, die Situation durch eine konservative Therapie zu beherrschen, weil sich der Fistelkanal dann vom Rest der Bauchhöhle durch Verklebungen isoliert hat. In diesen Fällen bereitet sich die Infektion nicht weiter aus und ist durch lokale Verfahren häufig kontrollierbar. Hier liegt auch der Grund, warum Chirurgen die Bauchhöhle nach Anlage einer Anastomose drainieren. Sie hoffen, daß das intestinale Sekret durch die Drainage adäquat abgeleitet wird, wenn es zu einem Nahtbruch kommt, und somit keine notfallmäßige Intervention erforderlich wird. Da die meisten Insuffizienzen aber zwischen dem 6.–12. postoperativen Tag auftreten, müßte eine Insuffizienzdrainage auch so lange plaziert bleiben, um das austretende Sekret abzuleiten. Inwieweit eine Drainage bei allen intestinalen Anastomosen wirklich hilfreich ist, ist sehr umstritten. Kontrollierte Studien weisen daraufhin, daß sie nach kolorektalen Resektionen nicht vorteilhaft sind. Persönlich wird bei elektiven und unkomplizierten Operationen am Gastrointestinaltrakt keine Insuffizienzdrainage eingelegt.

Fistelvolumen. Ein orientierendes Maß dafür, ob bei einer späteren Fistel eher ein operatives Vorgehen angezeigt ist, ist die Fistelmenge. Dazu werden Fisteln mit einer täglichen Fördermenge von über und unter 200 ml unterschieden. Bei Fisteln mit einer geringen Sekretionsmenge ist eher zu erwarten, daß sie spontan sistieren. Bei Fisteln mit einer größeren Fördermenge ist das eher unwahrscheinlich. Um das Fistelvolumen zu reduzieren, sollte keine orale Kost aufgenommen werden. Dadurch entfällt der enterale Reiz auf die Bildung von Speichel, Magen-, Galle- und Pankreassaft. Zusätzlich wird häufig Octreotid (3mal 100 µg tgl. s.c.) appliziert, um die Sekretion der Drüsen weiter zu vermindern. Erst nach einigen Wochen ist beurteilbar, ob sich die Fistel verschließen wird.

Fistelversorgung. Für die erfolgreiche konservative Behandlung ist auch entscheidend, was drainiert wird. Eine Fistel mit aggressivem Dünndarmsekret ist schwieriger zu versorgen als eine Speichel- oder Kolonfistel. Nach Enterotomien bei einem Platzbauch oder einer sekundär heilenden Wunde, ist eine Fistelversorgung manchmal schwierig. Sie läßt sich mit den heute verfügbaren Mitteln und den Erfahrungen einer Stomatherapeutin aber letztlich immer bewerkstelligen.

Therapieoptionen. Wird eine enterokutane Fistel erstmalig manifest, dann wird zunächst der Zustand des Patienten optimiert. Häufig liegt zusätzlich ein larviertes septisches Krankheitsbild mit Störungen des Flüssigkeitshaushaltes vor, die rasch zu korrigieren sind. Besteht ein akutes Abdomen oder ein septisches Krankheitsbild, dann wird das Problem umgehend operativ gelöst. Manchmal besteht kein akutes Abdomen, so daß eine sofortige Revision nicht erforderlich ist. Wenn eine begleitende Blutung oder ein Platzbauch besteht, dann sollte ebenfalls mit der operativen Revision aller Probleme nicht gezögert werden. In einigen Fällen kann der septische Herd auch interventionell erfolgreich drainiert werden.

Konservative Behandlung einer High-output-Fistel

- Vollständige parenterale Ernährung
- Keine orale Flüssigkeit
- Esomeprazol 2 x 20 mg
- Octreotid 4 x 100 mg s.c.
- Tägliche Bestimmung des Fistelvolumens

Konservative Therapie. Bei einfachen Fisteln ohne systemische Entzündungszeichen ist keine Antibiotikabehandlung notwendig. Meistens bestehen jedoch subfebrile Temperaturen, eine geringe Leukozytose und Erhöhung der Akut-Phase-Proteine, so daß eine intravenöse Antibiotikagabe eingeleitet wird. Die enterale Ernährung wird ausgesetzt. Eine Magensonde ist nicht erforderlich. Die parenterale Ernährung wird begleitet von H_2-Blockern bzw. Protonenpumpenhemmern und Octreotid. Dadurch wird die Sekretion von Speichel-, Magen-, Galle- und Pankreassaft minimiert. Wenn der septische Prozeß kontrolliert ist und keine distale Stenose vorliegt, dann gibt es eine gute Chance, daß sich die Fistel spontan verschließt. Wenn sich nach einigen Wochen keine Besserung zeigt, dann sollte eine operative Korrektur erwogen werden. Der Patient wird dazu enteral ernährt und die Operationsvorbereitung nach frühestens drei bis vier Monaten getroffen, wenn er sich von dem vorhergehenden Eingriff und seinen Folgen vollständig erholt hat. Um die Operation optimal zu planen, sollten Röntgenaufnahmen des oralen und aboralen Abschnittes vorliegen und sicher gestellt sein, daß der aborale Abschnitt bis zum Anus keine Stenosen aufweist.

Operationszeitpunkt. Die Dringlichkeit einer operativen Revision hängt auch davon ab, welchen Einfluß die Fistel auf den Gesundheitszustand des Patienten hat. Je mehr Zeit man gewinnen kann, um den Allgemeinzustand des Patienten zu optimieren, umso geringer werden die Komplikationen bei der Revision sein. Bei Kolonfisteln kann eventuell die parenterale Ernährung auch durch enterale ballaststoffarme Standarddiäten ergänzt oder ersetzt werden. Sie verbieten sich aber bei einem Subileus oder einer Peritonitis. Bei geringer Fistelsekretion kann bei allen Fisteln versucht werden, diese zu säubern und mit Fibrin zu verkleben. Manchmal führen erst mehrere Sitzungen zum Erfolg.

Operation. Die operative Sanierung beginnt immer mit einer Adhäsiolyse der ausgedehnten Verwachsungen, die durch den septischen Prozeß verursacht wurden.

Nachdem die Ursache eindeutig bestätigt wurde, wird das fisteltragende Segment entfernt oder über eine ausgeschaltete Dünndarmschlinge abgeleitet. In sehr seltenen Fällen kann diese auch einfach übernäht werden. Solche Operationen sind technisch anspruchsvoll und sollten unter sorgfältig geplanten Bedingungen durchgeführt werden, um das Risiko einer erneuten schwerwiegenden Komplikation zu vermeiden.

6.7 Appendizitis

Die Entzündung des Wurmfortsatzes, der Appendix vermiformis, ist die häufigste abdominelle Krankheit, die seit über 100 Jahren primär chirurgisch durch eine Appendektomie behandelt wird.

Appendizitis

Klassifikation:	–
Diagnostik:	o/Klinik, Labor f/Sono
OP-Indikation:	Akute und chronische Appendizitis
Aufklärung:	Infektionen, Intraabdominelle Abszesse
Vorbehandlung:	–
OP-Vorbereitung:	–
Lagerung:	Rücken
Zugang:	Laparoskopisch/evtl. transrektale Laparotomie
Operation:	Laparoskopische Appendektomie
Komplikationen:	Abszesse
Postop. Therapie:	–
Kostaufbau:	1. postop. Tag: Tee/Suppe, keine Infusionen, 2. postop. Tag: leichte Kost
Entlassung:	2.-4. Tag
Patienteninfo:	Allgemein
Nachbehandlung:	–

Klinik. Sie tritt meistens akut auf, kann aber auch als chronisch-rezidivierende Erkrankung zu wiederholten Beschwerden führen. Bei einer akuten Appendizitis hängt die Symptomatik von der entzündlichen Dynamik und der Lage der Appendix ab. Neben der klassischen Abfolge: periumbilikaler Schmerz, Übelkeit oder Erbrechen, Verlagerung in den rechten Unterbauch mit Temperaturerhöhung, kann sich ein Patient mit einer akuten Appendizitis auch mit geringen unspezifischen rechtsseitigen Bauchschmerzen oder einer Peritonitis präsentieren. Die Diagnose beruht primär auf dem sorgfältigen Untersuchungsbefund und der Anamnese. Bei peritonitischen Zeichen mit Klopfschmerz und

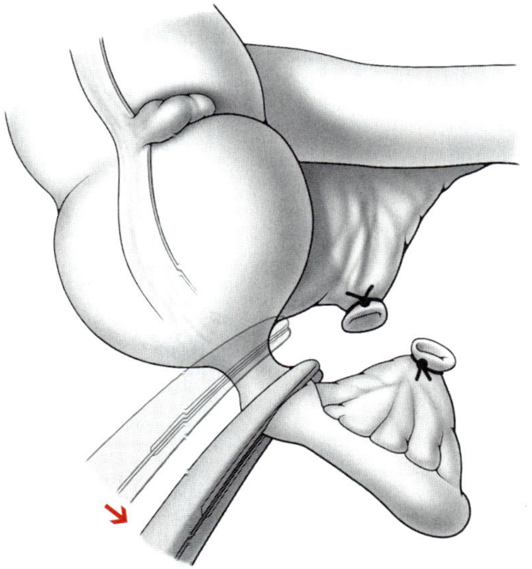

Konventionelle Appendektomie

Abwehrspannung ist bis auf eine Temperaturmessung und Laboruntersuchung keine weitere Untersuchung nötig, um die Operationsindikation zu stellen. Schwierigkeiten bereiten diejenigen Fälle, die nicht eindeutig sind, insbesondere wenn bei Frauen noch gynäkologische Krankheitsbilder berücksichtigt werden müssen.

Diagnostik. Ein erfahrener Ultraschalluntersucher kann häufig bei der Abklärung helfen. Eine absolut sichere Diagnose ist bei unklaren Befunden aber auch durch die Sonographie nicht immer zu stellen. Laboruntersuchungen können andere Erkrankungen nur selten ausschließen. Die Leukozytose ist unterschiedlich ausgeprägt und korreliert nicht immer mit der Schwere des Krankheitsbildes. In jüngster Zeit wird bei unklaren Fällen ein Spiral-CT empfohlen.

Operationsindikation. Bei eindeutigem klinischen Befund besteht eine klare Indikation zur raschen Operation. Bei einem Verdacht auf eine akute Appendizitis sollte die Indikation zur diagnostischen Laparoskopie gestellt werden.

Neurogene Appendikopathie. Wie soll der Chirurg entscheiden, wenn er bei klinischen Beschwerden die Operation veranlaßte und dann eine makroskopisch unauffällige Appendix vermiformis findet. Wenn keine weiteren pathologischen abdominellen Befunde vorliegen, dann sprechen wahrscheinlich mehr Argumente für die Appendektomie, denn es wird über eine neurogene Appendikopathie berichtet, die chronisch-rezidivierende Beschwerden verursacht und makroskopisch unauffällig erscheint. Auf jeden Fall sollten die Gründe für die Entscheidung gut dokumentiert werden. Schwieriger wird die Entscheidung, wenn eine rechtsseitige Adnexitis als Ursache gefunden wird. Im eigenen Vorgehen wird die Appendix auch in dieser Situation entfernt.

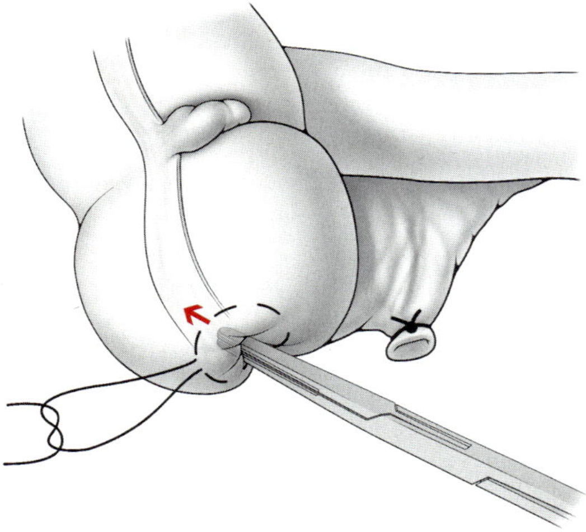

Versenken des Appendixstumpfes und Sichern mit einer Tabaksbeutelnaht

Operationszugang. Ob der konventionelle oder laparoskopische Zugang zur Appendektomie zu favorisieren ist, ist zur Zeit noch eine Frage der Präferenz des Operateurs, denn beide Verfahren scheinen gleichwertig. Persönlich wird dem laparoskopischen Vorgehen der Vorzug gegeben, weil die Rate an subkutanen Infektionen, Narbenproblemen und Verwachsungen wahrscheinlich geringer ist. Außerdem ermöglicht das laparoskopische Vorgehen bei Frauen eine bessere Inspektion der inneren Genitalien und reduziert bei adipösen Patienten deutlich die Inzisionslänge. Es gibt aber auch Hinweise, daß die Rate an späteren intraabdominellen Abszessen etwas höher beim laparoskopischen Eingriff ist.

Wechselschnitt. Bei der konventionellen Appendektomie wird typischerweise der Wechselschnitt im rechten Unterbauch bevorzugt. Er heißt Wechselschnitt, weil sich die Schnittrichtungen ändern, wenn die einzelnen Schichten der Bauchdekken durchtrennt werden. Der Hautschnitt sollte aus kosmetischen Gründen horizontal verlaufen. Bei schlanken Patienten ist eine 3 cm lange Inzision fast immer ausreichend. Das Subkutangewebe mit der Subkutanfaszie wird durchtrennt, die Externusaponeurose aufgesucht und im Faserverlauf gespalten. Die Faszie der Internusmuskulatur wird eingeschnitten und die Muskelfasern des Internus und Transversalis gespreizt bis das Peritoneum erreicht wird. Mit Langenbeck-Haken wird die Inzision vorsichtig erweitert. Das Peritoneum wird zunächst angehoben und erst dann inzidiert, um den darunter liegenden Darm oder andere intraperitoneale Organe nicht zu verletzen. Nachdem die Bauchhöhle eröffnet wurde, werden Roux-Haken eingesetzt und die Bauchhöhle inspiziert. Häufig entleert sich klares oder trübes Sekret, das bereits einen Hinweis auf die Erkrankung gibt.

Dünndarm und Appendix

Bei einer geplatzten, blutgefüllten Ovarialzyste erscheint dunkles und bei einer Eileiterschwangerschaft eher frisches Blut.

Appendektomie. Früher wurde das Coecum oft durch die kleine Wunde gezerrt und die Appendix vor die Bauchdecke luxiert, um die Appendektomie vorzunehmen. Da bei diesem Manöver das Peritoneum des Coecums geschädigt wird und Verwachsungen induziert werden, sollte es vermieden werden. Häufig kann mit Stieltupfern die Appendix vermiformis in der Bauchhöhle dargestellt werden. Die Appendix wird mit einer Klemme gefaßt und hochgezogen. Die Mesoappendix wird mit Ligaturen skelettiert und dadurch die A. appendicularis unterbunden. Im Bereich der Appendixbasis kann das Meso immer leicht von der Appendix präpariert werden, weil sich hier eine kleine Lücke befindet. Die Appendix wird an der Basis mit einer Klemme gequetscht, um das Lumen sicher zu verschlie-

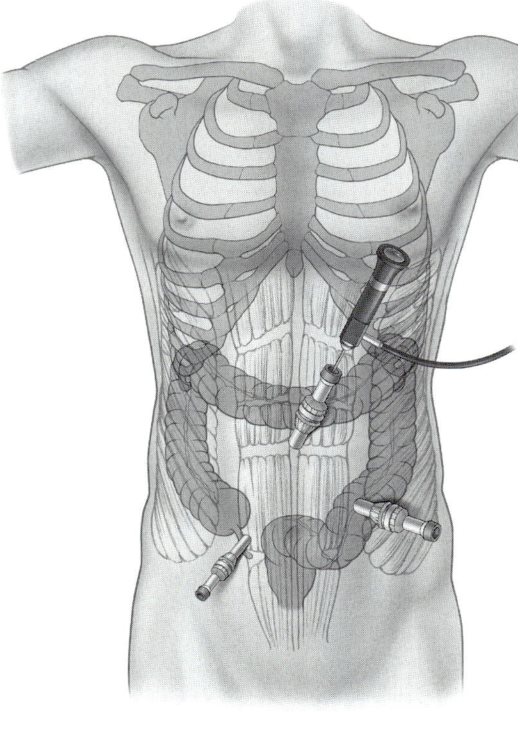

Trokarpositionen bei einer laparoskopischen Appendektomie

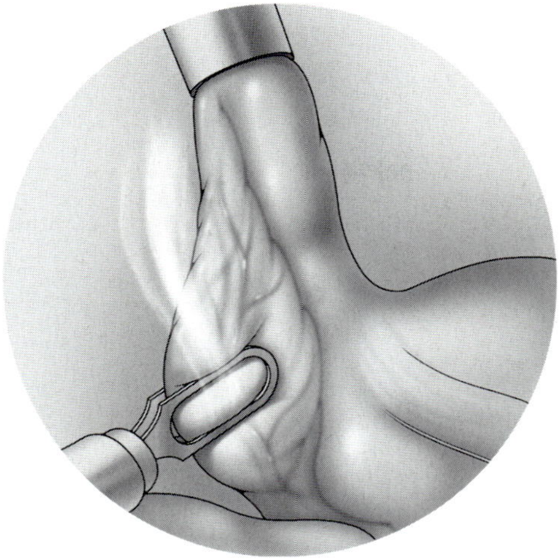

Bipolare Koagulation der A. appendicularis bei der laparoskopischen Appendektomie

ßen. Die Klemme wird weiter distal gesetzt und die Ligatur an der Quetschzone um die Appendixbasis gelegt. Die Appendix wird abgetragen und der Appendixstumpf in das Coecum versenkt. Eine erneute Hervorluxation des Stumpfes wird mit einer Tabaksbeutelnaht und Z-Naht verhindert. Damit ist die Appendektomie beendet. Ob bei einer eindeutigen Appendizitis das Ileum auf ein zusätzliches Meckel-Divertikel untersucht werden sollte, ist sehr fraglich, zumal bei dieser Suche durch die kleine Öffnung ebenfalls das Peritoneum malträtiert wird. Bei einem unauffälligen Befund der Appendix sollte dagegen eine Erkrankung am Ileum ausgeschlossen werden. Die Bauchdecke wird schichtweise mit resorbierbaren Nähten verschlossen. Aus kosmetischen Gründen sollte insbesondere die Subkutanfaszie gut adaptiert werden.

Laparoskopische Appendektomie. Bei der laparoskopischen Technik wird die erste Hülse infraumbilikal eingebracht. Dadurch kann die gesamte Abdominalhöhle gut überblickt werden. Über zwei zusätzliche Hülsen wird die Appendix exponiert, die Mesoappendix mit bipolarer Koagulation versorgt und die Appendix mit dem Klammernahtgerät abgetragen bzw. mit einer Roeder-Schlinge verschlossen und abgesetzt. Auch retrozökal gelegene Wurmfortsätze, die über den konventionellen Zugang schwierig zu exponieren sind, können laparoskopisch gut disseziert werden. Der Vorteil der laparoskopischen Operationstechnik offenbart sich besonders bei Lageanomalien, weil auch in diesen Fällen die Appendektomie problemlos gelingt. Da der laparoskopische Zugang eine bessere Übersicht bietet und zu weniger Wundheilungsstörungen führt, wird er bevorzugt. Manche Chirurgen sehen die Indikation zur laparoskopischen Operation nur bei adipösen Patienten und Frauen mit einem fraglichen Befund. Bei fortgeschrittenen Entzündungen scheint der laparoskopische Zugang zu relativ mehr intraabdominellen Abszessen zu führen.

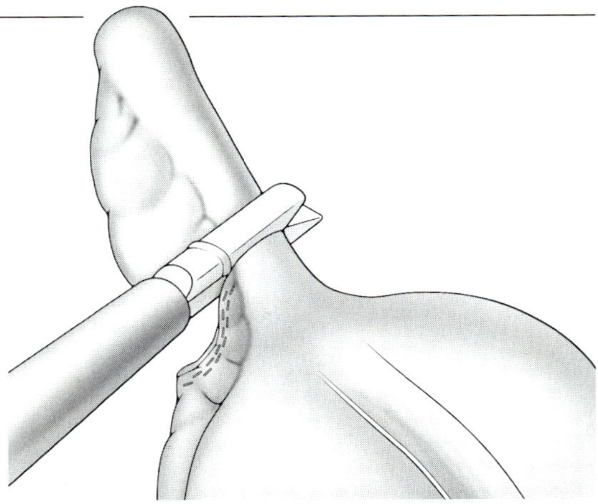

Laparoskopische Appendektomie mit dem Klammergerät

Komplikationen. Intraoperative Komplikationen sind heute sehr selten. Eine Antibiotikaprophylaxe wird allgemein empfohlen, weil sich dadurch bei ausgeprägteren Entzündungen die Wundinfektionen vermindern lassen. Die postoperativen Komplikationen sind ebenfalls relativ selten und primär mit den Begleitumständen und dem Entzündungszustand (katarrhalisch, phlegmonös oder gangränös) verknüpft. Harmlose subkutane Wundinfektionen sind am häufigsten. Abszesse am Appendixstumpf oder unterhalb der Faszie sind seltener und müssen adäquat drainiert werden. Kurzzeitige Darmatonien treten gelegentlich nach konventionellen Eingriffen auf und sollten sich nach wenigen Tagen auflösen. Tritt ein Ileus auf, so ist an eine Bride, Verdrehung oder Peritonitis zu denken. Der klinische Untersuchungsbefund und die Abdomenübersicht leiten das weitere Vorgehen. In welchen Situationen der Patient von einer intraabdominellen Drainage profitiert, ist nicht geklärt.

6.8 Ernährungstherapie

Bei der Wahl der Ernährung sollte berücksichtigt werden, daß eine enterale Ernährung einfacher, komplikationsärmer und physiologischer als eine parenterale ist. Die Vorteile gründen wahrscheinlich darauf, daß die strukturelle Integrität des Gastrointestinaltraktes von der enteralen Zufuhr von Nährstoffen abhängt. Besonders bei zusätzlichen Begleiterkrankungen oder gar einem septischen Krankheitsbild wird diese intestinale Barriere geschädigt und dadurch eine bakterielle Translokation begünstigt. Inwieweit diese vermeintlichen Vorteile auch den klinischen Verlauf verbessern bzw. die Komplikationsrate vermindern, ist nicht für alle Situationen gesichert.

Nährlösungen. Für den klinischen Gebrauch haben sich bilanzierte Nährstofflösungen bewährt, deren Zusammensetzung sich nach den allgemeinen Empfehlungen richtet, welche Nährstoffe täglich zugeführt werden sollten. Die Standarddiäten sind isoton, ballaststofffrei und enthalten eine Kaloriendichte von 1,0 kcal pro ml. Es sind aber auch hypertone, ballaststoffhaltige Diäten verfügbar, mit einer Energiedichte von mehr als 1,5 kcal pro ml. Die Nährlösungen können getrunken oder über nasogastrale bzw. -intestinale Sonden appliziert werden (s. Kapitel 1).

PEG. Wenn die Nährlösung den Ösophagus nicht passieren soll oder kann, dann kann sie perkutan unter gastroskopischer Kontrolle in den Magen eingebracht werden (Perkutan Endoskopische Gastrostomie – PEG). Dazu wird der Magen endoskopisch prall mit Luft gefüllt, so daß er ventral an der Bauchdecke anliegt. Der Magen wird perkutan punktiert, ein Führungsdraht vorgeschoben, endoskopisch gefaßt und durch den Mund geführt. Danach wird die Ernährungssonde über den Führungsdraht durch den Mund, den Magen und die Bauchdecke gezogen. Die Dislokation der Sonde oder der Austritt von Chymus in die Bauchhöhle wird dadurch vermieden, daß die Magenwand und Bauchdecke gegeneinander gedrückt werden. Dafür ist eine spezielle Fixierungsvorrichtung vorgesehen. Nach 24 Stunden wird die Fixierung etwas gelockert, um eine Magenwandnekrose zu vermeiden.

Korrekte Lage. Bei optimaler Lage kann die PEG-Sonde bereits nach 24 Stunden zur Ernährung benutzt werden. Im postoperativen Verlauf können Patienten mit einer PEG mit einer lokalen Peritonitis auffällig werden, weil die PEG nicht kor-

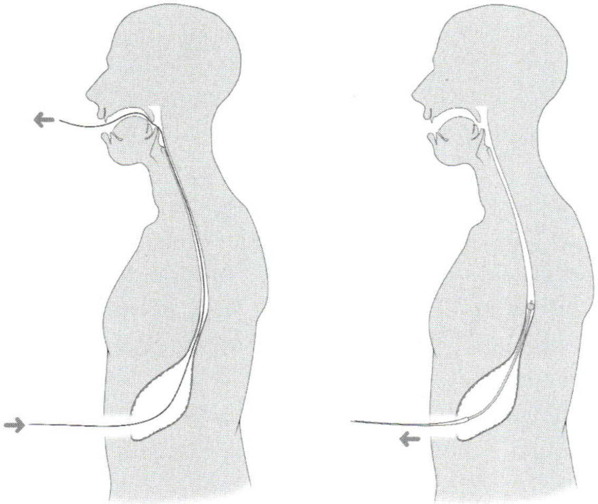

Anlage einer perkutanen endoskopischen Gastrostomie

rekt fixiert wurde oder sich lockerte. Bei diesen Patienten ist dann auch freie Luft in der Abdomenübersicht nachweisbar. In diesen Fällen wird die PEG mit Kontrastmittel beschickt, um deren korrekte Lage zu bestätigen. Dann wird die Fixierung optimiert und eine Antibiotikatherapie eingeleitet. Wenn sich das Krankheitsbild darunter bessert, ist keine operative Revision erforderlich. In allen anderen Fällen sollte eine Laparoskopie oder Laparotomie erwogen werden.

Gastrostomie. In wenigen Fällen kann die PEG-Sonde nicht endoskopisch kontrolliert eingelegt werden, so daß sie laparoskopisch oder über eine kleine Minilaparotomie eingelegt wird. Die klassischen Verfahren zur Anlage einer Gastrostomie oder Jejunostomie sind heute Raritäten.

Jejunostomie. Über eine Jejunostomie wird selten ernährt. Postoperativ wird sie zur frühen enteralen Ernährung nach größeren Eingriffen im Oberbauch verwendet. Dazu wird vor dem Verschluß der Bauchdecke eine Katheterjejunostomie in das Jejunum eingelegt und nach intraabdomineller Fixierung durch die Bauchdecke geleitet. Bereits am 1. postoperativen Tag wird mit dem Kostaufbau begonnen.

Kurzdarm-Syndrom. Bei ausgedehnten Resektionen des Darmes kann ein ausgeprägtes Malabsorptions-Syndrom auftreten, das auch Kurzdarm-Syndrom genannt wird. Dieses tritt in der Regel dann auf, wenn mehr als 70 % des Dünndarmes entfernt wurde, weil für die Resorption von Kohlehydraten, Aminosäuren und auch von Fetten die Größe der Resorptionsoberfläche entscheidend ist. Auf das Jejunum kann dabei eher verzichtet werden als auf das Ileum, denn hier werden bevorzugt die Gallensäuren resorbiert, die für eine adäquate Fettdigestion und -resorption unabdingbar sind. Neben dem Ausmaß der Dünndarmresektion kommt aber auch der Ileozökalklappe eine gewisse Bedeutung zu, weil sie die Dünndarmpassage verlangsamt und vor einer bakteriellen Überwucherung schützt.

Adaptation. In den ersten postoperativen Monaten steht der ausgeprägte Verlust an Flüssigkeit und Elektrolyten ganz im Vordergrund. Eine parenterale Ernährung mit Substitution von Vitaminen und Spurenelementen ist meistens unumgänglich. Der Darm versucht sich den neuen Bedingungen anzupassen, indem die Transitzeit verlängert und die Resorptionsoberfläche vergrößert wird. Bis zur vollständigen Adaptation dauert es Jahre. Unter einer erfahrenen Betreuung können auch diese Patienten über viele Jahre mit einer guten Lebensqualität betreut werden.

7. Kolon und Rektum

7.1 Grundlagen

Anatomie. Das Kolon beginnt an der Bauhin-Klappe und reicht bis zum Rektum. Es ist ungefähr 80–150 cm lang, wobei die Längendifferenzen hauptsächlich auf einem verlängerten Sigma (Sigma elongatum) oder durchhängendem Colon transversum beruhen. Das Colon ascendens und descendens ist an der dorsalen Bauchwand fixiert und dadurch weniger beweglich. Es geht bei ungefähr 16 cm ab ano in das Rektum über. Da es keine eindeutigen histologischen oder makroskopischen Unterschiede gibt, wurde festgelegt, daß der untere Darmabschnitt von der Linea anocutanea bis 16 cm ab ano, gemessen mit dem starren Rektoskop, zum Rektum gehört. In diesem Bereich gehen die drei Tänien des Kolons in eine homogene Längsmuskulatur des Rektums über. Die anteriore Umschlagsfalte befindet sich ungefähr bei 6–8 cm ab ano.

Wandaufbau. Auch das Kolon ist vierschichtig aufgebaut. Die Mukosa des Kolons unterscheidet sich deutlich von der des Dünndarms, weil es nur ein geringes Schleimhautrelief aufweist, das typischerweise halbmondförmig angelegt ist und über eine ausgeprägte Kryptenarchitektur verfügt. Die Oberfläche wird von Kolonozyten gebildet, die für den Transport von Flüssigkeit und Elektrolyten verantwortlich sind. Das Dünndarmepithel regeneriert sich innerhalb von 3–6 Tagen, während das Kolonepithel dafür 6–8 Tage benötigt. Die Längsmuskulatur ist in drei Tänien verdichtet, die Taenia libra, mesocolica und omentalis. Die zirkuläre Muskelschicht bildet zwischen den Tänien in unregelmäßigen Abschnitten kleinere Ausbuchtungen, sogenannte Haustren.

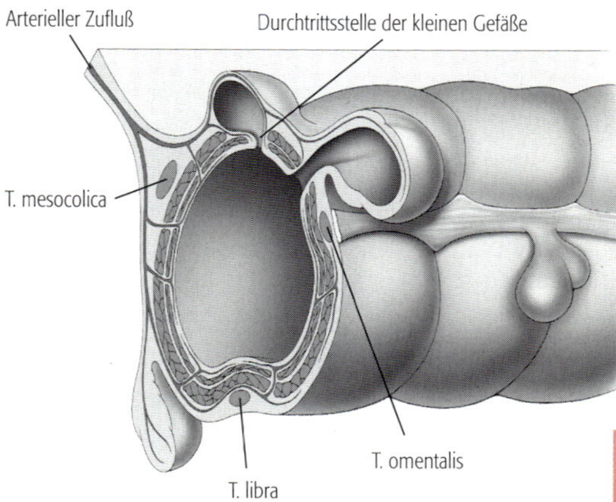

Querschnitt durch das Kolon

Kolon und Rektum

Gefäßsystem. Das Kolon wird rechtsseitig von der A. mesenterica superior und linksseitig von der A. mesenterica inferior versorgt. Bei allen Menschen findet sich eine kräftige A. ileocolica, die in Richtung der Bauhin-Klappe zieht. Das Ascendens wird nur in 15–20 % von einer gesonderten A. colica dextra versorgt, meistens übernimmt diese Aufgabe ein Ramus der A. ileocolica. Das gesamte Transversum wird von der A. colica media versorgt, die sich relativ kurz nach ihrem Abgang in zwei Äste aufteilt, die jeweils den beiden Flexuren zustreben. Die Variabilität der Gefäße ist hier aber groß. Statt einer einzigen A. colica media können drei Arterien als A. colicae mediae aus der A. mesenterica superior entspringen und das Querkolon versorgen. Die A. mesenterica inferior zieht zum Rektum und teilt sich im oberen Rektum in zwei bis drei Äste der A. rectalis superior auf. Ungefähr 3–6 cm vom Ursprung aus der Aorta gibt die A. mesenterica die A. colica sinistra ab und danach ein bis drei Aa. sigmoideae. Die A. colica sinistra zieht in Richtung auf den kranialen Abschnitt des Descendens. Die Sigmoidalgefäße versorgen das Sigma. Entlang des gesamten Kolonrahmens läßt sich eine Randarkade nachweisen, die von den Arterien gespeist wird. Lediglich im Ascendens ist die Randarkade nicht immer voll ausgebildet. Das Strömungsgebiet der A. mesenterica superior und inferior wird bei einigen Menschen nicht nur durch eine Randarkade überbrückt, sondern auch durch ein Riolansches Gefäß, das aus der A. mesenterica superior entspringt und um das Treitz-Band herumläuft. Eine solche Verbindung sollte immer vermutet werden, wenn die A. colica sinistra schwach ausgebildet ist. Das Rektum wird arteriell über die drei Äste der A. rectalis superior gespeist, die im Mesorektum verlaufen und letztlich aus der A. mesenterica inferior entspringen. Der mittlere Abschnitt des Rektums wird beiderseits von einer A. rectalis media versorgt, die aus der A. iliaca interna entspringt und seitlich in das Mesorektum einstrahlt. Dieses Gefäß ist in der Regel kleinkalibrig und wird intraoperativ mit Elektrokoagulation ausreichend ligiert. Das Rektum wird zusätzlich durch intramurale Anastomosen aus dem Strömungsgebiet der A. pudenda versorgt.

Venöses System. Die Venen verlaufen in der Regel mit den Arterien. Rechtsseitig münden die Venen in die V. mesenterica superior. Im Bereich der rechten Flexur bzw. des rechten Transversums mündet die Vene direkt in einen gemeinsamen Stamm mit der V. epiploica dextra, der sich auf dem Pankreaskopf befindet. Bei unachtsamer Präparation tritt dann in diesem Bereich eine venöse Blutung auf. Linksseitig münden die Venen in die V. mesenterica inferior, die meistens in die V. lienalis mündet, seltener in die V. mesenterica superior. Diese Mündungen werden extrem selten dargestellt, denn die V. mesenterica inferior wird unterhalb des Pankreas ligiert.

Lymphsystem. Im Gegensatz zum Dünndarm enthält die Mukosa des Dickdarms keine Lymphgefäße, so daß ein Tumor erst in die Submukosa infiltrieren muß, um sich auszubreiten. Deshalb wird erst bei Submukosatumoren von einem Karzinom gesprochen. Die Lymphgefäße verlaufen entlang der Arterien und münden retroperitoneal in den Ductus thoracicus. Die Lymphe des Rektums fließt im Mesorektum zum Abgang der A. mesenterica inferior. Lediglich die Lymphe aus dem Analkanal wird von der Leiste und über die Beckenachse drainiert.

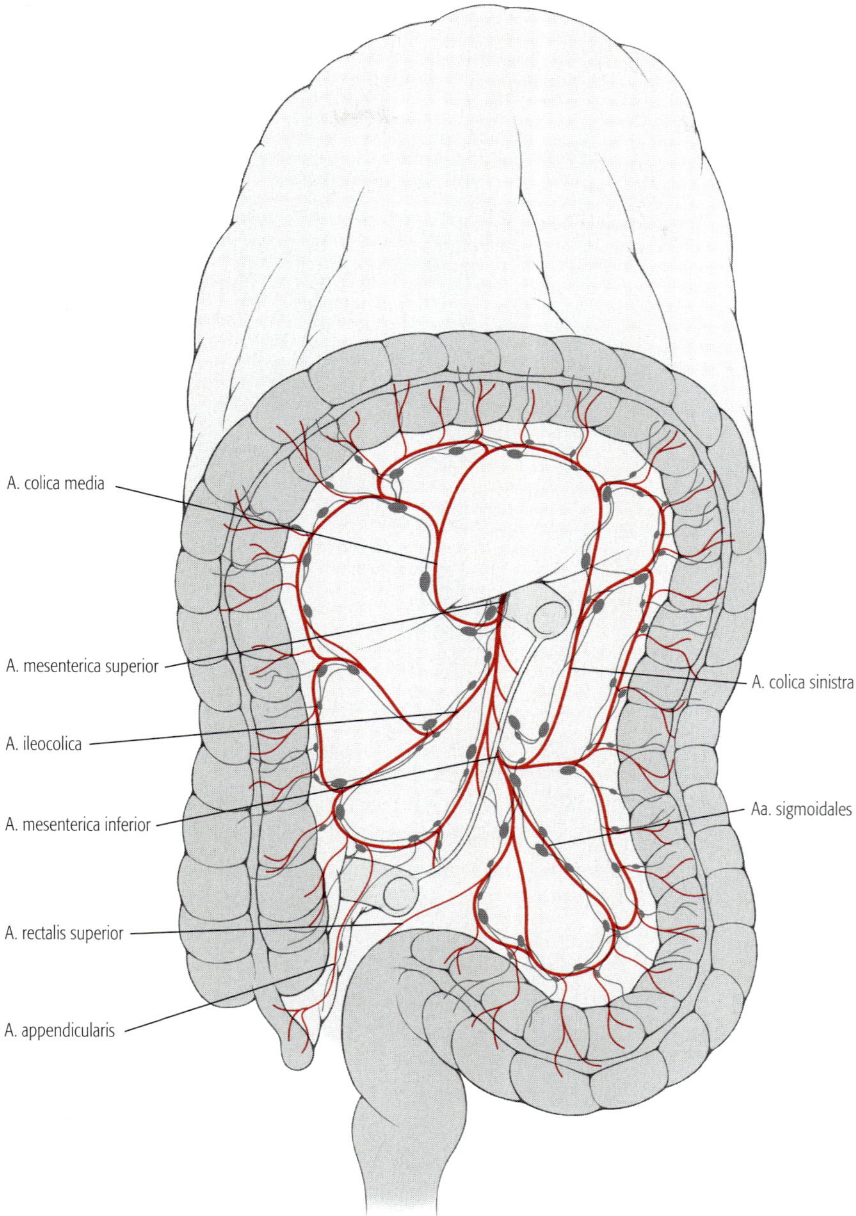

Arterielle Versorgung des Kolons

Vegetative Innervation des Beckens

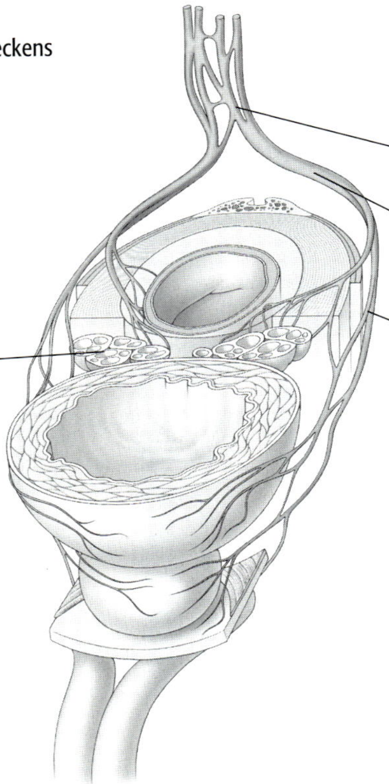

Nervensystem. Der Sympathicus innerviert das rechte Kolon über die beidseitigen Grenzstränge, die Trunci sympathici, die einen Plexus um die A. mesenterica superior und inferior bilden. Unterhalb der A. mesenterica inferior formen die sympathischen Fasern den Plexus hypogastricus superior, der sich über dem Promontorium in zwei hypogastrische Nerven aufteilt. Diese liegen jeweils im Spatium zwischen der Fascia pelvis visceralis des Mesorektums und der Fascia pelvis parietalis der Beckenwand und ziehen gemeinsam mit den parasympathischen Anteilen zur Blase, Urethra, Uterus, Vagina, Prostata und Penis. Sie bilden einen Plexus hypogastricus inferior am Rand der Samenbläschen. Die parasympathische Versorgung des rechten Hemikolons übernimmt der N. vagus. Die des linken Hemikolons und des Rektums wird vom Plexus sacralis (S2-S4) sichergestellt. Aus dem Plexus sacralis vereinigen sich die Nn. pelvici mit den sympathischen Fasern zum Plexus hypogastricus inferior. Dieser Plexus ist bei der tiefen Rektumresektion gefährdet, weil er nur durch zartes Bindegewebe vom Rektum getrennt ist. Werden z.B. die erektilen Nerven zu den Corpora cavernosa an dieser Stelle geschädigt, dann wird der Patient impotent.

Motilität. Auch für die Kolonmotilität gelten dieselben Aussagen über das enterale Nervensystem (ENS) (s. Kapitel 6). Die Motilität im Kolon ist in der Regel nichtpropulsiv. Es treten zwar lokal immer Kontraktionen auf, die zu Segmentationen des Kolons und einer weiteren Durchmischung führen, aber diese Kontraktionen sind nicht analwärts gerichtet. Durch pro- und retropulsive Kontraktionen wird eine Wasserresorption begünstigt. Ungefähr 3–4mal am Tag sind sogenannte Massenbewegungen nachweisbar, die vom Colon transversum ausgehen und sich bis ins Rektum fortpflanzen. Bei diesen Massenbewegungen wird der Koloninhalt analwärts transportiert und häufig ein Defäkationsreiz ausgelöst (s. Kapitel 8). Das tolerierte Stuhlvolumen im Rektum beträgt ungefähr 2 l.

Wasserresorption. Von den 8–10 l Flüssigkeit, die das Treitz-Band passieren, treten nur 1,5–2,0 l in das Kolon über. Das Kolon resorbiert ebenfalls Flüssigkeit, so daß der Organismus nur 100–150 ml am Tag mit dem Stuhl verliert. Aus experimentellen Studien wurde die maximale Resorptionskapazität des Kolons auf 3,5–4,0 l am Tag geschätzt. Die durchschnittliche tägliche Stuhlmenge schwankt in Abhängigkeit vom Anteil der Ballaststoffe zwischen 100–500 g. Die Stuhlfrequenz variiert außerordentlich zwischen 2–3mal täglich und 2–3mal wöchentlich.

Keimbesiedlung. Die Besiedlung des Darmes mit Bakterien nimmt vom Jejunum aus langsam zu und beträgt im Ileum 10^6 Keime pro ml. Im Kolon steigt die Keimzahl sprunghaft um 6 Zehnerpotenzen auf 10^{12} Keime pro ml an.

Fermentation. Aus den Kohlenhydraten, die im Dünndarm nicht resorbiert werden, entstehen im Kolon durch bakterielle Fermentation Gase (CO_2, CH_4, H_2) und kurzkettige Fettsäuren, die von den Kolonozyten bevorzugt metabolisiert werden. Die kurzkettigen Fettsäuren erhöhen die Osmolalität im Stuhl und induzieren somit Durchfälle. Die bei der Fermentation entstehenden Gase führen zu einer unerwünschten Flatulenz, die bei schwefelhaltigen Substanzen übel riecht.

7.2 Tumoren

In Kolon und Rektum werden relativ häufig gutartige und bösartige Tumoren nachgewiesen, die fast ausschließlich aus dem Epithel entspringen. Mesenchymale oder neuroendokrine Tumoren sind im Vergleich dazu selten.

Adenome. Zu den gutartigen Tumoren gehören hyperplastische Polypen und Adenome. Vereinzelte hyperplastische Polypen sind eher harmlose Veränderungen der Schleimhaut. Bei einer hyperplastischen Polypose wird dagegen auch eine maligne Potenz im Rahmen der hyperplastischen Poly-serrated-adenoma-Karzinom-Sequenz vermutet. Adenome sind dagegen eindeutige neoplastische Veränderungen des Epithels mit adenoiden Strukturen. Sie werden deshalb in den pathologischen Berichten als intraepitheliale Neoplasien beschrieben. Sie imponieren als tubuläre oder villöse Adenome bzw. als Mischformen und zeigen mikroskopisch unterschiedlich ausgeprägte Dysplasien. Niedriggradige Dysplasien überwiegen bei tubulären Adenomen, während villöse Adenome zwischen 20 und 25 % hochgradige Dysplasien aufweisen. Wenn histologisch morphologische Kriterien einer malignen Entartung vorliegen, ohne daß die Lamina propria infiltriert ist, dann liegt kein Karzinom vor. Solche Befunde werden als Carcinoma in situ oder als Mukosakarzinome bezeichnet.

Adenome

Klassifikation:	Intraepitheliale Neoplasien
Diagnostik:	o/Koloskopie
OP-Indikation:	Nur wenn endoskopisch nicht abtragbar
Aufklärung:	Nachblutung, Perforation
Vorbehandlung:	–
OP-Vorbereitung:	–
Lagerung:	Lloyd-Davies, kein ZVK, PDK
Zugang:	Laparoskopisch/evtl. Laparotomie
Operation:	Laparosk. Kolonresektion in Abhängigkeit vom Ausmaß des Befalls (Segmentresektion bis zur Kolektomie).
Komplikationen:	Insuffizienz
Postop. Therapie:	MS am Ende der OP entfernen.
Kostaufbau:	1. postop. Tag: Tee/Suppe, 2. postop. Tag: leichte Kost
Entlassung:	Ab 7. postop. Tag
Patienteninfo:	Allgemein
Nachbehandlung:	Kontrollkoloskopie bereits nach 3 Monaten nach endoskopischer Polypektomie eines großen abgetragenen Adenoms oder wenn er nicht sicher vollständig abgetragen wurde. Nach einem Jahr sollten alle abgetragenen Adenome kontrolliert werden. Wenn sich dabei kein erneuter Befund ergibt, weitere Koloskopien erst nach 3 (hohes Risiko) oder 5 Jahren (niedriges Risiko). Hohes Risiko = mehr als 3 Adenome, größer als 1 cm, villös, hochgradige Dysplasien, pos. Familienanamnese

Maligner Polyp. Erst wenn die Lamina propria durchbrochen ist, kann sich ein Tumor lymphogen oder hämatogen ausbreiten. Wenn in einem Adenom diese Kriterien erfüllt sind, dann liegt ein so genannter maligner Polyp vor. Zur Abschätzung des Risikos bietet sich die Einteilung nach Hagitt an. Danach besteht erst eine Indikation zur weiteren Resektion, wenn die Basis des Adenoms vom Karzinom infiltriert ist.

Entartungsrisiko. Es gilt heute als weitgehend gesichert, daß fast alle Karzinome aus Adenomen hervorgehen und dabei bestimmte Schritte durchlaufen. Diese Adenom-Karzinom-Sequenz ist molekularbiologisch weitgehend bekannt. Eine De-novo-Entstehung von Karzinomen scheint dagegen selten zu sein. Manchmal werden flache Läsionen übersehen und dann eine De-novo-Entstehung vermutet. Die Entartungstendenz steigt mit der Größe des Adenoms und ist bei villösen Tumoren deutlich höher.

Sporadische Karzinome. Mehr als 90 % aller Karzinome treten sporadisch auf. Die restlichen sind hereditär bedingt. Bei den hereditären überwiegen die nicht-polypösen Formen.

Familiäre adenomatöse Polyposis (FAP). Die FAP ist sehr selten (1:10000). Sie wird autosomal-

Familiäre Adenomatosis (FAP)

Klassifikation:	Spigelman
Diagnostik:	o/Koloskopie, Gastroduodenoskopie bei FAP (Papillentumoren) f/Analmanometrie
OP-Indikation:	Immer
Aufklärung:	Nahtinsuffizienz, Stoma
Vorbehandlung:	–
OP-Vorbereitung:	–
Lagerung:	Lloyd-Davies, kein ZVK, PDK
Zugang:	Laparoskopisch oder mediane Laparotomie
Operation:	Proktokolektomie mit ileoanalem J-Pouch, protektives Ileostoma. Wenn bei FAP das Rektum nur ganz wenig befallen ist, dann bei älteren Patienten Kolektomie mit ileorektaler Anastomose erwägen.
Komplikationen:	Insuffizienz, Stuhlinkontinenz, Ileus
Postop. Therapie:	MS am Ende der OP entfernen.
Kostaufbau:	1. postop. Tag: Tee/Suppe, 2. postop. Tag: leichte Kost
Entlassung:	Ab 7. postop. Tag
Patienteninfo:	Allgemein
Nachbehandlung:	Rö. des Pouches in 3 Monaten, dann Stomarückverlagerung.

dominant vererbt und entsteht durch eine Mutation im APC-Gen (Chromosom 5q21). Bei dieser Erkrankung entstehen Adenome im gesamten Intestinaltrakt, bevorzugt aber im Kolon. Andere Tumoren treten ebenfalls bei dieser Erkrankung auf (Gardner-Syndrom, Turcot-Syndrom). Familienmitglieder sollten nach dem 10. Lebensjahr auf eine Mutation des APC-Gens getestet. Wenn sie nicht das Gen aufweisen, dann ist keine frühe engmaschige Kontrolle erforderlich, weil sie dann dasselbe Risiko aufweisen wie die Normalbevölkerung. Ansonsten ist eine engmaschige endoskopische Kontrolle erforderlich und meistens wird im ausgewachsenen Alter eine Proktokolektomie empfohlen, weil im Laufe der Zeit alle Patienten ein Karzinom entwickeln. Aber auch nach der Operation können in dem Dünndarmpouch Adenome auftreten. Sollte statt der Proktokolektomie eine Kolektomie mit ileorektaler Anastomose vorgenommen worden sein, sollte der Patient darüber aufgeklärt werden, daß er innerhalb der nächsten 25 Jahre zu ungefähr 15 % ein Karzinom im belassenen Rektumstumpf entwickeln wird.

HNPCC. An dem hereditären nicht-polypösen Kolonkarzinom erkranken besonders jüngere Patienten und die Tumoren sind eher im proximalen Kolon lokalisiert. Die Ursache sind defekte Reparaturgene, so daß die Tumore nicht nur auf den Gastrointestinaltrakt beschränkt sind. Wenn ein Patient diesen autosomal-dominanten Defekt geerbt hat, dann entwickelt er zu 80–90 % ein Karzinom. Die Tumoren manifestieren sich früher als sporadische Tumore, treten häufiger multipel auf, befallen häufiger das rechte Hemikolon und gehen mit extrakolonischen Manifestationen einher. Über Karzinome des Endometriums, Dünndarms, Magens, Ovars, ZNS, Haut und der ableitende Harnwege wurde berichtet. Histologisch finden sich häufig muzinöse/siegelringzellige Adenokarzinome mit entzündlicher Infiltration.

Amsterdam-Kriterien. Zur Diagnose eines HNPCC haben sich die Amsterdam-II-Kriterien bewährt, die alle erfüllt sein müssen. Da nicht alle Patienten beziehungsweise Familien mit nachgewiesener Keim-

Amsterdam-II-Kriterien für das Vorliegen eines hereditären nichtpolypösen Karzinoms (HNPCC)

1. Mindestens drei Familienmitglieder haben ein HNPCC-assoziiertes Karzinom (Kolon/Rektum, Endometrium, Dünndarm, Nierenbecken/Ureter).
2. Ein Familienmitglied ist erstgradig verwandt mit den beiden anderen.
3. Mindestens zwei aufeinanderfolgende Generationen sind betroffen.
4. Ein Erkrankter ist zum Zeitpunkt der Diagnose jünger als 50 Jahre.
5. Eine FAP wurde ausgeschlossen.

Überarbeitete Bethesda-Kriterien – mindestens ein Kriterium muß erfüllt sein

1. Diagnose eines kolorektalen Karzinoms vor dem 50. Lebensjahr.
2. Diagnose von syn- oder metachronen kolorektalen oder anderen HNPCC-assoziierten Tumoren (Kolon, Rektum, Endometrium, Magen, Ovar, Pankreas, Ureter, Nierenbecken, biliäres System, Gehirn, Haut, Dünndarm) unabhängig vom Alter bei Diagnose.
3. Diagnose eines kolorektalen Karzinoms vor dem 60. Lebensjahr mit typischer Histologie eines Mikrosatelliteninstabilen Tumors (Tumor-infiltrierende Lymphozyten, Crohn's like Lesions, muzinöse oder siegelringzellige Differenzierung, medulläres Karzinom).
4. Diagnose eines kolorektalen Karzinoms bei mindestens einem erstgradig Verwandten mit einem HNPCC-assoziierten Tumor, davon Diagnose mindestens eines Tumors vor dem 50. Lebensjahr
5. Diagnose eines kolorektalen Karzinoms bei zwei oder mehr erstgradig Verwandten mit einem HNPCC-assoziierten Tumor, unabhängig vom Alter.

bahnmutation die sehr strengen Amsterdam-Kriterien erfüllen, wurden die Bethesda-Kriterien definiert, die kürzlich überarbeitet wurden. Bei Erfüllen mindestens eines dieser Kriterien muß der Verdacht auf HNPCC mit speziellen molekulargenetischen Untersuchungen überprüft werden. Wenn ein erhöhtes Risiko besteht, dann sollte ab dem 25. Lebensjahr jährlich eine Vorsorgeuntersuchung einschließlich Koloskopie vorgenommen werden. Bei Frauen ist zusätzlich ein Endometrium- oder Ovarialkarzinom auszuschließen. Die Patienten bleiben in einer lebenslangen intensiven Nachsorge, weil sie auch in anderen Organen gehäuft Malignome entwickeln.

TNM – Kolon/Rektumkarzinom

T1	Tumor infiltriert Submukosa
T2	Tumor infiltriert Muscularis propria
T3	Tumor infiltriert Subserosa o. perikolisches/perirektales Gewebe
T4	Tumor infiltriert benachbarte Strukturen
N0	Keine regionären Lymphknoten-metastasen
N1	Metastasen in 1–3 regionären Lymphknoten
N2	Metastasen in mehr als 3 regionären Lymphknoten

Tumorcharakteristika. Die Tumoren sind fast ausschließlich Adenokarzinome, die selten Schleim bilden (5–10 %). Sie werden entsprechend ihrem Differenzierungsgrad in gut, mäßig, schlecht und undifferenziert eingeteilt. Die Tumoren imponieren als polypös, ulzerativ oder zirkulär wachsend. Die Lokalisationshäufigkeit nimmt bei den sporadischen Formen von distal nach proximal immer weiter ab.

Tumorklassifikation. Die Tumoren werden in Abhängigkeit von der Tiefeninfiltration, dem Lymphknotenstatus und den Fernmetastasen nach dem TNM-System eingeteilt.

Lymphogene Metastasierung. Das Risiko einer lymphogenen Metastasierung steigt mit der Tiefeninfiltration und der abnehmenden Differenzierung. Zunächst werden die Lymphknoten in der Nähe des Tumors befallen, danach die regionären Lymphknoten, die entlang der Arterien verlaufen. Zu jeder onkologischen Resektion gehört deshalb die ausgedehnte regionäre Lymphadenektomie, die dadurch erreicht wird, indem die zuführenden Arterien nahe am Abgang durchtrennt werden. Dadurch wird das Mesokolon weiträumig mit den Lymphknoten entfernt. Der distale und proximale Sicherheitsabstand kann hinsichtlich des Tumorwachstums nur wenige Zentimeter zu betragen. Aufgrund der proximalen Ligaturen und weitläufigen mesokolischen Resektion werden meistens 10–15 cm Darm auf beiden Seiten des Tumors entfernt.

Hämatogene Metastasierung. Das kolorektale Karzinom metastasiert über die Pfortader in die Leber und darüber hinaus auch in die Lunge. Bei 5–10 % der Patienten besteht bereits zum Diagnosezeitpunkt eine synchrone Metastasierung. Sie kann ausgedehnt sein und beide Leberlappen befallen. Häufig sind die Metastasen vereinzelt und seltener nur solitär. Nach kurativen Resektion treten bei 20–40 % der Patienten spätere, so genannte metachrone Lebermetastasen auf.

Onkologische Resektion. Aus den Erkenntnissen der Tumorausbreitung wurden Prinzipien abgeleitet, welches Ausmaß eine adäquate onkologische Resektion haben sollte. Sie umfaßt immer die En-bloc-Resektion des Darmsegmentes mit ausreichendem Sicherheitsabstand und die Entfernung der Lymphabflußwege. Beim Kolonkarzinom ist ein Abstand von 5 cm zum Tumorrand ausreichend. Da

Klinisches Stadium von Rektumkarzinomen nach Mason

Stadium	Beschreibung	Ausmaß der Infiltration
CS I	gut beweglich	Submukosa
CS II	beweglich	Muscularis propria
CS III	wenig beweglich	beginnende Infiltration in Umgebung
CS IV	fixiert	ausgedehnte Infiltration in Umgebung

die Lymphbahnen entlang der Arterien verlaufen, wird das Mesokolon mit einer proximalen Ligatur der Gefäße abgesetzt. Dadurch werden alle regionären Lymphknoten entfernt. Inwieweit darüber hinaus eine Lymphadenektomie der A. mesenterica superior oder der Aorta abdominalis sinnvoll ist, wurde bisher in keiner Studie untersucht und wird auch nur von ganz wenigen Chirurgen empfohlen. Für das Rektumkarzinom gelten dieselben Kriterien, allerdings sind dabei einige Besonderheiten zu beachten. Ein distaler Abstand von 5 cm ist bei einem Tumor im distalen Drittel nicht einzuhalten, so daß hier 2 cm als ausreichend angesehen werden. In ausgewählten Fällen darf der Abstand auch geringer sein, wenn histologisch ein freier Resektionsrand belegt ist. Bei allen Rektumkarzinomen im mittleren und unteren Drittel ist das Mesorektum vollständig zu exzidieren, um damit alle Tumorzellnester zu entfernen. Außerdem ist auf einen ausreichenden seitlichen und vorderen Abstand zu achten, so daß die gesamte Zirkumferenz im Gesunden disseziert wird.

Kolonkarzinom

Klassifikation:	TNM, Amsterdam, Bethesda
Diagnostik:	o/ Koloskopie, Sonographie, Thorax f/ CT bei ausgedehnten Befunden
OP-Indikation:	Immer
Aufklärung:	Nahtinsuffizienz
Vorbehandlung:	–
OP-Vorbereitung:	–
Lagerung:	Lloyd-Davies, kein ZVK, PDK
Zugang:	Laparoskopisch oder Laparotomie
Operation:	Coecum/Ascendens – Hemikolektomie re; re Transversum/Flexur – erweiterte Hemikolektomie re; li Transversum – erweiterte Hemikolektomie li; Descendens – Hemikolektomie li., Sigma – Sigmaresektion
Komplikationen:	Insuffizienz, Ileus
Postop. Therapie:	MS am Ende der OP entfernen. Kein Drain
Kostaufbau:	1. postop. Tag: Tee/Suppe, 2. postop. Tag: leichte Kost
Entlassung:	Ab 7. postop. Tag
Patienteninfo:	Allgemein, Kolonkarzinom (blau)
Nachbehandlung:	Nach R0-Resektion adjuvante Chemo bei T4- oder N1/N2-Stadien. Nach R1/R2-Resektion: pall. Chemo. Eine systematische Nachsorge ist nur bei adjuvanter Therapie erforderlich.

Laparoskopische Resektion. Die gegenwärtigen Ergebnisse aus randomisierten Studien lassen den Schluß zu, daß eine laparoskopische und konventionelle Resektion onkologisch gleichwertig sind. In erfahrenen Zentren scheinen die kurzfristigen Ergebnisse besser zu sein. Zukünftige Studien werden die Vorteile der laparoskopischen Methode auch unter einem multimodalen Behandlungskonzept belegen müssen.

Klinik. Die meisten Adenome und kleinen Karzinome verursachen keine Beschwerden, sondern werden bei einem Hämoccult-Test verdächtigt oder bei einer Koloskopie aus anderen Gründen gefunden. Größere Tumoren können sich durch Blutungen oder Schleimabgänge bemerkbar machen. Zirkulär wachsende oder sehr große Tumoren obstruieren zunehmend das Lumen und führen im Laufe der Zeit

Rektumkarzinom

Klassifikation:	TNM, Amsterdam, Bethesda, Mason, Rektumdrittel
Diagnostik:	o/Koloskopie, Sonographie, Thorax f/CT bei ausgedehnten Befunden
OP-Indikation:	Immer
Aufklärung:	Nahtinsuffizienz, Stoma, Inkontinenz
Vorbehandlung:	Bei T3/T4 oder N1/N2 präoperative Radiochemotherapie, bei einer Stenose wird ein Ileostoma angelegt.
OP-Vorbereitung:	–
Lagerung:	Lloyd-Davies, kein ZVK, PDK
Zugang:	Mediane Laparotomie/Laparoskopie
Operation:	Oberes Drittel – Ant. Rektumresektion, mittleres Drittel – Tiefe ant. Resektion, TME, Ileostoma; unteres Drittel – Tiefe ant. Resektion, TME, Ileostoma oder APR. Pat. mit schlechter Sphinkterfunktion erhalten ein Stoma nach der Resektion. In palliativer Absicht lediglich Sigmoidostoma.
Komplikationen:	Insuffizienz, Ileus
Postop. Therapie:	MS am Ende der OP entfernen. Kein Drain.
Kostaufbau:	1. postop. Tag: Tee/Suppe, 2. postop Tag: leichte Kost
Entlassung:	Ab 7. postop. Tag
Patienteninfo:	Allgemein, Kolonkarzinom (blau)
Nachbehandlung:	Rö. der Anastomose nach 3 Mon. vor geplanter Stomarückverlegung. Nach R2-Resektion: pall. Chemo. Eine systematische Nachsorge ist nur bei adjuvanter Therapie erforderlich.

zur Obstipation und später zum Ileus. Wechselnde Stuhlgewohnheiten werden deshalb in diesen Situationen häufig angegeben. Die meisten Patienten klagen über unspezifische Bauchschmerzen bzw. krampfartige Beschwerden. Zunehmende Schmerzen weisen auf eine Infiltration in andere Organe oder in die Bauchdecke hin.

Rektale Untersuchung. Beim distalen Rektumkarzinom ist die digitale Untersuchung entscheidend. Durch sie wird das klinische Stadium nach Mason und der Abstand bis zum oberen Analkanal festgelegt sowie die Funktion des Sphinkters überprüft. Diese Untersuchung sollte von einem erfahrenen Untersucher vorgenommen werden.

Diagnostik. Bei allen Tumoren muß das gesamte Rektum und Kolon untersucht werden, um multiple Adenome oder Karzinome auszuschließen. Dazu ist die Koloskopie am Besten geeignet, weil verdächtige Befunde entfernt oder biopsiert werden können. Eine Röntgenkontrastaufnahme wird heute nur noch selten vorgenommen. Sie ist immer dann hilfreich, wenn eine Stenose eine vollständige Koloskopie verhindert. Als optimale Methode zur Abklärung der proximalen Abschnitte bei einer Stenose erwies sich in jüngster Zeit die virtuelle Koloskopie mit dem CT oder MRT. Bei diesem Verfahren wird das Kolon aus dem Bildmaterial eines CT oder MRT bei zusätzlicher Luftinsufflation rekonstruiert. Gemeinsam mit dem CT oder MRT ist die Aussagekraft dieser neuen Methode bezüglich der Tumorausdehnung und weiterer kleiner Tumoren relativ zuverlässig. Um das klinische Stadium des Tumors abzuschätzen, werden eine Sonographie der Leber und eine Röntgenaufnahme des Thorax veranlaßt. Bei Rektumkarzinomen wird häufig durch eine Endosonographie das uTNM-Stadium bestimmt, um die Indikation zur neoadjuvanten Radiochemotherapie zu stellen.

Lokalisation. Durch die Untersuchungen sollte auch eindeutig geklärt werden, in welchem Abschnitt sich der Tumor befindet. Die endoskopischen Höhenangaben sind zur eindeutigen Lokalisation aber ungeeignet. Sollte intraoperativ der Tumor nicht leicht und eindeutig identifizierbar sein, dann wird er intraoperativ durch eine erneute Koloskopie lokalisiert.

Screening-Untersuchungen. Da die Hälfte der Tumoren erst im fortgeschrittenen Stadium diagnostiziert werden, sollte von den Vorsorgeuntersuchungen unbedingt Gebrauch gemacht werden. Vom 50.–55. Lebensjahr können jährliche Hämoccult-Tests durchgeführt werden. Ab dem 56. Lebensjahr werden sie durch zwei Koloskopien ergänzt, die im Abstand von 10 Jahren vorgenommen werden.

Operationsindikation. Jeder Tumor sollte reseziert werden. Ein Adenom wird vorzugsweise endoskopisch entfernt. Bei einem Karzinom werden onkologische Kriterien eingehalten. Eine R0-Resektion wird immer angestrebt. Auch in palliativen Situationen, mit multiplen Leber- oder Lungenmetastasen, sollte der Tumor entfernt werden, um einen Ileus oder Blutung aus dem Tumor vorzubeugen. Ist ein stenosierender Tumor nicht resektabel, dann wird die Passage durch einen internen Bypass oder ein vorgeschaltetes Stoma wieder hergestellt. Nur in seltenen Fällen ist der Allgemeinzustand des Patienten so schlecht, daß eine Resektion nicht sinnvoll erscheint.

Therapieoptionen. Bei der Koloskopie werden alle Adenome vollständig entfernt, geborgen und histologisch überprüft. Wenn sich in einem tubulären Adenom ein Karzinom findet und der Stamm eindeutig tumorfrei ist, dann ist keine weitere Resektion erforderlich. Ist der Stamm dagegen fraglich frei oder handelt es sich um ein breitbasiges, villöses Adenom, dann sollte eine Resektion empfohlen werden. Sehr große Befunde, die nicht vollständig endoskopisch abtragbar sind, werden biopsiert und immer operativ entfernt, um eine definitive Histologie zu erhalten. Keinesfalls sollten endoskopisch verdächtige Befunde nur beobachtet werden.

Adjuvante Therapie. Nach einer R0-Resektion eines Kolonkarzinoms wird im Stadium III, also wenn Lymphknotenmetastasen vorliegen, eine adjuvante Chemotherapie mit 5-FU und Folinsäure empfohlen. Neuerdings wird über bessere Langzeitergebnisse bei zusätzlicher Gabe von Oxaliplatin berichtet. Oxaliplatin löst allerdings bei fast 90 % eine sensorische Neuropathie aus, die meistens reversibel ist. Persönlich wird auch bei T4-Tumoren oder Tumorperforationen, bei denen histologisch keine Lymphknotenmetastasen nachweisbar sind, eine adjuvante Chemotherapie empfohlen. Beim Rektumkarzinom im Stadium II und III wird die neoadjuvante Radiochemotherapie empfohlen. Eine postoperative Behandlung hat den Nachteil, das Neorektum zu bestrahlen. Dadurch verschlechtern sich die Compliance der Darmwand und damit die Stuhlkontinenz. Eine präoperative Bestrahlung ist aus funktioneller Sicht am günstigsten. Gute Ergebnisse werden auch mit der kurzzeitigen Bestrahlung (7 Tage) und direkter Operation erreicht. Andere bevorzugen die Radiochemotherapie mit über 50 Gy und 5-FU-Applikation über mehrere Wochen. Welches neoadjuvante Schema hier am Besten ist, werden zukünftige Studien zeigen müssen.

Palliative Operationsverfahren. In palliativen Situationen, wenn ein distaler Tumor im Rektum oder Sigma nicht resektabel ist, wird laparoskopisch ein doppelläufiges Stoma angelegt. Bei nicht-resektablen Tumoren im restlichen Kolon, wird ein interner Bypass als Ileotransversostomie bei rechtseitigen Tumoren oder Ileorektostomie bei linkseitigen Tumoren angelegt, wenn die distale Passage sicher frei ist. Ansonsten wird ein doppelläufiges Ileostoma angelegt.

Additive Chemotherapie. Bei einem nicht-kurablen Tumorleiden ist eine frühzeitige Chemotherapie einzuleiten, weil die Gesamtergebnisse (Lebensqualität und Überlebenszeit) eindeutig besser sind als bei alleiniger supportiver Therapie. Gegenwärtig werden dazu 5-FU/Leucovorin-Dauerinfusionsprotokolle in Kombination mit Oxaliplatin oder Irinotecan bevorzugt. Sollten Tumoren darauf nicht ansprechen, werden auch Antikörper gegen VGEF (vascular endothelial growth factor) wie Bevacizumab oder Antikörper gegen EGF-Rezeptoren (epidermal growth factor) wie Cetuximab eingesetzt. Insgesamt haben die verschiedenen Chemotherapeutika die Überlebenszeit soweit verlängert, daß eine palliative Resektion des Tumors möglichst so weit ausgedehnt wird, daß ein lokoregionäres Rezidiv nicht zum Problem wird.

R0-Resektionen. Grundsätzlich wird eine R0-Resektion angestrebt, weil sich damit die Gesamtprognose deutlich verbessert. Bei der R0-Resektion sind die onkologischen Kriterien zu berücksichtigen, so daß das Ausmaß der Resektion von der anatomischen Lokalisation festgelegt wird.

Hemikolektomie rechts. Tumoren des Coecums und des Colon ascendens werden mit einer Hemikolektomie rechts behandelt. Dabei werden die A. ileocolica und A. colica dextra, falls vorhanden, am Abgang aus der A. mesenterica superior abgesetzt. Der rechte Ast der A. colica media wird unterbunden, so daß das restliche Colon transversum weiterhin von dem linken Ast der A. colica media versorgt wird. Der proximale Resektionsrand wird ungefähr 10–15 cm oral der Bauhin-Klappe festgelegt und der distale in der Mitte des Colon transversum. Die Passage wird durch eine Ileotransversostomie hergestellt. Diese wird im eigenen Vorgehen meistens als End-zu-End-Anastomose mit der Hand genäht oder als funktionelle End-zu-End-Anastomose mit Klammernähten. Die Vorteile der Klammernaht sind der etwas geringere Zeitaufwand und die größere Weite der Anastomose. Nachteilig sind die höheren Kosten und eventuelle Blutungen aus der Klammernaht.

Erweiterte Hemikolektomie rechts. Bei Tumoren im Bereich der rechten Flexur oder des rechten Colon transversum wird eine erweiterte Hemikolektomie rechts vorgenommen. Der distale Resektionsrand wird im Bereich des Colon descendens oder proximalen Sigmas festgelegt. Die A. colica media wird proximal an der A. mesenterica superior und die A. colica sinistra am Abgang von der A. mesenterica inferior abgesetzt. Als Anastomose wird eine Ileodescendostomie gewählt, die wie eine Ileotransversostomie angelegt wird.

Hemikolektomie links. Tumoren im Colon descendens werden durch eine Hemikolektomie links reseziert. Die A. mesenterica inferior wird an der Aorta ligiert und der linke Ast der A. colica media. Die proximale Resektionslinie liegt im mittleren Colon transversum und die distale im oberen Rektum. Die Kontinuität

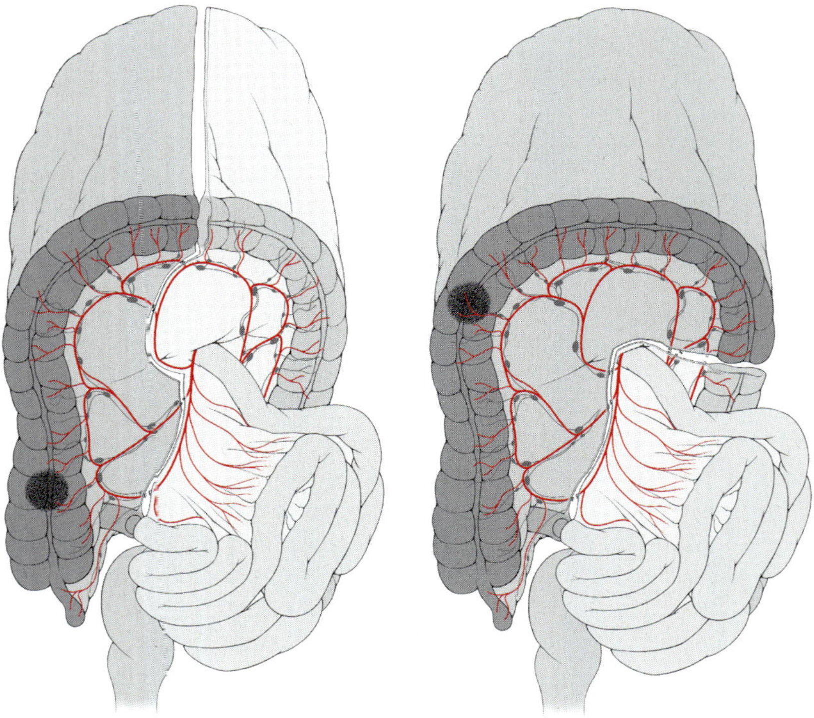

Einfache und erweiterte Hemikolektomie rechts

wird durch eine Transversorektostomie hergestellt, die transanal mit einem Klammernahtgerät angelegt wird. Häufig gelingt es nicht, das Colon transversum linksseitig um das Treitzsche Band herumzuführen. In diesen Fällen wird eine „Dextraposition“ gewählt. Dabei wird zwischen dem distalen Hauptstamm der A. mesenterica sup. und der A. ileocolica eine Öffnung im Mesenterium angelegt und das Kolon hindurchgeführt. Dadurch gelingt eine spannungslose Anastomose mit dem Rektum.

Erweiterte Hemikolektomie links. Tumoren im Bereich des linken Colon transversum und der linken Flexur werden durch eine erweiterte Hemikolektomie links behandelt. Das Ausmaß ist hier nach rechts erweitert. Die A. colica media wird am Stamm ligiert und eine Ascendorektostomie transanal angelegt.

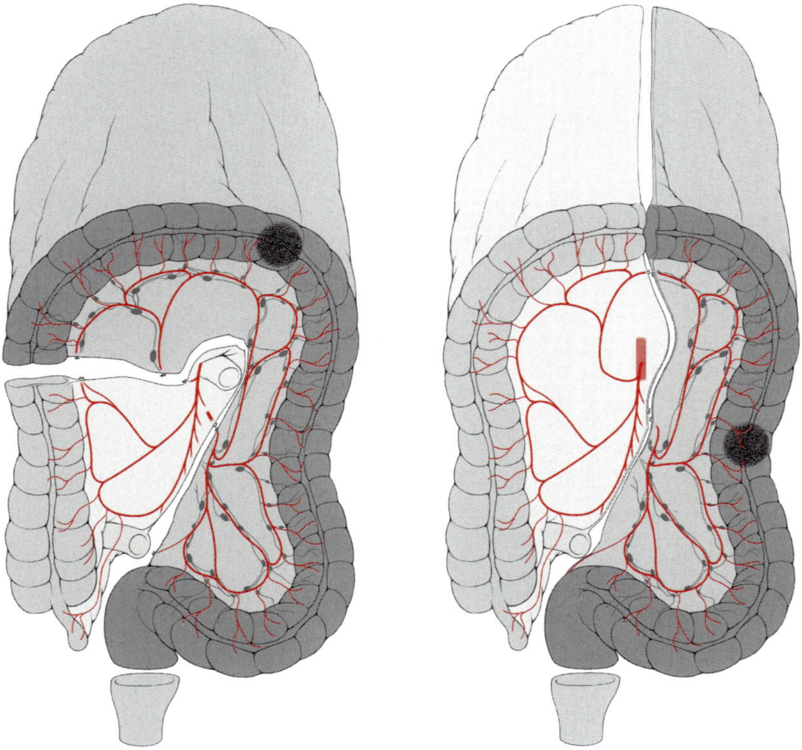

Erweiterte und einfache Hemikolektomie links

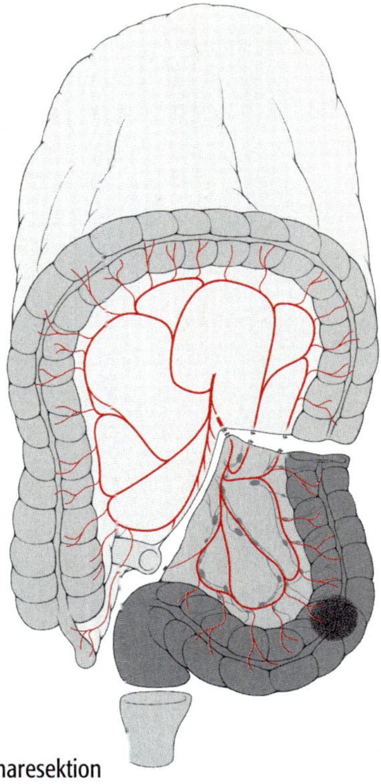

Sigmaresektion

Sigmaresektion. Tumoren im Sigma werden durch eine Sigmaresektion ausreichend behandelt. Die A. mesenterica inferior wird proximal an der Aorta ligiert und das Colon descendens im oberen Rektum anastomosiert.

Rektumresektion. Rektumkarzinome im oberen Drittel werden mit einem distalen Abstand von mindestens 5 cm durch eine anteriore Rektumresektion entfernt. Rektumkarzinome im mittleren und unteren Drittel erhalten eine tiefe anteriore Rektumresektion mit einer vollständigem mesorektalen Exzision und Anlage eines protektiven Ileostomas. Die postoperative Funktion wird verbessert, indem ein Kolon-J-Pouch mit einer Länge von ca. 7 cm geschaffen wird. Wenn eine handgenähte perianale Anastomose angelegt werden muß, dann sollte bei adipösen Patienten anstatt des Kolon-J-Pouches eine Koloplastik erwogen werden.

Mesorektale Exzision. Bei der Entfernung von Rektumkarzinomen im mittleren und unterem Drittel ist besonders darauf zu achten, daß entlang der Rektumfaszie das Mesorektum vollständig entfernt wird. Nur bei der vollständigen mesorektalen Exzision werden potentielle Tumorsatelliten entfernt und damit die Rate an lokalen Tumorrezidiven deutlich vermindert.

Nervenschonende Resektion. Bei der Sigma- und Rektumresektion sollten der Plexus mesenterica inferior an der A. mesenterica inferior sowie der Plexus hypogastricus superior auf der Aorta unbedingt unverletzt bleiben. Bei allen Operationen am Rektum sind die hypogastrischen Nerven zu meiden und besonders sorgfältig der Plexus hypogastricus inferior an den Samenbläschen zu schonen. Eine sorgfältige Dissektion und Darstellung der Strukturen ist unabdingbar. Eine

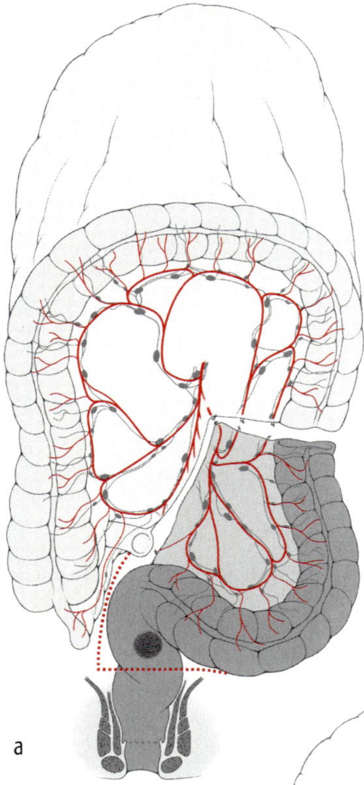

a

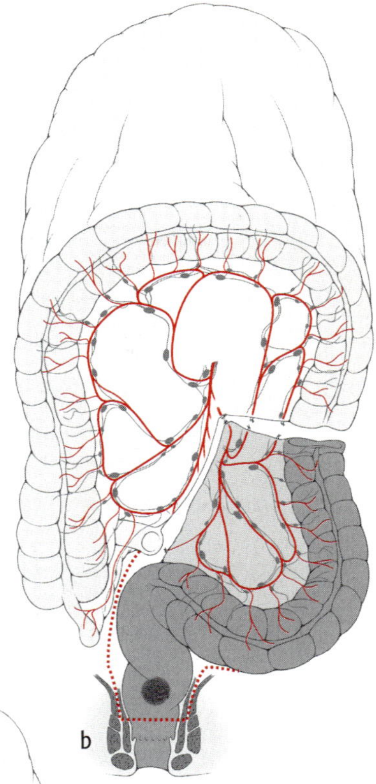

b

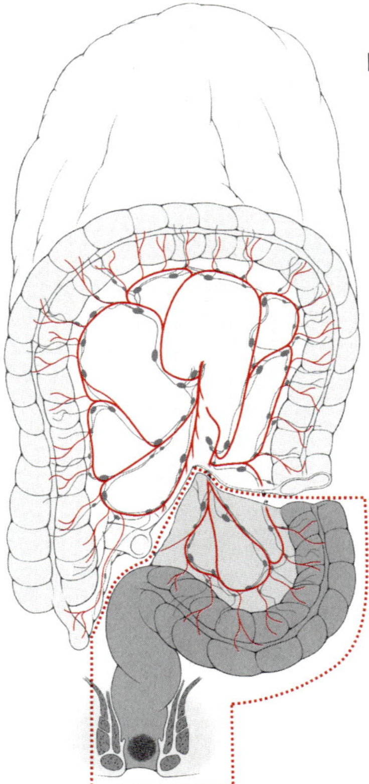

c

Anteriore (a) und tiefe (b) Rektumresektion und abdominoperineale Rektumexstirpation (c) beidseitige Schädigung hätte eine retrograde Ejakulation beim Mann zur Folge. Wenn die Nn. erigentes geschädigt werden, die vom Plexus sacralis einstrahlen und zum Plexus pelvinus superior ziehen, dann ist beim Mann die Erektionsfähigkeit gestört. Der Plexus pelvinus knapp unterhalb der Samenbläschen ist besonders gefährdet, so daß einige Chirurgen die subtile Präparation mit dem Wasserstrahldissektor fordern, um Störungen der Blasen- und Sexualfunktion zu vermeiden.

Abdomino-perineale Rektumexstirpation. Lediglich bei sehr ausgedehnten Tumoren im unteren Drittel, bei Sphinkterinfiltration oder geschwächtem Schließmuskel, wird eine abdomino-perineale Rektumexstirpation mit Anlage eines endständigen Sigmoidostomas angelegt.

Nachsorge. Der Nachsorge kommt beim kolorektalen Karzinom ein besonderer Stellenwert zu, weil in wenigen Fällen bei einem Tumorrückfall eine erneute R0-Resektion möglich ist. Von einer systematischen Nachsorge mit regelmäßigen

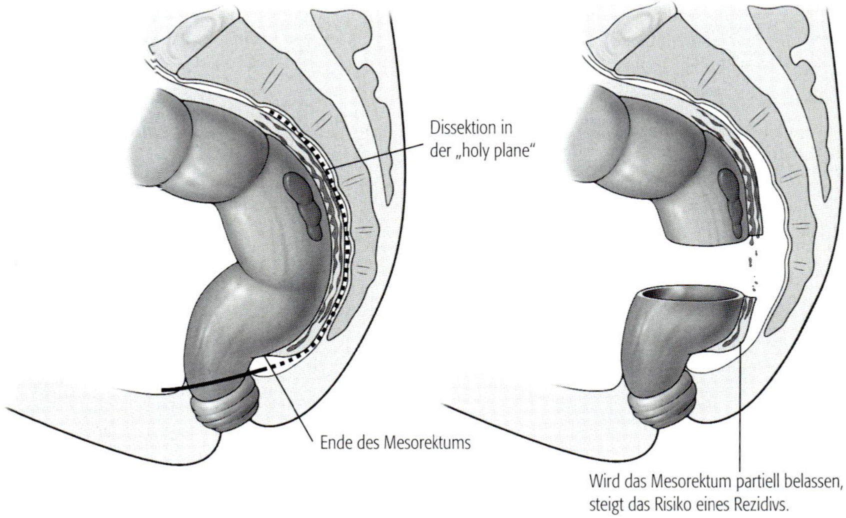

Vollständige mesorektale Exzision und Durchtrennung des Rektums am Beckenboden versus unvollständige Exzision.

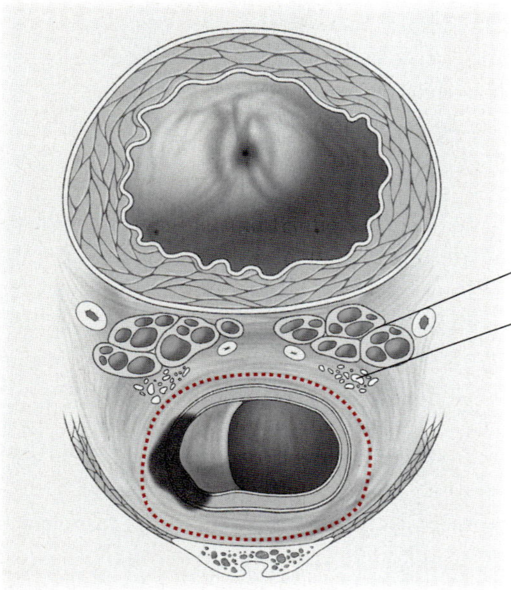

Resektion entlang der Fascia pelvis visceralis des Rektums mit Schonung des Plexus hypogastricus inferior

Untersuchungen wird erwartet, daß die Tumorrückfälle bereits in einem asymptomatischen und frühen Stadium entdeckt werden und somit eher einer erneuten kurativen Behandlung unterzogen werden können. Die Nachsorge ist besonders wichtig bei Patienten, die eine adjuvante oder neoadjuvante Therapie erhielten, denn diese Patienten sind besonders gefährdet.

7.3 Untere gastrointestinale Blutungen

Blutungen aus dem unteren Gastrointestinaltrakt werden häufig durch Hämorrhoiden und andere proktologische Krankheitsbilder verursacht (s. Kapitel 8). Blutungen aus dem Rektum und Kolon sind vorrangig Divertikelblutungen, gefolgt von Angiodysplasien, Tumoren und entzündlichen Erkrankungen.

Klinik. Blutungen können akut oder chronisch in Erscheinung treten. Chronische Blutungen führen zu unspezifischen Beschwerden wie Schwäche und Müdigkeit. Eine Anämie ist dann der Grund für eine weitergehende Diagnostik. Einige Patienten klagen auch über rezidivierende Blutauflagerungen ohne sonstige Beschwerden. Bei akuten schweren Blutungen berichten die blassen und manchmal hypotonen Patienten über massive peranale Blutabgänge. Von diesen Notfallsituationen sind die relativ harmlosen, aber profusen Hämorrhoidalblutungen zu unterscheiden, die den klinisch stabilen Patienten sehr verunsichern. Da der Schweregrad klinisch nicht abzuschätzen ist, sollte neben der Labordiagnostik rasch eine Endoskopie eingeleitet werden.

Diagnostik. Durch die Bestimmung der Kreislaufparameter und des Hämoglobinspiegels sollten wirklich dringliche Situationen erkannt werden. Ein normaler Hb-Wert schließt eine schwere akute Blutung nicht aus und ein sehr niedriger Hb-Wert kann auch durch einen chronischen Prozeß verursacht sein. Erst wenn alle Daten einbezogen wurden (Anamnese, klinische Untersuchung, Laborwerte und Endoskopie), kann die Situation hinreichend sicher beurteilt werden. Im klinisch blutungsfreien Intervall könnte eine Ganzkörperscintigraphie mit ^{99m}Tc-markierten Erythrozyten indiziert sein, denn wenn die Blutung noch 0,1–0,4 ml/min beträgt, kann damit die Blutungsquelle in 90 % der Fälle aufgefunden werden. Nach eigenen Erfahrungen ist die Szintigraphie wenig hilfreich.

Endoskopie. Die rasche Endoskopie sollte bei profusen Blutungen angestrebt werden, um die Blutungsquelle eindeutig zu lokalisieren. Obgleich Blut abführend wirkt, kann innerhalb von Stunden der Darm durch eine orthograde Darmspülung mit 4 l Polyethylenglykol gesäubert werden. Damit verbessern sich die Untersuchungsbedingungen erheblich. Bei der endoskopischen Untersuchung läßt sich die exakte Blutungsquelle häufig nicht bestimmen. Meistens werden blutgefüllte Divertikel im linksseitigen Kolon oder Angiodysplasien im rechtsseitigen Kolon gefunden, ohne daß eine aktive Blutung besteht. Sollte es doch arteriell aus einem Divertikelhals bluten, dann wird die Blutung mit einer Fibrinunterspritzung gestillt. Blutende Angiodysplasien werden dagegen häufiger mit dem Argon-Beamer verschorft oder geclippt. Wenn eine Blutung aus dem Dünndarm vermutet wird, dann kann die Kapselendoskopie bei der Diagnose helfen. Häufig werden dabei kleine Ulzerationen gefunden, die auf eine Medikamenteneinnahme zurückgeführt werden. Seltener sind Dünndarmblutungen aus Divertikeln, Angiodysplasien oder Tumoren.

Angiographie. Bei starker aktiver Blutung, wenn eine Endoskopie zur Blutungslokalisation nicht erfolgreich war, wird die notfallmäßige Angiographie empfohlen, um die Blutungsquelle eindeutig zu finden. Leider kann angiographisch auch nur bei aktiver Blutung die Blutungsquelle dargestellt werden, so daß sie häufig frustran ist. Manchmal werden verdächtige Angiodysplasien entdeckt, die in derselben Angiographie interventionell verödet werden können.

Operationsindikation. Eine sehr dringliche Indikation ist die seltene aortointestinale Fistel, die immer dann vermutet werden sollte, wenn eine Gefäßprothese implantiert wurde. Massive Blutungen, die endoskopisch nicht zu stillen sind, sind eindeutige Operationsindikationen. Allerdings sollte die Lokalisation der Blutungsquelle gesichert sein, um nicht das falsche Kolonsegment zu entfernen. In diesen Situationen kann die Angiographie hilfreich sein, denn durch sie kann die Blutungsquelle lokalisiert und mittels Embolisation zugleich gestoppt werden. Danach wird in der Regel das entsprechende Darmsegment operativ entfernt, weil eine Durchblutungsstörung mit Perforationsgefahr wahrscheinlich ist. Wenn die Lokalisation nicht ganz sicher ist, aber auf das Kolon eingegrenzt wurde, dann wird in Notfallsituationen das Kolon entfernt und eine ileorektale Anastomose angelegt. Dasselbe Verfahren wird bei einer blutenden Kolitis gestellt.
Die meisten Blutungen sistieren spontan und bedürfen selbst nach 2–4 Bluttransfusionen keiner weiteren Behandlung. Man sollte die Patienten beruhigen und sie darüber aufklären, daß bei drei Viertel aller Patienten keine weiteren Blutungen auftreten, wenn ein Tumor oder Hämorrhoiden als Blutungsquelle ausgeschlossen wurden. Stellt sich ein Patient nach Monaten oder wenigen Jahren erneut mit einer unteren gastrointestinalen Blutung vor, dann sollte die Resektion des erkrankten Darmabschnittes erwogen werden.

Operation. Die Voraussetzung für eine sinnvolle Operation ist die Lokalisation der Blutungsquelle. Eine Segmentresektion ist für gutartige Befunde ausreichend. Bei Malignomen wird unter onkologischen Kriterien reseziert.

7.4 Divertikelkrankheit

Die Divertikulose ist eine zunehmend häufigere Erkrankung, deren Inzidenz mit dem Alter steigt und sich bei 60 % aller 90jährigen entwickelt. Die Mukosa stülpt sich durch eine Schwäche der Ringsmuskulatur, wo die Vasa recta in die Darmwand eintreten. Diese Durchtrittsstellen befinden sich vorwiegend zwischen der Taenia mesenterialis und omentalis. Am häufigsten entwickeln sich die Divertikel im Sigma und Descendens.

Einteilung. Die Divertikelkrankheit wird in die eher harmlose Divertikulose und die verschiedenen Divertikulitisformen eingeteilt. Es wird die Stadieneinteilung nach Hansen/Stock verwendet.

Einteilung der Divertikelkrankheit nach Hansen/Stock

Stadium 0	Divertikulose, asymptomatisch, Zufallsbefund
Stadium 1	Blande Divertikulitis. Auf das Pseudodivertikel beschränkte Entzündung, die sich bei unauffälligem CT im KE mit Spiculae zeigt
Stadium 2a	Akute, phlegmonöse Divertikulitis mit Entzündung des perisigmoidalen Fettgewebes im CT
Stadium 2b	Akute, abszedierende Divertikulitis mit gedeckter Perforation und perikolischen Abszessen
Stadium 3	Chronisch-rezidivierende Divertikulitis mit irreversiblen Fibrosen, Stenosen und Fisteln
Stadium 4	Perforierte Divertikulitis mit freier Perforation

Klinik. Die Patienten mit einer symptomatischen Divertikulose präsentieren sich mit Völlegefühl, Flatulenz und abdominellen Schmerzen, bevorzugt im linken Unterbauch. Die Beschwerden sind manchmal schwer von einem Colon irritable abgrenzbar. Bei einer Divertikulitis finden sich immer alle Zeichen einer Entzündung mit Fieber, Leukozytose und CRP-Erhöhung. Klinisch imponiert ein druckschmerzhaftes Abdomen. Bei einem hochakuten Prozeß mit einer Phlegmone, Abszedierung oder freien Perforation steht ein akutes Abdomen im Vordergrund, das häufig als „Linksappendizitis" beschrieben wird. Da sich auch Divertikel auf der rechten Kolonseite entzünden können, kann das Coecum und Aszendens in den entzündlichen Prozeß einbezogen sein und klinisch einer Appendizitis ähneln.

Diagnostik. Bei einer akuten Entzündung wird durch die Sonographie das Ausmaß abgeschätzt und häufig durch ein Kontrast-CT genauer spezifiziert, sowie eine freie Perforation definitiv ausgeschlossen. Bei einem Abszeß ohne freie Perforation wird interventionell ein Katheter in die Abszeßhöhle gelegt und der Abszeß damit ausreichend entlastet. Das Ausmaß der umgebenden Phlegmone wird mit dem CT sehr gut bestimmt. Die begleitenden hohen Entzündungswerte bestätigen den entzündlichen Schub. Bei einer chronisch-rezidivierenden Divertikulitis wird die Diagnostik durch eine Koloskopie bzw. einen Kolonkontrasteinlauf ergänzt, um die Ausdehnung der Divertikelkrankheit, Stenosen und Fisteln präoperativ zu bestimmen.

Operationsindikation. Bei einem schweren akuten Schub mit einer freien Perforation ist die Indikation zur sofortigen Operation gegeben. Bei einem Abszeß wird dieser interventionell drainiert. Wenn dieses nicht möglich ist, dann wird ebenfalls operiert. Bei allen anderen Zuständen wird ein intensiver konservativer Behandlungsversuch unternommen, um möglichst erst im entzündungsfreien Intervall zu operieren. Bei Folgestörungen der chronischen Divertikulitis wie Stenosen und Fisteln besteht eine klare Indikation zur Resektion. Bei immunsupprimierten Patienten (Grundkrankheit oder iatrogen) wird die Indikation bereits nach einem akuten Schub gestellt.

Chronisch-rezidivierende Sigmadivertikulitis

Klassifikation:	Mit/ohne Stenose/Fistel
Diagnostik:	o/Koloskopie, Kolonkontrast-Darstellung, Sonographie f/sehr selten: Fisteldarstellung
OP-Indikation:	Stenose (cave: Karzinom), Fistel, Blutung
Aufklärung:	Nahtinsuffizienz, Stoma
Vorbehandlung:	–
OP-Vorbereitung:	–
Lagerung:	Lloyd-Davies, kein ZVK, PDK
Zugang:	Laparoskopisch/evtl. mediane Laparotomie
Operation:	Laparoskopische Sigmaresektion mit Descendorektostomie
Komplikationen:	Insuffizienz
Postop. Therapie:	MS am Ende der OP entfernen. Bei Fisteln zur Blase den DK für 14 Tage belassen
Kostaufbau:	1. postop. Tag: Tee/Suppe, 2. postop. Tag: leichte Kost
Entlassung:	Ab 7. Tag
Patienteninfo:	Allgemein
Nachbehandlung:	Ballaststoffreiche Kost mit ausreichender Flüssigkeit (2–3 l).

Frühelektive Resektion. Es ist bis heute ungeklärt, nach wie vielen entzündlichen Schüben der Darmabschnitt entfernt werden sollte. Manche Chirurgen empfehlen die Resektion bei einem jungen Patienten (<40 J.) bereits nach einem schweren entzündlichen Schub. Manche warten bis zum zweiten Schub. Da die individuelle Dynamik des entzündlichen Geschehens nicht sicher vorhersagbar ist, viele Patienten keinen weiteren schweren Schub erleiden und die Divertikulitis nur bei einigen chronisch-rezidivierend verläuft, würden viele Patienten überflüssigerweise operiert, wenn die Indikationen generell bereits bei einem akuten Schub gestellt werden würde. Auch wenn es keine guten Daten gibt, wird die Resektion nach dem zweiten Schub empfohlen, insbesondere wenn es sich um junge Patienten handelt.

Therapieoptionen. Bei einem akuten Schub ohne freie Perforation wird eine konservative Therapie eingeleitet, die orale Nahrungskarenz, parenterale Ernährung und intravenöse Antibiose (Cephalosporin + Metronidazol) umfaßt. Regelmäßige Untersuchungen überprüfen den klinischen Status und den Erfolg der konservativen Therapie. Wenn die Entzündung erfolgreich behandelt wurde, wird mit dem oralen Kostaufbau begonnen. Bei allen Patienten mit einer Divertikelkrankheit ist eine ballaststoffreiche Kost (20–30 g/Tag) empfehlenswert. Auf eine ausreichende Trinkmenge von 2,5–3,0 l/Tag sollte geachtet werden.

Operation. Das Ziel der Operation besteht nicht darin, die Divertikelkrankheit vollständig zu entfernen. Es wird lediglich das entzündete Segment mit ausreichendem Sicherheitsabstand entfernt. Bei einer Sigmaresektion sollte die Anastomose unbedingt im oberen Rektum angelegt werden. Außerdem sollte ein Segment von mindestens 25 cm Länge entfernt werden. Wenn beide Faktoren beachtet werden, dann ist die Wahrscheinlichkeit deutlich geringer, daß der Patient ein Rezidiv erleidet.

Sigmaresektion. Bei der konventionellen Sigmaresektion wird über eine Unterbauchlaparotomie das Sigma von lateral mobilisiert und der Ureter identifiziert. Der aborale Resektionsrand wird unterhalb des rektosigmoidalen Überganges, ungefähr 12 cm ab ano festgelegt. Die Resektionslinie ist immer dann zu hoch gewählt, wenn der zirkuläre Stapler nicht bis zur Klammernaht vorgeschoben werden kann. Die weiterhin vorhandene „Hochdruckzone" verhindert in diesen Fällen, daß das Klammernahtgerät korrekt eingeführt werden kann, so daß 5–6 cm nachreseziert werden sollten. Der distale Resektionsrand wird oral des makroskopisch entzündeten Segments festgelegt. Meistens ist die Divertikelkrankheit ausgedehnter, so daß die Anastomose später mit einem divertikeltragenden Darm angelegt wird. Eine ausgedehnte Resektion, um den Patienten von seiner Divertikelkrankheit zu befreien, wird fast einstimmig abgelehnt, weil sich die Entzündung fast immer auf das Sigma beschränkt.

Laparoskopische Resektion. Die Sigmaresektion wird heute bevorzugt laparoskopisch durchgeführt. Das Ausmaß der Resektion und die Art der Anastomosierung unterscheiden sich nicht vom konventionellen Vorgehen.

Hartmann-Operation. Bei einer freien Perforation im Sigma mit ausgeprägter Peritonitis wird nach der Sigmaresektion auf eine kolorektale Anastomose verzichtet. Das Rektum wird im oberen Drittel mit einer Klammernaht verschlossen und eventuell zusätzlich übernäht. Für die spätere Rückverlagerung sollte das Sigma unbedingt bis ins obere Rektum reseziert werden, auch wenn die Perforationsstelle deutlich weiter oral liegt. Der orale Abschnitt des Descendens wird dann als endständiges Descendostoma ausgeleitet. Diese Art der Resektion (Rektumblindverschluß und endständiges Stoma) wird im klinischen Alltag als Hartmann-Operation bezeichnet.

Notoperation. Bei einer freien Perforation mit Peritonitis wurde früher zunächst nur ein Stoma angelegt, in einem zweiten Eingriff das Sigma reseziert und eine kolorektale Anastomose angelegt sowie als dritte Operation das Stoma rückverlegt. Dieses dreizeitige Vorgehen ist heute weitgehend verlassen. Bei einem ausgeprägten Befund wird die Hartmann-Operation bevorzugt und bei einer geringen lokalen Peritonitis wird direkt die Anastomose angelegt, aber durch eine doppelläufige Ileostomie geschützt. Beide zweizeitigen Verfahren haben sich

Akute Sigmadivertikulitis

Klassifikation:	Gedeckt/ frei perforiert
Diagnostik:	o/ Abdomenübersicht (im Stehen/linke Seite), Sonographie f/ CT-Abdomen/Becken bei schwerem Schub
OP-Indikation:	Absolut dringlich bei freier Perforation, gedeckte Perforation konservativ
Aufklärung:	Nahtinsuffizienz, Lavagen, Stoma
Vorbehandlung:	–
OP-Vorbereitung:	–
Lagerung:	Lloyd-Davies, PDK
Zugang:	Mediane Laparotomie/evtl. Laparoskopie
Operation:	Sigmaresektion (Hartmann-OP) mit Rektumblindverschluß, endständigem Descendostoma. Bei geringer Peritonitis direkte Anastomose mit Ileostoma – Cave: Insuffizienzgefahr steigt.
Komplikationen:	Blutung, Insuffizienz
Postop. Therapie:	Kalkulierte Antibiose zunächst mit Cefuroxim/Clont.
Kostaufbau:	Nach Ausmaß der Peritonitis. Wenn Stoma, dann früh mit enteraler Kost beginnen.
Entlassung:	Ab 7. postop. Tag
Patienteninfo:	Allgemein
Nachbehandlung:	Optimale Stomaversorgung. Vor Stomarückverlegung Koloskopie und Rö. des Rektumstumpfes

bestens bewährt. Die Rückverlegung solcher Stomata sollte frühestens nach drei Monaten erwogen werden. Bei einer ausgeprägten Peritonitis, möglicherweise auch mit wiederholten Lavagen, ist mit ausgedehnten Verwachsungen zu rechnen. Aus größeren Beobachtungsstudien ist bekannt, daß nicht mehr als 70 % der Stomaträger später auch wieder ihr Stoma zurückverlegen lassen.

Fisteln. Fisteln zur Blase oder Vagina sind häufig sehr klein. Sie werden durchtrennt und durch einfache Naht verschlossen. Bei Blasenfisteln wird intraoperativ die Blase mit einer blaugefärbten Flüssigkeit aufgefüllt, um die spätere Dichtigkeit zu demonstrieren. Ein suprapubischer Blasenkatheter wird für zwei Wochen in die Blase gelegt, um diese zu entlasten.

Komplikationen. Bei ausgeprägter Phlegmone mit oder ohne Perforation ist das Gewebe massiv entzündlich verändert, so daß leicht Blutungen aus dem Mesokolon auftreten können. Insgesamt ist die Blutungsneigung höher und die Gefäße fragiler. Viele chronisch rezidivierende Entzündungen führen zu einer steinharten Verklebung mit der Beckenwand oder der Gerotaschen Faszie, so daß der linke Ureter bei der Präparation gefährdet ist. Im eigenen Vorgehen wird der Ureter immer sehr weit proximal im gesunden Gewebe aufgesucht und dann nach distal zur Beckenwand und Blase disseziert. Die Entzündung kann manchmal das Mesorektum erfassen, das dann wie ein Stein auf dem Sakrum liegt, so daß es scharf herauspräpariert werden muß. In der Regel ist das Rektum nur wenig verändert und eine Anastomose im oberen oder mittleren Drittel des Rektums möglich. Eine ausreichende Übersicht wird häufig erst gewonnen, wenn das Sigma vollständig aus dem Becken gelöst wurde.

7.5 Colitis ulcerosa

Bei der Colitis ulcerosa handelt es sich um eine Autoimmunkrankheit, die sich in einem immunregulatorischen Defekt niederschlägt und eine entzündliche Zerstörung der Mukosa verursacht.

Ausbreitung. Die Entzündung breitet sich eigentlich immer von der Linea dentata beginnend kontinuierlich nach proximal aus. Sie kann als ausschließliche Proktitis nur das Rektum befallen, oder sich als linksseitige Kolitis oder gar als Pankolitis ausbreiten. Bei ca. 10 % der Patienten ist auch das terminale Ileum erkrankt

(Backwash-Ileitis). Selten ist ein diskontinuierlicher Befall, der als partielle Remission gedeutet wird.

Kolitisaktivitätsindex

- Anzahl der Stühle pro Woche (<18, 18–35, 36–60, >60)
- Blut im oder auf dem Stuhl (keines, wenig, viel)
- Allgemeinbefinden (gut, beeinträchtigt, schlecht, sehr schlecht)
- Bauchschmerzen (keine, leichte, mäßige, starke)
- Temperatur infolge der Kolitis (37–38 °C, >38 °C)
- Extraintestinale Manifestationen (Iritis, Erythema nodosum, Arthritis)
- Laborbefunde (BSG >50 mm, BSG >100 mm, Hb <10 g/l)

Klinik. In Abhängigkeit von der Ausdehnung des Befalls und der Schwere des entzündlichen Schubes beginnt der Krankheitsprozeß meistens mit blutig-schleimigen Durchfällen, die mit häufigen schmerzhaften Stuhlentleerungen einhergehen. In manchen Fällen kommt es zu 25–30 Entleerungen/Tag. Häufig sind unspezifische Symptome einer chronischen Krankheit nachweisbar wie Fieber und Gewichtsverlust.

Schweregrad. In Abhängigkeit vom gesamten Befund kann ein leichter, mittelschwerer und schwerer Schub unterschieden werden. Zur Beurteilung hat sich der Kolitisaktivitätsindex bewährt.

Verlaufsformen. In Abhängigkeit von der Dynamik werden ein chronisch-rezidivierender, intermittierender und akut-fulminanter Verlauf unterschieden. Bei dem häufigen (60–70 %) chronisch-rezidivierenden Verlauf kommt es durch eine medikamentöse Therapie zu langdauernden Remissionen. Bei der intermittierenden Form sind die Remissionszeiten kürzer und die Entzündung flackert immer wieder auf. In seltenen Fällen (1–5 %) ist die Entzündung so fulminant, daß sie als septisches Krankheitsbild mit hohem Fieber, massiven blutig-schleimigen Durchfällen, Dehydratation, dilatiertem Kolon und dem klinischen Bild eines akuten Abdomens einhergeht.

Diagnostik. Bei der endoskopischen Untersuchung ist in Abhängigkeit vom entzündlichen Schub ein Ödem, Hyperämie und eine erhöhte Fragilität der Mukosa nachweisbar, so daß durch das Koloskop nicht selten Kontaktblutungen ausgelöst werden. Erosionen und Ulzera entstehen bei zunehmender Entzündung.

Als Pseudopolypen imponieren dann relativ gesunde Schleimhautinseln in den flächenhaften Ulzerationen. Werden tiefere Wandschichten in den Entzündungsprozeß einbezogen, dann entstehen gefährliche Kolitiden mit dem erhöhten Risiko der Perforation. Heilt der Entzündungsprozeß, dann bleibt eine blasse Mukosa zurück, die Wand wird starrer, das Faltenrelief ist verstrichen und Pseudopolypen werden nachweisbar.

Colitis ulcerosa

Klassifikation:	–
Diagnostik:	o/Koloskopie, KE, Sonographie f/Analmanometrie
OP-Indikation:	Pankolitis, Blutung, Therapierefraktär, Dysplasien
Aufklärung:	Nahtinsuffizienz, Stoma
Vorbehandlung:	Immunsuppressiva reduzieren
OP-Vorbereitung:	–
Lagerung:	Lloyd-Davies, kein ZVK, PDK
Zugang:	Laparoskopisch oder mediane Laparotomie
Operation:	Proktokolektomie mit ileoanalem J-Pouch, protektives Ileostoma
Komplikationen:	Insuffizienz, Stuhlinkontinenz, Ileus
Postop. Therapie:	MS am Ende der OP entfernen. Evtl. Kortikosteroide substituieren
Kostaufbau:	1. postop. Tag: Tee /Suppe, 2. postop. Tag: leichte Kost
Entlassung:	Ab 7. postop. Tag
Patienteninfo:	Allgemein, DCCV (D), ÖMCCV (A), CMCCV (CH)
Nachbehandlung:	Rö. des Pouches in 3 Monaten, dann Stomarückverlagerung.

Extraintestinale Manifestationen. Die extraintestinalen Manifestationen treten bei einem Fünftel der Patienten auf und erfassen Haut, Augen, Gelenke, Knochen, Gefäße, Lunge, Pankreas, Leber und Gallenwege.

Kolorektale Karzinome. Nicht alle Patienten mit einer Colitis ulcerosa haben ein höheres Risiko, an einem kolorektalen Karzinom zu erkranken. Gefährdet sind besonders Patienten mit ausgedehntem Befall, langer Erkrankungsdauer, frühem Zeitpunkt der Erstmanifestation und gleichzeitiger primär sklerosierender Cholangitis. Insgesamt beträgt das kumulative Krebsrisiko nach 30 Krankheitsjahren ungefähr 8–15 %. Die kolorektalen Karzinome manifestieren sich außerdem ungefähr 20 Jahre früher als in der Normalpopulation. Um ein Karzinom frühzeitig zu entdecken, wird deshalb eine regelmäßige Endoskopie mit multiplen Biopsien empfohlen.

Dysplasien. Werden „High-Grade-Dysplasien“ in den endoskopischen Biopsien nachgewiesen, dann wird eine Proktokolektomie vorgenommen, denn bei 50 % der Patienten wird im Resektat dann doch ein Karzinom nachgewiesen. Finden sich „Low-Grade-Dysplasien“, werden die Untersuchungen engmaschig wiederholt. Finden sich wiederholt Dysplasien, dann sollte ebenfalls eine Proktokolektomie erwogen werden. Einige empfehlen bei einem schweren Krankheitsverlauf von 5–8 Jahren die Proktokolektomie, um einer malignen Transformation zuvor zu kommen.

Operationsindikationen. Alle Operationsindikationen sollten vom behandelnden Gastroenterologen und Chirurgen gemeinsam diskutiert und getragen werden. In den seltenen Notfallsituationen mit einem toxischen Megakolon mit oder ohne Perforation wird die Kolektomie mit endständigem Ileostoma und Rektumblindverschluß empfohlen. Später kann dann in einem elektiven Intervall eine Proktektomie mit ileoanaler Pouchbildung angeschlossen werden. Unter elektiven Bedingungen wird eine Proktokolektomie mit ileoanaler Pouchbildung angestrebt, die aufgrund der geringen perioperativen Morbidität und seiner relativ guten postoperativen Funktion heute weniger restriktiv gestellt wird. Diese ausgedehnte Resektion ist indiziert, wenn die medikamentöse Therapie sich als ineffektiv herausgestellt hat oder Dysplasien bzw. ein Karzinom nachgewiesen wurden. Wenn bei einem schwachen Schließmuskel, Karzinom am Analkanal oder septischen Prozeß im Becken eine Pouchbildung nicht sinnvoll erscheint, wird das Ileum als endständiges Ileostoma ausgeleitet oder seltener eine kontinente Nippel-Valve-Ileostomie nach Kock angelegt. Segmentresektionen sind bei der Kolitis die extreme Ausnahme, weil durch die Proktokolektomie das pathologische Substrat entzogen wird. Als Kontraindikationen zur ileoanalen Pouchbildung wird ein Rektumkarzinom, eine Sphinkterschwäche, besonders beim älteren Patienten, und der Morbus Crohn angesehen. Beim Karzinom droht das Rezidiv, bei der Sphinkterschwäche eine sehr schlechte Kontinenz und beim Morbus Crohn perianale septische Prozesse.

Therapieoptionen. Im Vordergrund steht die konservative Therapie der Entzündung mit Glucokortikoiden, 5-Amino-Salicylsäurederivaten (5-ASA), Antibiotika (Metronidazol, Ciprofloxacin) und Immunsuppressiva (Azathioprin), die durch einen erfahrenen Gastroenterologen gesteuert werden sollte.

Operation. Überwiegend (80 %) wird eine Proktokolektomie mit ileoanaler Anastomose vorgenommen, um das Kolon und Rektum vollständig zu entfernen.

Wenn das Mesokolon entfernt wird, sind proximale Ligaturen der zuführenden Gefäße nur erforderlich, wenn ein Karzinom vermutet oder nachgewiesen wurde. Ansonsten wird das Mesokolon näher am Darm disseziert, wodurch die Resektion einfacher wird. Bei der Dissektion des Sigmas und Rektums ist besonders darauf zu achten, daß die Nervengeflechte auf der Aorta und im Becken nicht verletzt werden.

Pouch-Bildung. Nach der Resektion wird das Ileum ausgeleitet oder mit dem Anus anastomosiert. Da die funktionellen Ergebnisse bei einer direkten Naht des Ileums an den Anus sehr schlecht sind, wird aus dem Ileum ein Reservoir angefertigt. Dazu eignet sich ein J-, S- oder W-Pouch. Beim S- oder W-Pouch ist darauf zu achten, daß der abführende Schenkel nicht zu lang gewählt wird. Der J-Pouch wird heute von vielen bevorzugt, weil er relativ leicht anzufertigen ist. Er sollte eine Länge von 18–20 cm haben. Bei einem kurzen Mesenterium ist es manchmal schwierig eine spannungsfreie Anastomose herzustellen. In diesen Situationen wird die Mesenterialwurzel maximal mobilisiert und auch das Peritoneum über dem Mesenterium eingeschnitten.

Mukosektomie. In der Regel wird die Anastomose 2–3 cm oberhalb der Linea dentata, also knapp oberhalb des Transitionsepithels, angelegt. Damit wird allerdings nicht die gesamte Mukosa entfernt, so daß sich hier später eine Entzündung und nach Jahren auch ein Karzinom entwickeln kann. Von einigen Chirurgen wird deshalb die vollständige transanale Mukosektomie mit nachfolgender transanaler handgenähter Anastomose empfohlen. Die transanale Manipulation vermindert dabei leider auch die spätere Sphinkterfunktion. Da diese Befürchtungen eines Karzinoms bisher durch Daten nicht unterstützt werden, verzichten die meisten auf die Mukosektomie und setzen den Darm im oberen Analkanal mit dem Klammernahtgerät ab. Aber nicht nur dabei bleiben Mukosareste erhalten, sondern auch in 10 % der Fälle nach der Mukosektomie. Die wenigen Karzinome, die sich aus den Mukosaresten entwickelten, traten nach Mukosektomien auf. Auf jeden Fall ist bei allen Patienten eine lebenslange Nachsorge erforderlich.

Klammernahtanastomose. In der Regel wird der Darm mit dem TA-Klammernahtgerät abgesetzt. Transanal wird das zirkuläre Klammernahtgerät eingeführt und der Dorn perforiert dorsal der queren Naht den Stumpf. Die Anastomose wird in typischer Weise angelegt, wobei bei Frauen darauf geachtet werden sollte, nicht die Vaginalhinterwand im Klammernahtgerät zu fassen, weil sonst eine rektovaginale Fistel droht. Wenn eine Mukosektomie vorgenommen wurde, dann kann die Anastomose auch transanal mit der Hand genäht werden. Als Vorteile der Klammernaht werden das geringere Trauma des Sphinkterapparates, kürzere Operationszeiten und weniger Anastomoseninsuffizienzen angesehen.

Protektive Ileostomie. Nachdem das Ileum mit dem Anus anastomosiert wurde, entscheidet der Chirurg, ob er den Pouch und die Anastomose durch ein doppelläufiges Ileostoma schützen möchte. Für das Ileostoma spricht, daß die Rate an Insuffizienzen mit einem septischen Prozeß im Becken ungefähr 5–10 % betragen kann und daß die klinische Ausprägung bei einem Ileostoma nicht so ausgeprägt ist. Gegen ein Ileostoma spricht, daß die Rate an Nahtproblemen zu steigen scheint und eine erneute Operation zur Ileostomarückverlegung erforderlich wird. Einige sehr erfahrene Chirurgen verzichten deshalb bei völlig glatter Operation auf ein Ileostoma und legen es nur in ausgewählten Fällen an. Die

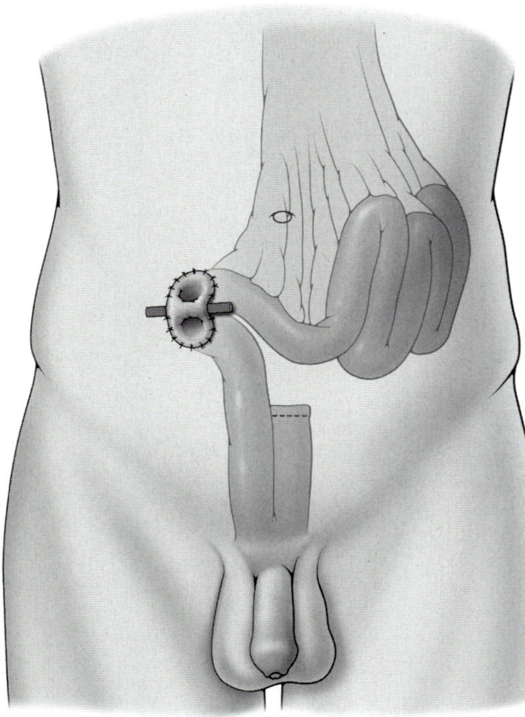

Ileoanaler J-Pouch mit protektivem Ileostoma

meisten Chirurgen bevorzugen aber den sicheren Weg, denn ein ausgeprägter septischer Prozeß im Becken ist nicht nur lebensbedrohlich, sondern er stellt auch die spätere Funktion des Pouches in Frage.

Komplikationen. Intraoperative Komplikationen sind selten. Die häufigste postoperative Komplikation ist eine Pouchitis, gefolgt von einem Ileus durch Verwachsungen. Bei bis zu 10 % der Patienten ist eine operative Revision erforderlich. Bei ungefähr 5 % der Patienten tritt eine Störung der Sexualfunktion auf, die sich als Dyspareunie, retrograde Ejakulation oder Impotenz äußern kann. Alle Nähte können insuffizient werden und einen septischen Prozeß mit oder ohne Fistel zur Haut oder Vagina verursachen.

Pouchitis. Patienten mit einer Pouchitis klagen über Tenesmen, Bauchkrämpfe und gelegentlich blutige Durchfälle. Endoskopisch imponiert eine unterschiedlich ausgeprägte Entzündung. Die Pouchitis spricht häufig auf Metronidazol gut an. Manchmal ist sie therapierefraktär, so daß sie wie eine Kolitis behandelt wird. Nach einer Pouchoperation verlieren nur 10 % langfristig ihren Pouch.

8 Proktologie

8.1 Grundlagen

Anatomie. Das gesamte Perineum ist mit verhornendem mehrschichtigem Plattenepithel und Hautanhangsgebilden bedeckt. Direkt unter der Haut liegt das perineale subkutane Fettgewebe, das vom ischiorektalen Fettgewebe durch eine Faszie getrennt ist. Diese zum Teil sehr derbe Faszie ist eine natürliche Barriere und beschränkt entzündliche Prozesse in diesem Bereich zunächst auf den ischiorektalen Raum. Erst nach der Perforation der Faszie breitet sich die Entzündung dann im Subkutangewebe aus.

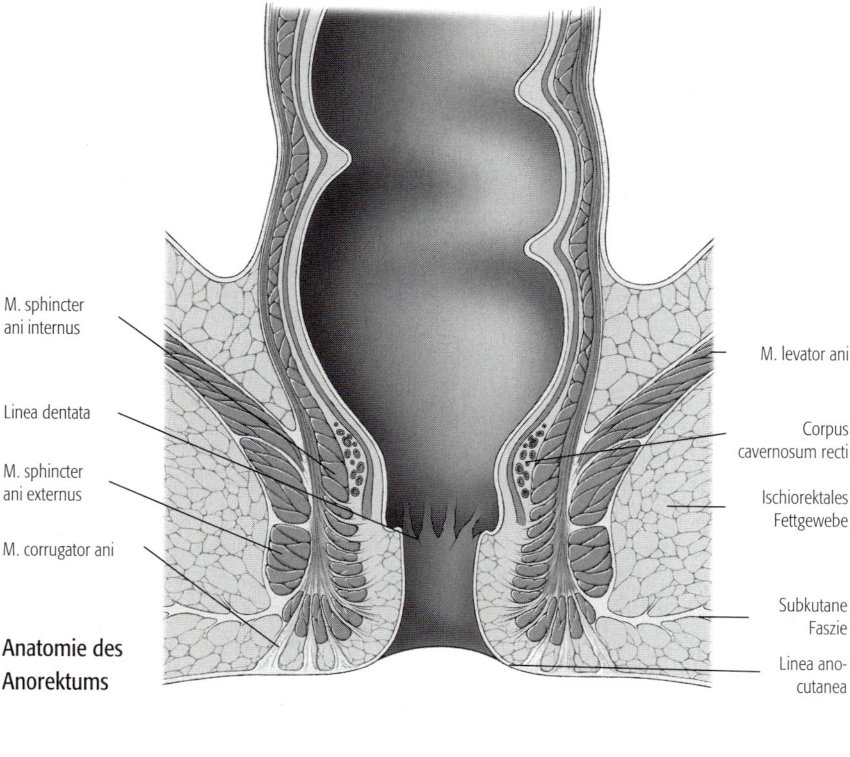

Anatomie des Anorektums

Die perineale Haut zieht in radiären Falten zum Anus. Diese Fältelung wird durch den M. corrugator ani hervorgerufen, der quasi direkt an der Haut ansetzt. Im Bereich der Linea anocutanea beginnt das Anoderm. Es ist ein nicht-verhornendes Plattenepithel von blaßgrauer Farbe ohne Hautanhangsgebilde, das sehr sensibel ist. Wenn es bei Operationen verletzt wird oder durch eine Analfissur eingerissen ist, dann verursacht das sehr starke Schmerzen. Da das Anoderm keine Schleimdrüsen enthält, die ein Gleiten begünstigen würden, sollte die Bezeichnung „Analschleimhaut" vermieden werden. Im oberen Drittel des Analkanals verläuft die zakkenförmig verlaufende Linea dentata, die Taschen (Analkrypten) und kleine leistenartige Pfeiler (Analkolumnen) bildet. Hier hört das Plattenepithel auf und geht in ein urothelartiges Transitionsepithel über, das sich nur über einige Millimeter erstreckt. In diesem Bereich finden sich besonders viele sensorische Elemente, die den Inhalt der Rektumfüllung diskriminieren können. An das Transitionsepithel schließt sich dann die nicht-sensible Rektumschleimhaut an.
Die Linea dentata mit ihren oberflächlichen Krypten ist häufig die Lokalisation für innere Fistelöffnungen, weil hier die Gänge der rudimentär angelegten Proktodealdrüsen münden. Diese Proktodealdrüsen sind beim Menschen in unterschiedlicher Häufigkeit angelegt und häufiger im dorsalen Abschnitt nachweisbar.

Gefäßsystem. Die A. und V. pudenda versorgen das Perineums jeweils von einer Seite. Bei der tiefen Dissektion des ischiorektalen Fettgewebes sind diese Strukturen, die von 4 und 8 Uhr in SSL einstrahlen, unbedingt zu schonen.
Lymphsystem. Die Lymphe aus dem Rektum entleert sich vorwiegend mesenterial in Richtung der A. mesenterica inferior, seltener entlang der A. rectalis media in die iliakalen Lymphknoten. Der Lymphfluß des Analkanals hängt vom Bezug zur Linea dentata ab. Unterhalb dieser Linie wird sie über die oberflächlichen inguinalen Lymphknoten und oberhalb über die iliakalen Lymphknoten an der A. iliaca interna abgeleitet.
Nervensystem. Motorisch und sensorisch wird das Perineum durch die Nn. pudendi versorgt, die aus den Sakralnerven S2–S4 abgehen. Aus den Nn. pudendi entspringen die Nn. rectales inferiores, die zum Anus ziehen. Das Becken wird über flächenhafte Plexus nerval versorgt, die ihre sympathische Innervation aus dem Plexus hypogastricus superior und ihre parasympathische aus dem Plexus sacralis (S2, weniger S3 und S4) erhalten. Die sympathische Aktivität hemmt die Motilität im Rektum und die parasympathische steigert sie. Bezüglich des M. sphincter ani internus ist es genau umgekehrt. Hier steigert die sympathische Aktivität den Tonus, während die parasympathische den Tonus vermindert. Der M. sphincter ani externus und die Levatoren werden von Motoneuronen innerviert, die sich im 2. und 3. Abschnitt des Sakralmarks befinden und über den N. pudendus zum Perineum verlaufen. Partiell wird der Beckenboden auch über die Plexus im Becken versorgt. Die Zellkörper der Motoneurone für den M. sphincter ani externus liegen im Vorderhorn von S2 (Onuf-Kern).

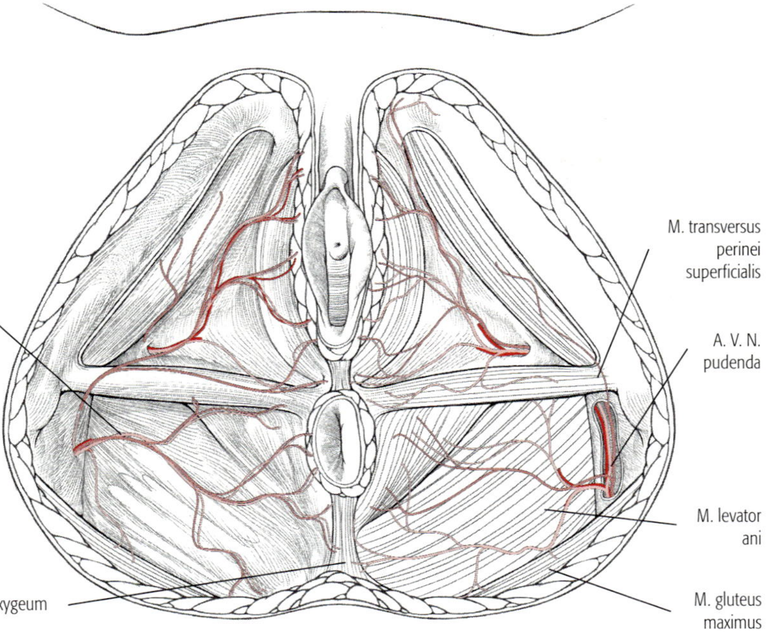

Anatomie des Perineums

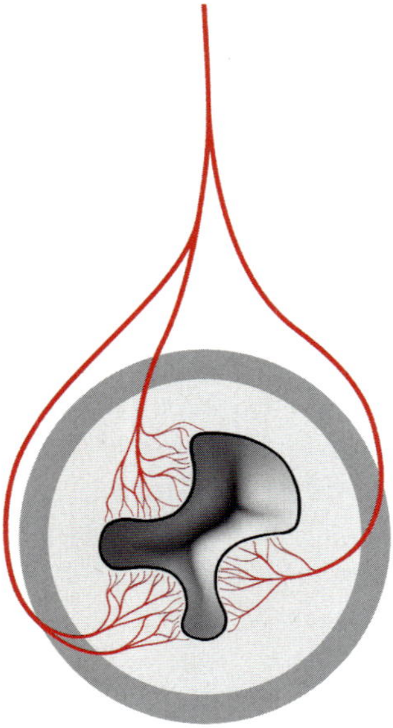

Arterielle Versorgung des Schwellkörpers

Schwellkörper. Unterhalb des Epithels befindet sich das Corpus cavernosum recti, der Schwellkörper, der arteriell aus den drei Endästen der A. rectalis superior versorgt wird. Diese Zuflüsse befinden sich zwar bevorzugt bei 3, 7 und 11 Uhr in Steinschnittlage (SSL), aber es werden auch andere Varianten beschrieben. Der Schwellkörper wird über kleine transsphinktäre Venen drainiert. Bei einer Kontraktion des M. sphincter ani externus vermindert sich der venöse Abfluß und der „gestaute" Schwellkörper optimiert somit die Feinkontinenz. Bei Gesunden ist dieses feine Gefäßsystem relativ unscheinbar im subepithelialen Bindegewebe eingebettet. Es wird durch den sehr feinen M. canalis ani tonisiert, der quasi die Muscularis mucosae fortsetzt. Er strafft das Bindegewebe und hält dadurch die Struktur des Schwellkörpers aufrecht. Seine Schädigung wird als wichtiger pathogenetischer Faktor für die Genese des Hämorrhoidalleidens angesehen, bei dem der Schwellkörper quasi nach distal luxiert.

Physiologie. Die herausragenden Funktionen des Anorektums sind der kontrollierte Abschluß des unteren Gastrointestinaltraktes, die Kontinenz, sowie die koordinierte und kontrollierte Entleerung, die Defäkation. Die Kontinenz wird nicht nur von der muskulären Funktion des Sphinkterapparates geleistet, sondern auch von der guten Compliance der Rektumwand, dem sensiblen Anoderm und dem Schwellkörper, der letztlich für die Feinkontinenz unabdingbar ist. Die Defäkation ist an einen koordinierten Ablauf im Kolon, im Rektum und der Beckenbodenmuskulatur gebunden.

Massenbewegung. Die Defäkation ist ein hochgradig koordinierter Akt zwischen Kolon, Rektum und Anus. Der Inhalt des Kolons wird normalerweise ungerichtet über kurze Distanzen im Kolon vor- und zurück transportiert (s. Kapitel 7). Eine gerichtete Massenbewegung des Stuhles ist 3–4mal täglich nachweisbar und verschiebt große Stuhlmengen analwärts. Diese Massenbewegungen werden unter anderem auch durch die Nahrungsaufnahme (gastrokolischer Reflex) ausgelöst, weshalb viele Menschen das Kolon regelmäßig nach dem Frühstück entleeren, insbesondere wenn zusätzlich stimulierende Substanzen wie Koffein und Nikotin eingenommen werden. Die Kolonfunktion und damit die Defäkation hängen aber auch vom Angebot an Flüssigkeit (2–3 l am Tag) und von Ballaststoffen ab sowie der körperlichen Tätigkeit.

Defäkation. Die Defäkation wird eingeleitet, indem sich die Stuhlmassen aus dem Kolon und insbesondere dem Sigma in das Rektum vorschieben, denn das Rektum ist normalerweise relativ stuhlleer. Indem sich das Rektum füllt, wird die Rektumwand gedehnt und dadurch entspannt sich reflektorisch der kraniale Anteil des Internus. Durch diese partielle Öffnung des oberen Sphinkters werden die Rezeptoren im Bereich der Linea dentata exponiert und dadurch der Inhalt der Rektumampulle diskriminiert. Je nachdem, wie der Inhalt des Rektums wahrgenommen wird und ob eine Defäkation zu diesem Zeitpunkt erwünscht ist, wird die willkürliche Kontraktion des Sphinkterapparates verstärkt, um die Defäkation zu unterdrücken, oder entspannt, um sie einzuleiten.

Kontinenz. Soll die Defäkation vermieden werden, dann werden der Externus und die Puborektalisschlinge willkürlich angespannt, so daß sich der Analkanal weiter abdichtet und der spitzere anorektale Winkel den Austritt erschwert. Die Willküranspannung muß nur für kurze Zeit aufrechterhalten bleiben, weil das Stuhldranggefühl rasch erlischt. Aufgrund der hervorragenden Compliance der Rektumwand entspannt sich die Rektumwand und der Druck im Rektum nimmt ab. Partiell entleert sich die Ampulle auch wieder in das Sigma, das letztlich das Hauptreservoir für den Stuhl ist. Durch beide Mechanismen verschwindet der Defäkationsreiz. Wenn das Rektum zu einem starren Rohr wird oder nach Operationen durch Kolon ersetzt wird, dann verringert sich die Compliance und die Patienten klagen über einen ausgeprägten und wiederholten Stuhldrang. Typischerweise werden dabei nur kleine Mengen abgesetzt. Wird das intraabdominelle Reservoir reseziert, das Sigma, dann haben die Patienten häufiger Stuhlgang und manchmal bessert sich auch eine vorher bestehende Obstipation. Leider ist die alleinige Sigmaresektion bei den meisten obstipierten Patienten nur in seltenen Fällen erfolgreich.
Stuhlgang. Soll die Defäkation nach dem Reiz erfolgen, dann entspannt sich der Sphinkterapparat und der Beckenboden tritt tiefer. Dadurch öffnet sich der Winkel zwischen Rektum und Analkanal, was die Entleerung deutlich erleichtert. Ein erhöhter abdomineller Druck forciert zwar die Defäkation, er ist aber nicht unbedingt erforderlich, wenn der Sphinkterapparat ausreichend relaxiert ist. Ist die Defäkation beendet, kontrahiert sich einige Minuten später der Sphinkterapparat und verschließt erneut den Analkanal.

Schließmuskel. Anus und Rektum sind anatomisch und funktionell eng miteinander verbunden. Die Muskulatur der Rektumwand setzt sich in den Analkanal fort und wird zum M. sphincter ani internus. Der Internus ist 5–10 mm dick und aganglionär, so daß er dauernd kontrahiert ist. Er reicht nicht bis zum unteren Rand des Analkanals. Sein Unterrand kann häufig gut palpiert werden. Um den Internus schließt sich der willkürliche Sphinkterapparat an, der aus dem M. sphincter ani externus und M. puborectalis besteht.
Beckenbodenmuskulatur. Die Beckenbodenmuskulatur setzt sich aus mehreren Muskeln zusammen, die beim Menschen das gesamte Gewicht der Viszeralorgane tragen müssen. Die Levatoren müssen dabei nicht nur die dynamische Haltearbeit leisten, sondern zugleich einen trichterförmigen Schlitz bilden, damit Teile des Darmes und des Urogenitalsystems hindurchtreten können. Dieser Levatorenschlitz ist somit ein natürlicher Schwachpunkt im Becken, der selbst durch ein komplexes System von verschränkten Muskeln und Faszien nicht immer seine Tragfähigkeit behält. Dieses verwobene System ist anfällig für starke Krafteinwirkungen und Dehnungen und führt manchmal zur ausgeprägten Beckenbodeninsuffizienz. Der anfällige Levatorenschlitz wird zusätzlich stabilisiert durch eine kreuzförmige Aufhängung, in deren Mitte sich das Centrum tendineum befindet. Der M. bulbospongiosus zieht nach anterior, der M. transversus perinei profundus et superficialis nach lateral und das Lig. anococcygeum nach dorsal.

Ruhetonus. Die Sphinkteren müssen zunächst dem Entleerungsdruck widerstehen, um eine Kontinenz zu ermöglichen. Der Ruhedruck im Rektum beträgt normalerweise 10–20 cm H_2O und der Ruhedruck des Anus 40–70 cm H_2O. Das Druckprofil im Analkanal belegt, daß der Druck im proximalen Abschnitt des Analkanals am höchsten ist und nach distal abfällt. Die distalen Anteile haben demnach nur geringen Anteil am Ruhetonus. Für den Ruhetonus ist zu 75–85 % der M. sphincter ani internus verantwortlich, der als aganglionäres Segment dauerhaft den Anus verschließt. Der Internus wird in dieser Funktion vom Eigentonus des M. sphincter ani externus unterstützt, der allerdings nur 15–25 % zum Ruhetonus beiträgt. Wird der Internus geschädigt oder reseziert, dann geht die unwillkürliche Verschlußkraft zwangsläufig fast vollständig verloren und wird nur noch vom Eigentonus des Externus aufrechterhalten. Durch ein intensives Training des Tonus der willkürlichen Muskulatur kann auch der verbliebene geringe Ruhetonus verbessert werden.
Willkürliche Kontraktion. Die dauerhafte Kontinenz wird dadurch sichergestellt, daß der Rektumdruck niedriger ist als der Ruhedruck im Analkanal. Wenn sich aber der Druck im Rektum erhöht oder im Analkanal vermindert, dann muß der Organismus kompensatorisch eingreifen, um die Kontinenz zu wahren. Die Verschlußkraft des Anus wird erhöht, indem der M. sphincter ani externus und M. puborectalis willkürlich angespannt werden. Dabei treten Kneifdrücke von 120–180 cm H_2O auf, die auch einem erhöhten Rektumdruck standhalten. Allerdings kann der Kneifdruck nur kurzzeitig für 20–40 Sekunden aufrechterhalten werden, denn die quergestreifte Muskulatur ermüdet relativ rasch. Während der M. sphincter ani externus den Anus bei der Kontraktion konzentrisch umschließt und dadurch die Verschlußkraft erhöht, wirkt der M. puborectalis wie eine Schlinge, die den oberen Analkanal von dorsal umfaßt und ihn nach ventral zieht. Dadurch knickt das Rektum gegenüber dem Analkanal um 110–130 Grad ab und unterstützt so die Kontinenz. Bei der Defäkation öffnet sich der anorektale Winkel und die Entleerung wird erleichtert.

8.2 Klinische Untersuchung

Diagnostik und effektive Behandlung aller proktologischen Krankheitsbilder setzen viel Erfahrung voraus. Wie bei allen anderen Erkrankungen beginnt sie mit einer gezielten Anamnese und sorgfältigen anorektalen Untersuchung. Weitere Spezialuntersuchungen (Endoskopie, Endosonographie, Manometrie, Defäkographie usw.) werden je nach Befund gezielt angefordert.

Klinik. Da die meisten Beschwerden wie Blutungen, Schmerzen, Druckgefühl, Schwellungen und Sekretionen relativ unspezifisch sind, können sie nur gemeinsam mit dem Untersuchungsbefund gedeutet werden. Es gibt kaum eine proktologische Erkrankung, die nicht in geringem Ausmaß bluten kann. Bei einer Blutung sollte gefragt werden, wie viel Blut verloren wurde, welche Farbe das Blut hatte und in welcher Beziehung es zum Stuhlgang auftrat. Als häufigste Ursache gilt zwar die Hämorrhoidalblutung, aber ein Tumor sollte als Differentialdiagnose immer erwogen und möglichst ausgeschlossen werden. Schmerzen können vielfach direkt dem Rektum oder Anus zugeordnet werden. Bei Erkrankungen des Rektums klagen Patienten nämlich in der Regel über schwer lokalisierbare, dumpfe (viszerale) Schmerzen. Da die Schleimhaut unsensibel ist, werden lediglich Irritationen der Rektumwand wahrgenommen. Anders sind die eindeutig lokalisierten (somatischen) Schmerzen des Anoderms, die als spitz oder scharf empfunden werden.

Proktologische Beschwerden

- Blutungen
- Druckgefühl
- Sekretionen
- Schmerzen
- Schwellungen

Untersuchung. Die anorektale Untersuchung ist bei Erkrankungen des Rektums und des Anus obligatorisch und folgt einem klaren Ablauf, es sei denn die Erkrankung verhindert ein routinemäßiges Vorgehen. Persönlich wird die Linkseitenlage bevorzugt. Grundsätzlich ist eine Untersuchung auch in Knie-Ellenbeuge-Lage (urologisch) oder Steinschnittlage (gynäkologisch) möglich.

Inspektion. In Linksseitenlage wird die rechte Pobacke mit der linken Hand hochgezogen und gibt damit selbst bei adipösen Patienten die Sicht auf den Anus frei. Die behaarte Haut hört an der Anokutanlinie auf, die gut identifizierbar ist. Ein normaler Anus ist radiär eingezogen. Pathologische Befunde wie Ekzeme, Kondylome oder andere Tumore, Marisken, Fistelöffnungen, Narben, Perianalvenenthrombosen, prolabierte oder thrombosierte Hämorrhoiden können bereits inspektorisch diagnostiziert werden.

Palpation. Bei der nachfolgenden Palpation wird der perineale Bereich mit der rechten Hand auf Schmerzen und Verhärtungen untersucht. Generell wird mit aller Vorsicht und Sorgfalt untersucht, um dem Patienten Schmerzen zu ersparen. Der mit einem Gleitmittel überzogene Finger legt sich zunächst vor den Anus, um einen Sphinkterspasmus auszuschließen. Danach wird er vorsichtig und langsam in den Analkanal vorgeschoben. Hier kann der Unterrand des M. sphincter ani internus meistens gut getastet werden. Beim Einführen des Fingers wird der Ruhetonus des Patienten abgeschätzt. Dazu sollte sich der Patient aber unbedingt entspannen.

Schließmuskelfunktion. Da für die meisten Menschen die Einführung eines Gegenstandes in den Anus ungewohnt und peinlich ist, spannt der Patient den M. sphincter ani externus unwillkürlich an. Bei Patienten, die mit dem analen Einführen vertraut sind, entspannt sich der Anus eher. Nachdem sich der Finger im Analkanal befindet, wird er ausgetastet, um Verhärtungen oder Unebenheiten auszuschließen. Der Patient wird aufgefordert, den Schließmuskel anzuspannen, um den Kneifdruck zu überprüfen. Der Finger wird dann dorsal über den oberen Analrand auf die Puborektalisschlinge gelegt. Der Patient wird aufgefordert den Schließmuskel anzuspannen und einzuhalten. Dabei kann die Funktion der Puborektalisschlinge abgeschätzt werden. Bei der weiteren Palpation wird nicht nur die Rektumschleimhaut, sondern auch die Beckenbodenmuskulatur untersucht. Jede digitale Untersuchung wird so weit nach kranial vorgenommen wie irgend möglich. Bei Männern wird dabei die Prostata und bei Frauen die Zervix untersucht.

8.3 Perioperative Behandlung

Klistier. Direkt vor allen proktologischen Eingriffen wird ein Klistier gegeben, um die Rektumampulle zu entleeren. Eine unvollständige Entleerung des Klistiers sollte vermieden werden, weil sich der flüssige Stuhl sonst während der Operation über den Situs ergießt.

„Chemisches Stoma". Sollte nach aufwendigen Rekonstruktionen eine Darmentleerung für einige Tage nicht erwünscht sein, so kann der Darm für einige Tage „ruhiggestellt" werden („chemisches Stoma"). Dazu wird der Darm der Patienten am besten zwei Tage vor der Operation beginnend sorgfältig entleert (s. Kapitel 1). Am Abend vor der Operation und am Morgen der Operation erhalten die Patienten jeweils vier Kapseln Loperamid und 30 mg Codeinphosphat. Nach der Operation dürfen die Patienten trinken und werden parenteral ernährt. Sie erhalten zur Ruhigstellung des Kolons täglich dreimal zwei Kapseln Loperamid und dreimal 30 mg Codeinphosphat. Am 5.–7. postoperativen Tag wird die Medikation abgesetzt und der Patient oral ernährt. Am darauffolgenden Morgen erhalten sie zusätzlich ein mildes Abführmittel, um die erste Entleerung zu erleichtern. Bei ausgedehnten Rekonstruktionen sollte die Anlage eines Stomas in Betracht gezogen werden. Hierzu eignen sich sowohl Ileostomien als auch Sigmoidostomien.

Schmerzen. Im postoperativen Verlauf treten häufig sehr unangenehme Schmerzen auf, die mit Metamizol oder Tramadol gut behandelbar sind.

Harnverhalt. Einige Patienten können nach proktologischen Eingriffen die Blase nicht entleeren, so daß sie eine Amp. Doryl® s.c. benötigen. Wenn danach der Harnverhalt fortbesteht, wird ein Katheter gelegt. Dieser Harnverhalt kann wahrscheinlich vermieden werden, indem die perioperativen Infusionen auf eine geringe Menge reduziert werden. Außerdem sind Massenligaturen bei der Hämorrhoidektomie zu vermeiden.

8.4 Hämorrhoiden und Perianalvenenthrombosen

Hämorrhoiden sind ein häufiges Leiden und nehmen mit dem Alter zu. Die Patienten klagen über unspezifische Symptome wie Blutungen, Pruritus, Nässen und Schwellungen. Die Ätiologie ist nicht exakt geklärt, so daß eine Prävention nicht sicher möglich ist. Es wird aber vermutet, daß häufiges und anhaltendes

Hämorrhoiden

Klassifikation:	Stadien 1–4
Diagnostik:	o/Inspektion, digital, Proktoskopie, f/Koloskopie bei Pat. >50 J.
OP-Indikation:	Stadien 3–4
Aufklärung:	Nachblutung, Infektion
Vorbehandlung:	Immer Diätberatung und Stuhlregulation Grad I: DoloPosterine® N. Grad II: Gummibandligatur, bei starkem Pruritus Posterisane-forte® und bei Sphinkterspasmus DoloPosterine®.
OP-Vorbereitung:	Klistier
Lagerung:	SSL
Zugang:	Perineal
Operation:	Hämorrhoidektomie n. Milligan-Morgan, bei Analprolaps evtl. Stapler n. Longo.
Komplikationen:	Bei Blasenentleerungsstörung (1 Amp. Doryl s.c.), danach evtl. DK, Nachblutung
Postop. Therapie:	Stuhlregulierende Maßnahmen
Kostaufbau:	Normale Kost
Entlassung:	Ab. 2. postop. Tag
Patienteninfo:	Proktologie
Nachbehandlung:	Beim HA oder Chirurgen zur Wundbehandlung vorstellen

Pressen während der Defäkation den Halteapparat des Schwellkörpers lockert, den M. canalis ani schädigt und so zu Hämorrhoiden führt.

Gefäßsystem. Bei Gesunden läßt sich ein feines Gefäßsystem im Analkanal nachweisen, das longitudinal ausgerichtet ist und über die Linea anocutanea drainiert wird. Es wird aus den oberen und mittleren Hämorrhoidalgefäßen gespeist. Dieses Gefäßsystem bildet den Schwellkörper, der für die Feinkontinenz wichtig ist und aus dem sich sogenannte Hämorrhoiden bilden können. Die arteriellen Zuflüsse des Schwellkörpers befinden sich bei 3, 7 und 11 Uhr in Steinschnittlage oberhalb der Linea dentata, wo sie die Rektumwand penetrieren. An diesen Stellen sind die Hämorrhoiden am meisten ausgeprägtest, wobei größere Satellitenknoten auch bei 5 und 9 Uhr auftreten können.

Einteilung der Hämorrhoiden

Grad 1	An der Linea dentata fixiert, keine Vorwölbung
Grad 2	Beim Pressen sichtbar, spontane Reposition
Grad 3	Prolabiert, Linea dentata nach distal verlagert
Grad 4	Vollständiger Analprolaps

Gradeinteilung. Hämorrhoiden werden in vier Grade eingeteilt. Hämorrhoiden 1. Grades werden endoskopisch diagnostiziert, weil sie immer noch an der Linea dentata fixiert sind und sich deshalb nicht nach außen vorwölben. Sie offenbaren sich meistens durch Blutabgänge und werden überwiegend durch Sklerotherapie versorgt. Hämorrhoiden 2. Grades sind beim Pressen sichtbar und reponieren sich spontan. Sie werden ebenfalls sklerosiert, aber auch mit einer Gummibandligatur versorgt. Hämorrhoiden 3. Grades sind auch ohne Pressen gut sichtbar. Manchmal ist die Linea dentata deutlich nach distal verlagert und die Rektumschleimhaut erkennbar. Bei ihnen ist ein Behandlungsversuch mit Sklerosierung oder Gummibandligaturen selten erfolgreich, so daß sie operativ entfernt werden. Hämorrhoiden 4. Grades entsprechen einem vollständigen Analprolaps und werden immer durch eine Hämorrhoidektomie versorgt.

Sklerosierung. Die meisten Hämorrhoiden werden ambulant sklerosiert. Obgleich es verschiedene Verfahren zur Sklerosierung gibt, basieren sie auf demselben Prinzip: Es wird ein Sklerosierungsmittel oberhalb der Linea dentata im Bereich der zuführenden Arterien appliziert und dadurch die arterielle Zufuhr gedrosselt. Zusätzlich entsteht dort eine Narbe, die den Schwellkörper fixiert. Mit dieser relativ nebenwirkungsarmen Methode können Hämorrhoiden 1. und 2. Grades erfolgreich behandelt werden.

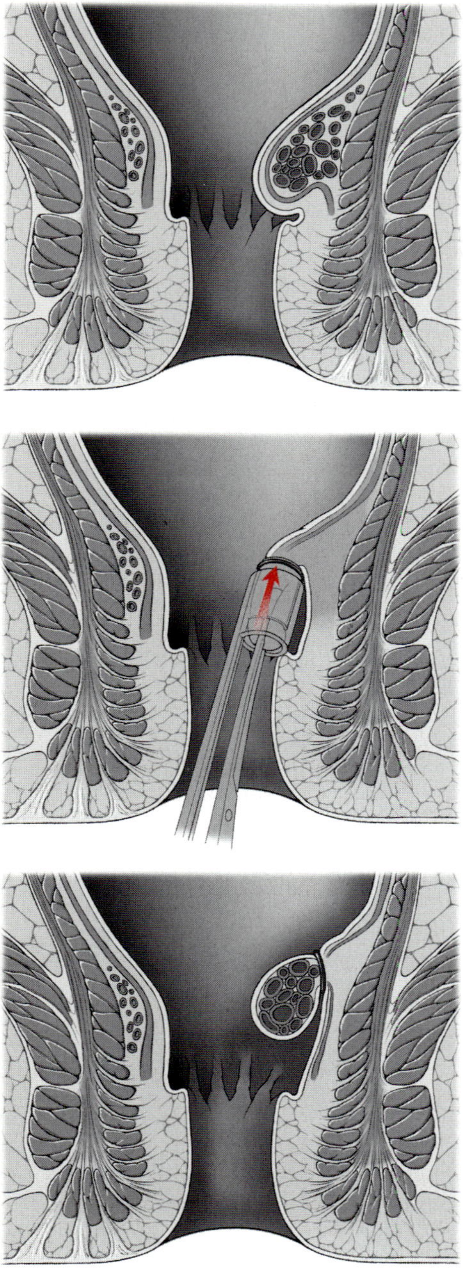

a

b

c

Hämorrhoide 2. Grades (a), Applikation der Gummibandligatur (b), Endresultat (c)

Gummibandligatur. Bei größeren Hämorrhoiden ist die Gummibandligatur etabliert. Bei diesem Verfahren wird der Hämorrhoidalknoten gefaßt oder angesaugt und mit einem speziellen Applikator ein Gummiband an die Basis plaziert. Dieses Gummiband drosselt ebenfalls die Blutzufuhr und stranguliert den Knoten. Er fällt nach 5–10 Tagen ab und hinterläßt eine Wunde, die narbig verheilt und so den Schwellkörper ebenfalls fixiert. In seltenen Fällen blutet es, nachdem der nekrotische Knoten abgefallen ist.

Operationsindikation. Hämorrhoiden 3.–4. Grades sollten generell operativ behandelt werden. Sklerosierungen und Gummibandligaturen sind hier selten erfolgreich.

Operationen. Es gibt mehrere Operationsverfahren zur Hämorrhoidektomie, die alle die gleichen Prinzipien aufweisen: Unterbindung der arteriellen Zuflüsse und Resektion des pathologischen Anteiles des Schwellkörpers. Eindeutige Vorteile zwischen den alternativen Verfahren bestehen nicht. Lediglich das aufwendigere und deutlich teuere Staplerverfahren und die gezielte, dopplersonographisch kontrollierte Durchstichligatur sollen zu weniger Schmerzen führen.

Lagerung. Ob die Operation in Steinschnittlage oder in Bauchlage vorgenommen wird, ist eine Frage der Bequemlichkeit. Für den Operateur und Assistenten ist die Bauchlage sicher komfortabler.

Milligan-Morgan. Die Operation beginnt immer mit einer sorgfältigen Inspektion, um einen begleitenden krankhaften Befund nicht zu übersehen. Bei der klassischen Operation nach Milligan-Morgan wird die Operation bei 3 Uhr begonnen. Der Hämorrhoidalknoten wird angeklemmt und im Bereich der Anokutanlinie ein Drainagedreieck angelegt. Es ist darauf zu achten, daß nur die Haut reseziert wird, denn direkt unter der Haut befinden sich die Ausläufer des M. sphincter ani externus. Von diesem Hautlappen beginnend wird in Richtung auf den Zufluß der Hämorrhoide präpariert, die mit einer Klemme oberhalb der Linea dentata lokalisiert wurde. Dieses kann scharf mit der Schere oder mit Elektrokoagulation erfolgen. Das Anoderm darf nur sparsam exzidiert werden. Direkt unter der Hämorrhoidalkolumne wird die bindegewebige und muskuläre Anheftung (M. canalis ani) an den Sphincter ani internus dargestellt und auf diesem in Richtung des Ursprunges disseziert. Kleine Blutungen zum lateralen Gefäßgeflecht werden sorgfältig gestillt, so daß der Operationssitus trocken bleibt. Die Basis der Hämorrhoidalkolumne wird mit einer Durchstichligatur versorgt, ohne zu viel Gewebe zu fassen. Das Resektat wird histologisch untersucht, weil sich manchmal auch ein Analkarzinom in der Kolumne verbergen kann. Ob die Haut des Analkanals noch mit einer resorbierbaren Naht verschlossen wird oder offen bleibt, ist eine Frage des Geschmacks. Meistens wird die Wunde offen belassen und sie heilt per secundam. Der Erfolg einer Hämorrhoidektomie basiert auf der Ligatur der einströmenden Gefäße, der Resektion der geschwollenen Kolumne, der späteren narbigen Fixierung des Gewebes und der sparsamen Entfernung des Anoderms.

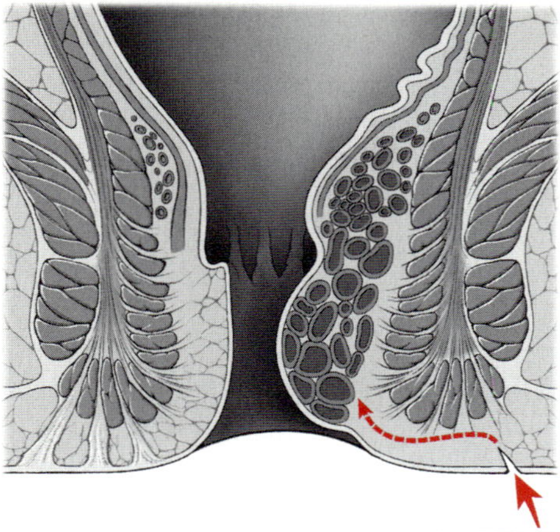

a

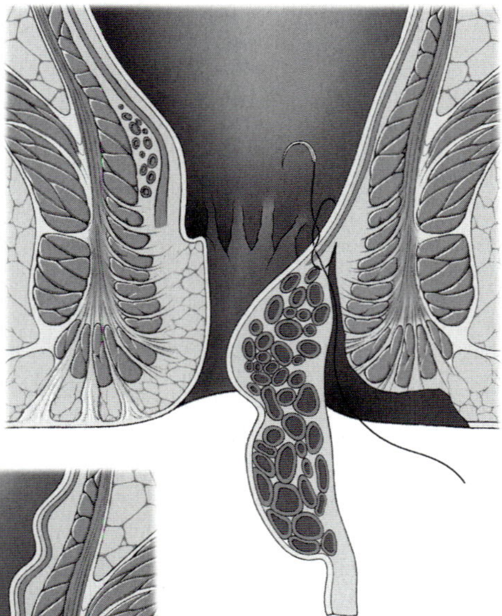

b

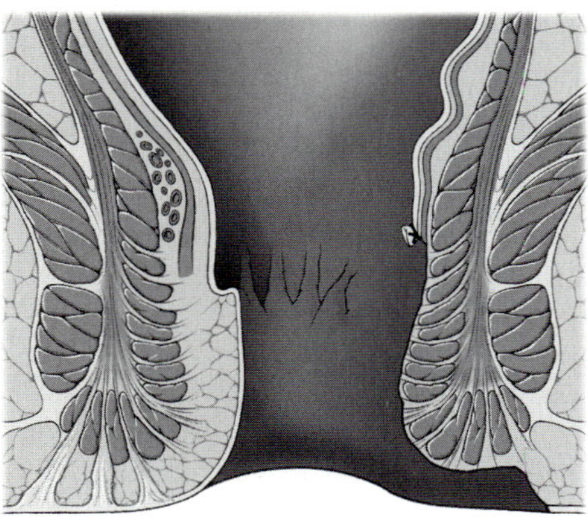

c

Hämorrhoidektomie nach Milligan-Morgan. Inzision der Haut (a) und Dissektion zwischen Schwellkörper und Internus bis zum Ursprung (b). Nach Durchstichligatur wird die Hämorrhoide abgetrennt (c).

Nachbehandlung. Postoperativ ist auf eine ausreichende Analgesie zu achten. Der Stuhl sollte mit einem leichten Laxans aufgelockert werden, um den Wundschmerz beim Stuhlgang zu minimieren. Sitzbäder sind hilfreich zur Entspannung des Beckenbodens und Sphinkterapparates. Eine sorgfältige Hygiene mit mehrfachen täglichen Duschungen ist für die Wundheilung sicherlich hilfreich. Die Wunde sollte regelmäßig kontrolliert werden und jedes akute Schmerzereignis sofort eine ärztliche Untersuchung veranlassen, um Infektionen frühzeitig zu behandeln. Postoperative Blutabgänge sind nicht selten. Meistens handelt es sich um kleine Sickerblutungen aus den koagulierten Wundrändern. Sollte eine Ligatur der Hauptarterie abgerutscht sein, tritt eine massive Blutung auf, die zuerst die Rektumampulle füllt und sich dann peranal entleert. Bei diesem seltenen Ereignis darf nicht gezögert werden, den Patienten im Operationssaal zu revidieren.

Stapler und Ligatur. In den letzten Jahren haben zwei neue Operationsverfahren die operative Behandlung des Hämorrhoidalleidens bereichert. So wird bei dem Staplerverfahren nach Longo ein zirkuläres Klammernahtgerät dazu verwendet, den arteriellen Zufluß zu drosseln und die größten Teile des Hämorrhoidalgeflechtes zu resezieren. Dazu wird oberhalb der Linea dentata durch eine exakt gestochene Tabaksbeutelnaht genau definiert, welches Gewebe in den Stapler gezogen und reseziert wird. Da die Resektionsfläche sich im unsensiblen Bereich befindet, empfinden die Patienten deutlich weniger Schmerzen als bei den konventionellen Verfahren. Die Nachteile dieser Staplermethode sind einerseits die deutlich höheren Kosten und die erhöhte Gefahr von Nachblutungen, die zwar harmlos sind, aber die Patienten noch über Monate belästigen. Deshalb wird die Staplermethode im eigenen Vorgehen nur bei einem Analprolaps bzw. Hämorrhoiden 4. Grades empfohlen, weil hier gleichzeitig das „redundante" Gewebe entfernt wird. Bei der Methode nach Morinaga werden mit einem speziellen Proktoskop die arteriellen Zuflüsse dopplersonographisch lokalisiert und gezielt unterbunden. Auch bei dieser Methode treten deutlich weniger Schmerzen auf als nach einer Operation am Anoderm. Allerdings sind die Nachbeobachtungsergebnisse noch unbefriedigend, so daß die Methode sich noch nicht sehr stark verbreitet hat.

Perianalvenenthrombose. Bei den Perianalvenenthrombosen handelt es sich um ein Krankheitsbild, das manchmal mit einem Hämorrhoidalleiden verwechselt wird. Solche Thrombosen treten in den submukösen Venen am unteren Analrand auf und führen zu sehr starken akuten Schmerzen. Klinisch imponieren sie als schmerzhafte, derbe, dunkel verfärbte Schwellung. In den ersten Tagen sollte der Knoten radiär inzidiert werden, um den Thrombus zu entfernen. Die Schmerzen nehmen dadurch rapide ab. Bestehen weiterhin starke Schmerzen hat sich wahrscheinlich ein Rezidiv gebildet, das erneut inzidiert und vorsichtig exprimiert wird. Besteht der Thrombus schon länger, dann wird er konservativ mit Antiphlogistika (3mal 600 mg Ibuprofen) und Doloposterine N behandelt. Als Folgestörung bilden sich dann Marisken aus.

8.5 Perianale Abszesse und Fisteln

Fast alle perianalen Abszesse und Fisteln nehmen ihren Ausgang von den Proktodealdrüsen, die sich im intersphinktären Raum befinden und deren Ausführungsgänge im Bereich der Linea dentata münden. Sie sind vorwiegend an der hinteren Commissur lokalisiert und seltener anterior. Eine akute Entzündung dieser Drüsen breitet sich in anatomisch vordefinierten Ebenen aus, so daß Abszesse pelvirektal, ischiorektal, intersphinktär, submukös und subkutan entstehen können. Wenn eine chronische Entzündung sich einen Weg nach außen bahnt, dann entstehen Fisteln, die mit Bezug auf den willkürlichen Sphinkterapparat

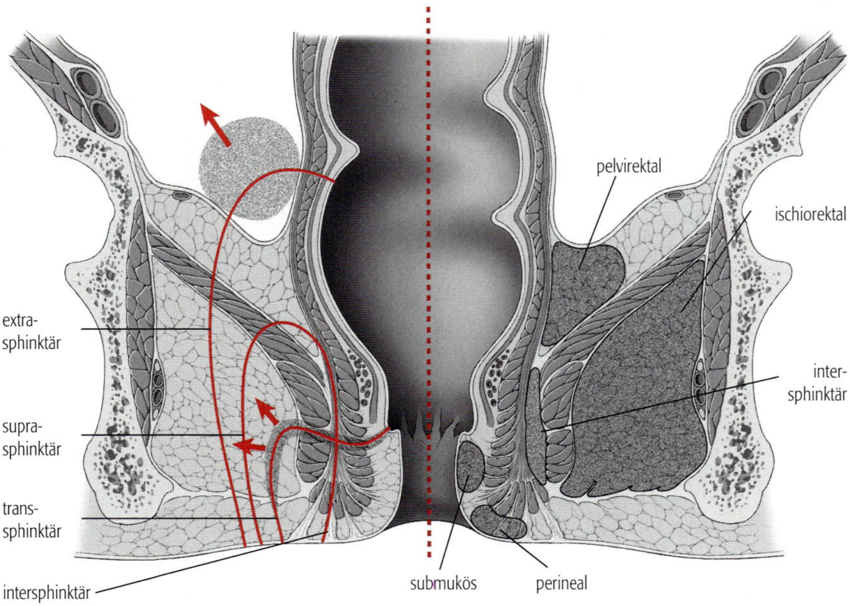

Perianale Abszesse und Fisteln

Perianale Abszesse

Klassifikation:	submukös, intersphinktär, ischiorektal, pelvirektal
Diagnostik:	o/Inspektion
OP-Indikation:	Immer, dringlich
Aufklärung:	Nachblutung, Reoperation, Fistelleiden
Vorbehandlung:	–
OP-Vorbereitung:	Klistier, wenn möglich
Lagerung:	SSL
Zugang:	Perineal
Operation:	Inzision, Spülung, Abstrich, evtl. Drain
Komplikationen:	Nachblutung
Postop. Therapie:	Wundspülung, evtl. Revision in Narkose
Kostaufbau:	Normale Kost
Entlassung:	Ab 2.–4. postop. Tag
Patienteninfo:	Proktologie
Nachbehandlung:	Beim HA oder Chirurgen zur Wundbehandlung vorstellen

klassifiziert werden. Es handelt sich dann entweder um eine inter-, trans-, supra- oder extrasphinktäre Fistel. Bei dieser Klassifikation ist immer die direkte Verbindung zwischen der inneren Fistelöffnung, die sich im Bereich der Linea dentata befindet, der intersphinktär gelegenen Drüse und der äußeren Öffnung gemeint. Nicht selten verzweigen sich die Fistelgänge und erstrecken sich um den Anus herum, so daß auch mehrere äußere Fistelöffnungen auftreten können. Bei der Zuordnung dieser komplexen Fisteln wird vorrangig der Hauptgang zur inneren Öffnung berücksichtigt.

Klinik. Ein periproktitischer Abszeß äußert sich meistens durch starke Schmerzen und eine Schwellung. Typische Zeichen des Abszesses wie Rötung und Überwärmung können fehlen. Zu Beginn des Prozesses wird die ischiorektale Entzündung von festen Faszienräumen eingegrenzt und dadurch lokalisiert. Die Patienten klagen in diesem Stadium lediglich über dumpfe Schmerzen beim Sitzen und Laufen. Erst wenn die Faszie durchbrochen wurde, finden sich bei der äußeren Inspektion die klassischen Zeichen des Abszesses. Wenn ein pelvirektaler Abszeß vermutet wird, weil der Patient über ein unangenehmes Druckgefühl klagt, dann ist bei der äußeren Inspektion kein pathologischer Befund zu erheben. Die vorsichtige rektale Untersuchung wird aber den Verdacht bestätigen. Auf keinen Fall sollte bei einem Abszeß darauf gewartet werden, daß er spontan perforiert, sondern hier ist die Indikation zur dringlichen Operation zu stellen. Die Entzündung breitet sich nämlich beim Zuwarten im ischiorektalen oder pelvirektalen Gewebe hufeisenförmig aus und kann ein schweres septisches Krankheitsbild verursachen, bevor sie durch die subkutane Faszie penetriert.

Operation. Bei einem periproktitischen Abszeß wird nach sorgfältiger Untersuchung in Narkose der Anus mit einem Spreizer eingestellt und inspiziert. Manchmal tritt bei geringem Druck auf den Abszeß bereits Eiter aus der inneren Fistelöffnung aus. Die Lokalisation dieser Öffnung sollte für eine spätere Fisteloperation gut dokumentiert werden. Alle ischiorektalen oder perianalen Abszesse werden radiär inzidiert. Dabei sollte darauf geachtet werden, daß die Faszie zwischen ischiorektalem und subkutanen Gewebe ausreichend weit eröffnet wird. Sollte es sich um einen sehr großen Abszeß handeln, dann sollte im Zweifelsfall mehrfach inzidiert werden. Früher wurde hier eine ausgedehnte zirkuläre Inzision angelegt. Die Abszeßhöhle wird sorgfältig ausgespült und falls erforderlich eine Drainage zum Offenhalten eingelegt. Man sollte sich davor hüten, eine ausgiebige Wundrevision vorzunehmen, weil das ödematöse, hyperämische Gewebe jedem Finger- und Instrumentendruck nachgibt und ein großer iatrogener Schaden entstehen kann. Die einfache Entlastung des Abszesses ist als Ersteingriff völlig hinreichend und eine definitive Versorgung des Fistelleidens nicht unbedingt anzustreben. Der Patient sollte bereits präoperativ über diese Zusammenhänge aufgeklärt werden.

Pelvirektale Abszesse. Eine wichtige Besonderheit stellen pelvirektale Abszesse dar. Sie können sich aus einer intersphinktären aufsteigenden Infektion entwickeln die dann supralevatorisch einen Abszeß ausbildet. Diese Abszesse dürfen keines-

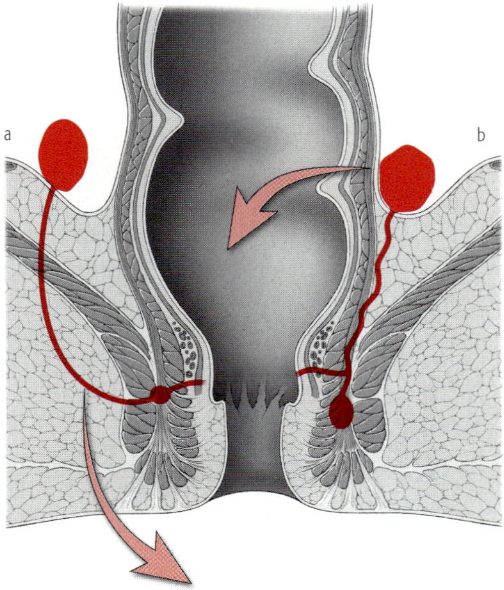

Drainage eines pelvirektalen Abszesses bei einer transphinktären Fistel (a) und bei einer intersphinktären Fistel (b).

falls durch eine Inzision behandelt werden, die das ischiorektale Fettgewebe und die Levatoren durchtrennt, denn dann wäre eine supralevatorische Fistel iatrogen entstanden, die später schwierig zu versorgen ist. Bei diesen pelvirektalen Abszessen wird die innere Fistelöffnung erweitert, indem der Internus-Muskel eingeschnitten wird. Dadurch wird der supralevatorische Abszeß entlastet und zur Ausheilung gebracht. Nur wenn der pelvirektale Abszeß durch den seltenen Fall einer transsphinktären Fistel entstanden ist, sollte er ischiorektal drainiert werden. Bei allen pelvirektalen Abszessen sollte unbedingt an Manifestationen eines Morbus Crohn, einer Divertikulitis oder eines Douglasabszesses gedacht werden, denn nicht immer liegt ein kryptoglandulärer Prozeß vor.

Hufeisenabszeß. In seltenen Fällen hat sich die Entzündung wie ein Hufeisen um den Anus ausgebreitet. Früher wurde die sehr großzügige Freilegung empfohlen, die zu einem extremen Weichteildefekt führte. Heute werden mehrere Inzisionen bevorzugt, durch die für die ersten Tage weiche Drainagen gezogen werden, um ein Verkleben der Wundränder zu vermeiden. Durch regelmäßige Spülungen heilen auch diese

Perianale Fisteln

Klassifikation:	Inter-, trans-, extra- und suprasphinktär,
Diagnostik:	o/Inspektion, f/Analmanometrie bei Rezidiveingriffen
OP-Indikation:	Immer
Aufklärung:	Reoperation, Rezidiv
Vorbehandlung:	–
OP-Vorbereitung:	Darmvorbereitung bei Verschiebelappenplastik
Lagerung:	SSL
Zugang:	Perineal
Operation:	Fistulotomie, Fistulektomie, Verschiebelappenplastik, Fadendrainage
Komplikationen:	Nachblutung, Infektion, Fistelrezidiv
Postop. Therapie:	Spülen der Wunde mit PVP, solange Infektion vorliegt. Panthenolsalbe. Evtl. Faktu®, Stuhlregulierende Maßnahmen
Kostaufbau:	Bei Verschiebelappenplastik chem. Stoma mit 3 × 2 Imodium und 3 × 30 mg Codeinphosphat über 5 Tage. Dabei nur Tee/Infusionen. Ab 6. Tag dann normale Kost. Bei allen anderen Fisteloperationen direkt mit normaler Kost fortfahren
Entlassung:	Ab 2. postop. Tag
Patienteninfo:	Proktologie
Nachbehandlung:	Bei sekundärer Wunde beim HA oder Chirurgen

Abszesse. Generell sollte man aber bei allen Abszessen, deren Heilung nicht optimal erscheint, eine erneute Revision in Narkose erwägen, um weitere undrainierte Höhlen zu öffnen und adäquat zu drainieren.

Fisteln. Perianale Fisteln sind Ausdruck desselben entzündlichen kryptoglandulären Geschehens wie die Abszesse, allerdings handelt es sich hierbei um eine chronische Entzündung. Sie manifestieren sich klinisch durch Fistelöffnungen, aus denen sich wiederholt Eiter bzw. schmieriges Sekret entleert. Bei großen Fisteln tritt auch Luft oder Stuhl aus. Fisteln verursachen eigentlich keine Schmerzen, so daß Schmerzen auf einen akuten Sekretverhalt hinweisen.

Operationsindikation. Jede perianale Fistel ist eine Indikation zur aktiven Intervention. Der Stellenwert einer Fibrinverklebung wird zur Zeit überprüft.

Operation. Das operative Vorgehen richtet sich nach der Art der Fistel. Nach eingehender äußerer Inspektion und eventueller Rektoskopie wird der Analkanal mit einem Spreizer eingestellt und die innere Fistelöffnung gesucht. Vielfach findet sich ein kleines Grübchen oder eine Granulation im Bereich der Linea dentata. Hilfreich zum Auffinden der inneren Öffnung ist die Goodsall-Regel, obgleich sie nicht immer zutrifft. Nach ihr münden alle anterioren Fisteln von der äußeren Öffnung direkt zur korrespondierenden Stelle im Analkanal, während posteriore Fisteln bevorzugt bei 6 Uhr in Steinschnittlage münden.

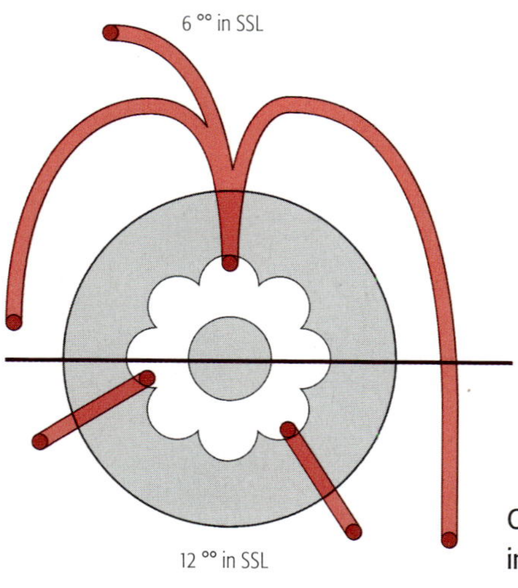

Goodsallsche Regel aus der Sicht in Bauchlage

Fisteldarstellung. Durch Injektion von verdünnter H_2O_2-Lösung oder milchiger Flüssigkeit in die äußere Fistelöffnung kann die innere Öffnung häufig im Analkanal dargestellt werden. Am Leichtesten ist das weitere Vorgehen, wenn es gelingt, die Fistel vollständig zu sondieren. Wenn das nicht gelingt, sollte vorsichtig eine Methylenblau-Lösung durch die äußere Fistelöffnung injiziert werden, um das Fistelsystem blau zu färben. Danach wird der Fistelgang dann sukzessive von außen nach innen sondiert und exzidiert, möglichst ohne den Sphinkterapparat zu tangieren.

Submuköse/intersphinktäre Fistel. Handelt es sich um eine submuköse oder intersphinktäre Fistel, dann wird sie auf der Sonde einfach gespalten, was einer Fistulotomie entspricht, oder knapp im Gesunden exzidiert (Fistulektomie). Vor einer vollständigen Spaltung oder Exzision der Fistel sollte ihr Bezug zum Schließmuskel eindeutig sein, um nicht große Abschnitte des Sphinkterapparates zu durchtrennen. Eine ungewollte, vollständige Spaltung des Externus-Muskels und der Puborektalisschlinge führt zu einem sofortigen klaffenden Anus mit vollständiger Inkontinenz. Bleibt die Puborektalisschlinge stehen und ist der Externus durchtrennt, dann besteht eine Restkontinenz, die für festen Stuhl häufig ausreicht. Da im Laufe des Lebens die Verschlußkraft des Anus aber insgesamt abnimmt, sollte bei einer Fisteloperation möglichst wenig funktionstüchtiger Sphinkter durchtrennt werden, um nicht Jahrzehnte später einer Inkontinenz Vorschub zu leisten.

Transsphinktäre Fistel. Bei transsphinktären Fisteln ist zu entscheiden, wieviel Anteil des M. sphincter ani externus in eine eventuelle Fistulotomie einbezogen werden würde. Wenn es mehr als die Hälfte ist, dann sollte ein alternatives Verfahren gewählt werden. Bei den unteren transsphinktären Fisteln wird eine Fistulotomie oder sparsame Fistulektomie bevorzugt. Bei hohen transsphinktären Fisteln wird dasselbe Verfahren gewählt wie bei den selteneren supra- und extrasphinktären Fisteln: eine partielle Fistulektomie und transanale Verschiebelappenplastik. Dabei werden die äußeren Fistelöffnungen vorsichtig sondiert und der Fistelkanal blau gefärbt. Das fisteltragende ischiorektale Gewebe wird dann bis zum Schließmuskel sparsam reseziert. Transanal wird ein Verschiebelappen mobilisiert und nach distal über die ehemalige innere Fistelöffnung gelegt. Der Fistelkanal durch den Schließmuskel wird vorsichtig kürettiert und eventuell durch eine zusätzliche Naht verschlossen. Der Verschiebelappen wird dann wie ein Deckel auf den Fistelkanal gelegt und mit Einzelknopfnähten fixiert. Mit dieser Technik heilen mehr als 80 % der Fisteln aus.

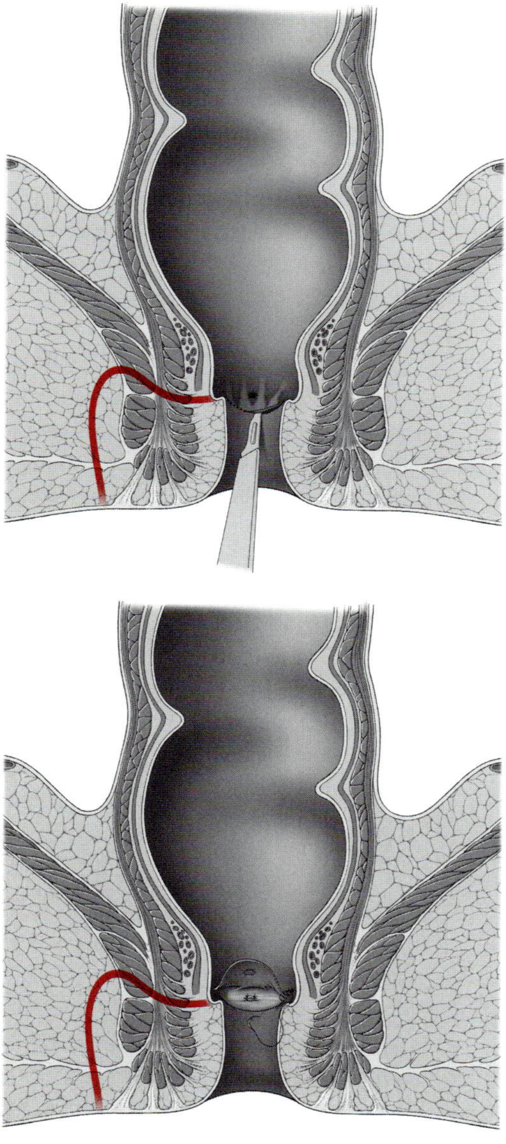

Fistulektomie mit Verschiebelappenplastik einer hohen transsphinktären Fistel

Fadendrainage. Wenn die vorgenannten Verfahren nicht in Betracht kommen, dann sollte eine Fadendrainage erwogen werden. Dabei wird der Fistelkanal sondiert und die Haut, das Anoderm und das Fettgewebe durchtrennt. Ein Faden wird durch den Kanal gezogen, so daß er den Schließmuskelapparat umfaßt. Der Faden wird dann mit geringem Zug geknüpft. Durch den chronischen Druck auf die Muskulatur arbeitet sich der Faden sukzessive nach distal, während die gleichzeitige Vernarbung von proximal ein Klaffen des Muskels verhindert. Der Faden wird in 3-4wöchigen Abständen immer wieder angezogen, so daß er sich langsam durch den Muskel arbeitet, - ähnlich wie ein beschwerter Draht sich durch einen Eisblock arbeitet. Diese Methode ist zwar zeitintensiv, aber häufig erfolgreich, ohne die Sphinkterfunktion sehr stark zu beeinträchtigen.

Prognose. Mit den genannten Verfahren sind alle Fisteln gut behandelbar, allerdings erfordern supra- und extrasphinktäre Fisteln viel Erfahrung. Selten ist eine aufwendige Rekonstruktion unter dem Schutz eines Stomas erforderlich.

Morbus Crohn. Treten perianale Fisteln beim Morbus Crohn auf, so sind sie schwieriger zu behandeln als kryptoglanduläre Prozesse, denn sie sind nicht allein durch die Ausschaltung des kryptoglandulären Herdes und den Verschluß der inneren Öffnung kurierbar. Als einfachste Maßnahme sollten auch beim Morbus Crohn alle Abszesse ausreichend drainiert werden, um einem septischen Krankheitsbild vorzubeugen. Sondierbare Fisteln werden mit einfachen Fadendrainagen ohne Zug offen gehalten. Damit ist die akute Situation meistens beherrschbar. Das weitere Vorgehen richtet sich nach der gesamten Dynamik der Erkrankung und deren Manifestationen. Obgleich die empfohlenen Behandlungskonzepte nicht ernsthaft evaluiert wurden, wird die Invasivität der Eingriffe limitiert, weil eine Heilung des

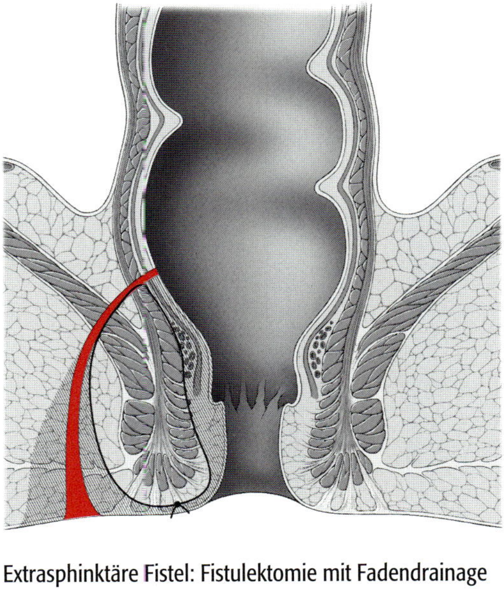

Extrasphinktäre Fistel: Fistulektomie mit Fadendrainage

perianalen Morbus Crohn selbst durch einen ausgedehnten operativen Eingriff unwahrscheinlich ist und langfristig immer die Kontinenz gefährdet ist. Allerdings gibt es auch Ausnahmen: Bei rektovaginalen Fisteln und ausgedehnten Fistelsystemen kann vom Erfahrenen durchaus ein aggressiver Behandlungsversuch mit Verschiebelappenplastiken oder sonstigen Rekonstruktionen unternommen werden, wenn nicht zu viele Teile des Sphinkters in Mitleidenschaft gezogen werden. Schlechte Ergebnisse sind immer dann zu erwarten, wenn neben dem perinealen Befall auch das Rektum betroffen ist.

Rektovaginale Fisteln. Rektovaginale Fisteln sind eher selten die Folge einer einfachen Entzündung der Proktodealdrüsen. Häufiger werden sie durch Bestrahlung, Operationen, Verletzungen oder Morbus Crohn verursacht. Während hohe rektovaginale Fisteln transabdominell korrigiert werden, können tiefe Fisteln transanal, perineal oder vaginal revidiert werden. Dazu wird die Fistel dargestellt und exzidiert und die Öffnungen schichtweise verschlossen. Transanal bietet sich auch hierzu eine Verschiebelappenplastik an.

8.6 Sinus pilonidalis

Ein Sinus pilonidalis entsteht, indem sich abgebrochene Haare in die Haut und das Subkutangewebe einspießen. Die Prädilektionsstelle ist die Mittellinie über dem Steißbein, wobei besonders starker Haarwuchs, Adipositas und sitzende Tätigkeiten disponieren. Klinisch äußert sich die Erkrankung akut durch Abszedierungen oder durch ein chronisches Fistelleiden. Die empfohlenen Therapien reichen von einer ambulanten wiederholten Kürettage und sorgfältigen Hautpflege bis zur radikalen Exzision. Früher wurde das fisteltragende Segment nach Blaufärbung bis zur sakralen Faszie rautenförmig exzidiert, weil sich die Fistelgänge bis zur Faszie ausdehnen. Nach abgeschlossener Wundheilung, die Mona-

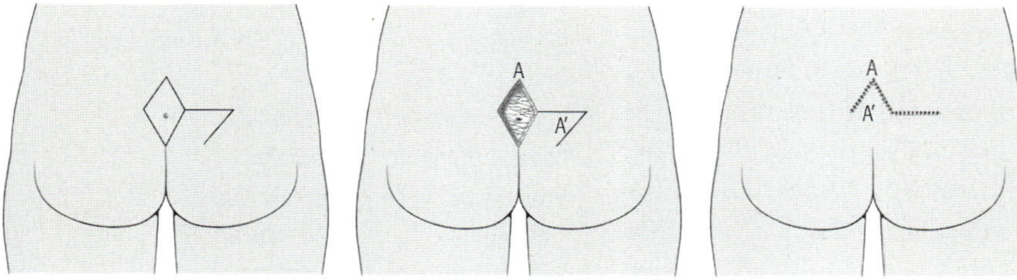

Verschiebeplastik nach Exzision eines Sinus pilonidalis

te dauern konnte, hatte sich dort eine Narbe gebildet, die einem Rezidiv definitiv vorbeugte. Der Nachteil dieser sicheren und komplikationsarmen Methode ist die relativ lange Wundbehandlung. Deshalb tendieren einige Chirurgen zu einer weniger radikalen Form, bei der nach der Resektion des fisteltragenden Gewebes die Wundränder plastisch verschoben oder einfach adaptiert werden. Allerdings ist das Risiko einer postoperativen Wundheilungsstörung nicht unerheblich. Andere Chirurgen säubern und kürettieren in wiederholten ambulanten Sitzungen lediglich die Fistelgänge von den Haaren und nehmen sparsame Exzisionen vor. Damit sollen vergleichbare Ergebnisse erzielt werden.

8.7 Analfissuren

Die Fissur ist wahrscheinlich neben der Perianalvenenthrombose die zweithäufigste schmerzhafte Erkrankung am Anus.

Klinik. Ein akuter Anodermriß ist nicht selten und tritt häufig nach der Passage harten Stuhls durch einen noch nicht ausreichend relaxierten Anus auf. Auf dem Toilettenpapier sind dann geringe Blutspuren nachweisbar und typischerweise wird sofort ein scharfer Schmerz nach der Defäkation verspürt.

Prognose. In der Regel heilt der Riß nach wenigen Tagen ohne eine spezifische Therapie. Bei manchen Patienten bildet sich aber eine chronische Fissur, die einem entzündlichen Ulkus entspricht, das bis auf den Sphinkter internus reicht. Die Begleitentzündung gemeinsam

Analfissur

Klassifikation:	akut/chronisch
Diagnostik:	o/Inspektion
OP-Indikation:	Fast nie
Aufklärung:	Partielle Inkontinenz
Vorbehandlung:	Konservativ über mindestens 3 Monate (cave: Patienten-compliance). DoloPosterine-Kombipackung® für 5 Tage), dann ein Analdilatator mind. 3 × tgl. für 4 Wochen. Bei chronischer Fissur zusätzlich Rezept über Diltiazemsalbe (3mal tgl.auftragen): Diltiazemhydrochlorid 1 g, Basiscreme DAC ad 50 g.
OP-Vorbereitung:	Klistier
Lagerung:	SSL
Zugang:	Perineal
Operation:	Laterale Sphinkterotomie bei 3 Uhr
Komplikationen:	Nachblutung
Postop. Therapie:	Sitzbäder
Kostaufbau:	Normale Kost
Entlassung:	Ab. 2. postop. Tag
Patienteninfo:	Proktologie

mit den Schmerzen verursachen einen Spasmus des Internus, der wiederum die Durchblutung verschlechtert und damit die Heilung kompromittiert. Bei jeder erneuten Defäkation wird die Kaskade von mechanischem Reiz, Infektion, Spasmus und Durchblutungsstörung erneut in Gang gesetzt und so die Heilung des Ulkus verhindert.

Lokalisation. Fissuren finden sich zu 90 % bei 6 Uhr in Steinschnittlage und ansonsten bei 12 Uhr. Andere Lokalisationen sind extrem selten. Findet sich bei einer akuten Fissur ein Sphinkterspasmus, dann sollte dieser durch eine Unterspritzung mit einem Lokalanästhetikum aufgehoben werden. Danach behandelt sich der Patient lokal mit einem Lokalanästhetikum und einem Analdehner und erleichtert den Stuhlgang mit einem milden Laxans. Auf diese Weise heilen die meisten Fissuren. In einigen Fällen ist auch die Applikation von Nitro- oder Diltiazemsalbe hilfreich, um den Sphinkterspasmus zu beseitigen. Nur wenn der Sphinkterspasmus nicht konservativ beseitigt werden kann, sollte eine laterale Sphinkterotomie erwogen werden, was heute selten der Fall ist. Dabei wird bei 3 Uhr in Steinschnittlage der Internus über zwei Drittel seiner Länge inzidiert. Der Spasmus ist damit beseitigt und das Ulkus heilt in der Regel ab. Ist das Ulkus bindegewebig umgebaut, dann sollte es bei diesem Eingriff exzidiert werden, um die Heilung zu beschleunigen.

8.8 Tumoren am Anus

Am Anus finden sich zahlenmäßig vorwiegend virusinduzierte Tumoren wie Condylomata acuminata oder präkanzeröse Läsionen (Morbus Bowen, Morbus Paget, Leukoplakie etc.). Bei allen Tumoren wird die Entfernung angestrebt, um eine histologische Bestätigung zu erhalten.

Klinik. Selten läßt sich ein Analkarzinom nachweisen, bei dem es sich meistens um ein Plattenepithelkarzinom und seltener um ein Adenokarzinom handelt. Sie werden durch unspezifische Symptome wie Schmerzen, Blutungen oder Fremdkörpergefühl auffällig. Manchmal verzögern begleitende proktologische Krankheitsbilder die endgültige Diagnose. Im Zweifelsfall sollte immer eine Biopsie entnommen werden. Wenn die Läsion kleiner als 1 cm ist, wird sie in toto abgetragen. Bei den Staginguntersuchungen ist der besondere Lymphabfluß unter- und oberhalb der Linea dentata unbedingt zu berücksichtigen. Deshalb werden immer die inguinalen und iliakalen Lymphknoten untersucht.

Analkarzinom

Klassifikation:	TNM
Diagnostik:	o/Inspektion (perineal/Leistenregion), Biopsie, CT-Becken/Leiste
OP-Indikation:	Fast nie
Aufklärung:	Inkontinenz
Vorbehandlung:	In der Regel Chemoradiatio zur Kuration. Nur bei Therapieversagern oder sehr kleinen Tumoren wird operiert.
OP-Vorbereitung:	ABPX, TBPX, DV
Lagerung:	Lloyd-Davies
Zugang:	Perineal/Mediane Laparotomie
Operation:	Tumorexzision (<1 cm) oder abdomino-perineale Rektumexstirpation
Komplikationen:	Inkontinenz nach lokaler Exzision
Postop. Therapie:	–
Kostaufbau:	1. postop. Tag: Tee/Suppe, keine Infusionen, 2. postop. Tag: leichte Kost
Entlassung:	Ab. 2.–5. postop. Tag
Patienteninfo:	Allgemein
Nachbehandlung:	Nachsorge

TNM-Stadien des Analkarzinoms

T1	Tumor 2 cm oder weniger in größter Ausdehnung.
T2	Tumor mehr als 2 cm, aber nicht mehr als 5 cm in größter Ausdehnung.
T3	Tumor mehr als 5 cm in größter Ausdehnung.
T4	Tumor in jeder Größe mit Infiltration benachbarter Organe.
N0	Keine regionären Lymphknotenmetastasen.
N1	Metastasen in perirektalen Lymphknoten.
N2	Metastasen in inguinalen Lymphknoten einer Seite und/oder in Lymphknoten an der A. iliaca interna einer Seite.
N3	Metastasen in perirektalen und inguinalen Lymphknoten und/oder in Lymphknoten an der A. iliaca interna beidseits und/oder in bilateralen Leistenlymphknoten

Therapieoptionen. Die operative Behandlung des Analkarzinoms ist heute die Ausnahme, weil gegenwärtig gute Ergebnisse mit der Radiochemotherapie erreicht werden. Lediglich bei kleinen und gut differenzierten Tumoren (T1 N0 G1) ist die alleinige Exzision hinreichend. Bei allen anderen sollte eine Radiochemotherapie (45–50 Gy mit 5-Fluorouracil und Mitomycin C) eingeleitet werden. Eine abdominoperineale Rektumexstirpation ist nur noch bei Therapieversagern oder Rezidiven erforderlich und wird dann mit einer bilateralen inguinalen Lymphadenektomie kombiniert.

8.9 Inkontinenz

Kontinenz. Die Kontinenz ist das Produkt eines komplexen Funktionsablaufes, bei dem ZNS, Kolon, Rektum, Anus und Teile des Beckens harmonisch und koordiniert zusammenarbeiten. Eine schlechte Kontinenzleistung wird manchmal vom Patienten als Inkontinenz bewertet. In einigen Fällen ist diese subjektive Einschätzung nicht zweifelsfrei objektivierbar. So empfinden sich objektiv inkontinente Patienten manchmal als ausreichend kontinent und Patienten mit geringen Veränderungen fühlen sich als absolut inkontinent. Die wichtigsten Informationen zur Einschätzung der Kontinenz werden deshalb durch die Anamnese und klinische Untersuchung gewonnen. Alle weiteren Untersuchungen, auch die Manometrie, modifizieren diese Beurteilung. Keinesfalls werden primär nur die objektiven manometrischen Befunde berücksichtigt und allein aufgrund der numerischen Befunde eine Diagnose oder gar Operationsindikation gestellt.

Ursachen. Zur Inkontinenz führen am häufigsten sensorische, muskuläre oder neurogene Schäden, die auch kombiniert vorliegen können. Bei einer sensorischen Inkontinenz liegt fast immer ein Schaden am Anoderm vor. So kann das Anoderm ausgestülpt sein oder nach einem operativen Eingriff fehlen. Relativ häufig tritt sie nach ausgedehnten Resektionen beim Hämorrhoidalleiden auf. Muskuläre Schäden werden meistens bei der Geburt oder nach operativer Revision von perianalen Fisteln verursacht. Seltener sind sie traumatischer Genese. Manchmal entstehen muskuläre Schäden auch bei rezidivierenden septischen Prozessen wie beim Morbus Crohn, die das gesamte Perineum erfassen und den Sphinkter progredient zerstören können. Die neurogenen Schäden betreffen entweder degenerative, polyneuropathische oder traumatische Veränderungen an den Nn. pudendi bzw. im Sakralmark (S2–S3).

Klinik. Die Leidensgeschichte des Patienten ist für den Grad der Inkontinenz und die verminderte Lebensqualität hinweisend. Am Einfachsten wird die Inkontinenz danach eingeteilt, ob der Patient festen oder flüssigen Stuhl oder Luft kontrollieren kann. Für die Gesamtbeurteilung ist aber auch wichtig, ob der Patient Vorlagen trägt, wie häufig die inkontinenten Episoden sind und welche Maßnahmen er ergreift, um sie zu unterbinden. Erst eine umfassende Anamnese kann die Einwirkung der Inkontinenz auf die Lebensqualität erfassen.

Diagnostik. Bei der klinischen Untersuchung weist ein klaffender Anus auf eine diffuse Schädigung hin. Ist der Anus dagegen asymmetrisch verzogen, liegt eine lokale Schädigung vor. Die rektale Untersuchung gibt Aufschluß über den Ruhetonus und die Willkürkontraktion. Ein EMG oder die Bestimmung der Nervenleitfähigkeit der Nn. pudendi grenzen eine neurogene Schädigung ab. Durch die Endosonographie kann der muskuläre Schaden beurteilt werden.

Therapieoptionen. Die Therapie richtet sich nach den vermeintlichen Ursachen. In den meisten Fällen ist eine effektive Beseitigung der Ursache oder Umkehrung des pathogenetischen Prozesses nicht möglich. Sie sollte aber immer versucht werden. Zunächst wird eine symptomatische Behandlung eingeleitet, um die Passage zu verzögern, den Stuhl zu festigen und das Stuhlvolumen zu optimieren. Dabei sollten die bisherigen Stuhlgewohnheiten berücksichtigt werden. Manchmal liegt eine Beckenbodeninsuffizienz oder sogar eine Obstipation der Inkontinenz zu Grunde. Der optimalen Stuhlregulation kommt in diesen Fällen eine besonders große Bedeutung zu.

Sensorische Inkontinenz. Geht das sensible Anoderm verloren, dann tritt eine sensorische Inkontinenz mit Stuhlschmieren und unkontrolliertem Abgang von Flatus und flüssigem Stuhl auf. Durch eine Analplastik mit sensibler Haut läßt sich dieser Zustand zum Teil verbessern.

Motorische Inkontinenz. Wird der Sphincter ani internus geschädigt oder entfernt, dann reduziert sich der Ruhetonus des Patienten. Bei einem Defäkationsreiz kann der Patient häufig die Kontinenz für kurze Zeit aufrechterhalten, indem er die willkürliche Muskulatur anspannt. Da diese aber nur für kurze Zeit aktiviert werden kann, ist der Patient gezwungen, innerhalb dieser Zeit eine Toilette aufzusuchen. Eine Stärkung des Tonus der willkürlichen Muskulatur durch ein intensives Training der Beckenbodenmuskulatur ist manchmal ausreichend. Ist der Tonus des Sphinkters bei einem aktiven Patienten aber immer noch nicht ausreichend, sollte zusätzlich eine dauerhafte sakrale Stimulation des Sphincter ani externus über einen Schrittmacher erwogen werden.

Therapieoptionen. Bei einem primär muskulären Defekt mit bestehender muskulärer Restfunktion, sollte ein Behandlungsversuch zur Kräftigung des Sphinkters versucht werden. Hierzu bietet sich sowohl die Elektrostimulation, das Biofeedback und konventionelle Beckenbodentraining an. Besonders bei Patienten mit einer Beckenbodeninsuffizienz kann solch eine konservative Therapie erfolgreich sein und die Inkontinenz soweit verbessern, daß der Lebensqualitätsgewinn zufriedenstellend ist.

Operationsindikation. Erst wenn konservative Therapien versagen, sollte eine Operation in Erwägung gezogen werden.

Operation. Bei einem partiellen Defekt des Sphinkters, der anterior häufig durch eine Episiotomie verursacht wurde, gilt heute eine (anteriore) Sphinkterplastik als Therapie der Wahl. Bei diesem Eingriff wird der Sphinkter über 180 Grad präpariert, die Narbe durchtrennt und der Sphinkter überlappend mit nichtresorbierbarem Nahtmaterial genäht. Die Ergebnisse sind häufig gut bis zufriedenstellend. Sie hängen aber auch davon ab, ob postoperativ eine Infektion auftritt und wie groß der gesamte Defekt war, denn bei einem stark retrahierten Muskel, ist der Erfolg eher unwahrscheinlich, und nach einer Infektion treten häufiger Nahtbrüche auf. Vor einer Sphinkterplastik wird überprüft, ob die Nn. pudendi nicht geschädigt sind. Als alternative Methoden für sonstige muskuläre Schäden wird eine anteriore oder posteriore Levatorplastik empfohlen, bei der die Levatoren über einen intersphinktären Zugang gerafft werden. Da die Ergebnisse aber relativ schlecht sind, wird die Indikation kritisch gesehen. Vielfach wird durch die Operation nur eine relative Stenose erzeugt, die lediglich als Erhöhung des passiven Widerstandes anzusehen ist.

Dynamische Gracilisplastik. Wenn die Sphinkter- oder Levatorplastik nicht erfolgreich waren, dann kann auf eine direkte sakrale Stimulation des Sphinkters oder dynamisierte Gracilisplastik ausgewichen werden. Bei der direkten sakralen Stimulation werden Elektroden in die Foramina sacralis eingelegt und mit einem Schrittmacher stimuliert. Dadurch kann bei funktionstüchtigem N. pudendus und normaler Muskulatur der Ruhetonus deutlich ansteigen und sich die Kontinenz verbessern. Wenn Nerven und Muskeln geschädigt sind, dann ist eine dynamisierte Gracilisplastik indiziert. Dazu wird der M. gracilis an der mediodorsalen Seite des Oberschenkels disseziert, am Pes anserinus abgelöst, durch einen subkutanen Tunnel um den Anus geschlungen und die Sehne am Periost oder der Haut fixiert. Dieser Muskel wird durch den Schrittmacher nach einer Trainingsphase dauerhaft tonisiert und dadurch der Ruhetonus deutlich verbessert. Besonders bei Patienten mit angeborenen Fehlbildungen und nicht-korrigierbaren Schäden am Muskel führt die Gracilisplastik zu einer deutlichen Verbesserung der Kontinenz. Leider sind bei allen Implantationen die Kosten für den Schrittmacher immer noch sehr hoch.

8.10 Obstipation und Entleerungsstörungen

Inwieweit eine behandlungsbedürftige Obstipation vorliegt oder nicht, hängt weniger von den objektiven Gegebenheiten ab als von dem Leidensdruck des Patienten. Viele Patienten wünschen eine regelmäßige Darmentleerung. Aufgrund der erheblichen Variationsbreite der Stuhlfrequenz und -gewohnheiten wurde willkürlich festgelegt, daß von einer Obstipation erst gesprochen wird, wenn die Entleerung weniger als zweimal pro Woche stattfindet. Eine Entleerungsstörung liegt vor, wenn der Patient länger als 30 Minuten zur Entleerung oder sonstiger Hilfe (Klistier, manuelle Entleerung) benötigt.

Obstipationsformen. Eine Obstipation kann auf einer Stuhlentleerungsstörung beruhen, bei der der Stuhl zeitgerecht im distalen Kolon und Rektum erscheint, aber nicht entleert werden kann. Dafür können morphologischen Veränderungen (Stenosen, aganglionäres Segment, Rektozele) verantwortlich sein, die quasi eine Barriere bilden, oder eine erlernte Koordinationsstörung, bei der der Patient den willkürlichen Sphinkter anspannt, statt ihn zu entspannen. Die Ursache dieses Fehlverhaltens liegt häufig viele Monate oder Jahre zurück und kann z.B. auf einem unterdrückten Stuhldrang während einer stationären Behandlung beruhen. Diese Fehlkoordination ist unter dem Begriff Anismus bekannt.

Transitstörung. Bei einigen Patienten ist die eigentliche Darmpassage verzögert. Die Transitzeit beträgt im Ösophagus 25–30 s, im Magen 15 min bis zu 2 Std, im Dünndarm 2–3 Std und im Dickdarm 20–70 Std. Um die Transitzeit einzuschätzen, schlucken die Patienten über 6 Tagen jeweils am Morgen eine speziell gefertigte Kapsel, die kleine röntgendichte Substanzen enthält. Diese haben eine unterschiedlich definierte Form (rund, quadratisch, zylindrisch etc.) und werden in einer bestimmten Reihenfolge geschluckt. Am 7. Tag wird eine Abdomenübersicht im Stehen angefertigt. Die Transitzeit wird nach Metcalf berechnet: Kolontransitzeit in Stunden = Summe aller nachweisbaren Marker × 2,4. Wenn die Transitzeit bei Frauen über 70 Std und bei Männern über 60 Std liegt, dann ist die Passage verzögert. Ist sie über 90 Std verlängert, dann ist sie eindeutig pathologisch. Die Verteilung und Lokalisation der Marker kann zusätzlich auf eine segmentale oder generelle Transitstörung hinweisen.

Klinik. Die Patienten klagen über Völlegefühl, Blähungen und einer Zunahme des Bauchumfanges. Die Anamnese reicht bei den Obstipationen häufig bis in die Kindheit zurück. Bei den Entleerungsstörungen können die Leidensgeschichte und die Art der erfolgreichen Manipulation richtungsweisend für die eigentlichen Ursachen sein.

Diagnostik. Die Diagnostik soll die Ursache der Obstipation klären, um dann eine spezifische Therapie einzuleiten. Wird eine Passageverzögerung im Kolon vermutet, dann wird die intestinale Transitzeit bestimmt. Bei Verdacht auf postoperative Adhäsionen oder Stenosen wird eine Kontrastmittelpassage des Dünn- und Dickdarms angefordert, manchmal gemeinsam mit einem CT. Bei einer Entleerungsstörung ist eine Defäkographie und anorektale Manometrie angezeigt.

Operationsindikation. Bei einer chronischen Obstipation mit ausgeprägtem Leidensdruck, die eindeutig auf einen verlangsamten Transit zurückzuführen ist, kann eine Kolektomie mit einer iliorektalen Anastomose die Leiden vermindern. Bei einer Entleerungsstörung wird nur bei ausgeprägten morphologischen Störungen eine operative Korrektur erwogen. Wird eine kombinierte Ursache entdeckt, Transitstörung und Entleerungsstörung, ist die Operation nur mit äußerster Zurückhaltung zu stellen, weil die Erfolge sehr ungesichert sind.

Therapieoptionen. Bei einem Anismus ist die Biofeedbacktherapie effektiv, die von einer psychologischen Betreuung unterstützt werden sollte. Selten ist die Injektion von Botulinumtoxin erforderlich. Bei allen Entleerungsstörungen und verlängerten Transitzeit ist der Stuhl durch geeignete diätetische Maßnahmen zu regulieren. Neben zusätzlichen Ballaststoffen von 30–50 g/Tag ist auf eine ausreichende Flüssigkeitsaufnahme von 2,5–3,0 l/Tag zu achten. Diese Therapie hilft meistens bei leichten Transitstörungen. Bei schweren Störungen erschweren zunehmende Ballaststoffe die Obstipation und sollte hier durch ballaststoffarme Kost ersetzt werden. Meistens sind Laxantien zur Stuhlentleerung erforderlich. In seltenen Fällen sind die Entleerungsstörungen so ausgeprägt, daß der Stuhl durch Einläufe verflüssigt werden muß oder manuell entfernt wird.

Operation. Bei einer verzögerten Kolontransitzeit wird das Kolon entfernt und eine iliorektale Anastomose in ungefähr 12 cm ab ano angelegt. Damit kann in ausgewählten Fällen den meisten Patienten geholfen werden. Bei einer Entleerungsstörung ist die Stomaanlage immer die ultima ratio. Eine Rektozele kann gerafft und ein innerer Rektumprolaps beseitigt werden.

8.11 Rektumprolaps

Beim Rektumprolaps handelt es sich eigentlich um eine ausgeprägte Invagination des Rektums, die so groß werden kann, daß sich Teile des Rektums durch den Schließmuskel stülpen.

Klinik. Die Patienten klagen beim Stuhlgang über einen Darmvorfall, der entweder spontan reponibel ist oder manuell reponiert werden kann. Bei ausgeprägten Fällen tritt er auch beim Gehen oder Husten auf. Häufig ist ebenfalls eine partielle oder vollständige Stuhlinkontinenz eruierbar.

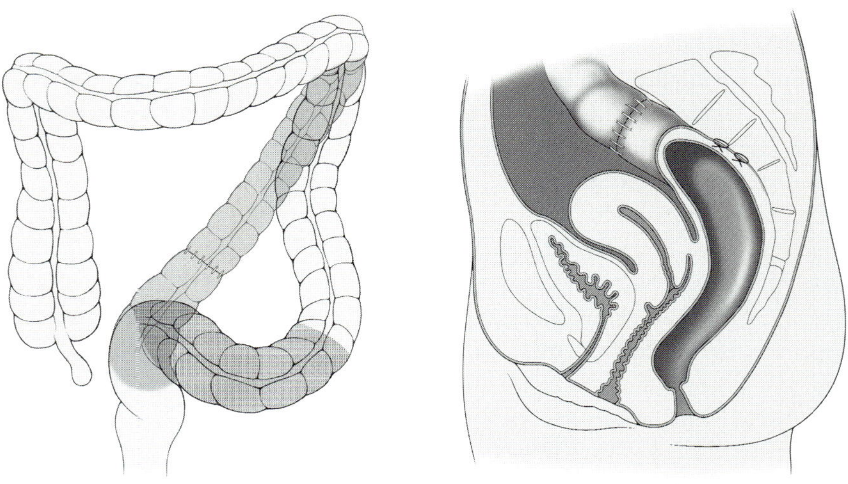

Anteriore Resektion mit Rektopexie beim Rektumprolaps

Diagnostik. Der Rektumprolaps ist bei der klinischen Untersuchung als Darmvorfall mit konzentrischer Schleimhautfurchung eindeutig zu erkennen. Andere Darmkrankheiten werden koloskopisch ausgeschlossen. Die begleitende Stuhlinkontinenz wird durch eine Analmanometrie objektiviert. Bei einem okkulten Prolaps, einer so genannten Intussuszeption, wird eine Defäkographie angeordnet.

Operationsindikation. Jeder manifeste Rektumprolaps erfordert eine Operation, da im Laufe der Zeit der Vorfall größer wird und Komplikationen wie Blutungen und Durchblutungsstörungen hervorrufen kann. Eine konservative Therapie ist nicht erfolgreich.

Operation. Zur Beseitigung des Rektumprolaps werden abdominelle und perineale Operationen empfohlen. Die abdominellen Operationen sind technisch aufwendiger und haben eine geringere Rezidivrate (ca. 5 %) als die perinealen Operationen (ca. 20 %).

Abdominelle Operationen. Bei den abdominellen Operationen wird das Rektum bis zum Beckenboden zirkulär mobilisiert, straff gezogen und am Sakrum fixiert. Dazu werden von den meisten Chirurgen Nähte (Rektopexie) verwendet oder sehr viel seltener Fremdmaterial, daß um das Rektum geschlagen wird (Ripstein-Ver-

Rektumprolaps

Klassifikation:	–
Diagnostik:	o/Koloskopie, Manometrie, f/Defäkographie bei unklarem Befund
OP-Indikation:	Immer
Aufklärung:	Nahtinsuffizienz, Inkontinenz
Vorbehandlung:	–
OP-Vorbereitung:	–
Lagerung:	Lloyd-Davies, kein ZVK
Zugang:	Laparoskopie/Mediane Laparotomie
Operation:	Laparoskopische Rektopexie. Bei vorbestehender Obstipation zusätzlich eine Sigmaresektion. Bei Pat. im schlechten AZ wird der Prolaps von perineal reseziert und ein doppelläufiges Sigmoidostoma angelegt.
Komplikationen:	Insuffizienz, Ileus
Postop. Therapie:	MS am Ende der Op entfernen.
Kostaufbau:	1. postop. Tag: Tee/Suppe, 2. postop. Tag: leichte Kost
Entlassung:	Ab 5. postop. Tag
Patienteninfo:	Allgemein
Nachbehandlung:	Sphinktertraining. Stuhlregulierung mit ballaststoffreicher Kost.

fahren). Bei einer anamnestisch bekannten Obstipation wird empfohlen, daß Sigma mit der Hochdruckzone am rektosigmoidalen Übergang zu entfernen.

Perineale Operationen. Hier haben sich zwei Verfahren durchgesetzt. Bei der Operation nach Delormé wird die Mukosa des vorgefallenen Darmes entfernt, die Muskelschicht plikiert und reponiert. Beim zweiten Verfahren wird das Rektum perineal reseziert und anastomosiert.

Komplikationen. Intraoperative Komplikationen sind selten. Postoperativ sind septische Prozesse im Becken gefürchtet, wenn sich eine Anastomoseninsuffizienz oder Rektumverletzung klinisch präsentiert. Die Stuhlinkontinenz kann sich zunächst klinisch verschlimmern. Die Sphinkterfunktion erholt sich danach aber wieder, so daß bei den meisten Patienten eine Verbesserung wahrscheinlich ist. Ein zusätzliches Training der Beckenbodenmuskulatur kann hier sehr hilfreich sein.

9 Stomata

9.1 Indikation und Vorbereitung

Bei einigen Patienten mit fortgeschrittenem Tumorleiden, Beckenerkrankungen oder perianalen Infektionen wird gelegentlich ein künstlicher Darmausgang erforderlich. Aufgrund der physiologischen, psychologischen und sozialen Folgen dieser Maßnahme, sollte die Indikation immer gut abgewogen werden, auch wenn die modernen Versorgungssysteme relativ komfortabel sind und das soziale Leben nur gering einschränken. Unerwünschte Ereignisse, wie das Gluckern und Plätschern beim unkontrollierbaren Stuhlgang während eines festlichen Banketts oder eine plötzliche Undichtigkeit des Stomabeutels mit massiver Geruchsbelästigung oder Verschmutzung der Kleider sind Erlebnisse, die beim Patienten und seiner sozialen Umgebung als unangenehm im Gedächtnis bleiben. Alle sinnvollen Alternativen zu einem Stoma sollten deshalb vorher abgeschätzt werden.

Aufklärung. Neben der sorgfältigen Indikationsstellung wird der Patient vor der elektiven Anlage eines Stomas sehr ausführlich über den Nutzen, die Folgen und Risiken aufgeklärt. Dabei hat es sich bewährt, eine Stomatherapeutin in diese Gespräche einzubinden, um die primären Befürchtungen des Patienten abzubauen, die persönliche Auseinandersetzung mit einem Stoma zu erleichtern und mit der postoperativ tätigen Bezugsperson vertraut zu werden. Zusätzliche begleitende Literatur für den Patienten ist ebenfalls hilfreich. Der Patient wird dadurch bereits präoperativ mit den technischen Details des Versorgungssystems vertraut gemacht und beginnt mit den ersten praktischen Übungen. Dieses erleichtert den postoperativen Umgang.

Lokalisation. Neben der Motivierung des Patienten hängt das gesamte Ergebnis wesentlich von der optimalen Lokalisation des Stomas und exakten Durchführung der Operation ab. Bereits präoperativ wird die optimale Lokalisation des Stomas festgelegt. In Notfällen kann es äußerst schwierig sein, die beste Stomalokalisation zu finden. In elektiven Situationen wird die Stomaplazierung im Liegen, Sitzen und Stehen getestet. Eventuelle Narben sind dabei genauso zu berücksichtigen wie individuelle Gewohnheiten beim Tragen der Kleidung. Zu allen Seiten sollte ein Rand gesunder Haut von 5 cm angestrebt werden, um einen sicheren Sitz der Klebeflächen zu gewährleisten. Bei normalgewichtigen Patienten läßt sich das Stoma meistens auf einem Fettpolster plazieren, das sich knapp unterhalb des Nabels über der Rektusmuskulatur befindet. Bietet sich eine optimale Lokalisation nicht eindeutig an, dann hat es sich bewährt, einen Kunststoffplatzhalter an die ausgesuchte Stelle zu kleben, der vom Patienten für 24 Stunden getragen wird. Danach läßt sich abschätzen, ob die Lokalisation geeignet ist. Es darf nicht vergessen werden, daß ein schlecht versorgbares Stoma eine Katastrophe für den Patienten bedeutet, die die Lebensqualität massiv verschlechtert.

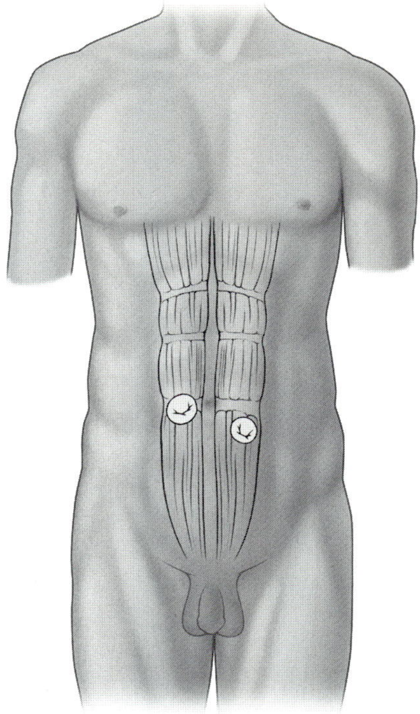

Optimale Stomalokalisationen

Adipositas. Wenn bei einem normalgewichtigen Patienten notfallmäßig ein Stoma angelegt werden muß, ohne daß es präoperativ markiert werden konnte, dann sollte es im Zentrum eines Dreiecks zwischen Nabel,

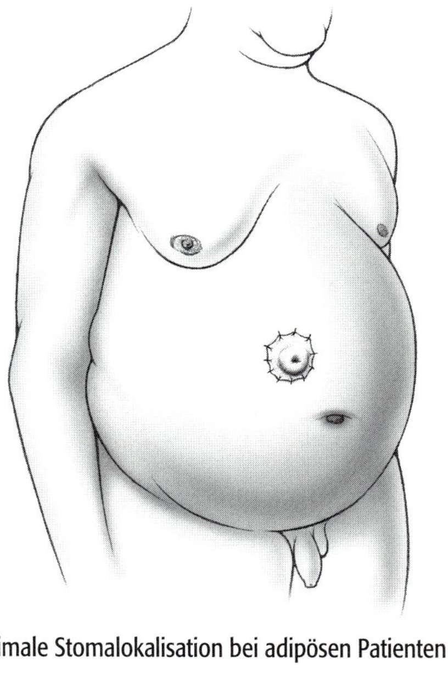

Optimale Stomalokalisation bei adipösen Patienten

Spina iliaca anterior superior und Os pubis liegen. Als generelle Regel gilt, daß es durch den Rektusmuskel und ungefähr 5 cm vom Nabel entfernt angelegt wird. Bei übergewichtigen Patienten wird das Stoma deutlich weiter kranial plaziert, da es ansonsten vom Patienten nicht gesehen und somit nicht von ihm versorgt werden kann.

9.2 Stomaanlage

Unter elektiven Bedingungen werden Stomata laparoskopisch angelegt, um das operative Trauma zu minimieren. Bei voroperierten Patienten mit ausgedehnten Verwachsungen gelingt dieses manchmal nicht. Einige Stomata werden im Rahmen größerer konventioneller Eingriffe angelegt.

Art des protektiven Stomas. Welche Art des Stomas bevorzugt wird, ein Ileostoma, Transverso- oder Sigmoidostoma, hängt von der Grundkrankheit und den persönlichen Erfahrungen des Chirurgen ab. Es ist bis heute nicht zwingend belegt, daß eines der Stomata den anderen überlegen ist. Für das Ileostoma spricht, das es leicht anzulegen und zurückzulegen ist. Für das Transversostoma spricht die geringere Morbidität durch metabolische Entgleisungen. Inwieweit diese Vorteile aber zutreffen oder sich klinisch auswirken, bleibt kontrovers.

Operation. Die operative Ausführung ist bei allen Stomata ähnlich. Wird ein permanentes Stoma angelegt, dann wird die Haut zirkulär exzidiert, die Subkutis inzidiert, die vordere und hintere Rektusscheide kreuzschlitzartig eingeschnit-

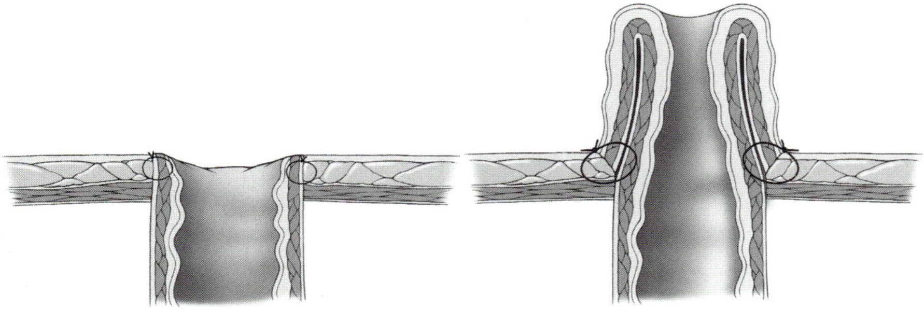

Kolostoma und prominentes Ileostoma

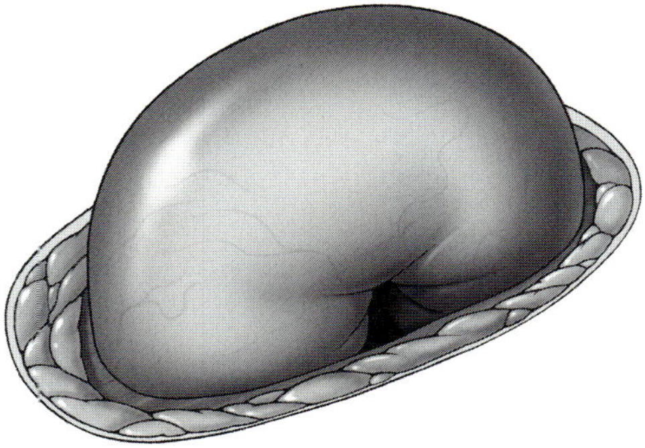

a

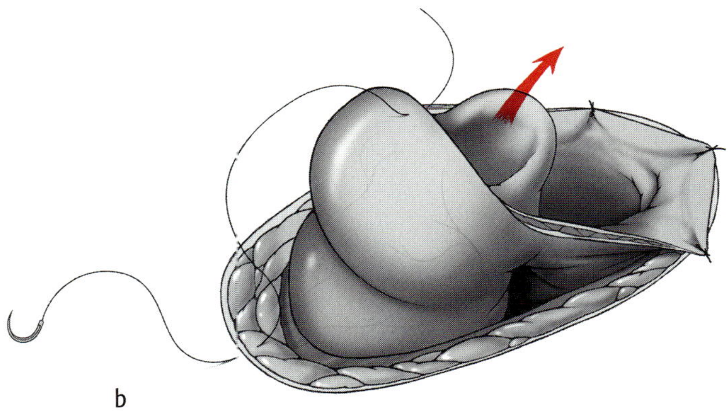

b

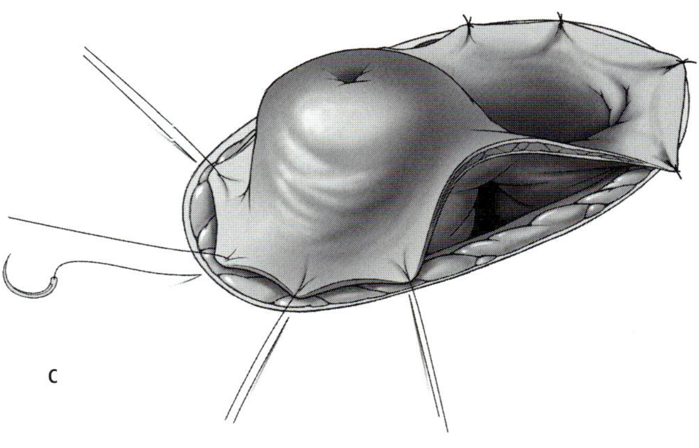

c

Protektives doppelläufiges prominentes Ileostoma

ten und die Rektusmuskulatur auseinander gedrängt, bis zwei bis drei Finger durch die Bauchdecke reichen. Die Größe der notwendigen Bauchdeckenlück wird von der Konstitution des Patienten abhängig gemacht. Bei einem sehr fettreichen Mesenterium und adipösen Bauchdecken wird die Lücke in der Bauchdecke sehr viel größer gewählt. In der Regel wird das Stoma durch mukokutane Nähte ausreichend fixiert.

Prominentes Stoma. Das optimale Kolostoma ist 2 mm prominent und das Ileostoma 15–20 mm. Während ein Kolostoma nicht unbedingt prominent angelegt werden muß, ist es bei einem Ileostoma unbedingt erforderlich. Nur durch den prominenten Darm und eine adäquat zugeschnittene und anmodellierte Stomaplatte kann verhindert werden, daß Dünndarmsaft in Kontakt mit der Haut gerät. Eine entzündliche Reaktion der Haut um das Stoma ist unbedingt zu vermeiden, weil eine Exsudation eine sichere Fixation der Stomaplatte fast unmöglich macht und dadurch die Situation weiter verschlechtert. Nach der Anlage eines Ileostomas ist deshalb auf eine absolut korrekte Lage der Stomaplatte zu achten. Die Prominenz des Ileostomas wird dadurch erreicht, daß der Dünndarm nicht nur am Darmrand an die Haut genäht wird, sondern auch die proximale Darmwand in die Naht mit einbezogen wird.

Temporäres Stoma. Bei einem temporären Stoma braucht nur ein kleines lanzettenförmiges Hautareal entfernt werden, um den Substanzdefekt der Haut zu minimieren und bei der Rückverlagerung möglicherweise ein besseres kosmetisches Resultat zu erreichen. Das Subkutangewebe wird ebenfalls kaum reseziert und die vordere und hintere Rektusscheide quer inzidiert, um sie nach der Rückverlagerung auch wieder quer zu verschließen. Da quere Laparotomien nachweislich zu weniger Narbenhernien führen, kann mit dieser Schnittführung vielleicht auch die Inzidenz von Hernien nach Stomarückverlagerung vermindert werden.

Protektives Ileostoma. Nach Vorverlagerung des Darmes wird der distale Schenkel knapp über der Haut quer inzidiert. Ein Reiter wird nur verwendet, wenn der Darmabschnitt eine Retrahierungstendenz zeigt, was bei sehr adipösen Patienten mit einem fettreichen Mesenterium und adipösen Bauchdecken der Fall ist. Um die Darmwand leichter nach proximal zu heben, wird der Darm von innen gefaßt und hervorluxiert. Der zuführende Abschnitt wird dann als prominentes Stoma durch Nähte fixiert.

9.3 Physiologische Störungen

Ein Ileostoma beginnt nach laparoskopischen Eingriffen am ersten postoperativen Tag und nach konventionellen Eingriffen am zweiten bis dritten postoperativen Tag zu fördern. Direkt nach Ileostomaanlage ist der Verdauungssaft dünnflüssig und biliär gefärbt. Nach Nahrungsaufnahme dickt er dann langsam ein. Der Verlust durch das Ileostoma nimmt langsam zu und erreicht ein Plateau bis um den 10. postoperativen Tag. Extreme Flüssigkeits- und Elektrolytverluste von mehreren Litern sind aber möglich, so daß eine parenterale Substitution manchmal unumgänglich ist. Häufig adaptiert sich aber der Organismus, so daß von den 1,0–1,5 l Flüssigkeit, die normalerweise täglich die Bauhin-Klappe passieren, nur 0,5–1,0 l durch das Ileostoma ausgeschieden werden. Nach einigen Monaten ändert sich die abgegebene Menge aus dem Ileostoma kaum noch. Sie ist dann eingedickt, gelblich-braun und enthält Nahrungsbestandteile.

Obstruktion. Postoperativ tritt nicht selten eine partielle Obstruktion des Darmes auf. Verantwortlich hierfür können Verwachsungen oder ein zu enges Stoma sein. Auch wenn intuitiv vermutet wird, daß in diesen Fällen die Produktion des Ileostomas geringer ist, trifft genau das Gegenteil zu. Die Stomaausscheidung nimmt zu, weil die Resorption des Dünndarms einerseits geringgradig abnimmt und die Sekretion zugleich zunimmt. Damit verliert der Patient viel Flüssigkeit über das Ileostoma. Es handelt sich dabei meistens um eine relativ klare, grünlich tingierte Flüssigkeit. Um es noch einmal zu betonen: Bei einer partiellen Obstruktion erhöht sich die Resorption nicht, sondern sie vermindert sich. Eine erhöhte Sekretion des Darmes findet sich postoperativ auch bei Patienten mit einem Morbus Crohn, so daß hier ebenfalls eine erhöhte Flüssigkeitsmenge verloren gehen kann.

Flüssigkeitsbilanz. Es ist ein häufiger Irrglauben des Patienten, daß die Menge des Ileostomas zunimmt, wenn er mehr trinkt. Die Menge an getrunkener Flüssigkeit ändert nicht die Menge der Ileostomaabgabe, sondern wird über die Niere ausgeschieden. Lediglich eine hohe Natriumzufuhr und der Genuß von Fruchtsäften erhöht die Ileostomaabgabe, so daß beides vermieden werden sollte. Nach Ileostomaanlage ist die Resorption regelrecht, manchmal treten aber auch Malabsorptionen auf, die zu einer osmotischen Diarrhoe führen. Diese zeichnen sich durch eine übelriechende Flatulenz aus. Am häufigsten ist die Malabsorption von Gallesalzen, gefolgt von einer Laktoseintoleranz. Insbesondere wenn das terminale Ileum reseziert oder ausgeschaltet wurde, treten diese Störungen auf. Sehr selten ist eine B_{12}-Malabsorption, die eine Substitution erforderlich macht.

Elektrolytverlust. Da der Natriumverlust (60 mval/Tag) über das Ileostoma im Vergleich zum normalen Verlust (3 mval/Tag) sehr hoch ist, ist auf eine ausreichende Natriumzufuhr zu achten. In Extremfällen kann der Verlust postprandial (3 mval/Std) so groß sein wie der tägliche Verlust. Normalerweise sind die Patienten über eine mäßig erhöhte Natriumzufuhr und verminderte renale Natrium- und Wasserausscheidung an diesen Zustand gut adaptiert. Da der gesamte Natrium- und Wassergehalt des Körpers bei diesen Patienten trotzdem niedriger ist, sind Patienten mit einem Ileostoma anfällig für eine metabolische Entgleisung, wenn sich die Ileostomaabgabe rasch erhöht. Der Kaliumverlust ist relativ gering (6–12 mval/Tag) und Kalzium- und Magnesiumverluste sind unter normalen Umständen nicht relevant.

Dehydratation. Üblicherweise hält sich der Flüssigkeitsverlust durch das Ileostoma in Grenzen, weil die Wasserresorption im Darm durch den Transport von Elektrolyten reguliert wird. Deshalb ist der Natriumtransport der Hauptregulator für die Wasserabsorption. Die abgegebene Ileostomaflüssigkeit ist kompensatorisch reich an Kalium. Wird die orale Natriumzufuhr vermindert, dann wird einerseits über das Stoma mehr Kalium verloren, es wird weniger Wasser resorbiert und der renale Wasserverlust nimmt zu, weil es zu einer Diurese mit natriumarmen Urin kommt. Die verminderte Wasserresorption und die erhöhte Diurese verstärken eine Dehydratation und führen zu einer Hypovolämie. Patienten mit einem Ileostoma weisen auch eine geringere Reserve an Natrium und Wasser auf und sind deshalb zusätzlich gefährdet, eine ausgeprägte Dehydratation zu erleiden.

Nieren- und Gallensteine. Aufgrund der Natriumverluste und Dehydratation mit konsekutiv verminderter renaler Ausscheidung treten gehäuft Nierensteine auf, die meistens aus Harnsäure bestehen. Je nachdem, ob der enterohepatische Kreislauf durch Ausschaltung oder Resektion des terminalen Ileums gestört ist, kann es zu einem Verlust an Gallesalzen mit nachfolgender Malabsorption kommen, die eine Cholelithiasis begünstigen.

Resorptionsstörung. Schwieriger gestaltet sich die Situation, wenn bereits einige Anteile des Dünndarmes reseziert oder weite Teile des terminalen Ileums entfernt wurden, weil Wasser und Elektrolyte nun in einem kleineren Dünndarmabschnitt resorbiert werden müssen.

Intestinale Transitzeit. Zu bedenken ist weiterhin, daß sich nach der Ileostomaanlage die Transitzeit im Dünndarm verlängert und die bakterielle Besiedlung geringgradig zunimmt. Sie ähnelt in ihrer Zusammensetzung dem Kolon, allerdings ist die Keimzahl geringer.

Kolostomie. Nach einer Kolostomie sind die Veränderungen nicht so gravierend, wobei die physiologischen Bedingungen von der Lokalisation abhängen. So verliert der Patient über ein Transversostoma mehr Flüssigkeit als über ein Sigmoidostoma und der Stuhl ist nicht so eingedickt. Von den ungefähr 1,5 l Wasser, die täglich die Bauhin-Klappe passieren, werden immerhin 90 % resorbiert, so daß der Flüssigkeitsverlust deutlich vermindert wird.

Stuhlgang. Der erste Stuhlgang tritt häufig erst nach drei bis fünf Tagen auf. Auch der Stuhl aus dem Kolostoma ist postoperativ zunächst flüssig, verdickt sich aber langsam um den 10. postoperativen Tag. Im zunehmenden Maße bildet sich ein individuelles Muster der Stuhlentleerung. Metabolische Störungen treten in der Regel nicht auf und der Patient muß auch keine spezifische Diät einhalten. Sollte bei unauffälligem Bauchbefund kein Stuhlgang auftreten, kann die Motilität des Kolon durch ein Klistier mit 500 ml warmer Kochsalzlösung stimuliert werden. Durch die Distension des Kolonabschnittes wird reflexartig eine Kontraktion ausgelöst und damit häufig eine Entleerung von Flüssigkeit und Gas angeregt.

Gallensalze. Die Gallensalze spielen bei intaktem Ileum keine Rolle. Sollte es aber reseziert worden sein, dann führen die stark vermehrten Gallensalze im Kolon zu einer verstärkten Wasser- und Elektrolytsekretion. Lediglich bei proximalen Kolostomien kann es in diesen Situationen zu einer verminderten Resorption kommen, so daß sie den Ileostomien in ihren metabolischen Folgen ähneln.

Flatulenz. Häufig stören sich die Patienten an der Flatulenz oder Gasentleerung aus dem Stoma. Die beiden häufigsten Ursachen für das intestinale Gas ist verschluckte Luft (Aerophagie) und die Gasbildung durch unverdaute Kohlenhydrate. Da verschluckte Luft bei der gastrointestinalen Passage zunehmend resorbiert wird, spielt sie lediglich bei Dünndarmstomata eine Rolle. Folgende Faktoren können das Schlucken von Luft verstärken und sollten vermieden werden: Trinken mit einem Strohhalm, Sprechen beim Essen, Kaugummikauen und Rauchen. Gasbildung im Kolon ist besonders lästig bei Kolostomien, wenn Kohl, Bohnen, Brokkoli oder Bier genossen wurde. Da die Flatulenz in der Regel 6 Stunden nach der Einnahme auftritt, sollte die Kost, wenn unbedingt gewünscht, vorzugsweise zum Abend eingenommen werden. Eine geruchshemmende Wirkung sollen Joghurt, Petersilie und Orangensaft haben. Bei zu starker Geruchsbelästigung und starker Flatulenzneigung sollten Beutel mit einem Geruchsfilter erwogen werden.

Diarrhoe. Bei Durchfall sollte unbedingt eine konstipierende Diät (z. B. Reis, Nudeln, Käse, Bananen und Apfelmus) eingehalten werden. Die Flüssigkeits- und Elektrolytverluste können durch Sportdrinks, Frucht- oder Gemüsesäfte ersetzt werden. Die ersten klinischen Zeichen einer metabolischen Entgleisung sind Schwäche, Lethargie, eine trockene Zunge oder Mund, geringe Urinausscheidung und Bauchkrämpfe.

Ileus. Nach Ileostomaanlage kann ein kompletter oder partieller Ileus auftreten. Beim kompletten Ileus hört das Ileostoma vollständig auf zu fördern und der Patient klagt über starke krampfartige Schmerzen, Zunahme des Bauchumfangs, Übelkeit und Erbrechen. Hier ist die Therapie dringlich einzuleiten. Am Besten beginnt man mit der Applikation eines Klistiers in das Ileostoma, um die Blockade zu beseitigen. Eine Nulldiät, Flüssigkeits- und Elektrolytsubstitution und Magensonde komplettieren das Vorgehen. Durch eine engmaschige Beobachtung wird der Erfolg der konservativen Therapie bestätigt oder eine operative Intervention erwogen. Auch bei einer unvollständigen intestinalen Obstruktion klagen die Patienten über ähnliche Symptome. Hier entleert sich aber übelriechendes Sekret aus dem Ileostoma.

9.4 Komplikationen

Neben den metabolischen Komplikationen treten auch andere typische Komplikationen auf. Zu den frühen Komplikationen gehört die Durchblutungsstörung, die fast immer eine operative Revision erforderlich macht, weil sie später zu einer Stenose führt und das Stoma manchmal nicht zu versorgen ist. Ist eindeutig nachweisbar, daß die Durchblutungsstörung bis zur Faszie reicht, ist die notfallmäßige Revision angezeigt. Bei Ischämien oberhalb der Faszie kann sie elektiv vorgenommen werden. Zu den selteneren frühen Komplikationen gehören die Abszedierung oder Fistelbildung, die häufig durch ein infiziertes Hämatom oder unglücklich plazierte Naht hervorgerufen werden.

Hernie. Die häufigste späte Komplikation ist die parastomale Hernie, gefolgt von Strikturen, Retraktionen, Obstruktionen und Schleimhautimplantationen. Auch wenn einige von ihnen durch eine sorgfältige Operationstechnik vermeidbar sind, treten sie insgesamt auch nach der „einfachen“ Stomaanlage auf.

9.5 Stomarückverlagerung

Darmvorbereitung. Vor der Rückverlagerung eines doppelläufigen Stomas sollte der Darm adäquat vorbereitet werden, um die Inzidenz von Wundinfektionen zu minimieren. Eine perioperative Antibiotikaprophylaxe gemeinsam mit einer sorgfältigen Operationstechnik tragen ebenfalls zu einer Infektionsverhütung bei.

Operation. Die Haut wird quer am Stoma inzidiert. Dabei sollte so viel gesunde Haut wie irgend möglich erhalten bleiben, um einen späteren spannungsfreien Hautverschluß zu ermöglichen. Nach vollständiger Mobilisation des Darmes wird die Eröffnung entweder direkt verschlossen oder nach Resektion eine Anastomose angelegt. Neben der üblichen handgenähten Anastomose hat sich die funktionelle End-zu-End-Anastomose mit dem geraden Klammernahtgerät bewährt. Dazu werden die beiden Darmschenkel antimesenterial aneinander gelegt und durch die Enterotomien ein Klammernahtgerät appliziert. Danach wird die Enterotomie mit einer Naht oder einem weiteren Klammernahtgerät verschlossen. Die Faszie wird vorzugsweise quer mit einer fortlaufenden resorbierenden Polydioxanon-Schlinge verschlossen. Das Subkutangewebe wird mit Einzelnähten adaptiert, um den Hohlraum zu verkleinern. Eine Redon-Drainage wird für drei Tage eingelegt. Die Haut wird primär mit Rückstichnähten verschlossen.

Komplikationen. Auch wenn die Rückverlagerung als kleiner Eingriff imponiert, enthält er doch alle Bestandteile eines schwierigen Darmeingriffes: Sorgfältige Präparation aus der Bauchdecke, Anfertigung einer intestinalen Anastomose und sorgfältiger schichtweiser Verschluß der Bauchdecke. Dementsprechend vielschichtig können auch die Komplikationen sein. Angefangen von einer Nachblutung, Anastomoseninsuffizienz, Hernie und Wundinfektion können alle Komplikationen auftreten, so daß der Patient gut überwacht werden sollte.

Inkontinenz. Nach Rückverlegung eines protektiven Ileostomas nach koloanaler Anastomose ist häufig direkt postoperativ ein dünnflüssiger Stuhl nachweisbar, der aufgrund der geringen Compliance des Kolonreservoirs und der verminderten Verschlußkraft des Sphinkters zu einer partiellen oder kompletten Inkontinenz führt. Dem kann durch eine präoperative Beckenbodengymnastik etwas vorgebeugt werden. Sehr hilfreich ist hier die Applikation von obstipierenden Substanzen wie Loperamid und die Gabe von Darmkeimen, um die Darmflora neu aufzubauen.

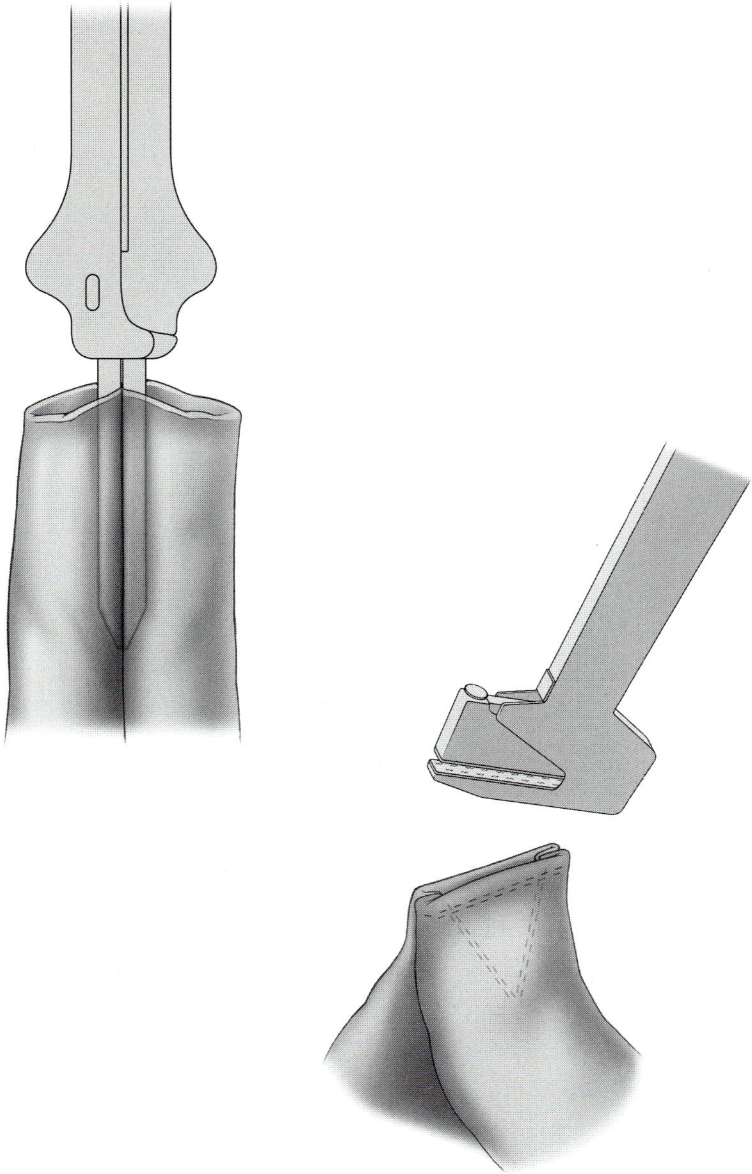

Ileostomarückverlagerung mit Anlage einer funktionellen End-zu-End-Klammernahtanastomose

10 Leber und Gallenwege

10.1 Grundlagen

Makroskopisch wird die Leber durch das Lig. falciforme hepatis scheinbar in einen großen rechten und kleinen linken Leberlappen eingeteilt. Am Unterrand des Lig. falciforme befindet sich das Lig. teres hepatis, das die obliterierte Nabelvene enthält und vom Nabel zur Leber zieht. Die Leber ist sowohl am Zwerchfell als auch am Retroperitoneum verklebt. Hier befindet sich die Umschlagsfalte des viszeralen in das parietale Peritoneum, die beidseits in die Ligg. triangulare ausläuft. Werden diese Verwachsungen durchtrennt, so ist die Leber fast vollständig mobilisiert und nur noch durch das Lig. hepatoduodenale fixiert sowie über die großen Lebervenen, die unterhalb des Zwerchfells in die V. cava inferior münden. Das Lig. hepatoduodenale enthält die Pfortader, die A. hepatica propria und den Ductus hepatocholedochus.

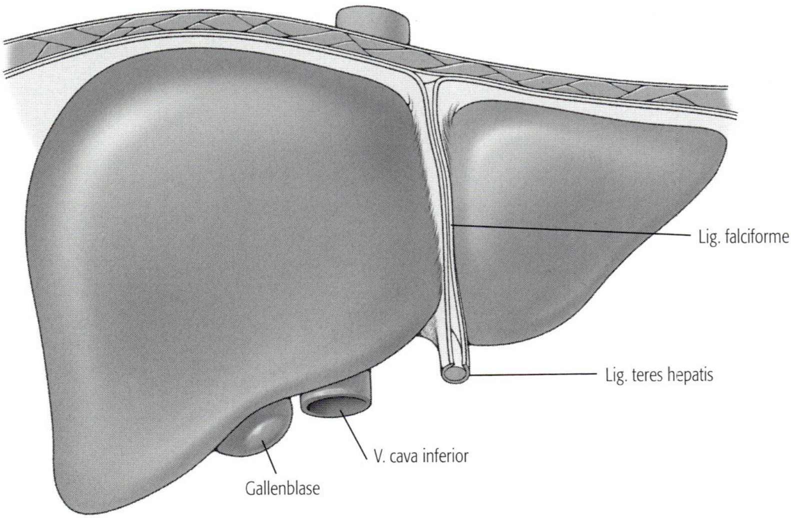

Topographische Anatomie der Leber

Leber und Gallenwege

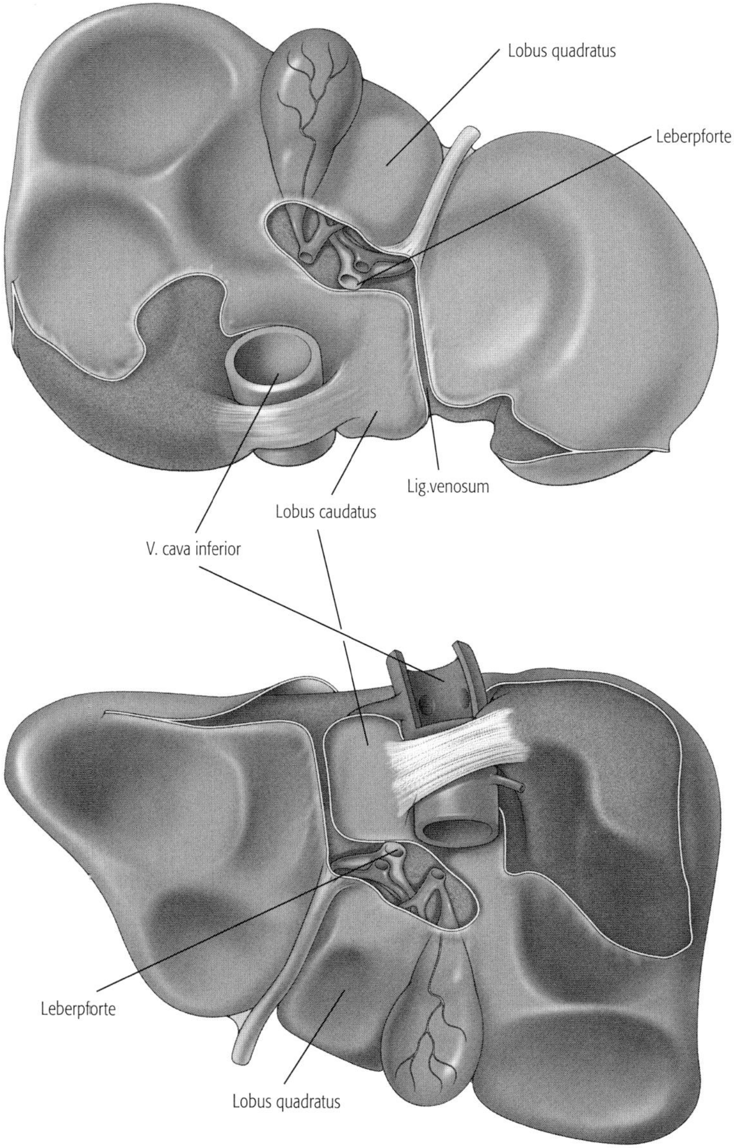

Topographische Anatomie der Leber

Lymphsystem. Der tägliche Lymphabfluß der Leber beträgt normalerweise bis zu 2,5 l. Er kann bei einer zirrhotischen Leber auch das Vierfache betragen. Die Lymphdrainage von Leber und Gallenblase verläuft entlang der arteriellen Versorgung der Leber und des Pankreaskopfes, wobei sich regelhaft ein Lymphknoten am Gallenblasenhals und mehrere um den Choledochus nachweisen lassen, und entlang der Vv. hepaticae.
Nervensystem. Sowohl der Sympathicus als auch der Parasympathicus innervieren die Leber. Die sympathischen Fasern gelangen über den Plexus coeliacus entlang der A. hepatica propria zur Leber. Der linke (vordere) Vagus innerviert die Leber über den Ramus hepaticus, der immer gut sichtbar im Omentum minus nachweisbar ist.

Gefäßsystem. Ungefähr 12 % der gesamten Sauerstoffaufnahme des Körpers werden der Leber zugeführt, wobei die Sauerstoffzufuhr normalerweise zu gleichen Teilen von der Pfortader und der Leberarterie sichergestellt wird. Die Leber wird pro Minute von ungefähr 1,5 l Blut durchflossen. Der Anteil aus der Leberarterie beträgt nur ein Viertel, kann aber je nach dem Pfortaderfluß variieren. Die Leberarterie (A. hepatica propria) ist die Fortsetzung der A. hepatica communis, die aus dem Truncus coeliacus entspringt. Sie verläuft ventral im Lig. hepatoduodenale und ist dort leicht auffindbar. Andere Gefäßvarianten sollten aber unbedingt bedacht werden, weil sie relativ häufig sind. In 25 % aller Fälle finden sich akzessorische Arterien zu Segmenten des rechten oder linken Leberlappens. Besonders häufig ist eine Arterie aus der A. gastrica sinistra (10 %), die zum linken Leberlappen zieht, und eine zusätzliche rechte Leberarterie aus der A. mesenterica superior (10 %), die am rechten lateralen Rand des Lig. hepatoduodenale verläuft. In ungefähr 1,5 % entspringt die Leberarterie aus der A. mesenterica superior und in 0,2 % sogar direkt aus der Aorta.
Eine Ligatur der A. hepatica communis am Truncus coeliacus wird bei normaler Gefäßanatomie regelhaft toleriert, weil über die A. gastroduodenalis und A. gastrica dextra eine ausreichende arterielle Versorgung ermöglicht wird. Eine Unterbindung der rechten oder linken Leberarterie führt innerhalb von 24 Stunden zu einer geringen Reperfusion über transsegmentale Arterien. Wird die A. hepatica propria unterbunden und sind keine akzessorischen Arterien vorhanden, dann wird die Sauerstoffversorgung der Leber zwar massiv reduziert, sie ist aber bei normalem Pfortaderfluß noch ausreichend.
Die Pfortader drainiert das Blut aus der V. mesenterica superior et inferior und der V. lienalis. Sie teilt sich in der Leberpforte in zwei Äste, die den rechten und linken Lappen versorgen. Der linke Pfortaderast versorgt die Segmente 2–4 und der rechte Pfortaderast die Segmente 5–8. Die Vv. hepaticae verlaufen in den Segmentgrenzen und nehmen das Blut aus mehreren Segmenten auf. Meistens sind drei Lebervenen vorhanden, wobei die mittlere Lebervene die anatomische Grenze zwischen dem rechten und linken Leberlappen darstellt. Sie verläuft ungefähr in der Ebene zwischen der Gallenblase und der V. cava. Nicht selten bilden die linke und

mittlere Lebervene bereits intrahepatisch einen gemeinsamen Konfluens. Daneben können weitere akzessorische Lebervenen vorliegen, so daß zur genauen Klärung der Anatomie ein intraoperativer Ultraschall hilfreich sein kann. Neben den großen Lebervenen gibt es noch 5–15 kleine Venen, die das Segment 1 und den Cava-nahen Teil der rechten Leber versorgen. Sie werden bei der vollständigen Mobilisation der Leber dargestellt und mit Clips oder Durchstichligaturen unterbunden.

Gallengangsystem. Die Hepatozyten und das Gallengangsepithel produzieren pro Tag ungefähr 500-700 ml Galle. Die Galle fließt während der Verdauung mit geringem Fluß (0,5 ml/min) direkt in das Duodenum, weil dann der Sphincter Oddi relaxiert ist. In den Nüchternphasen ist der Sphincter Oddi kontrahiert und die Galle fließt über den Ductus cysticus in die Gallenblase, die ein durchschnittliches Fassungsvermögen von 50–70 ml aufweist. Um die 10fache Menge an Galle in der Gallenblase aufnehmen zu können, wird ein Großteil des Wassers resorbiert und die Galle damit auf das 10fache konzentriert. Bei einer erneuten Verdauungsphase wird reflektorisch Cholezystokinin ausgeschüttet, worauf sich die Gallenblase kontrahiert und der Sphincter Oddi relaxiert. Dadurch wird hochkonzentrierte Galle zur optimalen Verdauung in den Gastrointestinaltrakt abgegeben.
Die Gallenblase liegt an der Unterseite des 4/5 Segmentes. In seltenen Fällen fehlt sie völlig oder liegt in zwei- oder dreifacher Ausführung vor, ohne daß solche Fehlbildungen symptomatisch werden müssen. Auffällig am Wandaufbau der Gallenblase ist, daß die Submukosa weitgehend fehlt, so daß hier im wesentlichen drei Schichten nachweisbar sind – Mukosa, Muscularis propria und Serosa. Im Ductus cysticus finden sich spiralig verlaufende Schleimhautaufwerfungen, die Heister-Klappen, die wie ein Ventil die Füllung der Gallenblase begünstigen und eine Entleerung erschweren. Nur aufgrund der hervorragenden Kontraktionsfähigkeit der Gallenblasenwand wird der Widerstand der Klappen bei der Entleerung überwunden.
Das Gallengangsystem ist Teil der Glisson-Trias und verzweigt sich wie die Leberarterie und Pfortader. Der rechte und linke Ductus hepaticus mündet in den Ductus hepatocholedochus, der normalerweise ventral der Pfortader liegt und rechtsseitig am Lig. hepatoduodenale randbildend ist. Vom Hauptgallengang geht der Ductus cysticus ab, der in die Gallenblase mündet. Es gibt sehr viele Varianten des Abganges des Ductus cysticus vom Ductus hepatocholedochus und der A. cystica von der rechten Leberarterie, so daß bei jeder Operation durch vorsichtige Präparation geklärt werden sollte, welche individuellen Verhältnisse im Calot-Dreieck vorliegen: verläuft die A. cystica über oder unter dem Ductus choledochus und wo exakt verläuft der Ductus choledochus im Verhältnis zum Ductus cysticus. Es wurden viele Varianten der extrahepatischen großen Gallengänge beschrieben, so daß immer eine sorgfältige Exploration anzuraten ist, bevor man Teile des Gallengangsystems durchtrennt. Einer ungewöhnlichen oder ungeklärten Anatomie des Ductus cysticus sollte durch eine intraoperative Cholangiographie

begegnet werden, weil eine unklare Anatomie zu schweren iatrogenen Verletzungen der Gallengänge führen kann. Akzessorische Gallengänge sind sehr selten (0,1 %) und in der Regel unbedeutend in ihrer klinischen Auswirkung. Sollten sie dennoch zu einem Biliom führen, dann kann es transkutan suffizient drainiert werden. Wenn die Gallenwege ansonsten durchgängig sind, wird die Galleableitung meistens spontan sistieren. Selten ist eine Revision mit Lokalisation und Umstechung des akzessorischen Gallengangs notwendig.
Der Ductus choledochus und Ductus pancreaticus drainieren ihre Flüssigkeit normalerweise über die Papilla Vateri in das Duodenum. In ungefähr 10 % der Fälle fusionieren beide Gänge und bilden einen gemeinsamen Kanal bevor sie in die Papille münden. In seltenen Fällen finden sich zwei getrennte Einmündungen in das Duodenum.

Einteilung der Leber. Die sichtbare Einteilung der Leber in einen rechten und linken Leberlappen entspricht nicht dem inneren Aufbau der Leber. Die Trennung in den linken und rechten Leberlappen läßt sich grob abschätzen, wenn eine Linie zwischen Gallenblasenfundus und V. cava gedacht wird. Couinaud teilte die Leber zusätzlich unter anatomischen Gesichtspunkten in 8 einzelne Segmente ein, wobei sie im Uhrzeigersinn durchnumeriert wurden. Bei der Numerierung erhielt der Lobus caudatus die Nummer 1 und das Segment 4 wird zusätzlich in a und b unterteilt. Die Einteilung von Couinaud basiert auf der Aufzweigung der V. porta, der

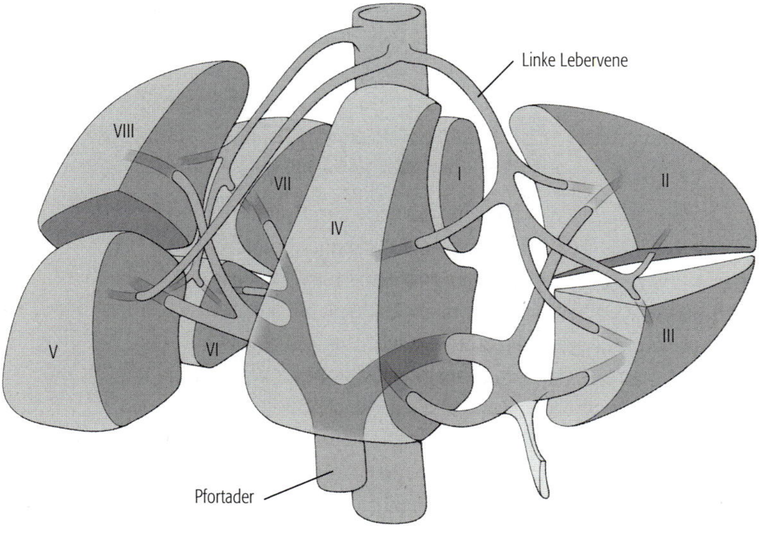

Gefäßversorgung der Leber und Einteilung der Lebersegmente nach Couinaud

A. hepatica und der Gallenwege. Diese drei Strukturen verlaufen gemeinsam, sind von einer bindegewebigen Schicht umgeben und werden als Glisson-Trias bezeichnet. Jedes Segment wird getrennt von einem Ast der Glisson-Trias versorgt. Die drei großen Lebervenen (rechte, mittlere und linke Vene) separieren die Leber in vier Doppelsegmente, die auch Sektoren genannt werden.

Leberresektionen. Die Leberresektionen werden in atypische und typische eingeteilt, wobei eine atypische Leberresektion nicht die anatomischen Segmentgrenzen berücksichtigt. Die typischen Resektionen werden in Segmentresektionen, Sektorektomien und Hemihepatektomien differenziert. Eine Hemihepatektomie rechts umfaßt die Segmente 5–8 und die Hemihepatektomie links die Segmente 2–4. Das Segment 1 bzw. der Lobus caudatus wird bei der Resektion immer extra erwähnt. Die linkslaterale Sektorektomie umfaßt die Segmente 2 und 3 und entspricht einer Entfernung der Leber linkslateral des Lig. falciforme. Eine Trisektorektomie rechts umfaßt drei Sektoren (6/7, 5/8, 4a/b), so daß nur die Segmente 2 und 3 zurückbleiben.

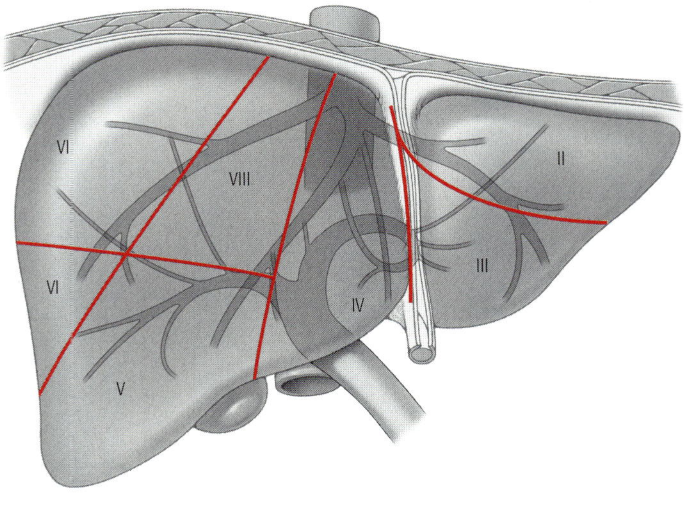

Verteilung der Lebervenen und Pfortader und Einteilung der Lebersegmente nach Couinaud

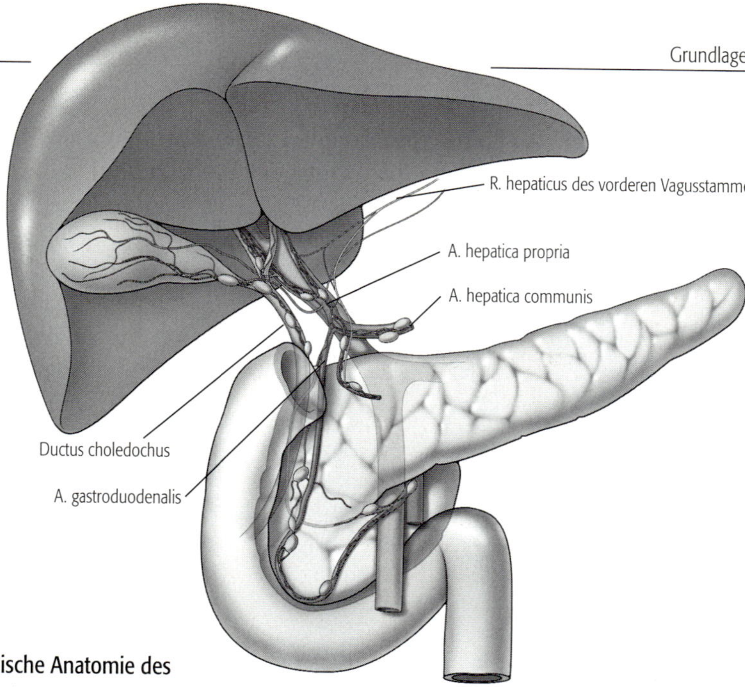

Topographische Anatomie des Lig. hepatoduodenale

Leberresektionen

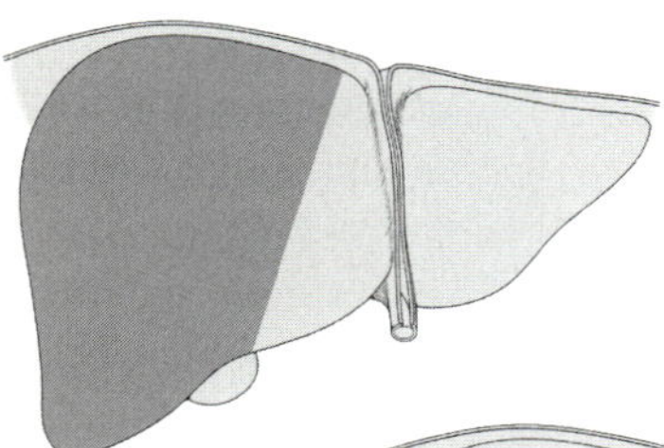
Hemihepatektomie rechts

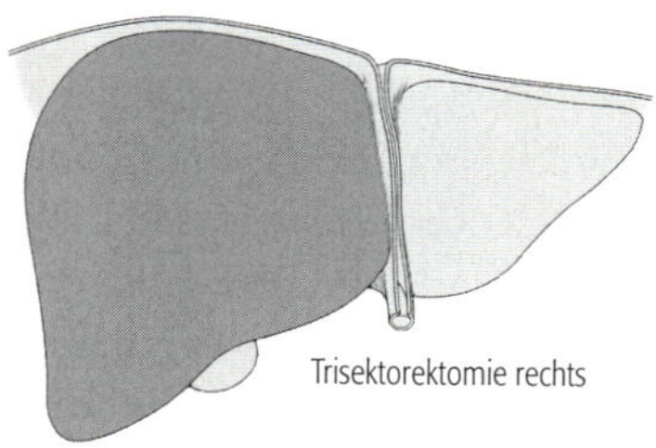
Trisektorektomie rechts

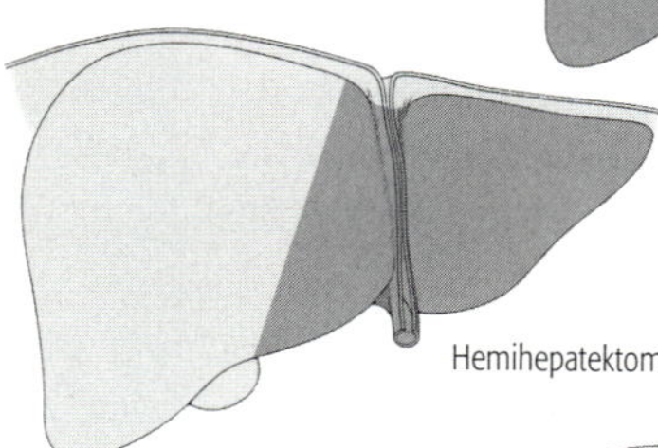
Hemihepatektomie links

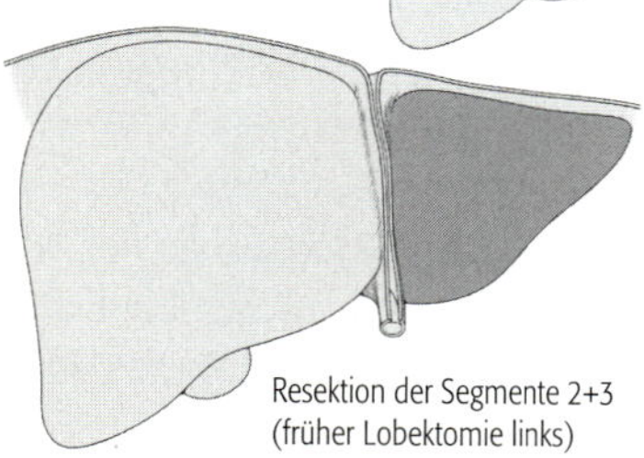
Resektion der Segmente 2+3
(früher Lobektomie links)

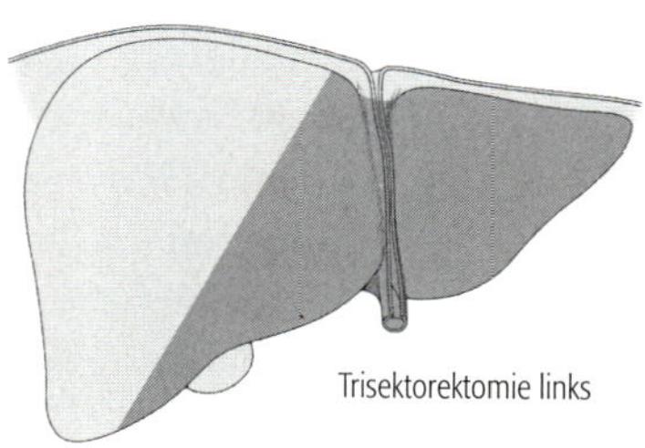
Trisektorektomie links

10.2 Erkrankungen der Leber

10.2.1 Zystische Veränderungen

In der Leber treten nicht-parasitäre dysontogenetische Zysten und parasitäre Zysten auf. Die nichtparasitären Zysten werden meistens zufällig bei bildgebenden Untersuchungen festgestellt. Die Zysten sind von einem einschichtigen Epithel ausgekleidet und mit klarer, seröser Flüssigkeit gefüllt. Selten liegt bei multiplen Zysten ein kongenitales Syndrom mit zystischen Veränderungen in der Niere und dem Pankreas vor. Andere seltene Entwicklungsstörungen sind das Caroli-Syndrom mit intrahepatischen Gallengangszysten und die Choledochuszysten.

Leberzysten

Klassifikation:	Solitär, Multiple
Diagnostik:	o/CT, Echinococcus-Antikörper
OP-Indikation:	Bei Beschwerden
Aufklärung:	Gallenfistel, Nachblutung
Vorbehandlung:	-
OP-Vorbereitung:	-
Lagerung:	Rücken, kein ZVK, kein PDK
Zugang:	Laparoskopisch/quere Oberbauchlaparotomie
Operation:	Laparoskopische Zystenentdachung. Bei multiplen Zysten evtl. Leberresektion.
Komplikationen:	Gallefistel, Nachblutung
Postop. Therapie:	MS nach Op entfernen
Kostaufbau:	Nach Laparoskopie normale Kost am Folgetag. Nach Laparotomie: 1. postop. Tag Tee/Suppe, 2. postop. Tag leichte Kost
Entlassung:	Ab 5. postop. Tag
Patienteninfo:	Allgemein
Nachbehandlung:	-

Echinococcuszysten. In unserer Region sind Erkrankungen durch den Hundebandwurm (Echinococcus granulosus) oder den Fuchsbandwurm (Echinococcus multilocularis) selten. Der Fuchsbandwurm ist insgesamt seltener, durch ein aggressiveres infiltratives und multilokuläres Wachstum gekennzeichnet und deshalb auch schwieriger zu kurieren. Sehr viel häufiger ist der Hundebandwurm, mit vereinzelten Zysten und benignem Verlauf. Die Bandwürmer benutzen den Menschen eigentlich nur als Zwischenwirt in ihrem Lebenszyklus. Nachdem die Eier oral aufgenommen wurden, schlüpfen die Larven und siedeln sich in der Leber oder Lunge des Menschen an. Dort entwickeln sie sich zu einer Hydatidenzyste. Durch die Flüssigkeitssekretion wird in der Zyste ein hoher Druck aufgebaut, der die Zyste als kugelig imponieren läßt und bei der Zystenentlastung beachtet werden sollte. Die innere Zystenwand (Endozyste) ist der biologisch aktive Teil, während die äußere Zystenwand (Perizyste) Chitin bildet, um die Hydatide zu schützen. Durch die chronische Entzündung um die Zyste und die Verdrängung des umgebenden Gewebes bildet sich eine avaskuläre Kapsel, wobei die anliegenden Gefäße komprimiert und Gallengänge manchmal arrodiert werden.

Echinococcuszysten

Klassifikation:	Solitär, Multiple
Diagnostik:	o/CT, Echinococcus-Antikörper
OP-Indikation:	Bei Beschwerden
Aufklärung:	Gallefistel, Nachblutung
Vorbehandlung:	-
OP-Vorbereitung:	-
Lagerung:	Rücken, kein ZVK, PDK
Zugang:	Quere Oberbauchlaparotomie
Operation:	Hydatektomie bei E. cysticus, Leberresektion bei E. alveolaris.
Komplikationen:	Gallefistel, Nachblutung
Postop. Therapie:	MS nach Op entfernen
Kostaufbau:	Nach Laparotomie: 1. postop. Tag Tee/Suppe, 2. postop. Tag leichte Kost
Entlassung:	An 5. postop. Tag
Patienteninfo:	Allgemein
Nachbehandlung:	-

Klinik. Die Patienten haben normalerweise keine oder nur unspezifische Beschwerden. Lediglich sehr große oder sehr viele Zysten können durch die Lebervergrößerung andere Organe verdrängen und dadurch Symptome hervorrufen. Selten treten Einblutungen in die Zysten oder Infektionen auf. Echinococcuszysten können darüber hinaus zu einer starken antigenen Reaktion führen, die sogar einen anaphylaktischen Schock auslösen kann.

Diagnostik. Eine absolut sichere Diagnostik ist nicht verfügbar, aber häufig führen Indizien durch Sonographie und CT sowie immundiagnostischer Tests zur korrekten Diagnose.

Operationsindikation. Nicht-parasitäre Zysten werden nur operiert, wenn sie stark symptomatisch sind oder sich infiziert haben. Vereinzelte solitäre Zysten werden lediglich entdacht und multiple Zysten durch eine parenchymsparende Leberresektion entfernt. Die alleinige Punktion einer Zyste ist nur vorübergehend hilfreich, weil sie sich wieder auffüllt. Eine Punktion wird nur dann durchgeführt, wenn eine parasitäre Genese sicher ausgeschlossen wurde. Bei Echinococcuszysten wird die Hydatidektomie empfohlen. Beim Echinococcus multilocularis wird eine Resektion erwogen, wenn die Erkrankung auf eine limitierte Region beschränkt ist.

Therapieoptionen. Eine konservative Therapie der parasitären Zysten mit Mebendazol ist immer dann angezeigt, wenn es sich um ein ausgedehntes Geschehen handelt. Von Einigen wird auch ein primär konservativer Behandlungsversuch mit Anthelminthika empfohlen, die bei ungefähr 30 % der Patienten erfolgreich ist.

Operationen. Vereinzelte, große dysontogenetische Zysten werden bevorzugt laparoskopisch fenestriert, andernfalls konventionell versorgt. Neben einer Hülse für die Kamera reichen meistens zwei 5-mm-Hülsen (Sauger und Elektrokoagulation) aus. Die optimale Lokalisation der Hülsen hängt von der Lokalisation der Zyste ab und sollte präoperativ geplant werden. Das Leberparenchym, das die Zyste zur Leberoberfläche umgibt, wird mit Elektrokoagulation oder dem Ultraschallmesser durchtrennt. Auf eine sorgfältige Blutstillung ist dabei zu achten. Entleert sich aus der Zyste Galle statt klarer Flüssigkeit, dann sollte der drainierende Gang aufgesucht und umstochen oder geclippt werden. Bei einer ausgeprägten Zystenleber wird ein Teil der Zysten parenchymsparend reseziert.

Hydatektomie. Die gesamte Echinococcuszyste kann radikal entfernt oder die Perizyste in situ belassen werden. Bis auf kleine periphere Zysten wird das weniger radikale Vorgehen bevorzugt, weil es zu gleich guten Ergebnissen führt. Bei der Hydatektomie sollten folgende Aspekte unbedingt beachtet werden: Die Zyste wird optimal exponiert und mit Bauchtüchern umlagert, die in 15 %iger Kochsalzlösung oder verdünnter Betaisodonna-Lösung getränkt sind. Die Zyste wird zur Druckentlastung vorsichtig punktiert und die Zystenwand partiell reseziert. Der gesamte Zysteninhalt und alle weiteren Zysten werden entfernt und jede intraperitoneale Zystenverschleppung strikt vermieden. Gallefisteln werden gesucht und gezielt umstochen.

Komplikationen. Die häufigste postoperative Komplikation ist ein Galleleck, das unter einer optimalen Ableitung fast immer spontan sistiert. Bevor eine erneute operative Versorgung in Erwägung gezogen wird, sollte ein Stent in den Ductus choledochus eingelegt werden, weil dadurch der Galleabfluß ins Duodenum erleichtert wird und sich viele Gallefisteln spontan verschließen.

10.2.2 Lebertumoren

Die häufigsten Lebertumoren sind gutartiger Natur. Es sind meistens Hämangiome und sehr viel seltener Adenome oder eine fokale noduläre Hyperplasie. In unseren Regionen sind die häufigsten malignen Veränderungen der Leber Metastasen und seltener primäre Malignome.

Gutartige Lebertumoren

Klassifikation:	–
Diagnostik:	o/CT, MRT bei V.a. FNH, α-Fetoprotein, Cholinesterase, AT-III, Cholestaseparameter
OP-Indikation:	Bei Beschwerden, Größenzunahme, Gefahr der Blutung
Aufklärung:	Gallefistel, Nachblutung
Vorbehandlung:	–
OP-Vorbereitung:	2 EK, niedriger ZVD
Lagerung:	Rücken, evtl. ZVK, PDK
Zugang:	Quere Oberbauchlaparotomie
Operation:	Anatomische Resektion.
Komplikationen:	Gallefistel, Nachblutung
Postop. Therapie:	MS nach Op entfernen
Kostaufbau:	Nach Laparotomie: 1. postop. Tag Tee/Suppe, 2. postop. Tag leichte Kost
Entlassung:	Ab 5. Tag
Patienteninfo:	Allgemein
Nachbehandlung:	–

Fokal noduläre Hyperplasie. Hierbei handelt es sich um eine gutartige Hyperplasie, die nur dann reseziert wird, wenn sie von unklarer Dignität ist oder Symptome verursacht. Die Hyperplasie ist nicht von einer Kapsel umgeben und komprimiert bei entsprechender Größe die umgebenden Lebervenen, so daß eine Ausschälung nicht empfohlen wird.

Hämangiome. Die angeborenen Mißbildungen sind sehr blutreich und zeigen in der Sonographie und dem Kontrastmittel-CT fast immer ein typisches Verhalten, so daß sie dadurch eindeutig spezifizierbar sind. Wenn sie sehr groß sind, können sie rupturieren und dadurch eine massive Blutung auslösen. Nur bei diesen Gefahren oder wenn die Tumoren in der Bildgebung nicht eindeutig zugeordnet werden können, werden sie reseziert.

Adenome. Die Leberzelladenome sind ebenfalls gut vaskularisiert und imponieren häufig durch ihre Größe. In dem durch Feinnadelpunktion gewonnenen Gewebe sind sie nicht immer von hochdifferenzierten Karzinomen abgrenzbar. Bei Blutungsgefahr oder unklarer Dignität werden diese Tumoren reseziert.

Lebermetastasen. Fast alle hämatogen streuenden Tumoren bilden Lebermetastasen. Ob diese einer chirurgischen Therapie bedürfen, wird in den einzelnen Kapiteln besprochen, denn für ein Pankreas-, Nieren- und Kolonkarzinom, Melanom oder neuroendokrinen Tumor gelten unterschiedliche Therapieansätze. Meistens ist bei einer disseminierten Aussaat in beide Leberlappen eine Resektion nicht sinnvoll, während bei solitären oder vereinzelten Metastasen die Resektion erwogen wird. Beim kolorektalen Karzinom wird die Indikation zur Resektion der Lebermetastasen relativ aggressiv gestellt, weil nach einer R0-Resektion der Lebermetastasen immerhin 25–40 % der Patienten länger als fünf Jahre leben.

Hepatozelluläres Karzinom. Das hepatozelluläre Karzinom ist ein primäres Malignom der Leber und gehört weltweit zu den häufigsten Tumoren. Es ist in unseren Regionen aber selten. Häufig besteht gleichzeitig eine Leberzirrhose (70–80 %) oder abgelaufene Hepatitis B neben anderen seltenen Lebererkrankungen. Die bildgebenden Verfahren äußern den Verdacht, aber er wird meistens erst durch eine Punktion untermauert. Ein sehr hoher α-Fetoprotein-Spiegel (>300 μg/l) weist mit einer hohen Treffersicherheit auf das Karzinom hin. Niedrigere Spiegel sind nicht so eindeutig. Der Tumor imponiert makroskopisch als hellbraun und weich. Manchmal ist er auch von einer Kapsel umgeben, was prognostisch günstiger ist. Die insgesamt schlechte Prognose hängt vom Tumortyp, vom Stadium und von der Resektabilität ab. Die Hälfte aller Tumoren ist nämlich zum Zeitpunkt der Diagnose nicht mehr resektabel, weil sie zu groß sind, multizentrisch auftreten oder das übrige Leberparenchym so geschädigt ist, daß eine Resektion nicht in Frage kommt. Die 5-Jahres-Überlebensrate beträgt nach einer Resektion im günstigsten Fall (T1-Tumor) 50–60 % und im Durchschnitt nur 10–40 %. Im Median überleben die Patienten ohne Resektion ungefähr 6 Monate.

TNM-Stadien der Lebertumoren

T1	Solitärer Tumor ohne Gefäßinvasion
T2	Solitärer Tumor mit Gefäßinvasion, multiple Tumoren <5 cm
T3	Multiple Tumoren >5 cm, Invasion größerer Äste der V. porta oder Vv. hepaticae
T4	Invasion von Nachbarorganen ausgenommen Gallenblase, Perforation des viszeralen Peritoneums
N0	Keine Lymphknotenmetastasen
N1	Regionäre Lymphknotenmetastasen

Cholangiozelluläres Karzinom. Es ist seltener als das hepatozelluläre Karzinom und nimmt seinen Ursprung vom Epithel der Gallenwege. Es wird wie ein hepatozelluläres Karzinom behandelt und hat eine etwas günstigere Prognose, weil es sich klinisch früher bemerkbar macht.

Klinik. Die Beschwerden aufgrund der Lebertumoren hängen von der Größe ab. Kleine Tumoren sind klinisch völlig unauffällig. Sehr große Tumoren können durch Verdrängung symptomatisch werden oder einen Leberkapselschmerz auslösen. Ein Ikterus kann intrahepatisch bedingt sein, wenn eine Leberfunktionsstörung durch ausgeprägten diffusen Befall des Leberparenchyms vorliegt, oder posthepatisch, wenn die Gallenwege komprimiert werden.

Diagnostik. Wird das direkte bzw. indirekte Bilirubin bestimmt, dann kann die Art des Ikterus (intra- oder posthepatisch) genauer spezifiziert werden. Die Bestimmung der Leberenzyme ist zur Differentialdiagnose nicht hilfreich, sie drückt aber das Ausmaß der Leberschädigung aus. Die Gerinnungsparameter und das Albumin sind indirekte Marker für eine Synthesestörung der Leber. Als Tumormarker ist lediglich das α-Fetoprotein geeignet. Zur globalen bildgebenden Diagnostik hat sich der transkutane Ultraschall sehr bewährt, weil Zysten und typische Hämangiome allein hiermit hinreichend sicher diagnostizierbar sind und in diesen Fällen nur selten andere Untersuchungstechniken nötig sind. Bei anderen Tumoren wird die Sonographie durch ein Spiral-CT oder MRT ergänzt, um das exakte Ausmaß zu bestimmen. Bei Verdacht auf eine fokal noduläre Hyperplasie sollte ein MRT angefertigt werden, weil sie auf-

Maligne Lebertumoren

Klassifikation:	TNM
Diagnostik:	o/Gastro, Thorax, CT-Abdomen, α-Fetoprotein, Cholinesterase, AT-III, Cholestaseparameter f/Coeliacographie, 3-D-Rekonstruktion
OP-Indikation:	Zur Kuration
Aufklärung:	Gallefistel, Nachblutung
Vorbehandlung:	–
OP-Vorbereitung:	2 EK, niedriger ZVD
Lagerung:	Rücken, ZVK, PDK
Zugang:	Quere Oberbauchlaparotomie
Operation:	Anatomische Resektion.
Komplikationen:	Gallefistel, Nachblutung
Postop. Therapie:	MS nach Op entfernen
Kostaufbau:	Nach Laparotomie: 1. postop. Tag Tee/Suppe, 2. postop. Tag leichte Kost
Entlassung:	Ab 5. Tag
Patienteninfo:	Allgemein
Nachbehandlung:	–

grund ihrer zentralen Narbe und ihres Kontrastmittelverhaltens im MRT sicher differenziert werden.

Operationsindikation. Gutartige Tumoren wie Zysten, Hämangiome oder Adenome werden reseziert, wenn sie aufgrund ihrer Größe Beschwerden bereiten, eine Entartungstendenz aufweisen oder zu Blutungen neigen. Alle Malignome und Lebermetastasen werden auf ihre sinnvolle Resektabilität überprüft. Bei den Lebermetastasen wird neben der Größe, Anzahl und Lokalisation auch das Grundleiden in die Beurteilung einbezogen. Die primären Lebermalignome sollten möglichst reseziert werden, wobei die häufig begleitende Leberzirrhose bei vielen Patienten eine ausgedehnte Resektion verbietet. Wenn kein extrahepatischer Befall vorliegt, dann wird von einigen Chirurgen sogar die Lebertransplantation erwogen. Allerdings ist das Rezidivrisiko relativ hoch.

Operationsvorbereitung. Vor jeder Resektion sollte das genaue Vorgehen durch bildgebende Verfahren geplant werden. Das Ausmaß der Resektion wird festgelegt und zugleich abgeschätzt, ob die Funktion des Restparenchyms postoperativ ausreicht.

Gerinnungsfaktoren. Von der Syntheseleistung der Restleber hängt die perioperative Hämostase ab, denn in der Leber werden die Faktoren II, VII, IX, X und die Inhibitoren des Prothrombin-Komplexes (Protein C und S) gebildet. Da gerinnungsaktives Frischplasma alle Gerinnungsfaktoren im physiologischen Verhältnis enthält, wird es wegen des optimalen Risikoprofils bei perioperativen Gerinnungsstörungen appliziert. Es gibt nur selten eine Indikation, Prothrombinkomplex-Konzentrate (PPSB) zu geben. Bei ihrer Anwendung ist unbedingt darauf zu achten, vorher Frischplasmen zu applizieren, den AT-III-Spiegel zu normalisieren und gegebenenfalls Heparin hinzuzufügen, um unerwünschte Thrombosen zu vermeiden. Die Leber entfernt auch aktivierte Faktoren und deren Spaltprodukte aus der Zirkulation, so daß bei einer Leberfunktionsstörung mit einer Hyperfibrinolyse zu rechnen ist. Glücklicherweise werden Plasminogen-Aktivatoren, deren Inhibitoren und der von-Willebrand-Faktor auch in den Endothel-Zellen gebildet, so daß die Leber hierdurch in ihrer Funktion unterstützt wird.

Thrombozytopenie. Eine Thrombozytopenie oder Thrombozytenfunktionsstörung geht häufig mit der Lebererkrankung einher und sollte deshalb präoperativ beachtet und bei einer Blutungsneigung ausgeglichen werden.

Operation. Die Operation an der Leber setzt eine gute Exposition des Organs voraus. Dazu eignet sich besonders der J-förmige Schnitt – querer rechtsseitiger Oberbauchschnitt kombiniert mit einer oberen Mittellinienlaparotomie. Bei einer linksseitigen Resektion ist ein querer Oberbauchschnitt vorteilhaft. Manchmal wird der quere Schnitt in der Mittellinie bis zum Xyphoid erweitert. Dieser sogenannte „Mercedes“-Schnitt hat allerdings den Nachteil, daß sich häufiger Narbenbrüche an der Kreuzungsstelle bilden.

Intraoperative Sonographie. Die intraoperative Sonographie (IOUS) wird herangezogen, um weitere kleine Läsionen auszuschließen, die der präoperativen Diagnostik entgangen sind, um das genaue Resektionsausmaß festzulegen und um die Verhältnisse der Läsion zu den Gefäßen zu sondieren. Bei der Planung wird auf einen ausreichenden Sicherheitsabstand von mindestens 1 cm geachtet.

Mobilisation der Leber. Die Leber wird soweit mobilisiert, daß zu jeder Zeit eine gute manuelle Kompression der zu resezierenden Leberabschnitte zur Blutstillung möglich ist. Dazu werden die Aufhängebänder durchtrennt und die kleinen Venen zur V. cava ligiert. Bei der Mobilisation des linken Leberlappens sollte auf die Phrenicagefäße geachtete werden, die bei einer Läsion zu einer starken Blutung führen können. Die Mobilisation des linken Leberlappens ist unproblematisch. Die Ligg. falciforme und teres hepatis werden durchtrennt, ebenso das Lig. triangulare sinistra. Bei der Mobilisation des rechten Leberlappens sollten die kleinen venösen Abflüsse zur V. cava sorgfältig unterbunden werden. Die linke und mittlere Lebervene ist leicht dissezierbar. Häufig fusionieren sie bereits intrahepatisch und bilden sie einen gemeinsamen Stamm. Die Einmündung der rechten Lebervene ist erst vollständig darstellbar, nachdem das fibröse Band zwischen der rechten Seite der V. cava und dem Lobus caudatus durchtrennt wurde.

Pringle-Manöver. Um eine optimale Blutstillung während der Durchtrennung des Leberparenchyms zu gewährleisten, ist eine präliminäre Ligatur der Gefäße in der Leberpforte anzustreben. Zur temporären Unterbrechung der Blutzufuhr der Leber eignet sich ein Tourniquet um das Lig. hepatoduodenale, der deutlich atraumatischer als eine Gefäßklemme ist. Diese vorübergehende Okklusion der Blutzufuhr im Lig. hepatoduodenale wird auch als Pringle-Manöver bezeichnet.

Abklemmzeiten. Bei einer gesunden Leber werden Abklemmzeiten im Lig. hepatoduodenale bis zu 60 Minuten gut toleriert. Im eigenen Vorgehen wird zur Konditionierung mit einer Abklemmphase von 5 Minuten begonnen und der Fluß wieder für 10 Minuten freigegeben. Danach wird die Abklemmphase auf 15 Minuten beschränkt mit einer nachfolgenden Reperfusion von 5 Minuten. Dieses Vorgehen darf viermal wiederholt werden. Bei einer zirrhotischen Leber wird die Abklemmphase auf 10 Minuten beschränkt und darf zweimal wiederholt werden. Ob die intravenöse Gabe von Glucokortikoiden direkt vor der Klemmphase den Reperfusionsschaden abschwächt, ist nicht eindeutig bewiesen.

Vaskuläre Exklusion. Selbst bei einem Pringle-Manöver treten massive Blutungen auf, wenn die Lebervenen verletzt werden. Deshalb wird vor der Parenchymdurchtrennung häufig versucht, die zugehörige Lebervene ebenfalls zu ligieren, was bei der rechten Lebervene wenig problematisch ist. Die zum Teil komplexe intraparenchymatöse Anatomie der mittleren und linken Lebervene macht eine frühe Unterbindung manchmal technisch schwierig. Alternativ kann die V. cava inferior unter- und oberhalb der Lebervenen ebenfalls mit einem Tourniquet angeschlungen werden. Bei profuser Blutung kann die Leber damit vollständig vaskulär isoliert werden. Allerdings führt die Unterbindung der V. cava inferior nicht selten zu kardialen Problemen wegen der venösen Rückflußstörung.

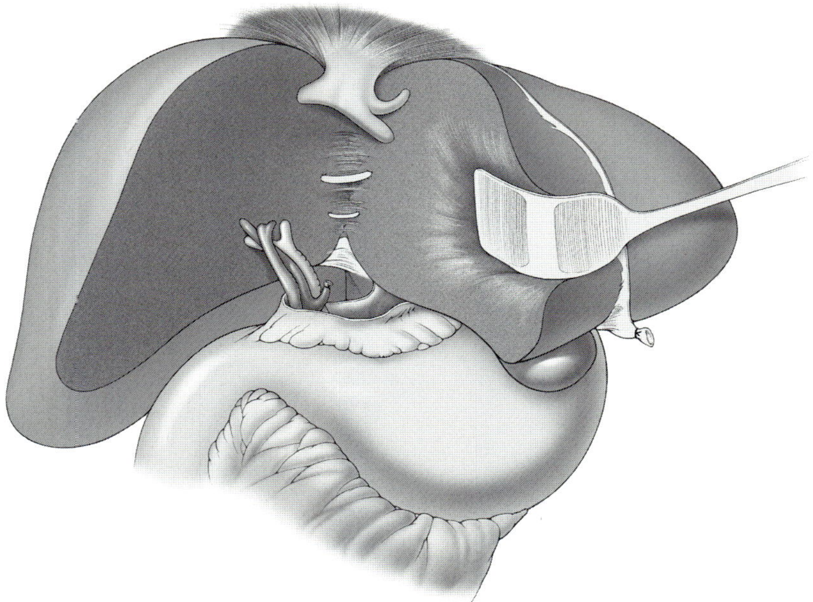

Hemihepatektomie links mit extrahepatischer Resektion und Tourniquet um das Lig. hepatoduodenale

Extrahepatische Resektion. Bei der eigentlichen Leberresektion werden zwei Methoden unterschieden: der extra- und intrahepatische Zugang. Beim extrahepatischen Zugang wird zunächst versucht, die zu- und abführenden Gefäße zu unterbinden, bevor das Parenchym durchtrennt wird. Die Strukturen werden im Leberhilus aufgesucht und die zugehörigen Gallenwege, die Arterie und der Pfortaderast durchtrennt. Dadurch demarkiert sich das zu resezierende Parenchym. Die anderen Leberabschnitte bleiben weiterhin perfundiert. Danach werden die drainierenden Lebervenen ligiert. Das Parenchym wird nun sukzessiv durchtrennt und alle größeren Gefäße gezielt unterbunden.

Intrahepatische Resektion. Beim intrahepatischen Vorgehen wird nach einem Pringle-Manöver das Parenchym primär durchtrennt und dabei alle größeren Gefäße einzeln ligiert und durchtrennt. Das Parenchym kann dabei optimal mit dem Ultraschall- (Cavitron Ultrasonic Surgical Aspirator – CUSA) oder Wasserstrahldissektor durchtrennt werden, ohne die Gefäßstrukturen zu verletzen. Eine blutarme Operation ist damit möglich, auch wenn sie mehr Zeit für die Dissektion erfordert.

Hepatotomie. Da sich Pfortader, Gallengang und Arterie innerhalb des Leberparenchyms mit der Glisson-Kapsel umgeben, wurde vorgeschlagen, die Strukturen in der Leber aufzusuchen und dort zu unterbinden. Dazu wird über eine ventrale und dorsale Hepatotomie die Glisson-Kapsel umfahren und die Strukturen mit einem Klammernahtgerät gemeinsam ligiert.

Laparoskopische Resektion. Die laparoskopische Leberresektion bleibt zunächst einigen wenigen Spezialisten vorbehalten, die mit allen konventionellen und laparoskopischen Techniken bestens vertraut sind.

Intraoperative Komplikation. Die häufigste Komplikation ist sicherlich die Blutung. Bei unbeabsichtigter Eröffnung der großen Lebervenen droht zudem eine Gasembolie.

Postoperative Komplikationen. Postoperative Gefahren drohen von einer Nachblutung, Gallefistel oder Ischämie des verbliebenen Leberrestes mit konsekutivem Leberversagen. Bei einer Nachblutung oder einer massiven Gallefistel ist die unverzügliche Revision angezeigt. Um Gallelecks zu vermeiden, wird von einigen Autoren empfohlen, am Ende der Operation das Gallengangssystem mit Kochsalz zu füllen, um ein Galleleck bereits intraoperativ zu finden. Dazu kann der Zystikusstumpf nach der Cholezystektomie lang belassen bleiben. Nach einer Hemihepatektomie rechts kann der linke Leberlappen luxieren und die Gefäße abknicken, so daß eine Fixation des Lig. falciforme sinnvoll erscheint.

Nachbehandlung. Der Kostaufbau kann bereits mit Tee am ersten postoperativen Tag beginnen und dann zügig fortgesetzt werden, wenn der Patient Hunger verspürt und keine wesentlichen Manipulationen am Darm vorgenommen wurde. Eine Magensonde ist nicht erforderlich. Nach einer unkomplizierten Resektion ist keine Drainage erforderlich. Sollte dennoch eine Drainage erforderlich werden, dann wird sie regelmäßig auf eine Nachblutung oder Gallefistel überprüft. Die Transaminasen, das Bilirubin und die Gerinnungswerte werden zunächst täglich kontrolliert, um eine Störung der Leberfunktion oder Galleableitung frühzeitig zu erkennen. Sonographisch wird die Durchblutung der Restleber kontrolliert und größere Biliome ausgeschlossen.

Leberregeneration. Nach einer Leberresektion regeneriert sich die Leber rasch, so daß die Funktion bereits nach 8–12 Wochen wieder hergestellt ist. Nach sechs Monaten hat die Leber meistens wieder ihre ursprüngliche Größe erreicht, indem die verbliebenen Segmente ihr Volumen durch Hyperplasie und Hypertrophie vergrößert haben.

Zirrhose. Leberresektionen bei Patienten mit einer Leberzirrhose sind besonders schwierig. Zunächst muß damit gerechnet werden, daß sich durch die Narbenbildung, Fibrose und Regeneratknoten die normale Anatomie verschoben hat. Zusätzlich wird das Gewebe durch die portale Hypertension sehr viel fragiler. Selbst die Mobilisation der Leber wird durch ausgedehnte Verwachsungen und kräftige atypische Gefäße erschwert.

Resektion bei Zirrhose. Selbst kleinere Leberresektionen können sich auf die verbleibende Leberfunktion deletär auswirken und zum Leberversagen führen, weil die funktionelle Reserve der Leber nicht exakt vorhersehbar ist. Postoperative

Klassifikation der Schweregrade einer Leberzirrhose nach Child-Pugh

	1 Pkt.	2 Pkt.	3 Pkt.
Quick [%]	>70	40–70	<40
Albumin [g/dl]	>3,5	2,8–3,5	<2,8
Bilirubin [mg/dl]	<2,0	2,0–3,0	>3,0
Aszites	nein	mäßig	ausgeprägt
Enzephalopathie	nein	Grad 1–2	Grad 3–4

Child A = 5–6 Pkt., Child B 7–9 Pkt., Child C >10 Pkt.

Komplikationen wie Infektionen oder Nachblutungen können ein frühes Leberversagen triggern. Die Indikation zur Leberresektion wird deshalb auf kleine Tumoren mit weniger als 5 cm im Durchmesser und weniger als drei Tumorknoten beschränkt. Im Stadium Child-C verbietet sich jede Resektion. Im Stadium Child-B wird sie sehr selten gestellt.

10.2.3 Leberabszesse

Primäre Abszesse der Leber sind selten. Sekundäre Abszesse treten durch hämatogene oder chologene Besiedlung auf und können deshalb fast jedes Keimspektrum aufweisen.

Amöbenabszeß. In unseren Regionen sind Amöbenabszesse durch Besiedlung mit Entamoeba histolytica selten. Die Parasiten lysieren das Lebergewebe, so daß sich sterile Kolliquationsnekrosen bilden. Spontane Heilungen sind durch diesen Zerstörungsprozeß möglich. Die Prognose ist bei einem Amöbenabszeß unter einer adäquaten Therapie günstig. Unbehandelt sterben bis zu 10 %.

Klinik. Die meisten Patienten zeigen bei einem akuten Verlauf eines Leberabszesses alle Symptome eines schweren Infektes mit hohem Fieber und Schüttelfrost. Der abdominelle Befund kann wie ein akutes Abdomen imponieren oder auch relativ unspezifisch sein. Bei einem eher chronischen Verlauf sind die Symptome insgesamt unspezifisch. Meistens

Leberabszeß

Klassifikation:	–
Diagnostik:	o/ CT, Mikrobiologie
OP-Indikation:	Fast nie
Aufklärung:	Gallefistel, Nachblutung
Vorbehandlung:	Amöbenabszeß: Metronidazol (1,5 g/Tag). Pyogener Abszeß: Tazobac®, dann nach Antibiogramm. Möglichst die Ursache finden!
OP-Vorbereitung:	–
Lagerung:	Rücken, kein ZVK, PDK
Zugang:	Laparoskopisch/ Quere Oberbauchlaparotomie
Operation:	Selten Drainage, Resektion
Komplikationen:	Gallefistel, Nachblutung
Postop. Therapie:	Antibiose fortsetzen
Kostaufbau:	Nach Laparoskopie normale Kost am Folgetag. Nach Laparotomie: 1. postop. Tag Tee/Suppe, 2. postop. Tag leichte Kost
Entlassung:	Ab 5. postop. Tag
Patienteninfo:	Allgemein
Nachbehandlung:	–

klagen die Patienten über subfebrile Temperaturen, Appetitlosigkeit und Gewichtsverlust.

Diagnostik. Die Abdomenübersicht im Stehen ist nur in seltenen Fällen hinweisend, indem sich Pleuraergüsse, ein Zwerchfellhochstand oder intrahepatische Flüssigkeitsspiegel zeigen. Die Domäne liegt hier in der Sonographie und dem CT, weil beide auch interventionell zur Punktion oder Drainage therapeutisch genutzt werden können. Der Verdacht auf eine Amöbenerkrankung sollte serologisch überprüft werden.

Operationsindikation. Eine Operationsindikation besteht nur dann, wenn die Abszesse durch interventionelle Verfahren nicht behandelt werden können.

Therapieoptionen. Bei einer Amöbenerkrankung wird Metronidazol appliziert. Alle Abszesse werden primär antibiotisch behandelt, wobei größere Abszesse punktiert bzw. drainiert werden.

Operation. Die einfache Abszeßausräumung und Drainage steht hier im Vordergrund. In ausgewählten Fällen kann die Resektion eines umschriebenen Bereiches notwendig werden.

10.2.4 Leberverletzungen

Traumatische Verletzungen der Leber sind selten, werden meistens durch direkte Gewalteinwirkung hervorgerufen und sind wegen der Möglichkeit einer massiven Blutung gefährlich.

Diagnostik. Häufig finden sich Zerberstungen unterschiedlichen Ausmaßes, die in der Sonographie oder im CT gut beurteilbar sind.

Operationsindikation. Während früher jede Leberverletzung mit dem Nachweis von freier Flüssigkeit als Operationsindikation angesehen wurde, wird heute ein differenzierteres Vorgehen favorisiert. Ausgangspunkt der neuen Überlegungen war der intraoperative Nachweis, daß die meisten Verletzungen mit einem geringen Verletzungsausmaß bereits spontan aufgehört haben zu bluten. Es erscheint deshalb gerechtfertigt, bei Patienten mit stabilen Herz-Kreislaufverhältnissen abzuwarten, wenn mit den bildgebenden Verfahren ausgeschlossen wurde, daß weniger als 50 % des Gewebes durchtrennt ist und keine Anzeichen einer aktiven

Blutung mehr bestehen. Solche Patienten werden intensiv überwacht. Der Hämatokrit und die Kreislaufverhältnisse sollten stabil bleiben, ohne mehr als zwei Erythrozytenkonzentrate zu applizieren. Sollte der Patient darunter stabil bleiben und weder einen Hinweis auf eine aktive Blutung noch eine Verletzung anderer viszeraler Organe bestehen, dann ist ein weiteres konservatives Vorgehen gerechtfertigt. Die klinische Gesamtsituation ist primär entscheidend und nicht die bildgebenden Verfahren. Das konservative Vorgehen ist sofort preiszugeben, wenn der Patient über plötzliche Schmerzen klagt, ein plötzlicher Druckabfall auftritt, eine massive Hämobilie mit Bluterbrechen oder Zeichen der Infektion vorliegen.

Instabiler Patient. Bei jedem instabilen Patienten oder den klinischen Zeichen einer Peritonitis, hervorgerufen durch eine Begleitverletzung, ist eine sofortige intraoperative Kontrolle angezeigt – egal, was die bildgebende Diagnostik aussagt.

Operation. Das chirurgische Vorgehen richtet sich nach dem gesamten Krankheitsbild. Auch wenn eine Mittellinienlaparotomie beliebig erweitert werden kann und somit eine gute Exposition der Viscera gestattet, kann die Versorgung von Lazerationen des Segmentes VIII oder der V. cava schwierig werden. In diesen Fällen wird sie durch einen rechtsseitigen Oberbauchquerschnitt ergänzt.

Gefäßokklusion. Nach Eröffnen der Bauchhöhle und rascher Orientierung ist die manuelle Kompression der Leber sehr hilfreich. Ein Pringle-Manöver verbessert häufig die Übersichtlichkeit. Tritt trotz Pringle-Manöver eine massive venöse Blutung auf, dann sind die Lebervenen verletzt und es blutet retrograd aus der V. cava. Bei großer Erfahrung in der Leberchirurgie können aber auch diese Verletzungen nach kurzzeitiger vollständiger Gefäßokklusion der Leber versorgt werden.

Blutstillung. Geringe Blutungen werden mit Fibrinkleber oder Durchstichligaturen versorgt. Sehr tief durchgreifende Nähte in das Parenchym werden heutzutage nicht mehr empfohlen, weil damit keine sichere Versorgung tiefer Parenchymverletzungen möglich ist und häufig Biliome, Hämatome und Fisteln entstehen, die später schwierig zu versorgen sind. Bei ausgedehnten Leberverletzungen sollte der Operateur mit den Techniken der Leberchirurgie gut vertraut sein. Ansonsten ist nach einer Erstversorgung mit temporärer Blutstillung eine Verlegung des Patienten anzuraten.

Packing. Bei instabilen Patienten und ausgedehnten Lazerationen der Leber, deren Zustand häufig durch eine Hypothermie und Koagulopathie noch kompliziert werden, bleibt häufig nur ein Packing der Leber zur temporären Blutstillung und eventuellen Verlegung in eine Spezialklinik. Beim Packing ist darauf zu achten, daß die Leber ausreichend mobilisiert wurde und der Druck von dorsal, subhepatisch und subdiaphragmal ausgeübt wird ohne den Cavafluß zu stark zu kompromittieren. Bereits intraoperativ kann kontrolliert werden, ob das Packing effektiv ist. Nach zwei bis drei Tagen kann das Packing vorsichtig entfernt werden. Meistens haben die Blutungen aufgehört. Eine weitere Manipulation an der verletzten Leber ist dann nicht erforderlich. Tritt nach Entfernung des Packings erneut eine Blutung auf, sollte der jetzt optimal vorbereitete Patient vorsichtig exploriert werden. Eine arterielle Blutung sollte unter einem Pringle-Mannöver sistieren. Sie kann gezielt aufgesucht und umstochen werden. Selten ist eine Ligatur der A. hepatica propria oder einer ihrer Äste erforderlich. Starke Blutungen aus dem Retroperitoneum, der V. cava inferior oder Lebervenen, sind schwierig zu versorgen und sollten dem biliären Chirurgen überlassen werden.

Komplikationen. Postoperativ treten Nekrosen unterschiedlichen Ausmaßes auf, die wie ein Abszeß imponieren können. Eine Hämobilie wird durch eine nicht versorgte arterielle Blutung verursacht, die ein Aneurysma bildet und später perforiert. Eine Angiographie sichert die Diagnose und ermöglicht die Therapie durch Embolisation.

10.3 Portale Hypertension

Bei einem Gesunden beträgt der normale Pfortaderdruck weniger als 10 mmHg. Wenn dieser Druck auf mehr als 18 mmHg ansteigt, liegt eine portale Hypertension vor. Dieser erhöhte Druck in der Pfortader wird hauptsächlich von einem erhöhten Widerstand im Stromgebiet hervorgerufen und nur sehr selten von einem erhöhten Blutfluß. Die Widerstandserhöhung bzw. der Block tritt prä-, intra- oder posthepatisch auf. Ein prähepatischer Block durch eine Pfortader- oder Milzvenenthrombose ist deutlich seltener als ein intrahepatischer Block durch eine Leberzirrhose, die bei weitem die häufigste Ursache ist. In unseren Regionen wird die intrahepatische Widerstandserhöhung nur selten durch eine Bilharziose oder Sarkoidose bedingt. Auch posthepatische Abflußstörungen der Lebervenen (Budd-Chiari-Syndrom) sind Raritäten.

Leberzirrhose. Bei Patienten mit einer Leberzirrhose und konsekutivem Pfortaderhochdruck erweitern sich die splanchnischen Blutgefäße, so daß hier ein erhöhtes Blutvolumen vorliegt. Zugleich vermindert sich das Blutvolumen im sonstigen Herz-Kreislaufsystem, so daß der Patient zur Hypotonie neigt. Als Gegenregulation werden vasokonstriktorische Hormone ausgeschüttet, die zu einer Konstriktion der Arterien in allen lebenswichtigen Organen führen. Dadurch wird die Nierenfunktion beeinträchtigt und es kann sich ein hepatorenales Syndrom ausbilden. Durch die verminderte Wasser- und Elektrolytausscheidung wird zusätzlich die Aszitesbildung gefördert.

Klinik. Die portale Hypertension führt an sich zu keiner spezifischen Symptomatik, sondern lediglich die Folgestörungen und die Begleiterkrankungen der Leberzirrhose. Im Vordergrund steht der Umgehungskreislauf über gastroösophageale Venen, Venen der Bauchwand, des Retroperitoneums und des Zwerchfells. Dieser Umgehungskreislauf führt zu lebensbedrohlichen Blutungen, wenn die stark gefüllten Kollateralvenen verletzt werden. Blutungen aus Ösophagus- oder Fundusvarizen manifestieren sich deshalb bei mehr als 25 % aller Patienten innerhalb eines Jahres, nachdem die Diagnose einer Leberzirrhose gestellt wurde. Die überwiegende Mehrheit dieser Patienten verstirbt innerhalb eines Jahres nach solchen Blutungen. Bei einigen Patienten bildet sich außerdem ein sogenanntes Hypersplenismus-Syndrom: durch die Splenomegalie entwickelt sich eine Leukopenie und Thrombozytopenie.

Enzephalopathie. Aufgrund des Umgehungskreislaufes wird das Blut aus der Pfortader nicht mehr durch die Leber entgiftet, so daß sich eine Enzephalopathie bei einem Viertel der Patienten manifestiert.

Diagnostik. Während die Laboruntersuchungen helfen, die Funktionseinschränkung der Leber abzuschätzen, stehen die bildgebenden Verfahren zur Beurteilung des Leberparenchyms, der Gefäße und der Durchblutungssituation ganz im Vordergrund. Dadurch ist eine Zuordnung zum prä-, intra- oder posthepatischen Block möglich. Angiographische Untersuchungen sind in der Regel nur vor einem gefäßchirurgischen Eingriff erforderlich. Die Endoskopie des oberen Gastrointestinaltraktes erlaubt, das Ausmaß des Umgehungskreislaufes abzuschätzen und ist unabkömmlich in der Behandlung von Varizen.

Therapieoptionen. Es gibt keine kurative chirurgische Behandlung der portalen Hypertension. Die konservativen Behandlungsmöglichkeiten wie Sklerosierung von Varizen oder Implantation intrahepatischer Stents stehen deshalb mit der medikamentösen Behandlung ganz im Vordergrund.

Medikamentöse Behandlung. Es gilt als gesichert, daß β-Blocker die Langzeitprognose verbessern und Blutungen aus Varizen verhüten. Bei akuten Varizenblutungen ist die i.v.-Gabe von Terlipressin indiziert. Durch die Vasokonstriktion der splanchnischen Gefäße vermindert sich das dortige Blutvolumen, der Pfortaderdruck reduziert sich und die Ösophagusvarizenblutung sistiert.

Endoskopische Sklerosierung. Blutende Ösophagusvarizen werden heute nicht primär mit einer Sperroperation versorgt, sondern durch eine endoskopische Sklerosierung bzw. Gummibandligaturen. Mit dieser Methode wird eine Blutung sehr effektiv behandelt. Gelingt die endoskopische Blutstillung nicht in der ersten Sitzung ist manchmal eine vorübergehende Ballontamponade mit der Sengstaken- oder Linton-Sonde erforderlich, um die Blutung in einer späteren Sitzung zu stillen. Die Linton-Nachlas-Sonde wird wegen des großen Ballons im Magen bei Fundusvarizen eingesetzt. Für beide Sonden gilt, daß nach 12–24 Stunden die Kompression aufgehoben werden sollte, um Druckschäden zu verhüten.

Sengstaken-Sonde. Sie ist bei Ösophagusvarizen- oder Fundusvarizenblutungen indiziert. Die Sonde wird ca. 50 cm tief eingeführt, der Magenballon mit der vorher bestimmten Luftmenge gefüllt und anschließend der Füllkanal mit einer Klemme verschlossen. Die Sonde wird so lange zurückgezogen, bis der Magenballon an der Kardia liegt und ein leichter federnder Widerstand spürbar ist. Der Ösophagusballon wird mit ungefähr 200 ml auf 30–40 mmHg (40–54 cm H_2O) aufgeblasen. Der Druck ist wiederholt zu prüfen. Danach wird mit dem Absaug-/Spülvorgang begonnen. Sobald die Blutung gestillt ist, spätestens jedoch nach 12 Stunden wird der Ösophagusballon entblockt, um Druckschäden an der Schleimhaut zu vermeiden.

Eigenes Vorgehen. Bei bekannten Ösophagusvarizen und Verdacht auf eine Blutung erhält der Patient vor der Endoskopie 2 mg Terlipressin i.v.. Bei der Endoskopie wird die Diagnose bestätigt und die Blutung im Ösophagus sklerosiert. Bei Fundusvarizen wird Fibrin oder Histoacryl appliziert. Sollte die Blutung endoskopisch nicht zu stillen sein, wird eine Sengstaken- oder Linton-Sonde eingelegt. Alle sechs Stunden wird 1 mg Terlipressin i.-v. appliziert. Nach 24 Stunden wird bei Blutungsverdacht erneut endoskopiert. Die Terlipressin-Gabe wird auf maximal drei Tage beschränkt. Die begleitende Koagulopathie wird behoben bis zu einem Quick von mindestens 50 %.

TIPSS. Als alternatives Verfahren zu den Shunt-Operationen wird heute ein Verfahren favorisiert, bei dem über einen perkutanen transjugularen Zugang eine intrahepatische Endoprothese zwischen der Pfortader und der V. cava angelegt wird. Die Durchgängigkeitsrate des transjugulären intrahepatischen porto-systemischen Stent-Shunt (TIPSS) liegt nach zwei Jahren bei 60–80 %. Diese Methode ist kostenintensiv und aufgrund anatomischer Probleme nicht immer durchführbar. Die Implantation hat sich aber besonders bei denjenigen Patienten bewährt, die auf eine Lebertransplantation warten.

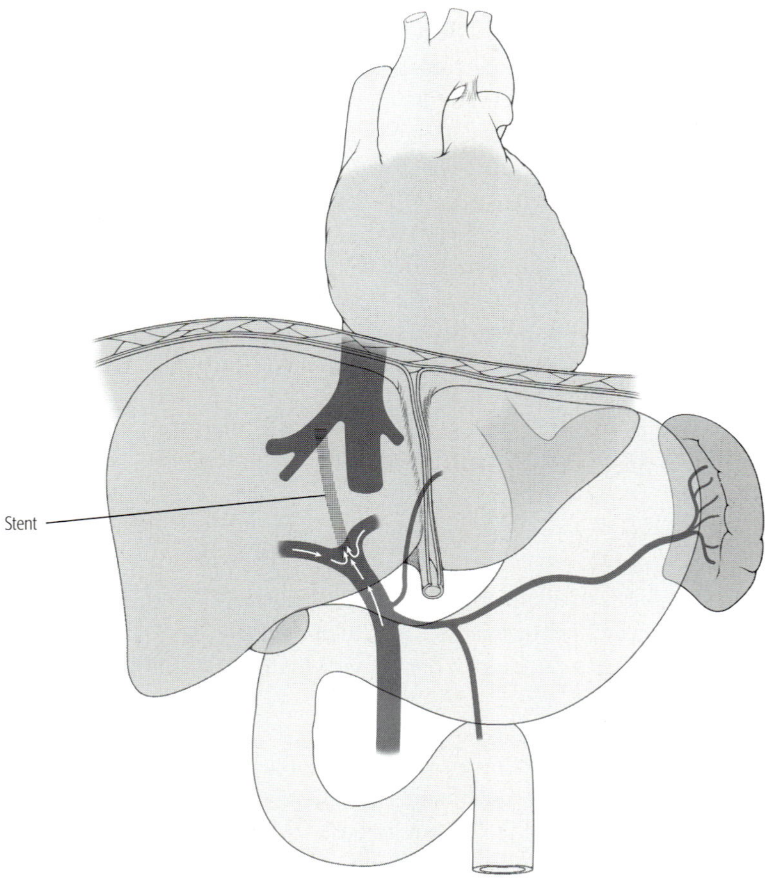

TIPSS – transjugulärer intrahepatischer porto-systemischer Stent-Shunt

Operationsindikation. Zur Vermeidung von Blutungskomplikationen werden porto-systemische Shunt-Operationen oder Sperroperationen eingesetzt. Bei einer Sperroperation werden die blutungsgefährdeten Varizen am ösophagogastralen Übergang von der Blutzufuhr abgetrennt und damit die Blutungsgefahr gemindert. Bei den Shunt-Operationen wird die gestaute portale Strombahn vollständig oder partiell in das Niederdrucksystem der V. cava umgeleitet.

Operationen. Bei den kompletten porto-systemischen Shunt-Operationen wird das gesamte Pfortaderblut in die V. cava umgeleitet. Diese effektive Drucksenkung ist technisch einfach, geht aber mit einer hohen Rate an Enzephalopathien einher. Deshalb wird unter elektiven Bedingungen eine inkomplette Shunt-Operation bevorzugt. Hier zählen der proximale splenorenale Shunt (Linton-Shunt), der distale splenorenale Shunt (Warren-Shunt) oder seltener ein mesenterico-cavaler H-Shunt. Bei den inkompletten Shunts kommt es zwar nur zu einer geringen Drucksenkung und einer höheren Thromboserate, aber die Enzephalopathierate ist deutlich geringer.

Notfalloperationen. Heute ist nur noch extrem selten eine Shunt-Operation unter Notfallbedingungen erforderlich, da die konservativen Therapiemöglichkeiten ganz im Vordergrund stehen. Sollte bei unbeherrschbarer Blutung dennoch eine Operation notwendig werden, ist mit einer sehr hohen Letalität zu rechnen.

10.4 Erkrankungen der Gallenwege

10.4.1 Cholelithiasis

Die Cholezystolithiasis ist ein häufiger Befund, der mit dem Alter der Patienten zunimmt. Bei den über 70jährigen sind vermutlich mehr als die Hälfte Steinträger. Allerdings verursachen die meisten Steine keine Symptome und bedürfen deshalb auch keiner Therapie.

Gallensteinarten. Es gibt drei Arten von Gallensteinen: Cholesterinsteine (75 %), schwarze Pigmentsteine (20 %) und braune Pigmentsteine (5 %). Cholesterinsteine bestehen zu über 80 % aus Cholesterin und die schwarzen Pigmentsteine aus polymerisiertem Bilirubin. Die Cholesterin- und schwarzen Pigmentsteine entstehen, wenn sich die Zusammensetzung der Galle in einem physikalisch-chemischen Ungleichgewicht befindet. Relative Ungleichgewichte der Gallensäuren,

Cholesterin und Lezithin wirken lithogen, weil Cholesterin oder Bilirubin dann nicht mehr so gut löslich sind. Braune Steine entstehen dagegen bei einer chronischen anaeroben Infektion der Gallengänge, indem bakterielle β-Glucuronidasen ein Ungleichgewicht zwischen unkonjugiertem Bilirubin, Gallen- und Fettsäuren hervorrufen. Braune Steine sind damit immer indirekte Zeichen einer chronischen Entzündung der Gallenwege. Die Steinbildungen werden zusätzlich durch eine Stase in den Gallenwegen bzw. einer Motilitätsstörung der Gallenblase begünstigt, denn ohne Stase würden bereits die kleinen Präzipitate immer rasch aus der Gallenblase entfernt, bevor sie zu großen Steinen wachsen.

Zusammensetzung der Galle

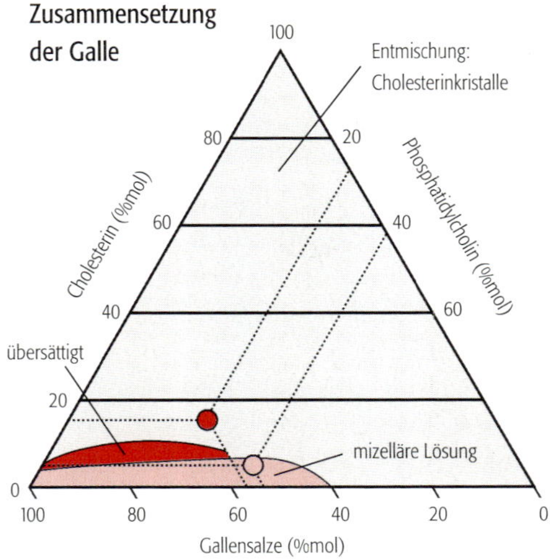

Prädisposition. Viele Steinträger weisen gemeinsame Charakteristika auf, so daß einige Faktoren zur Steinbildung zu prädisponieren scheinen: zunehmendes Alter, weibliches Geschlecht, Schwangerschaft, Adipositas, Familienanamnese, parenterale Ernährung, Diabetes mellitus, Entzündungen im Gallengangssystem und Störungen im entero-hepatischen Kreislauf nach Ileumresektion.

Klinik. Die meisten Menschen sind asymptomatische Steinträger. Werden sie symptomatisch, so drückt sich dieses in einem postprandialen Druckgefühl, typischen Koliken oder einem schweren entzündlichen Schub aus. Obgleich es keine Symptome gibt, die absolut sicher nur durch das Steinleiden hervorgerufen werden, sind typische Symptome hinweisend auf ein Steinleiden. Dazu gehören Schmerzen im rechten Oberbauch oder Epigastrium mit oder ohne Ausstrahlung sowie kontinuierliche oder länger dauernden Schmerzen von mehr als einer Stunde. Die Schmerzen gehen häufig mit Übelkeit einher und treten immer wieder unter denselben Umständen auf. Die Symptome hängen dabei nicht nur von der direkten Affektion der Gallenblase durch das Steinleiden ab (Hydrops, Cholezystitis, Empyem), sondern auch von potentiellen Komplikationen wie Pankreatitis, Cholangitis, Perforation oder Gallensteinileus.

Postcholezystektomie-Syndrom. Nicht alle Symptome der Steinträger werden auch durch das Steinleiden verursacht, so daß die Patienten nach einer Cholezystektomie nicht immer beschwerdefrei werden. Die Restsymptome nach einer Cholezystektomie werden unter der Diagnose „Postcholezystektomie-Syndrom" subsumiert. Sie sind selbst nach intensiver Diagnostik nicht immer bestimmten Erkrankungen zuzuordnen und vielfach ist die Behandlung frustran.

Diagnostik. Die primäre Diagnostik obliegt der Sonographie, die bei fast allen Steinleiden zu einer akkuraten Diagnose führt. Lediglich bei einem akuten Abdomen ist eine weitergehende bildgebende Diagnostik hilfreich. Bei entzündlichen Prozessen wird die Diagnose durch Laboruntersuchungen unterstützt.

Cholezystolithiasis

Klassifikation:	–
Diagnostik:	o/Sono f/AP, GGT, Bili, Gastroskopie (bei nicht eindeutigen Beschwerden), ERCP bei Gallengangserweiterung
OP-Indikation:	Bei Beschwerden, bei akuter Cholezystitis innerhalb von 24 Std, Gallenblasenempyem sofort.
Aufklärung:	Gallefistel, Nachblutung
Vorbehandlung:	Akute Cholezystitis: Infusionen, 3 × 1,5 g Unacid i.-v., Antibiotikum wird bis zum 3. postop. Tag gegeben
OP-Vorbereitung:	–
Lagerung:	Rücken, kein ZVK, kein PDK
Zugang:	Laparoskopisch
Operation:	Laparoskopische Cholezystektomie
Komplikationen:	Gallefistel, Nachblutung
Postop. Therapie:	–
Kostaufbau:	Am Operationstag Tee, am 1. postop. Tag leichte Kost
Entlassung:	2. Tag
Patienteninfo:	Allgemein
Nachbehandlung:	–

Therapieoptionen. Bei einem Gallenblasensteinleiden gibt es nur für ausgewählte Patienten eine sinnvolle Alternative zur Cholezystektomie. Dafür käme die Stoßwellenlithotripsie oder medikamentöse Gallensteinauflösung mit Ursodesoxycholsäure oder Methyl-Butyl-Ether in Betracht, die jedoch unsicher im Effekt und zum Teil langwierig sind.

Steinauflösung. Die Steinauflösung mit Ursodesoxycholsäure führt bei kleinen reinen Cholesterinsteinen (<5 mm), funktionierender Gallenblase und nicht übergewichtigen Patienten zu sehr guten Erfolgen, wobei die Steine nach Absetzen der Medikamente mit einer Rate von ca. 10 % pro Jahr innerhalb der nächsten 5 Jahre rezidivieren. In der Regel werden 8–12 mg/kg Körpergewicht Ursodesoxylcholsäure am Tag appliziert, um die Löslichkeit der Galle für das Cholesterin zu verbessern. Nach einigen Monaten gelingt so eine Steinauflösung. Eine andere Methode zur rascheren Steinauflösung ist die direkte Instillation von durchschnittlich einem Liter Methyl-Butyl-Ether in die Gallenblase und den Gallenwegen. Diese Behandlung wird mehrfach wiederholt und ist bei einigen Patienten sehr effektiv.

Extrakorporale Lithotripsie. Kurzzeitig wurde von einigen Zentren auch die Zertrümmerung von kleinen solitären Steinen (2 cm) befürwortet, wobei meistens eine zusätzliche Gabe von Gallensäuren empfohlen wird. Geeignete Patienten sollten eine funktionstüchtige Gallenblase haben und keine weitere Lebererkrankung oder Folgestörung durch das Steinleiden.

ERCP. Die endoskopische retrograde Cholangio-Pankreatikographie (ERCP) ist die Methode der Wahl, wenn der Verdacht auf eine Choledocholithiasis besteht. Bei diesem Eingriff können die Steine direkt extrahiert werden. Häufig wird eine Papillotomie vorgenommen, um den Galleabfluß zu erleichtern. Bei einer ungeklärten Stenose kann auch ein temporärer Stent eingelegt werden. Das wichtigste Risiko der ERCP ist ohne Zweifel die Pankreatitis. Daneben sind aber auch Blutungen aus der Papillotomie und freie oder gedeckte Perforationen bekannt. Nach einer ERCP sollte deshalb zunächst einige Tage abgewartet werden, ob sich eine Komplikation entwickelt, bevor eine elektive laparoskopische Cholezystektomie vorgenommen wird.

Operationsindikation. Aus den klinischen Verläufen ist bekannt, daß asymptomatische Steinträger in der Regel erst symptomatisch werden, bevor sie eine Komplikation erleiden. Deshalb werden asymptomatische Steinträger nicht nach der Diagnosestellung operiert. Da eine symptomatische Cholezystolithiasis selbst nach erfolgreicher konservativer Therapie sehr häufig rezidiviert, ist sie eine eindeutige Indikation zur Cholezystektomie. Lediglich Patienten mit hohem Operationsrisiko sollte eine konservative Therapie angeboten werden.

Prophylaktische Cholezystektomie. Die prophylaktische Cholezystektomie bei asymptomatischen Steinträgern zur Vermeidung von Steinkomplikationen oder eines Gallenblasenkarzinoms ist gegenwärtig nicht fundiert. Bisher sind keine verläßlichen Daten präsent, die definitiv nachweisen, daß ein langes Steinleiden zu einem Gallenblasenkarzinom führt. Hier liegt wahrscheinlich eher eine Koinzidenz vor.

Simultane Cholezystektomie. Es ist umstritten, ob bei einer geplanten Hemikolektomie rechts und gleichzeitiger asymptomatischer Cholezystolithiasis die Gallenblase simultan entfernt werden sollte. Es gibt Befürworter, die auf die relativ hohe Rate (20 %) von biliären Eingriffen innerhalb der nächsten fünf Jahre hinweisen, wenn die simultane Cholezystektomie nicht vorgenommen wird. Bei einer symptomatischen Cholezystolithiasis besteht sicher eine klare Operationsindikation. Bei asymptomatischen Patienten lohnt es sich, die Gallenblase intraoperativ sehr sorgfältig zu betrachten und sie bei einem Zystikusstein oder chronisch-entzündlichen Veränderungen zu entfernen. Bei gefäßchirurgischen Eingriffen an der Aorta wird in dieser Situation aber von einer Cholezystektomie abgeraten.

Akute Cholezystitis. Eine akute Cholezystitis wird durch einen Verschluß des Ductus cysticus hervorgerufen mit konsekutiver Hyperämie, Ödem und bakterieller Besiedlung. Lediglich bei ungefähr 5 % ist kein Stein nachweisbar, der den Ductus cysticus verschließt (akalkulöse Cholezystitis). Die Patienten klagen über starke rechtsseitige Oberbauchschmerzen, die sich bis zum klinischen Bild eines akuten Abdomens verstärken können. Es sollte beachtet werden, daß sich die Beschwerden auch bessern, wenn die entzündete Gallenblase gangränös wird. Die Entzündung ist in der Sonographie eindeutig und gut diagnostizierbar, so daß nur selten eine weitere Diagnostik erforderlich ist.

Operationszeitpunkt. Bei der akuten Cholezystitis wird darüber diskutiert, welches der optimale Zeitpunkt zur Operation ist: direkt als Notfall, nach mehrtägiger antibiotischer Therapie oder später im entzündungsfreien Intervall. Die Ergebnisse sind bei allen drei Regimen gleich gut. Wird nach vier Wochen im entzündungsfreien Intervall operiert, dann erhöhen sich die Kosten für den weiteren stationären Aufenthalt. Außerdem kann wegen einer Gangrän oder Perforation dennoch eine Notoperation unter deutlich schlechteren Bedingungen erforderlich werden. Für eine rasche Operation innerhalb von drei Tagen nach dem Einsetzen des Schmerzes spricht, daß sich die lokale Entzündungsreaktion häufig noch nicht in die Umgebung ausgebreitet hat. Zugleich verhindert die frühe Resektion potentielle Komplikationen wie die Gangrän (3–30 %) oder die seltenere Perforation (2 %), die mit einer besonders hohen Letalität (10–25 %) einhergeht. Ungünstiger werden die operativen Bedingungen, wenn erst nach einer Woche operiert wird, denn dann bestehen ein Ödem und eine Hyperämie im gesamten Operationsgebiet. Im eigenen Vorgehen wird immer eine sofortige antibiotische und analgetische Therapie eingeleitet und möglichst sofort oder am darauffolgenden Tag operiert.

Postoperative Cholezystitis. Bei einigen Patienten tritt postoperativ eine Cholezystitis auf, die nicht immer an ein Steinleiden gebunden ist (akalkulöse Cholezystitis). Prädisponierende Faktoren scheinen eine arterielle Hypotension, Hypoxämie, Dehydratation, Anämie und länger andauernde parenterale Ernährung zu sein. Deshalb sind Entzündungen der Gallenblase bei Intensivpatienten nicht ungewöhnlich, die zugleich kardial und respiratorisch insuffizient sind.

Synchrone Choledocholithiasis. Liegen gleichzeitig Steine in der Gallenblase und dem Gallengang vor, so werden beide Lokalisationen saniert. Dazu eignet sich neben der Cholezystektomie die simultane Choledochusrevision oder die präoperative ERCP. Unter elektiven Bedingungen wird die ERCP bevorzugt, weil die potentiellen Nebenwirkungen geringer sind. Die Cholezystektomie wird später vorgenommen. Wird bei einer konventionellen Notfalloperation eine Choledocholithiasis vermutet, wird intraoperativ der Gallengang geröntgt und bei einem positiven Befund der Choledochus revidiert. Bei einer laparoskopischen Operation hängt es sehr von der Erfahrung des Operateurs ab, ob er sich an eine laparoskopische Revision der Gallengänge wagt. Im Zweifelsfall sollte hier auf die postoperative ERCP zurückgegriffen werden.

Akute Cholangitis. Eine akute Cholangitis bei einer Obstruktion der Gallenwege ist eine lebensbedrohliche Krankheit. Sie äußert sich durch Fieber, Bauchschmerzen und einem Ikterus (Charcot-Trias). Die Wiederherstellung des Galleabflusses und antibiotische Behandlung sind die Fundamente der dringlichen Therapie.

Cholezystektomie bei Zirrhose. Bei einer fortgeschrittenen Zirrhose sollte eine Cholezystektomie nur erwogen werden, wenn eine lebensbedrohliche Komplikation nachweisbar ist. Die Morbidität und Mortalität ist bei diesen Patienten sehr hoch (50 %) und deutlich höher als bei einer portocavalen Shunt-Anlage. In diesen Situationen kann durchaus eine subtotale Cholezystektomie erwogen werden, bei der die Hinterwand der Gallenblase im Leberbett verbleibt und der Ductus cysticus von innen mit einer Naht verschlossen wird.

Operation. Die Cholezystektomie ist die Therapie der Wahl, um das Gallenblasensteinleiden zu beseitigen und weitere Steinbildungen zu verhindern. Die laparoskopische Cholezystektomie hat sich heute als Goldstandard durchgesetzt.

Laparoskopische Cholezystektomie. Es gibt zwei verschiedene Grundpositionen, um die Operation durchzuführen. Bei der französischen Stellung steht der Operateur perineal zwischen den gespreizten Beinen, während er bei der amerikanischen Stellung auf der linken Seite des Patienten steht. Die Trokarhülsen werden in Abhängigkeit vom Zugang plaziert. Bei allen wird periumbilikal die erste Hülse für die Kamera eingebracht. Durch eine Hülse an der rechten Flanke wird die Gallenblase gefaßt und nach kranial über die Leber hinweggezogen, so daß das Lig. hepatoduodenale leicht eingesehen wird. Nun werden zwei weitere Arbeitshülsen für den Operateur eingeführt. Persönlich wird das amerikanische Vorgehen bevorzugt, weil der Zugang zum Ligieren der Strukturen im Calot-Dreieck optimaler ist. Dazu werden die Hülsen subkostal rechts (5 mm) und im rechten Epigastrium (10 mm) eingebracht.

Calot-Dreieck. Das Calot-Dreieck wird besser einsehbar, wenn das Infundibulum nach lateral gezogen wird. Die Dissektion des Ductus cysticus sollte immer am Übergang zur Gallenblase beginnen. Es gelingt dann rasch den Ductus cysticus aufzufinden und mit einem Häkchen zu umfahren. Erst wenn die Anatomie zur Zufriedenheit des Operateurs geklärt und der Übergang von der Gallenblase zum

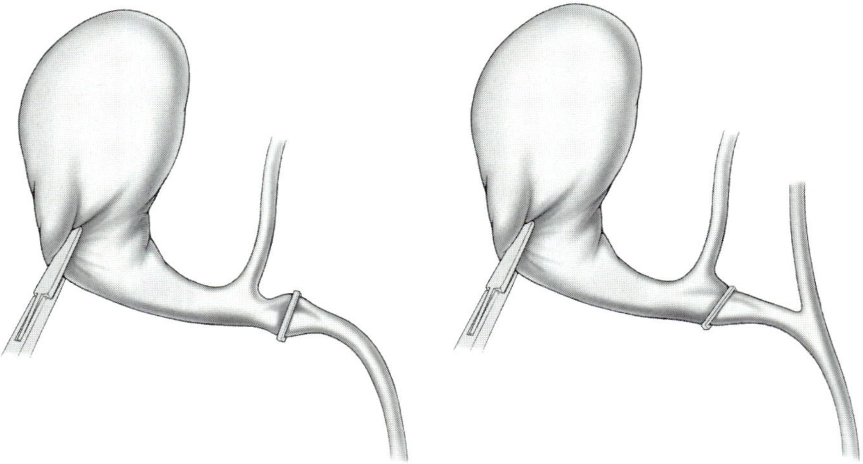

Mögliche Verletzungen des Ductus choledochus bei der Cholezystektomie

Ductus cysticus dargestellt ist, wird der Ductus cysticus ligiert und durchtrennt. Die meistens kranial liegende A. cystica wird ebenfalls nahe der Gallenblase lokalisiert und geclippt. Bei einer frühen Aufteilung der A. cystica sind die Arterien an der Gallenblasenwand so zart, daß sie manchmal mit Elektrokoagulation einfach durchtrennt werden. Danach wird die Gallenblase aus dem Leberbett herausgeschält. Wenn in der richtigen Schicht disseziert wurde, dann dürften Blutungen allenfalls am Rand auftreten. Hier können sie mit Elektrokoagulation gut versorgt werden.

Gallengangsverletzung. Direkt nach Einführung der laparoskopischen Methode wurde besonders häufig über Verletzungen des Gallenganges berichtet. Bei ungeklärten anatomischen Verhältnissen oder unübersichtlichen Situationen wurde der vermeintliche Ductus cysticus ligiert und durchtrennt. In einigen Fällen wurde er durch thermische Einflüsse geschädigt. Nach Überwindung der Lernphase wurden solche Verletzungen deutlich seltener. Eine Schädigung der Gallenwege sollte unbedingt vermieden werden, weil sie zu einer ausgeprägten Langzeitmorbidität führt, selbst wenn die Folgen der Schädigung durch eine direkte Naht des Gallenganges oder durch eine biliodigestive Anastomose zunächst gemildert werden. Bei jedem ungewöhnlichen postoperativen Verlauf mit Galleaustritt oder zunehmenden Ikterus sollte an eine Verletzung der Gallengänge gedacht und eine unverzügliche Diagnostik eingeleitet werden. Die Reparatur sollte möglichst von Chirurgen vorgenommen werden, die in der biliären Chirurgie besonders erfahren sind.

Konventionelle Cholezystektomie. Die konventionelle Operation unterscheidet sich nicht vom laparoskopischen Eingriff, außer daß mit anderen Instrumenten gearbeitet wird. Auch hierbei wird vorzugsweise das Calot-Dreieck präpariert sowie die entscheidenden Strukturen identifiziert und unterbunden. Manchmal ist die Gallenblase aufgrund einer chronischen Entzündung stark im Leberbett verschwielt, so daß sie ohne eine Verletzung des Leberparenchyms nicht vollständig entfernt werden kann. In diesen Fällen ist es ratsam, die Hinterwand im Leberbett zu belassen und die zurückbleibende Mukosa mit Elektrokoagulation zu verschorfen. Kann das Calot-Dreieck zu Beginn der Operation nicht leicht präpariert werden, dann ist es empfehlenswert, die Gallenblase zunächst aus dem Leberbett herauszulösen. Danach gelingt es meistens den Ductus cysticus und Ductus choledochus zu lokalisieren. Ist die anatomische Situation immer noch nicht geklärt, dann sollte unverzüglich eine Cholangiographie durch die Gallenblase vorgenommen werden.

Akute Cholezystitis. Bei einer akuten Cholezystitis ist die Gallenblase meistens prall gefüllt, ödematös und hyperämisch. Sie ist deshalb nicht gut zu greifen und die Manipulation ist manchmal schwierig. Häufig sind die entzündlichen Veränderungen aber auf die Gallenblase beschränkt und haben noch nicht auf das Calot-Dreieck übergegriffen, so daß es übersichtlich dargestellt und ohne Gefahr disseziert werden kann. Aufgrund der Gewebeverhältnisse ist mit vielen kleinen Blutungen zu rechnen, die keine optimale Sicht gewinnen lassen. In solchen Situationen ist ein erfahrener Chirurg gefragt, der durch sorgfältige Koagulation oder sonstige blutstillende Maßnahmen die Gallenblase in der richtigen Schicht entfernt.

Choledocholithiasis

Klassifikation:	–
Diagnostik:	o/ Sono, AP, GGT, Bili, ERCP f/ Gastroskopie (bei nicht eindeutigen Beschwerden)
OP-Indikation:	Bei erfolgloser ERCP
Aufklärung:	Nachblutung, Perforation, Papillotomie, Stent
Vorbehandlung:	Bei akuter Cholangitis: 3 x 1,5 g Unacid. Wenn Patient darauf nicht reagiert, dann 3 x 4,5 g Tazobac®. Antibiotikum bis zum 5. postop. Tag fortsetzen.
OP-Vorbereitung:	–
Lagerung:	Rücken, kein ZVK, PDK
Zugang:	Quere rechtsseitige Oberbauchlaparotomie
Operation:	Choledochusrevision mit Cholezystektomie, evtl. transduodenale Papillotomie, evtl. T-Drain
Komplikationen:	Gallefistel, Nachblutung
Postop. Therapie:	T-Drain am 10. postop. Tag Röntgen. Bei freiem Abfluß entfernen.
Kostaufbau:	Am Operationstag Tee, am 1. postop. Tag leichte Kost, wenn keine Eröffnung des Duodenums. Ansonsten 5 Tage parenteral.
Entlassung:	5.–10. Tag. Nach alleiniger Choledochusrevision kann der Patient am 5. Tag nach Hause. Wiederaufnahme am 10. Tag zum Röntgen (morgens) danach T-Drain ziehen und nach 2 Tagen nach Hause, wenn Sono unauffällig.
Patienteninfo:	Allgemein
Nachbehandlung:	Wenn gleichzeitig eine Cholezystolithiasis vorliegt, wird nach erfolgreicher ERCP die CCE nach 3 Monaten vorgenommen. Bei Beschwerden früher

Drainagen. Viele Chirurgen legen nach einer Cholezystektomie routinemäßig eine Drainage in das Forman Winslowii ein, um eine Blutung oder Gallefistel zu erkennen und das Sekret abzuleiten. In mehreren randomisierten Studien wurde hinreichend belegt, daß eine Drainage keine Vorteile bringt. Nach einer unkomplizierten Operation ist sie deshalb nicht indiziert, sondern lediglich bei einer Blutungsneigung oder sonstigen individuellen Risiken.

Blutungen. Wenn es aus dem Rand des Gallenblasenbettes blutet, kann die Blutung gut mit monopolarem Strom gestoppt werden. Blutungen aus der Tiefe des Gallenblasenbettes sollten aber keinesfalls unkritisch mit monopolarem Strom gestillt werden, weil die Gefahr besteht, daß die thermische Energie das Leberparenchym zerstört und dadurch die Blutung verstärkt. Vielfach reicht es aus, die Blutungsquelle zwischen den beiden Branchen eines bipolaren Koagulationsinstrumentes zu plazieren. Der Strom fließt dann von einer Elektrode durch das

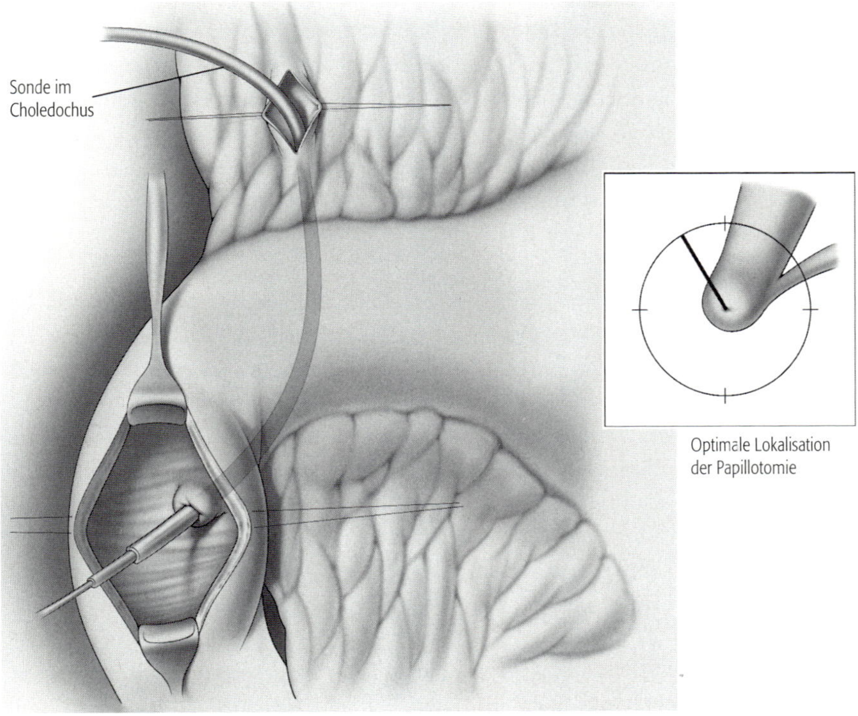

Transduodenale Papillotomie

Parenchym zur anderen Elektrode und koaguliert das durchströmte Gewebe. Manchmal ist der Argon-Beamer hilfreich, um eine diffuse Blutung aus dem Gallenblasenbett zu stillen. Ist dieser nicht verfügbar, dann kann die normale Elektrofulguration mit einer Kugelelektrode eingesetzt werden.

Intraoperative Cholangiographie. Vor der Ära der laparoskopischen Cholezystektomie wurde bei jeder Operation das Gallengangsystem röntgenologisch dargestellt, um eine Choledocholithiasis auszuschließen, ungeachtet eines konkreten klinischen Verdachtes. Obwohl es bereits damals kritische Stimmen über die Notwendigkeit der routinemäßigen Cholangiographie gab, verzichten erst heute die meisten Kliniken auf eine unselektierte Röntgenaufnahme. Nur Patienten, bei denen anamnestische, klinische, sonographische oder laborchemische Hinweise auf eine Choledocholithiasis vorliegen, werden präoperativ gezielt untersucht oder intraoperativ geröntgt. Die Cholangiographie ist eine sehr wertvolle Methode und bei allen unklaren anatomischen Verhältnissen zu empfehlen, bevor wichtige Strukturen durchtrennt werden. Bei der Röntgendarstellung sollte die Einmündungsstelle in das Duodenum und das gesamte intrahepatische Gallengangsystem abgebildet werden. Dadurch können einerseits ein guter Abfluß in das Duodenum dokumentiert und andererseits alle Gallengänge auf Stenosen oder Kontrastmittelaussparungen überprüft werden. Wenn ein rascher Abfluß des Kontrastmittels in das Duodenum nicht gesichert werden kann und ein präpapilläres Konkrement oder Sphinkterspasmus vermutet wird, dann darf der Effekt von intraoperativen Opioiden auf die Papille nicht vergessen werden.

Choledochusrevision. Wird bei der intraoperativen Cholangiographie der Verdacht auf ein intraduktales Konkrement bestätigt, dann wird der Choledochus vorsichtig disseziert und inzidiert, ohne dabei die Hinterwand zu verletzen. Über zwei Haltefäden wird der supraduodenale Choledochus bei der weiteren Manipulation offen gehalten. Die Konkremente werden mit einer Faßzange oder einem Fogarty-Katheter entfernt und danach das Gallengangsystem gespült. Abschließend wird eine T-Drainage eingelegt und durch eine erneute Cholangiographie sowohl die Steinfreiheit als auch die Dichtigkeit der Choledochotomie überprüft und dokumentiert. Bei einem weiten Gang und sehr leichtem Abfluß, insbesondere nach Papillotomie, wird auf eine T-Drainage verzichtet.

Transduodenale Papillotomie. In sehr seltenen Fällen wird bei einem inkrustierten präpapillären Konkrement oder ausgeprägter Papillenstenose die Indikation zur transduodenalen Papillotomie gestellt. Dazu wird die Papille über eine Sonde lokalisiert, die durch den Choledochus vorgeschoben wurde. Eine Duodenotomie wird direkt über der Papille angelegt. Die Papillotomie wird zwischen 10 und 12 Uhr vorgenommen, weil in diesem Bereich die Verletzung von Gefäßen und des Ductus pancreaticus weitgehend ausgeschlossen ist. Die Inzision der Papille erfaßt die Duodenalwand und den gesamten Sphinkterapparat, bis der Choledochus klafft. Die Inzisionslänge kann dabei bis zu 3 cm betragen. Die Papillotomie wird mit blutstillenden Nähten gesichert, wobei durch eine Sonde sichergestellt werden sollte, daß der Ductus pancreaticus nicht eingeengt wird, der normalerweise bei 5 Uhr gefunden wird.

Intraoperative Komplikationen. Zu den häufigsten intraoperativen Komplikationen gehört wahrscheinlich die unbeabsichtigte Eröffnung der Gallenblase. Solange lediglich Galle austritt, ist das unproblematisch, weil durch Spülen und Absaugen keine Folgeschäden zu erwarten sind. Anders ist die Situation, wenn Gallensteine verloren gehen, denn hieraus kann sich ein Abszeß entwickeln. Verlorene Gallensteine sollten deshalb möglichst geborgen werden. Wird ein kleiner Stein nicht gefunden, dann sollte dieser Sachverhalt im Operationsbericht dokumentiert werden. Intraoperative Blutungen treten unter elektiven Bedingungen relativ selten auf und werden fast immer laparoskopisch kontrolliert. Verletzungen der Gallenwege sind selten und müssen beim Ersteingriff repariert werden, wenn sie intraoperativ entdeckt werden.

Konversion. Wie bei allen anderen laparoskopischen Eingriffen ist die Konversion zum offenen Vorgehen niemals als eigenständige Komplikation anzusehen, sondern als Ausdruck dafür, daß der Operateur glaubt, den Eingriff nicht mit laparoskopischen Mitteln optimal durchführen zu können. Der Operateur sollte den Entschluß zur Konversion nicht erst nach einer intraoperativen Komplikation treffen, sondern bevor er sich in eine schwierige Situation manövriert. In Abhängigkeit vom Situs und der persönlichen Erfahrung ist eine frühzeitige Konversion besser als eine risikoreiche, zeitaufwendige und quälende Operation, die dann in einer Katastrophe endet.

Postoperative Komplikationen. Neben den seltenen Wundinfektionen und Nachblutungen treten auch Gallefisteln aus akzessorischen kleinen Gängen oder dem Ductus cysticus auf. Sie äußern sich bei liegender Drainage über galligen Abfluß oder durch ein sonographisch nachgewiesenes Biliom, in das interventionell ein Katheter eingelegt wird. Diese Fisteln sistieren meistens spontan, wenn der Abfluß über den Choledochus gewährleistet ist. Bessert sich die Situation nicht nach ein bis zwei Tagen, dann sollte bei Verdacht auf eine Abflußstörung eine ERCP veranlaßt werden. Meistens kann durch eine Stent-Einlage der Abfluß verbessert und die Leckage passiert werden.

Nachbehandlung. Eine Magensonde ist nicht erforderlich. Nach einer laparoskopischen Cholezystektomie kann der Patient spätestens am nächsten Morgen normal oral ernährt werden. Zu diesem Zeitpunkt ist der Patient voll mobilisiert, benötigt keine Infusionen mehr und die orale Schmerztherapie ist in der Regel ausreichend. Nach konventioneller Resektion verzögert sich die Rekonvaleszenz um ungefähr ein bis zwei Tage.

10.4.2 Gallenblasenkarzinom

Das Gallenblasenkarzinom ist selten und wird häufig zufällig nach einer Cholezystektomie oder in einem sehr fortgeschrittenen Zustand diagnostiziert.

Klinik. Die Beschwerden sind in einem frühen Tumorstadium unspezifisch und vielfach von einem gleichzeitigen Steinleiden bestimmt. Im fortgeschrittenen Stadium machen die Tumoren durch Schmerzen oder Druckgefühle im rechten Oberbauch oder einem beginnenden Ikterus auf sich aufmerksam. Manchmal ist bei schlanken Patienten auch eine Resistenz palpabel.

Diagnostik. Die Sonographie äußert bei diesen Tumoren bereits den Verdacht. Das gesamte Ausmaß der Tumorausdehnung wird dann durch weitere Bildgebung genauer spezifiziert.

Ausbreitung. Beim Gallenblasenkarzinom wird zunächst der Lymphknoten im Bereich des Ductus cysticus befallen, danach die Lymphknoten um den Choledochus. Sind Lymphknotenmetastasen in Richtung auf den Leberhilus nachweisbar, dann kann davon ausgegangen werden, daß der normale Lymphabfluß bereits durch Lymphknotenmetastasen blockiert ist.

TNM der Gallenblase

T1	Tumor infiltriert Schleimhaut (T1a) oder Muskulatur (T1b)
T2	Tumor infiltriert perimuskuläres Bindegewebe.
T3	Tumor infiltriert über Serosa, ein Organ und/oder Leber
T4	Tumor mit Ausbreitung in V. porta, A. hepatica oder mehr als 2 Organe
N0	Keine regionären Lymphknotenmetastasen
N1	Regionäre Lymphknotenmetastasen

Operationsindikation. Bei jedem Gallenblasenkarzinom besteht eine Indikation zur Überprüfung der Resektabilität, weil es keine andere kurative Therapie gibt. Beim nicht resektablen fortgeschrittenen Karzinom ist eine geeignete palliative Therapie einzuleiten.

Operation. Beim operablen Gallenblasenkarzinom wird die sogenannte radikale Cholezystektomie empfohlen. Es handelt sich dabei um eine Cholezystektomie mit einem 3–4 cm großen Leberanteil des Gallenblasenbettes. Außerdem werden die Lymphknoten im Lig. hepatoduodenale entfernt. Bei ausgedehnter Lymphknotenmetastasierung sollte allerdings von einer Ausdehnung der Resektion Abstand genommen werden, weil die Ergebnisse selbst nach radikalen Eingriffen sehr schlecht sind. Das Gallenblasenkarzinom ist häufig sehr weit fortgeschritten, so daß eine Cholezystektomie nur vorgenommen wird, wenn die Gallenblase leicht entfernbar ist.

Intraoperativer Verdacht. Bei einigen Patienten, die zur routinemäßigen Cholezystektomie anstehen, wird intraoperativ der

Gallenblasenkarzinom

Klassifikation:	–
Diagnostik:	o/ Spiral-CT-Abdomen, Thorax, AP, GGT, Bili, Gastro f/ ERCP (beim Aufstau der Gallenwege)
OP-Indikation:	Nur zur Kuration (T1-T3, N1), T1-Tumoren nach CCE müssen nicht nachoperiert werden.
Aufklärung:	Nachblutung, Gallefistel
Vorbehandlung:	Stent-Einlage bei Gallengangsokklusion
OP-Vorbereitung:	–
Lagerung:	Rücken, kein ZVK, PDK
Zugang:	Quere rechtsseitige Oberbauchlaparotomie
Operation:	Radikale Cholezystektomie. Lymphadenektomie, evtl. Choledochusresektion.
Komplikationen:	Gallefistel, Nachblutung
Postop. Therapie:	T-Drain am 10. postop. Tag Röntgen. Bei freiem Abfluß entfernen. Entlassung kann am 5. postop. Tag erfolgen.
Kostaufbau:	Am Operationstag Tee, am 1. postop. Tag leichte Kost
Entlassung:	Ab 5. postop. Tag. Wiederaufnahme am 10. Tag zum Röntgen (morgens) danach T-Drain ziehen und nach 2 Tagen nach Hause, wenn Sono unauffällig.
Patienteninfo:	Allgemein
Nachbehandlung:	Postoperative Chemotherapie bei T2/T3-Tumoren erwägen.

Leber und Gallenwege

Verdacht auf ein Gallenblasenkarzinom geäußert. Wird der Verdacht in einer Schnellschnittuntersuchung bestätigt und liegt lediglich ein T1-Karzinom vor, dann werden nur noch die Lymphknoten entfernt. Bei einem T2-Stadium wird die zusätzliche Leberresektion im Gallenblasenbett mit systematischer Lymphadenektomie empfohlen.

Postoperative Bestätigung. Wird in der postoperativen Histologie zufällig ein Gallenblasenkarzinom entdeckt, wird in der gleichen Weise vorgegangen. Bei einem T1-Stadium ist die alleinige Cholezystektomie ausreichend.

Laparoskopische Cholezystektomie. Wird bei einer unkomplizierten Operation ohne Eröffnung der Gallenblase bei der postoperativen Histologie ein T1-Stadium diagnostiziert, dann ist keine weitere Therapie erforderlich. Bei allen anderen Stadien wird wie oben beschrieben nachreseziert. Zusätzlich werden alle Trokarinzisionen reseziert.

Adjuvante Therapie. In jüngster Zeit weisen einige randomisierte Studien auf einen Benefit der Chemotherapie nach kurativer Resektion von T2-/T3-Tumoren hin. T1- und T4-Tumoren scheinen nicht zu profitieren.

Palliative Situation. Ist es aufgrund des tumorösen Leidens zu einem Ikterus gekommen und erscheint dieser nicht kurativ behandelbar, dann sollten die Gallengänge abgeleitet werden, weil nicht drainierte Segmente nach einigen Wochen atrophieren. Während sich früher zur Ableitung die operativen Verfahren anboten, sind heute die interventionellen Verfahren zu empfehlen, weil sie bei geringer Morbidität zu vergleichbaren Ergebnissen führen.

10.4.3 Gallengangstumoren

Die Beschwerden der Patienten sind unspezifisch und bei kleineren Tumoren nicht verwertbar. Häufig tritt im weiteren Verlauf ein Ikterus aufgrund des Gallengangstaus auf mit nachfolgender Cholangitis.

Diagnostik. Die Schnittbildverfahren wie Sonographie, CT und MRT haben die Aufgaben, die Höhe der Läsion und das Ausmaß zu spezifizieren sowie eine Infiltration in die Gefäße, Metastasen und eine Atrophie einzelner Leberabschnitte auszuschließen. Die Darstellung der Gallenwege proximal einer Stenose gelingt durch eine perkutane transhepatische Drainage. Die ERCP kann zwar den distalen Abschnitt gut abbilden, zugleich werden aber auch Bakterien verschleppt, die eine akute Cholangitis verursachen können.

Bismuth-Corlette-Einteilung. Neben dem TNM-Stadium werden die Gallengangstumoren heute bevorzugt nach Bismuth-Corlette eingeteilt. Beim Typ I reicht der Tumor bis zur Hepatikusgabel, beim Typ II ist die Gabel befallen und beim Typ III reicht der Tumor in den rechten oder linken Ductus hepaticus hinein.

Ausbreitung. Die Gallengangstumore breiten sich sowohl nach distal als auch nach proximal entlang der Gallenwege und der Nervenscheiden aus. Lymphogen metastasieren sie primär extrahepatisch in das Lig. hepatoduodenale. Danach werden erst die Lymphknoten an den Sammelstellen im Bereich des Pankreaskopfes, Duodenums und der kleinen Magenkurvatur befallen. Eine Infiltration in das perineurale Gewebe und das Pankreas sind prognostisch besonders ungünstig.

Operationsvorbereitung. Bei einem gestauten Gallengang kann erwogen werden, den Tumor zu passieren und mit einem Stent zu überbrücken. Dazu sollten aber keinesfalls Metall-Stents verwendet werden, sondern nur die üblichen Plastik-Stents. Zu berücksichtigen ist, daß durch die Mani-

Gallengangskarzinom

Klassifikation:	
Diagnostik:	o/ Spiral-CT-Abdomen, Thorax, AP, GGT, Bili, Gastroskopie, ERCP
OP-Indikation:	Nur zur Kuration (T1-T3, N1)
Aufklärung:	Nachblutung, Gallefistel
Vorbehandlung:	–
OP-Vorbereitung:	–
Lagerung:	Rücken, ZVK, PDK
Zugang:	Quere rechtsseitige Oberbauchlaparotomie
Operation:	Choledochusresektion mit hepatojejunaler Anastomosen. Roux-Y. Bei distalen Tumoren: partielle Duodenopankreatektomie
Komplikationen:	Nachblutung, Pankreatitis, Galle- o. Pankreasfistel
Postop. Therapie:	T-Drain am 8. postop. Tag Röntgen. Nur nach Rücksprache mit dem Operateur entfernen.
Kostaufbau:	Am Operationstag Tee, am 1. postop. Tag flüssige Kost, 2. postop. Tag leichte Kost
Entlassung:	Ab 5. postop. Tag, wenn Sono unauffällig.
Patienteninfo:	Allgemein
Nachbehandlung:	–

Leber und Gallenwege

pulation ein erhöhtes Infektionsrisiko der gestauten Gallenwege eintreten kann. Als bessere Alternative bieten sich die perkutanen hepatischen Zugänge an, weil sie zugleich eine optimale Darstellung der proximalen Gallengänge ermöglichen.

TNM der Gallengänge

T1	Tumor infiltriert subepitheliales Bindegewebe, fibromuskuläre Schicht
T2	Tumor infiltriert perifibromuskuläres Bindegewebe
T3	Tumor infiltriert Leber, Gallenblase, Pankreas, unilaterale Gefäße
T4	Tumor infiltriert andere Nachbarorgane, Hauptgefäße, bilaterale Gefäße
N0	Keine regionären Lymphknotenmetastasen
N1	Regionäre Lymphknotenmetastasen

Operationsindikation. Bei allen Gallengangstumoren sollte die Operation erwogen werden, weil sie der einzige kurative Ansatz ist. Bei nicht-kurablem Leiden ist ein geeigneter Weg der Galleableitung zu wählen. Dazu eignen sich eine Hepatikojejunostomie mit dem linksseitigen Gallengangsystem, Stents oder transhepatische Ableitungen.

Operation. Als Standardverfahren wird die En-bloc-Resektion mit Entfernung aller Lymphknoten im Lig. hepatoduodenale und eventuell der retroduodenalen Lymphknoten angesehen. Durch eine intraoperative Schnellschnittuntersuchung sollte sichergestellt werden, daß der distale Ductus choledochus tumorfrei ist. Breitet sich das Tumorgeschehen sehr weit nach distal aus, ist eventuell eine partielle Duodeno-Pankreatektomie angezeigt, wenn damit eine Kuration erreicht werden kann. Zu bedenken ist hierbei die deutlich erhöhte Morbidität. Von einigen sehr erfahrenen Leberchirurgen wird durchaus die Indikation zur ausgedehnten Resektion bis hin zur Lebertransplantation gestellt. Diese Indikationen bleiben aber ausgewählten Zentren vorbehalten.

Rekonstruktion. Die Rekonstruktion ist heute weitgehend auf eine Hepatikojejunostomie festgelegt. Bei den Gallengängen erster Ordnung werden die Gallengänge direkt mit dem Jejunum vernäht. Bei den Gallengängen zweiter Ordnung werden diese zunächst zusammengefaßt und dann abgeleitet. Intraoperativ kann eine intraluminale Drainage für sechs bis acht Wochen implantiert werden. Sie ist bei einer postoperativen Untersuchung der Anastomosenregion hilfreich und gestattet eine Intervention über einen Katheter zur eventuellen Ballondilatation. Außerdem entlastet sie vorübergehend die gestauten Gallengänge und vermindert möglicherweise damit eine Insuffizienz. Die ausgeleitete Dünndarmschlinge wird bevorzugt an der ventralen Bauchdecke fixiert, so daß bei eventuellen späteren Problemen der Anastomose dieser Dünndarmabschnitt punktiert werden kann. Darüber könnte dann ein Draht vorgeschoben und die Anastomose mit einem Ballon dilatiert werden.

Multimodale Therapie. Insgesamt sind die Ergebnisse der Chemo-/oder Radiotherapie bei den Tumoren des Gallenwegsystems nicht überzeugend und zukünftige Studien werden klären müssen, ob ein multimodales Vorgehen sinnvoll ist.

Prognose. Die Prognose ist bei Tumoren der Gallenwege insgesamt sehr unbefriedigend. Es wird je nach Zentrum und Tumorstadium von einer 5-Jahres-Überlebensrate von 5–50 % gesprochen. Beim Gallenblasenkarzinom ist lediglich im Stadium T1a bzw. Tis mit einer günstigen Prognose zu rechnen.

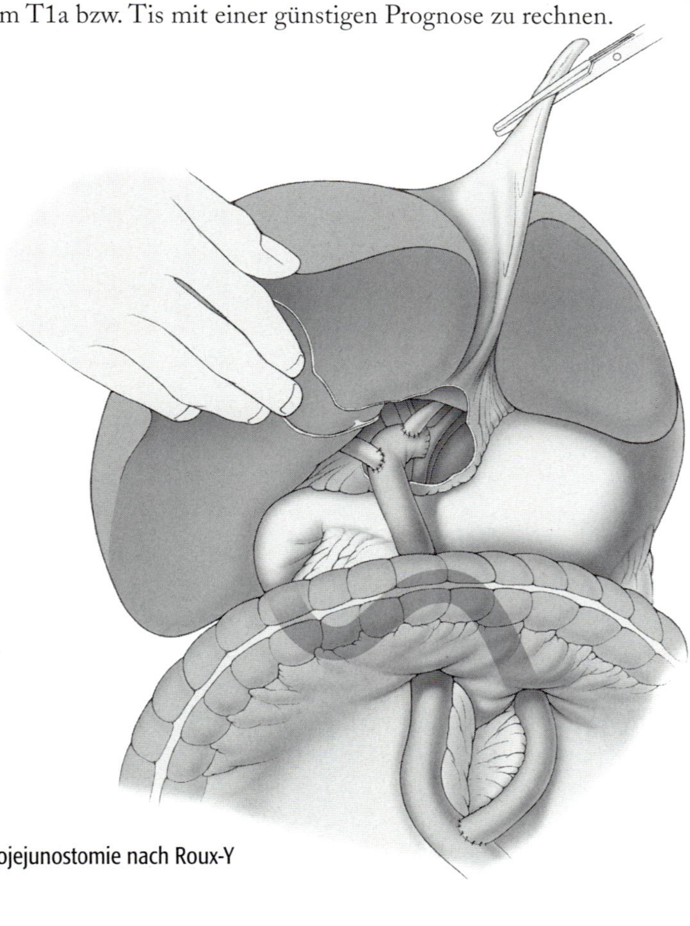

Hepatikojejunostomie nach Roux-Y

11. Pankreas, Milz, Omentum

11.1 Grundlagen

Embryologie. Für das Verständnis der topographischen Anatomie und der Entwicklungsstörungen des Pankreas (Pancreas divisum oder Pancreas annulare) ist es hilfreich, sich mit der embryologischen Entwicklung vertraut zu machen, denn das Pankreas entsteht sowohl aus dem ventralen als auch aus dem dorsalen Primordium. Aus dem dorsalen entwickelt sich der größte Teil des Pankreas mit dem linksseitigen bzw. kaudalen Anteil des Kopfes, dem Hals, Korpus und Schwanz. Aus dem ventralen Primordium entwickeln sich Leber, Gallengänge, Gallenblase, der kraniale Teil des Pankreaskopfes und der Processus uncinatus. Während der weiteren Entwicklung dreht sich der Gallengang und der ventrale Anteil des Pankreas um das Duodenum, so daß diese Teile rückseitig des dorsalen Anteiles des Pankreas zu liegen kommen. Der Pankreasgang des ventralen Anteiles, der Ductus Wirsungianus, fusioniert mit dem Ductus Santorini des dorsalen Anteils zum gemeinsamen Ductus pancreaticus. Die Lokalisation dieser Fusion der beiden Pankreasgänge scheint eine Prädilektionsstelle für Stenosen im Gangsystem zu sein. Die dorsalen Anteile des Pankreas können getrennt über den Ductus Santorini über die Papilla minor ins Duodenum münden, die sich ungefähr 2 cm oral der Papilla Vateri befindet. Der Ductus choledochus ist unterschiedlich stark in das Pankreasparenchym ein-

Pankreas, Milz, Omentum

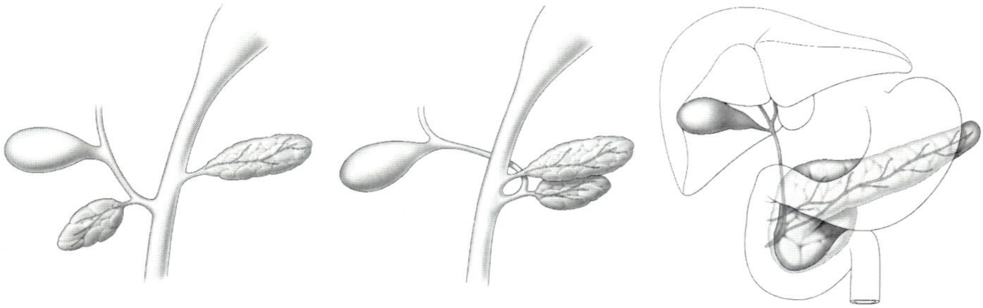

Embryonale Entwicklung des Pankreas

gebettet und liegt manchmal nur dem Pankreas auf. Er mündet gemeinsam mit dem Ductus pancreaticus an der Papilla Vateri major in das Duodenum. Die Fusion des Ductus choledochus mit dem Ductus pancreaticus variiert beträchtlich: Beide Gänge können getrennt im Duodenum münden oder bereits im Pankreas fusionieren. Die gemeinsame Endstrecke wird dann Ampulla Vateri genannt.

Anatomie. Das atemverschiebliche Pankreas ist ungefähr 15–30 cm lang, nur 80–100 g schwer, von Bindegewebe umgeben und liegt locker auf der dorsalen Rumpfwand, so daß es leicht aus seiner Lage mobilisiert werden kann. Das Pankreas ist nach der Eröffnung der Bauchhöhle nicht direkt sichtbar, sondern vom Magen und Lig. gastrocolicum bedeckt. Wenn das Lig. gastrocolicum durchtrennt und der Magen hochgehoben wird, kann der größte Teil der Pankreasvorderfläche eingesehen werden, die vom posterioren Blatt des Omentum majus bedeckt ist. Das Pankreas wird makroskopisch in vier Teile eingeteilt: Kopf, Hals, Korpus und Schwanz. Der Kopf liegt in der Duodenalschlinge und sein unterer Anteil, der Processus uncinatus, hakt sich quasi um die A. und V. mesenterica superior herum. In seltenen Fällen schiebt sich der Processus

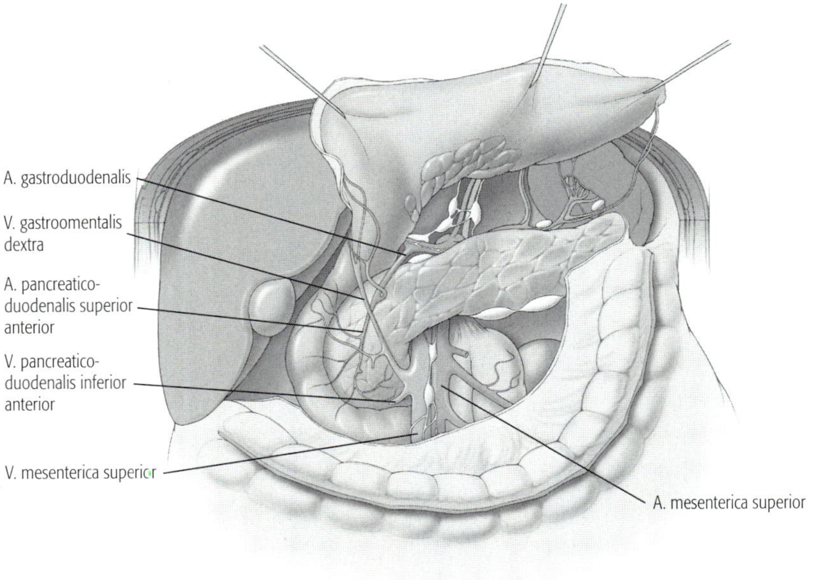

Topographische Anatomie des Pankreas

uncinatus weit zwischen Aorta und A. mesenterica superior hindurch. Der Kopf endet am rechten Rand der V. mesenterica superior. Hier beginnt der Hals, der bis zum rechten Rand der Aorta reicht. In diesem Bereich wird das Pankreas meistens gefahrlos unterfahren, weil es keine venösen Abflüsse vom Hals gibt. Lediglich bei entzündlicher oder tumoröser Infiltration ist es gefährlich den Hals zu untertunneln. Korpus und Schwanz weisen nach links kranial. Beide Teile liegen locker auf der Aorta, der Nebenniere und der Niere. Zur vollständigen Mobilisation des linksseitigen Pankreas werden die avaskulären Verwachsungen des Mesokolons mit dem Unterrand des Pankreas durchtrennt.

Gefäßsystem. Das Pankreas erhält seinen arteriellen Zustrom über die A. gastroduodenalis, A. lienalis und A. mesenterica superior, wobei auch hier eine Art Trennung zwischen dem ventralen und dorsalen Anteil zu erkennen ist. Der Pankreaskopf ist ventral und dorsal quasi umwoben von Arkaden zwischen der A. mesenterica superior und A. gastroduodenalis. Diese pancreaticoduodenalen Arterien versorgen das Duodenum und den Pankreaskopf. Die ventrale Arkade liegt im Vergleich zur dorsalen deutlich näher am Duodenum. Die A. lienalis liegt dor-

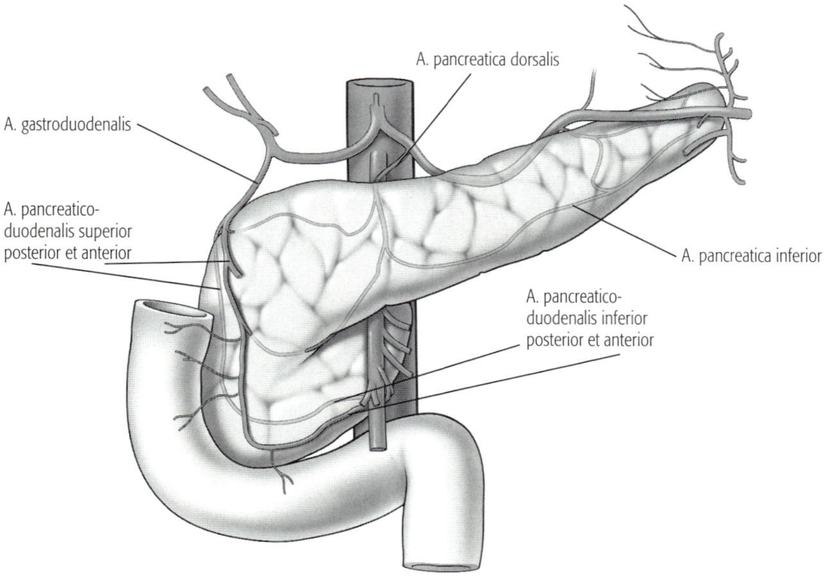

Arterielle Versorgung des Pankreas

sokranial, häufig am Oberrand des Pankreas, und gibt viele kleine Arterien zum Pankreas ab, die zusätzlich über eine intramurale A. pancreatica transversalis verbunden sind. Direkt nach dem Abgang der A. lienalis aus dem Truncus coeliacus zweigt häufig eine kräftige Arterie zum Pankreas ab, die A. pancreatica dorsalis. Das Blut wird direkt in die V. mesenterica superior, V. lienalis und Pfortader drainiert. Einige Besonderheiten des venösen Abflusses sind erwähnenswert: die V. lienalis liegt immer dorsal des Pankreas und nimmt kleine Abflüsse vom Pankreas auf; die V. pancreaticoduodenalis posterior superior drainiert immer direkt in die Pfortader am kranialen Rand des Pankreaskopfes; die inferioren Venen des Pankreaskopfes münden häufig eng benachbart in die V. mesenterica superior; der Zufluß der V. mesenterica inferior ist variabel und die V. gastrica sinistra kann direkt in die Pfortader münden.

Lymphsystem. Der Lymphabfluß folgt dem arteriellen Zufluß und ist ungerichtet. Die Lymphe fließt zunächst in die peripankreatischen Lymphknoten und danach entlang der großen Blutgefäße.

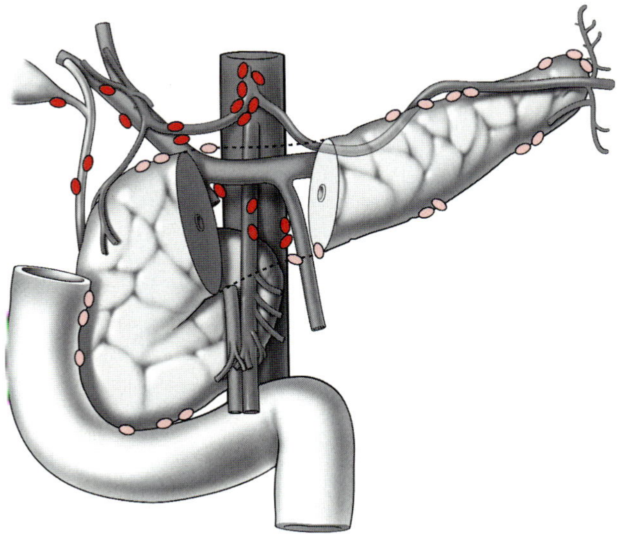

Lymphknoten am Pankreas

Nervensystem. Das Pankreas wird parasympathisch und sympathisch innerviert. Über den N. vagus und den nachfolgenden Plexus coeliacus verlaufen afferente und efferente parasympathische Fasern. Der Sympathikus beeinflußt das Pankreas über die Nn. splanchnici und die nachgeschalteten Ganglien, deren Nervengeflechte sich an den größeren Arterien im Oberbauch befinden.

Physiologie. Das Pankreas verfügt über endokrine und exokrine Zellverbände. Die verschiedenen endokrinen Zellen werden in dem Inselorgan zusammengefaßt, die unter anderem Insulin, Glucagon, Somatostatin und Polypeptide bilden.

Exokrine Sekretion. Die exokrinen Zellen produzieren ungefähr 1,5–2,0 l eines alkalischen Sekretes mit einem pH über 8,5. Es enthält in erster Linie hydrolytische Enzyme (Trypsin, Lipase, Amylase) zur Verdauung von Peptiden, Lipiden und Kohlehydraten. 90 % der Enzyme wirken proteolytisch und die meisten werden erst durch die Enteropeptidase im Duodenum aktiviert. Das Pankreassekret ist isotonisch und enthält einen hohen Anteil an Bicarbonat. Dadurch wird der saure Chymus neutralisiert, der den Magen verläßt, und die Enzyme können unter optimalen Bedingungen wirken. Die exokrine Sekretion wird vorrangig durch den Vagus und das Cholezystokinin stimuliert. Während die Basalrate gering ist (ca. 5 ml/Std) wird sie kurz nach der Nahrungsaufnahme auf maximal 500 ml/Std gesteigert. Diese erhöhte Pankreassekretion hält für ca. 3 Stunden an. Da diese bis zu 100fache Steigerung der Sekretzunahme bei manchen Krankheiten unerwünscht ist, werden die Patienten in diesen Situationen nicht oral ernährt. Durch Peptide wie Somatostatin bzw. Octreotid wird die Pankreassekretion um ungefähr die Hälfte vermindert. Die Funktionsreserve des Pankreas ist insgesamt sehr groß, weil ungefähr 10mal so viele Proteasen gebildet werden, wie für die Digestion erforderlich wären. Nach einer Pankreasteilresektion kann die exokrine Funktion postoperativ durchaus noch ausreichen, wenn das restliche Pankreasgewebe ansonsten gesund ist.

11.2 Pankreaskarzinom

Im Pankreas entstehen sowohl benigne als auch maligne Tumoren, wobei manche von ihnen endokrin besonders aktiv sind. Gutartige Tumoren sind relativ selten und chirurgisch nicht bedeutungsvoll. Zeigen sie jedoch eine relative Wachstumstendenz, dann werden sie wie maligne Tumoren behandelt. Die meisten bösartigen Tumoren sind epithelialen Ursprunges, wobei das duktale Adenokarzinom am häufigsten (85 %) ist.

Klinik. Kleine Tumoren im Pankreas bleiben asymptomatisch, außer endokrin aktive Tumoren. Mit zunehmender Infiltration klagen die Patienten über unspezifische Beschwerden. In seltenen Fällen ist eine Galleabflußstörung hinweisend, wenn ein periampullärer Tumor oder Pankreaskopftumor den Ductus choledochus komprimiert. Diese Tumoren werden dann häufig früher erkannt als andere Pankreastumoren. Symptomatische Tumoren sind häufig fortgeschritten, wobei sie Gewichtsverlust, Schmerzen und Ikterus hervorrufen.

Diagnostik. Die Erstdiagnose wird aufgrund einer Sonographie oder eines CT gestellt. Mit einem Spiral-CT wird die Ausdehnung des Tumors und die Infiltration in andere Organe sowie in begleitende Gefäße überprüft, denn sie legen das weitere Vorgehen fest. Bei einem Pankreaskopftumor sollte eine ERCP erwogen werden, wenn eine Choledocholithiasis nicht ausgeschlossen werden kann oder wenn zugleich ein Ikterus vorliegt, denn möglicherweise läßt sich die Stenose mit einem Stent passieren und der Galleabfluß wieder herstellen. Als hervorragende Alter-

Pankreastumoren

Klassifikation:	TNM, Pankreaskarzinome, periampulläre Karzinome
Diagnostik:	o/ CRP, Lipase, AP, GGT, Bilirubin, Gastroskopie, Spiral-CT f/ ERCP, MRCP
OP-Indikation:	Jeder Verdacht auf einen Tumor, bei Ikterus rasche Op. ohne Stenteinlage
Aufklärung:	Diabetes mellitus, Nachblutung, Insuffizienzen
Vorbehandlung:	–
OP-Vorbereitung:	Sandostatin 1 Amp. s.c. vor Op.
Lagerung:	Rücken, ZVK, PDK
Zugang:	Quere Oberbauchlaparotomie
Operation:	Pyloruserhaltende Pankreaskopfresektion, Linksresektion. Katheterjejunostomie.
Komplikationen:	Pankreas- od. Gallefisteln, Nachblutung
Postop. Therapie:	Drain nach Rücksprache mit Operateur entfernen. Sandostatin 3x1 Amp. s.c. für 5 Tage
Kostaufbau:	Solange Sandostatin appliziert wird, keine orale Kost. Danach Kostaufbau
Entlassung:	Ab 8. postop. Tag
Patienteninfo:	Allgemein, Pankreaskarzinom (blau)
Nachbehandlung:	BZ-Kontrollen, exo- und endokrine Pankreasinsuffizienz mit Gastroenterologen einstellen

native zum CT bietet sich beim Pankreastumor ohne manifesten Ikterus die MRT einschließlich MRCP an. Mit dieser Untersuchung wird der Ductus choledochus und Ductus pancreaticus, die Tumorausdehnung, Metastasierung und Infiltration in die Gefäße beurteilt. Vergrößerte Lymphknoten, eine Peritonealkarzinose oder Lebermetastasen sind Hinweise für ein fortgeschrittenes Leiden. Inwieweit eine Endosonographie wertvolle zusätzliche Resultate liefern kann, hängt vom generellen Vorgehen innerhalb der Klinik ab.

Ikterus. Der posthepatische Ikterus hat nicht nur diagnostische Bedeutung, sondern ist auch ein bekannter Risikofaktor für die Entwicklung einer postoperativen Komplikation. Ob präoperativ der Galleabfluß durch eine innere (Stent) oder äußere (perkutane transhepatische) Ableitung wieder hergestellt werden soll, ist sehr umstritten, denn der Nachteil des Stents ist die Keimverschleppung in die proximalen Gallengänge mit konsekutiver Cholangitis. Bei eindeutiger Operationsindikation kann auf eine präoperative Drainage sicherlich verzichtet werden.

Histologische Sicherung. Die absolute Notwendigkeit einer präoperativen histologischen Sicherung des Malignoms wird kritisch diskutiert. Sie hat fast keinen Einfluß auf die Operationsindikation als solche, denn sie ist mit der Diagnose eines resektablen Pankreastumors unklarer Dignität bereits gegeben. Selbst wenn eine perkutane oder intraoperative Biopsie entnommen wurde, ist sie nur bei eindeutigem Nachweis eines Malignoms hilfreich und bestätigt dann die Operationsindikation. Zeigt sich im Punktat dagegen kein Malignom, dann ist ebenfalls die Operationsindikation gegeben, weil nicht ausgeschlossen werden kann, daß das vorhandene Malignom nicht punktiert wurde. Solange der Verdacht auf ein Karzinom nicht ausgeräumt ist und der Tumor resektabel erscheint, wird die Resektion angestrebt. Es gibt kein eindeutiges und verläßliches makroskopisches Kriterium, um intraoperativ einen entzündlichen von einem malignen Tumor zu entscheiden. Die Unsicherheit wird erst endgültig bei der sorgfältigen histologischen Präparation beseitigt – dann ist der Patient aber bereits operiert.

TNM-Stadien der Pankreaskarzinome

T1	Begrenzt aufs Pankreas (<2 cm)
T2	Begrenzt aufs Pankreas (>2 cm)
T3	Infiltration jenseits des Pankreas
T4	Infiltration des Truncus coeliacus, A. mesenterica superior
N0	Keine Lymphknotenmetastasen
N1	Lymphknotenmetastasen

Verdachtsdiagnose. Wenn keine eindeutige histologische Sicherung vorliegt, muß der Patient über diesen Sachverhalt vor der Operation genauestens aufgeklärt werden. Immer dann, wenn die Diagnose eines Pankreaskopftumors ohne histologische Sicherung gestellt wird, ergibt sich das geschilderte Problem. Wenn anamnestische Hinweise auf eine stattgehabte Pankreatitis oder chronische Pankreatitis vorliegen und eher ein entzündlicher Prozeß vermutet wird, dann wird der Befund nach zwei Monaten kontrolliert. Bei Regredienz wird weiter abgewartet und bei Progredienz operiert. Bei unverändertem Krankheitsverlauf bleibt das Dilemma bestehen, denn es ist niemals ausgeschlossen, daß sich in einer Pankreatitis ein maligner Prozeß befindet. Bei Pankreaskopfresektionen wegen einer chronischen Pankreatitis finden sich in ungefähr 6 % der Fälle Karzinome. In diesen kritischen Fällen ist es erforderlich, mit dem Patienten und allen behandelnden Ärzten einen Konsens im weiteren Vorgehen zu erreichen. Im Zweifelsfall wird die Operation empfohlen, um die sowieso relativ ungünstige Prognose beim Pankreaskarzinom nicht noch weiter zu verschlechtern.

Lymphknotenmetastasen. Da die Tumoren häufig erst im fortgeschrittenen Stadium diagnostiziert werden, liegen bei fast Zweidritteln der Patienten bereits Lymphknotenmetastasen im peripankreatischen Gewebe bzw. der Station 1 vor. Rasch wird die zweite Station entlang der großen Gefäße befallen.

Prognose. Die Prognose hängt zunächst davon ab, ob eine Resektion gelingt oder nicht. Ohne Resektion beträgt die mediane Überlebenszeit 3 bis 9 Monate und nach einer Resektion 8 bis 14 Monate. Aufgrund der häufig fortgeschrittenen Tumoren sind nur 20–40 % resektabel. Nach einer R0-Resektion steigt das mediane Überleben auf 10 bis 22 Monate. Der Wert einer R1/R2-Resektion ist sehr strittig und wird überwiegend als nicht sinnvoll angesehen. Die gesamte 5-Jahres-Überlebensrate beträgt je nach Selektion 10–40 % und schwankt in Abhängigkeit vom Tumorstadium. Neben der Resektabilität verschlechtern Lymphknotenmetastasen und eine venöse oder perineurale Infiltration die Prognose deutlich. Tumoren im Hals, Korpus und Schwanz sind häufiger irresektabel und haben deshalb eine schlechtere Prognose.

Lokalisation. Die Karzinome verteilen sich ungleichmäßig auf das Pankreas. Zwei Drittel aller Tumore entstehen im Pankreaskopf und nur ungefähr 10 % im Schwanzbereich. Maligne Erkrankungen des Processus uncinatus sind häufig inoperabel, weil der Ursprung der A. mesenterica superior relativ früh einbezogen wird. Von besonderer Bedeutung sind die Tumoren im Bereich der periampullären Region. Hierzu zählen Papillen-, Duodenal-, Pankreas- und Choledochuskarzinome, die zu den periampullären Tumoren zusammengefaßt werden. Sie haben eine günstigere Prognose als die duktalen Adenokarzinome, weil sie früher diagnostiziert werden.

TNM-Stadien der periampullären Karzinome

T1	Begrenzt auf Ampulla Vateri
T2	Infiltration des Duodenums
T3	Infiltration ins Pankreas
T4	Infiltration jenseits des Pankreas
N0	Keine Lymphknotenmetastasen
N1	Lymphknotenmetastasen

Operationsindikation. Wenn histologisch ein Malignom nachgewiesen wurde oder vermutet wird, dann wird die Resektabilität mit den bildgebenden Verfahren überprüft. Erscheint der Tumor resektabel und liegen keine Fernmetastasen vor, dann wird er reseziert. Als absolute Kontraindikationen gelten nachgewiesene Fernmetastasen, ein Verschluß der großen Arterien (A. hepatica communis, A. mesenterica superior) und der Venen (Pfortader, V. mesenterica superior), eine Infiltration in die Mesenterialwurzel oder das Retroperitoneum. Bei einem Pankreaskopftumor ist der Standardeingriff eine partielle Duodenopankreatektomie (Operation nach Kausch-Whipple). Bei Tumoren im restlichen Pankreas die

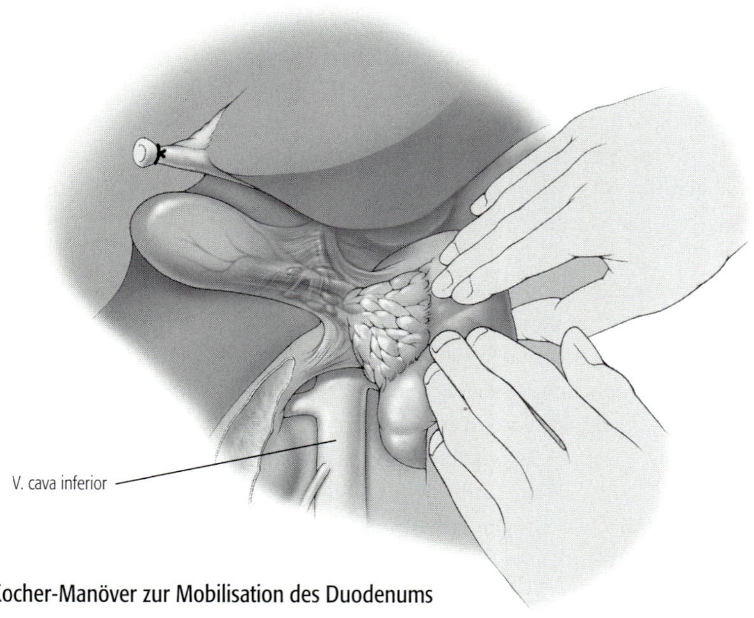

Kocher-Manöver zur Mobilisation des Duodenums

linksseitige oder subtotale Resektion. Eine Ausdehnung der Resektion über die erste Lymphknotenstation hinaus auf die zweite Lymphknotenstation hat die Prognose nicht verbessert. Wenn der Tumor nicht resektabel erscheint, dann ist nur selten ein operativer Eingriff nötig. Lediglich bei einer endoskopisch nicht behebbaren Choledochusstenose wird eine Choledochojejunostomie angelegt und bei einer Duodenalstenose eine Gastrojejunostomie.

Operation. Die Resektion wird bevorzugt über eine quere Oberbauchlaparotomie vorgenommen. Bei fortgeschrittenen Tumoren kann eine primäre Laparoskopie erwogen werden, um eine vermutete Metastasierung oder Peritonealkarzinose auszuschließen. Da sich in diesen Fällen eine Resektion des Tumors verbietet, bliebe diesen Patienten die Laparotomie erspart.

Kocher-Manöver. Erscheint der Tumor prima vista operabel, dann wird das Abdomen sorgfältig exploriert. Durch ein sogenanntes Kocher-Manöver wird das Duodenum aus seinen retroperitonealen Verklebungen gelöst. In dieser gefäßlosen Schicht wird das Pankreas über die V. cava und Aorta abdominalis hinweg mobilisiert. Damit wird sichergestellt, daß der Tumor nicht in das Retroperitoneum infiltrierend wächst. Eine partielle Mobilisation der rechten Kolonflexur ist erforderlich, um die anatomischen Verhältnisse im Bereich des kaudalen Anteils zu prüfen. Bei allen Operationsschritten werden bis zur endgültigen Beurteilung der Resektabilität keine wichtigen anatomischen Strukturen zerstört. Der „point of no return" sollte möglichst erst überschritten werden, wenn eine Infiltration des Tumors in die Pfortader oder A. mesenterica superior ausgeschlossen wurde. Bei einer Tumorinfiltration der Pfortader kann diese zwar vollständig oder partiell ersetzt werden, aber die Patienten haben allesamt eine sehr schlechte Prognose, so daß dieses Manöver fragwürdig ist.

Ligamentum hepatoduodenale. Nach dem Kocher-Manöver wird die Gallenblase entfernt und das Lig. hepatoduodenale disseziert. Der Choledochus wird angeschlungen und die Arterien sorgfältig identifiziert. Bei ungefähr 20 % der Patienten findet sich eine atypische arterielle Gefäßversorgung des linken oder rechten Leberlappens, die beachtet werden sollte. Wird zum Beispiel rechts latero-kaudal des Galleganges eine relativ kräftige Arterie nachgewiesen, dann kann vermutet werden, daß sie aus der A. mesenterica superior entspringt und zusätzlich die rechte Leberhälfte oder sogar die gesamte Leber versorgt. Deshalb sollte zu Beginn der Präparation der rechtslaterale Rand des Lig. hepatoduodenale palpiert werden, um hier eine kräftige Pulsation auszuschließen. Als nächstes wird die A. gastroduodenalis am Abgang von der A. hepatica communis aufgesucht. Die Pfortader wird dargestellt und gegebenenfalls angeschlungen, um im Falle einer Blutung den Zufluß von der Leber her schnell zu unterbinden. Das Lig. gastrocolicum wird unterhalb der epiploischen Arkade durchtrennt und ein Zugang in die Bursa omentalis geschaffen. Auf diese Weise wird die Vorderfläche des Pankreas eingesehen und beurteilt. Die Einmündung der V. colica media in die V. mesenterica superior wird aufgesucht und eine Infiltration in die Gefäße überprüft. An diesem Punkt wird die Exploration abgeschlossen und entschieden, ob eine Resektion sinnvoll und technisch durchführbar ist.

Dissektion. Wenn das der Fall ist, wird zunächst der Ductus choledochus durchtrennt. Er wird distal ligiert und nach proximal temporär mit einer atraumatischen Gefäßklemme verschlossen, um den ungehinderten Gallefluß in den Situs zu vermeiden. Die A. gastroduodenalis wird am Abgang von der A. hepatica communis durchtrennt. Da bei geeigneten Patienten mit kleinen Tumoren grundsätzlich eine pyloruserhaltende Resektion angestrebt wird, wird das Duodenum möglichst weit hinter dem Pylorus mit einem Klammernahtgerät abgesetzt. Limitierend für den Abstand sind die individuellen anatomischen Verhältnisse und die Tumorausdehnung. In keinem Fall wird eine pyloruserhaltende Resektion auf Kosten der Radikalität erzwungen. Nicht selten ist die lokale Durchblutung am restlichen Duodenum so weit kompromittiert, daß nur noch 1–2 cm Duodenum distal des Pylorus hinreichend durchblutet sind.

Pankreasdurchtrennung. Die Pfortader wird nun dargestellt, das Pankreas auf der Pfortader unterfahren und angezügelt. Dieses gelingt in der Regel ohne größeren Widerstand. Gestaltet sich die Unterfahrung schwierig, dann liegt entweder eine Tumorinfiltration vor oder ein entzündlicher Prozeß hat zu festen Verwachsungen geführt. Ein stumpfes Auseinanderdrängen führt in diesen Fällen häufig zum Einreißen von kleinen Venen, die direkt in die Pfortader drainieren und deshalb zu starken venösen Blutungen führen. In diesen Fällen ist es ratsamer, das Pankreas sukzessiv scharf zu durchtrennen. Bei der Durchtrennung des Pankreashalses treten immer zwei kräftige arterielle Blutungen am kranialen und kaudalen Rand auf, die umstochen werden. Danach wird der Pankreaskopf von der Pfortader und der V. mesenterica superior abgelöst. Bei der Pankreaskopfresektion sollte beachtet werden, daß die beiden Anteile der V. pancreaticoduodenalis inferior über einen sehr kurzen gemeinsamen Stamm in die V. mesenterica superior münden. Außer den vier größeren venösen Abflüssen münden weitere direkt in die Pfortader, so daß sehr vorsichtig präpariert werden sollte. Die

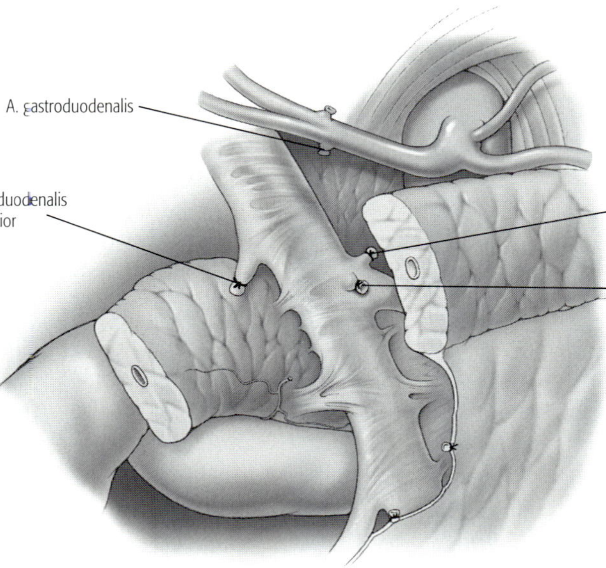

Freilegung der Pfortader und V. mesenterica superior nach Durchtrennung des Pankreas

Ligatur auf der Pfortader wird vorzugsweise als Durchstichligatur gelegt, um ein versehentliches Abrutschen mit nachfolgender starker Blutung sicher zu vermeiden. Der Pankreaskopf und der Processus uncinatus werden von vier bis sechs Venen drainiert, die sorgfältig dargestellt und mit Durchstichligaturen an der Pfortader versorgt werden.

Treitz-Band. Nun wird die distale Resektionslinie unterhalb des Treitz-Bandes aufgesucht und alle Verwachsungen des Duodenums gelöst. Der Darm wird mit dem Klammernahtgerät durchtrennt. Die Skelettierung des Darmes orientiert sich nahe am Dünndarm. Hier sollte nicht zu viel Gewebe in die Ligaturen genommen werden, weil das Gewebe schnell einreißt und blutet. Sollten dann Durchstichligaturen erforderlich werden, sollte man die Nähe zu den Hauptstammgefäßen berücksichtigen. Nach ausreichender Mobilisation wird das Duodenum unter die Mesenterialgefäße in den rechten Oberbauch verlagert.

Processus uncinatus. Hier wird jetzt noch der Rest vom Processus uncinatus disseziert. Der arterielle Zufluß erfolgt durch die A. pancreaticoduodenalis direkt aus der A. mesenterica superior. Manchmal reicht der Processus uncinatus sehr nah an die A. mesenterica superior heran, so daß sie bei den Ligaturen gefährdet ist.

Nach Entfernung des Resektates wird der Situs sorgfältig auf Blutungsquellen inspiziert. Die Resektatgrenzen werden histologisch im Schnellschnitt auf Tumorfreiheit überprüft.

Pankreaticojejunostomie. Die Rekonstruktion nach partieller Duodenopankreatektomie umfaßt mindestens drei Anastomosen. In welcher Weise die Kontinuität wiederhergestellt wird, hängt mehr von der „chirurgischen Schule“ als von überzeugenden Daten aus der Literatur ab. Nach eigener Präferenz wird zunächst das obere Jejunum durch das Mesokolon (retrokolisch) in den rechten Oberbauch verlagert. Die Klammernahtreihe wird fortlaufend übernäht. Dann wird das Pankreas an die Seite des Jejunums angeschlossen (termino-laterale Pankreaticojejunostomie). Die Naht wird zweireihig angelegt. Bei der äußeren Nahtreihe wird darauf geachtet, den Darm und die Pankreaskapsel weit zu fassen, so daß eine Art Teleskopanastomose entsteht, die zu einer weiten Verklebung der Gewebefläche führen soll. Bei der inneren Naht wird größte Aufmerksamkeit dem Ductus pancreaticus gewidmet und die Mukosa des Jejunums mit dem Ductus pancreaticus vernäht. Manchmal ist das Pankreasgewebe so weich, daß nur „gefühlvoll“ geknüpfte Einzelnähte die Adaptation des Gewebes garantieren. In diesen Fällen können auch U-Nähte durch das gesamte Pankreas gelegt und später vorsichtig angezogen werden.
Da die Pankreaticojejunostomie relativ häufig insuffizient wird, ist sie quasi die „Achillesferse“ des Eingriffs. Es wurden viele verschiedene Modifikationen dieser Anastomose (Nahttechniken, Stents und Gewebekleber) diskutiert, um postoperative Pankreasfisteln zu vermeiden. Unter anderem wird zum Beispiel von einigen Chirurgen die Implantation des Pankreas in den Magen empfohlen. Diese Pankreaticogastrostomie ist ebenfalls anspruchsvoll anzulegen und führt zu vergleichbaren Ergebnissen.

Choledocho-Jejunostomie. Die zweite Anastomose ist die Verknüpfung des Ductus choledochus mit der Seite des Jejunums (termino-laterale Choledocho-Jejunostomie) ungefähr 10 cm von der Pankreasanastomose entfernt. Bei einem nicht gestauten Gallengang werden ausschließlich Einzelnähte verwendet und bei einem erweiterten auch fortlaufende Nähte. Ob eine T-Drainage eingelegt werden soll, ist eine Frage des Geschmacks. Im eigenen Vorgehen wird meistens auf sie verzichtet. Wenn sie eingelegt wird, dann wird ein Schenkel über die Anastomose in das Jejunum geführt. Auf diese Weise ist postoperativ eine sichere Drainage der Galle gewährleistet und die Suffizienz und Weite der Anastomose kann darüber hinaus im weiteren postoperativen Verlauf röntgenologisch überprüft werden.

Duodenojejunostomie. Die dritte Anastomose ist die Verbindung des Duodenums knapp unterhalb des Pylorus mit dem seitlichen Jejunum (termino-laterale Duodenojejunostomie). Sie wird ungefähr 40–50 cm hinter der Gallengangsanastomose angelegt und kann ebenfalls retrokolisch oder aber auch antekolisch angelegt werden, indem das Jejunum über das Querkolon an das Duodenum genäht wird. Dem antekolischen Vorgehen wird persönlich der Vorzug gegeben. Die Anastomose wird zweireihig fortlaufend angelegt. Am Ende wird eine Ernährungssonde durch den Magen in das abführende Jejunum gefädelt. Vielfach wird eine rechtsseitige subhepatische Drainage unter die Gallengangsanastomose und neben die Pankreasanastomose gelegt. Einige Pankreaschirurgen verzichten auf Drainagen.

Gastrojejunostomie. Wenn eine pyloruserhaltende Resektion nicht möglich ist, werden zwei Drittel des Magens mit dem Klammernahtgerät entfernt. Die Klammernahtreihe wird kleinkurvaturseitig mit einer fortlaufenden Naht übernäht und eine Gastrojejunostomie antekolisch angelegt. Eine Braunsche Fußpunktanastomose komplettiert den Eingriff.

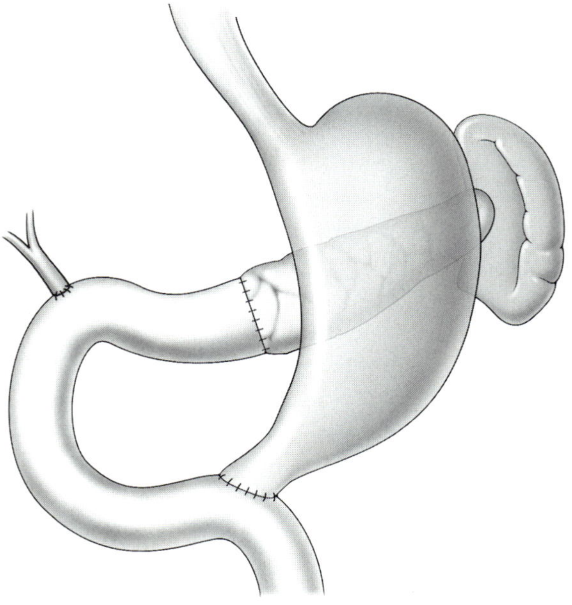

Typische Rekonstruktion nach pyloruserhaltender partieller Pankreaticoduodenektomie

Komplikationen. Der weitere postoperative Verlauf hängt primär von der sorgfältig durchgeführten Operation und dem sonstigen Zustand des Patienten ab. Nach partieller Duodenopankreatektomie treten relativ häufig Komplikationen auf. Zu ihnen zählen: Anastomoseninsuffizienzen, mit Galle- und Pankreasfisteln, intraabdominelle und -luminale Blutungen und Abszedierungen. An eine sich anbahnende Komplikation sollte bei jedem unklaren Verlauf gedacht werden. Bereits die ungewöhnliche Unruhe des Patienten kann auf ein beginnendes Problem hinweisen, noch bevor es klinisch manifest wird. Durch eine engmaschige klinische Überwachung offenbaren sich relativ früh die Komplikationen, die häufig interventionell beherrschbar sind, wenn sie nur geringe Ausmaße annehmen. Eine Pankreasfistel, die weniger als 50 ml fördert, wird wahrscheinlich unter ausreichender Drainage sistieren und spontan ausheilen. Ein frühes Galleleck oder große Pankreasinsuffizienz sollten dagegen umgehend revidiert werden. Nicht nur die Operation, sondern auch die Therapie der Komplikationen setzen viel Erfahrung mit diesen Operationen voraus.

Nachbehandlung. Die physiologischen Veränderungen nach einer partiellen Duodenopankreatektomie betreffen in erster Linie die exokrine und endokrine Pankreasfunktion, einen gestörten Galleabfluß und eine Entleerungsstörung des Magens.

11.3 Pankreatitis

Die verschiedenen Formen der Pankreatitis wrrden nach der Marseille-Klassifikation eingeteilt. Diese differenziert ausschließlich unter morphologischen Gesichtspunkten in eine akute, reversible und eine chronische, progressive Form, wobei beide auch rezidivierend auftreten können. Sowohl ätiologische als auch pathophysiologische Gesichtspunkte blieben bei dieser Einteilung unberücksichtigt.

11.3.1 Akute Pankreatitis

Eine akute Pankreatitis ist ein akut entzündliches, gefährliches Krankheitsbild, weil sie bis zur Nekrose fortschreiten kann und dann mit einer hohen Sterblichkeit einhergeht. Die häufigsten Ursachen sind sicherlich die Choledocholithiasis und der chronische Alkoholismus. Zu den selteneren Auslösern gehören ein Hyperparathyreoidismus, Infektionen, eine Urämie, Hyperlipidämien oder ein Medikamentenabusus.

Klinik. Die Patienten klagen in der Regel über Bauchschmerzen unterschiedlicher Intensität mit Übelkeit und Erbrechen. Die Schmerzen treten akut auf und sind nicht eindeutig lokalisierbar. Meistens werden sie periumbilikal angegeben mit beidseitiger Ausstrahlung in den Rücken. Bei der klinischen Untersuchung imponiert eine Art „Gummibauch", eine Kombination aus einem Subileus mit geringer peritonealer Reizung. Nur bei sehr fortgeschrittenen Zuständen mit schlechter Prognose finden sich Ekchymosen im periumbilikalen Bereich (Cullen-Zeichen) und an den Flanken (Grey-Turner-Zeichen).

Diagnose. Zur primären Diagnostik bei einem Verdacht auf eine akute Pankreatitis gehören die Amylase oder Lipase, die leider beide relativ unspezifisch sind. Im eigenen Vorgehen wird auf die Bestimmung der Amylase verzichtet. Eine stark erhöhte Amylase oder Lipase auf mehr als das 3fache bestätigen fast immer die Pankreatitis. Von der Höhe der Amylase oder Lipase kann aber nicht auf die Schwere der Entzündung geschlossen werden. Geringere Erhöhungen dieser Werte sind lediglich hinweisend. Eine fehlende Erhöhung schließt die Pankreatitis aber nicht aus, weil diese Werte manchmal nur im Anfangsstadium erhöht sind. Die Amylase hat nur eine Halbwertszeit von wenigen Stunden und auch die länger nachweisbare Lipase kann zum Zeitpunkt der Diagnose bereits wieder im Nor-

Akute Pankreatitis

Klassifikation:	leichte, schwere
Diagnostik:	o/ Sono, CRP, Lipase, AP, GGT, Bilirubin f/ bei V. a. Nekrosen bzw. schwerem Verlauf: CT-Abdomen, bei V. a. biliäre Genese: ERCP
OP-Indikation:	Organversagen, septischer Verlauf mit V. a. infizierten Nekrosen
Aufklärung:	Nachblutung, Darmfisteln
Vorbehandlung:	Intensives Monitoring mit Volumengabe, bei fulminantem Verlauf sofort auf die ITS
OP-Vorbereitung:	–
Lagerung:	Rücken
Zugang:	Quere Laparotomie
Operation:	Bursaeröffnung, Pankreaskapselspaltung, Nekrosektomie. Evtl. Katheterjejunostomie.
Komplikationen:	Pankreas-, Galle-, Darmfisteln, Nachblutung
Postop. Therapie:	ITS
Kostaufbau:	Ernährungssonde
Entlassung:	Nach Verlauf
Patienteninfo:	Allgemein
Nachbehandlung:	–

malbereich sein. Eine Leukozytose und CRP-Erhöhung liegen immer in unterschiedlichem Ausmaß vor. Ein sehr starker Anstieg der GPT auf mehr als das dreifache belegt relativ zuverlässig eine biliäre Genese. Ein Bilirubinanstieg oder Erhöhung der alkalischen Phosphatase unterstützen die Vermutung.

Sonographie. In diesen Situationen kommt der bildgebenden Kontrolle auf eine Cholelithiasis eine entscheidende Bedeutung zu. Die Sonographie ist als nichtinvasive und überall verfügbare Methode sofort durchzuführen. Die Leber, Gallenblase, Gallengänge und das Pankreas werden auf pathologische Veränderungen untersucht, freie Flüssigkeit und das Ausmaß der entzündlichen Veränderungen abgeschätzt. Mit der Sonographie ist es häufig möglich, die Diagnose „akute Pankreatitis" zu stellen. Für die genaue Festlegung des Schweregrades ist sie aber ungeeignet. Häufig ist das Pankreas auch durch die begleitende Darmgasüberlagerung oder einer Adipositas nicht optimal beurteilbar.

Kontrastmittel-CT. Das Kontrastmittel-CT ist in diesen Situationen unverzichtbar, weil es das Ausmaß der Infektion und der Nekrosen objektiv abbildet. Generell wird empfohlen, daß CT nicht innerhalb der ersten drei Tage durchzuführen, weil sich bei einer ödematösen Pankreatitis auch kleine Kapillaren verschließen und dadurch Durchblutungsstörungen vortäuschen. Mit dem Kontrast-CT wird der Schweregrad der morphologischen Veränderungen des Pankreas eingeschätzt. Außerdem wird das Ausmaß der Begleitentzündungen bestimmt und inwieweit bereits Nekrosestraßen in den parakolischen Rinnen bestehen.

Schweregrade. Früher wurde über eine ödematöse, hämorrhagische oder nekrotisierende Pankreatitis gesprochen. Heute werden nur noch zwei Schweregrade unterschieden: die leichte und die schwere Form. Die leichte Form umfaßt lediglich ein interstitielles Ödem und peripankreatische Fettgewebsnekrosen. Sie offenbart sich in der Bildgebung durch eine Auflockerung der Pankreasstruktur und des umgebenden Gewebes ohne Durchblutungsstörungen. Die schwere Pankreatitis zeigt Pankreasnekrosen unterschiedlichen Ausmaßes mit einer ausgeprägten entzündlichen Veränderung der Umgebung. Zu ihr gehört ein schweres Krankheitsbild mit mindestens einem Organversagen (z.B. Schock, Lungen- oder Nierenversagen). Ob eine leichte oder schwere Form vorlag, ist häufig erst aus dem rückblickenden Verlauf erkennbar.

Prognose. Die Prognose ist zu Beginn der Erkrankung schwierig abzuschätzen. Ein deutlicher Abfall des Kalziums innerhalb von wenigen Tagen nach dem

Beginn der Krankheit weist auf ein foudroyantes Geschehen hin. Zur frühen Einschätzung wurde der Ranson-Score eingeführt, der sich aus insgesamt 11 Items zusammensetzt, von denen einige bei der Aufnahme und andere erst nach 48 Stunden bestimmt werden. Zusätzlich kann der Zustand des Patienten mit dem APACHE-II-Score beurteilt werden, der aber nicht speziell für die Pankreatitis eingeführt wurde. Letztlich ist die Prognose nur einzuschätzen, wenn der klinische Gesamteindruck, die Entzündungsparameter sowie Anzeichen einer pulmonalen oder renalen Insuffizienz ins Kalkül eingebunden werden. Auch die Befunde des Kontrastmittel-CT korrelieren nicht immer mit dem klinischen Schweregrad und dem Ausgang.

Ranson-Score

Bei Aufnahme:	Nach 48 Std:
Alter >55 Jahre	Hämatokritabnahme >10 %
Leukozyten >16000/ml	Harnstoff >5 mg/dl
Glykämie >200 mg/dl	Kalziumabfall >8 mg/dl
LDH >350 IE/l	pO_2 <60 mmHg
SGOT >250 IE/l	Basendefizit >4 mval/l
	Wassersequestration >6 l

Konservative Therapie. Bei allen Patienten mit einer akuten Pankreatitis wird eine intensive Überwachung eingeleitet. Bei einem schweren Krankheitsbild wird der Patient auf der Intensivstation behandelt und durch tägliche klinische Untersuchungen und Laborkontrollen die Dynamik der Krankheit eingeschätzt. Die konservative Therapie basiert zunächst auf einer ausreichenden Flüssigkeitssubstitution, weil sich mehrere Liter Flüssigkeit aufgrund der ausgeprägten entzündlichen Reaktionen in das umgebende interstitielle Gewebe verschieben. Bei nicht adäquater Flüssigkeitssubstitution entsteht eine Hypovolämie, die die Mikrozirkulation weiter beeinträchtigt. Neben dem Flüssigkeitsverlust wird der Kreislauf zusätzlich durch freigesetzte Kinine kompromittiert, die eine Vasodilatation auslösen und damit die arterielle Hypotonie begünstigen. Zur Volumensubstitution werden neben kristallinen Infusionen auch kolloidale Lösungen appliziert.

ERCP. Wenn eine biliäre Obstruktion als Ursache der Pankreatitis vermutet wird, dann ist eine endoskopische retrograde Cholangiopankreaticographie (ERCP) mit Papillotomie indiziert. Liegt zugleich eine Cholangitis vor, dann sollte die ERCP innerhalb von 24 Stunden vorgenommen werden, um die Obstruktion zu beseitigen. Wenn die biliäre Obstruktion nicht endoskopisch aufgehoben werden kann, sollten die Gallengänge rasch operativ saniert werden.

Schmerztherapie. Da die Patienten über starke Schmerzen klagen, ist eine effektive Schmerztherapie einzuleiten. Sie erhalten intravenös Metamizol (4–6mal 1 g) und Buprenorphin (0,3 mg als Bolus und danach 0,1 mg/Std). Die Buprenorphin-Gabe scheint effektiver als die übliche Procain-Gabe von max. 2 g über 24 Stunden. Ist eine suffiziente Schmerztherapie dadurch nicht zu erreichen, dann wird ein epiduraler Katheter mit einem Lokalanästhetikum gelegt.

Supportive Maßnahmen. Als begleitende supportive Maßnahme wird der Patient parenteral ernährt. Solange der Patient über starke Schmerzen klagt, ist eine Nahrungskarenz einzuhalten. Die Kost wird später stufenweise aufgebaut. Wenn der Patient Tee und Suppe verträgt, wird eine leichte Mischkost gegeben. Bei einem erneuten Schmerzbeginn wird der Kostaufbau gestoppt bzw. reduziert. Typische Pankreasdiäten mit unterschiedlichen Fettstufen scheinen nicht erforderlich zu sein. Eine Magensonde wird nur bei einem Ileus gelegt und eine Ulkusprophylaxe mit einem H_2-Blocker oder Protonenpumpenhemmer eingeleitet. Aprotinin, Calcitonin, Radikalfänger und Octreotid scheinen ohne Nutzen auf die Prognose zu sein.

Antibiotika. Bei einer akuten Pankreatitis sind Antibiotika bei manifesten Infektionen (Cholangitis, infizierte Nekrosen, Abszesse) indiziert. Als Prophylaxe über 7–10 Tage haben sie sich nicht bei allen Verlaufsformen bewährt. Sie sollten deshalb auf schwere nekrotisierende Verlaufsformen begrenzt werden. Dabei ist unbedingt ein Antibiotikum zu wählen, daß auch pankreasgängig ist wie Ciprofloxacin, Imipinem, Metronidazol, Tazobactam oder einige Cephalosporine. Als günstige Kombinationen haben sich Ciprofloxacin mit Metronidazol bewährt. Imipinem kann eventuell mit Vancomycin ergänzt werden. Die Rationale für eine frühzeitige Antibiotikagabe bei den schweren Verläufen besteht darin, daß eine Infektion der Nekrosen verhindert werden soll, die in der Regel durch eine bakterielle Translokation aus dem Darm hervorgerufen wird.

Operationsindikationen. Eine akute Pankreatitis ist primär keine Operationsindikation. Eigentlich wird heutzutage nur noch bei infizierten Nekrosen die Notwendigkeit zur Operation gesehen, denn bei allen anderen Zuständen wird der Verlauf durch einen operativen Eingriff nicht verbessert. Der Nachweis von Nekrosen allein rechtfertigt keine Operation. Erst der zusätzliche Nachweis von infizierten Nekrosen, der sich zugleich durch eine Verschlechterung mit konsekutivem Organversagen äußert, erfordert die operative Revision. Inwieweit bei einer vermeintlichen sterilen Nekrose und sehr schwerem Verlauf trotzdem ein konservatives Vorgehen zu bevorzugen ist, ist bisher nicht eindeutig geklärt. Es gibt durchaus Chirurgen, die auch in diesen Situationen von einer Operation abraten. Persönlich wird eher die Operation favorisiert, weil bei zunehmender Verschlechterung der septische Fokus doch nicht sicher ausgeschlossen ist. In manchen Fällen entwickelt sich durch den erhöhten intraabdominellen Druck ein abdominelles Kompartment-Syndrom, das durch ein Laparostoma entlastet wird.

Infizierte Nekrosen. Obgleich mit dem Kontrast-CT Durchblutungsstörungen verläßlich diagnostiziert werden, kann nicht in demselben Maße zwischen infizierten und nicht-infizierten Nekrosen differenziert werden. In manchen Fällen werden allerdings kleine Lufteinschlüsse als sicheres Indiz für Infektionen gefunden. Von einigen wird die Feinnadelaspiration der Nekrosen mit nachfolgender mikrobiologischer Untersuchung empfohlen.

Operation. Bei einer allgemeinen Verschlechterung des Befundes und dem Nachweis von Nekrosen wird der Patient laparotomiert, vorzugsweise über eine quere Oberbauchlaparotomie. Nach einer sorgfältigen Inspektion der gesamten Bauchhöhle wird das Ausmaß der entzündlichen Veränderungen überprüft. Das Lig. gastrocolicum wird durchtrennt, ohne die epiploische Arkade an der großen Kurvatur des Magens zu kompromittieren. Die Pankreasvorderfläche wird dargestellt. Da die meisten Nekrosen im Korpus und Schwanz auftreten, wird die Pankreaskapsel linksseitig am Unterrand längs inzidiert. Erst wenn die Kapsel eröffnet wurde, kann das Ausmaß der infizierten Nekrosen beurteilt werden. Manchmal findet sich eine vollständige Nekrose, die von Sekret umspült ist und sich leicht entfernen läßt. Manchmal sind lediglich die äußeren Abschnitte nekrotisch. Alle Nekrosen werden sehr vorsichtig beseitigt. Treten nach der Nekrektomie kleine arterielle Blutungen auf, dann kann eine vorübergehende Tamponade mit Bauchtüchern notwendig werden. Größere Blutungsherde werden vorsichtig umstochen. Da das gesamte Gewebe entzündlich alteriert ist, ist es mit äußerstem Zartgefühl zu behandeln. Die Pankreaskapsel wird linksseitig der Aorta eröffnet, weil hier nur wenige größere Blutgefäße sind, die verletzt werden können. Danach wird sehr vorsichtig der Pankreaskopf und -hals exploriert, weil die vulnerablen Gefäße an diesen Stellen besonders leicht bluten. Da das Mesokolon in den entzündlichen Prozeß mit eingebunden ist, kann eine profuse venöse Blutung aus der V. colica media auftreten. Generell gilt, daß jedes brüske Manöver vermieden wird und nur die Nekrosen entfernt werden, die leicht gelöst werden können. Bei ausgedehnten entzündlichen Prozessen in beiden parakolischen Rinnen werden beide Flexuren mobilisiert und das Retroperitoneum für die Spülung freigelegt.

Cholezystektomie. Wenn eine Cholezystolithiasis bei dem Patienten bekannt ist, wird die Gallenblase beim Eingriff entfernt. Besteht eine biliäre Obstruktion, wird auch diese beseitigt. Im weiteren Verlauf kann sich eine Cholezystitis bis zur Gangrän entwickeln, die zur Cholezystektomie zwingt.

Laparostoma. Nach der Nekrektomie werden die Patienten nach unterschiedlichen Konzepten behandelt, die allesamt zu vergleichbaren Ergebnisse führen. Alle Konzepte basieren letztlich auf einer wiederholten Nekrektomie und Spülung der Pankreasloge bzw. der retroperitonealen Logen. Einige legen mehrere Drainagen in die Bursa omentalis, verschließen die Bauchhöhle und spülen mit mehreren Litern am Tag. Andere Lavagieren den Patienten täglich oder alle zwei Tage im Operationssaal. Dabei wird die Bauchhöhle offen gelassen und ein Laparostoma angelegt. Dazu wird der Magen entlang der großen Kurvatur an die kraniale und das Querkolon an die kaudale Bauchdecke genäht. Auf diese Weise ist einerseits der gesamte Unterbauch von den weiteren Manövern geschützt und die Bursa omentalis liegt offen. Mit dieser offenen Behandlung wird zwar der septische Prozeß sicher beseitigt und optimal kontrolliert, er hat aber nicht unerhebliche Nachteile. Die wiederholten Lavagen malträtieren nämlich auch die Viszera, so daß enterale Fisteln, Blutungen und seltener auch Gallelecks auftreten. Deshalb ist auch bei allen Lavagen größte Sorgfalt einzuhalten. Ein langfristiges Problem ist die spätere Versorgung der Narbenhernie, die sich natürlich bei allen Laparostomata einstellt. Die Bauchdecke retrahiert sich rasch und kann bereits nach wenigen Wochen nicht mehr spannungsfrei adaptiert werden. Mit einem resorbierbaren Kunststoffnetz gelingt zwar auch in diesen Situationen ein sicherer Bauchdeckenverschluß, aber später erfordert die Narbenhernie eine erneute operative Revision.

Komplikationen. Im Vordergrund steht meistens die systemische Entzündung mit einem SIRS oder Multiorganversagen. Die häufigste Komplikation nach einer operativen Intervention ist sicherlich die intra- und postoperative Blutung gefolgt von Pankreas- oder Darmfisteln. Langfristig stehen Narbenhernien und Verwachsungsbeschwerden im Vordergrund.

Nachbehandlung. Eine exo- und endokrine Pankreasinsuffizienz unterschiedlichen Ausmaßes ist häufig und konservativ relativ gut therapierbar. Die Genese der Pankreatitis sollte möglichst eindeutig geklärt werden, um durch eine gezielte Therapie und Beratung weiteren Attacken vorzubeugen.

11.3.2 Pankreaspseudozysten

Nach einer akuten Pankreatitis treten nicht selten Pankreaspseudozysten auf. Es handelt sich um Hohlräume, die aus Nekrosen entstanden sind und sich mit Pankreassekret aus arrodierten Pankreasgängen füllen, die wiederum das Pankreasparenchym andauen. Die Zysten sind nicht von einem Epithel ausgekleidet und häufiger am Rand lokalisiert als im eigentlichen Pankreasgewebe.

Klinik. Die Patienten klagen über Schmerzen im Epigastrium und linken Oberbauch, die in den Rücken ausstrahlen. Bei großen Zysten treten Beschwerden durch die Verdrängung anderer Organe auf und manchmal sind sie als Resistenzen palpabel. Die Beschwerden nehmen postprandial zu, so daß die Patienten die Nahrungsaufnahme reduzieren mit konsekutiver Gewichtsabnahme. Einige Pankreaszysten werden erst durch Verdrängung, Einblutung oder Infektion symptomatisch.

Diagnostik. Richtungsweisend ist die Sonographie, die sich auch besonders gut zur Verlaufskontrolle eignet. Nur bei Komplikationen oder zur genauen Operationsplanung wird sie durch ein Kontrast-CT ergänzt. Eine ERCP sollte immer durchgeführt werden, um Pankreasgangänderungen zu dokumentieren, die nach Nealon eingeteilt werden. Dabei wird

Pankreaspseudozysten

Klassifikation:	Pankreasgangveränderungen n. Nealon
Diagnostik:	o/ Sono, Spiral-CT, Gastro, ERCP f/ MRCP
OP-Indikation:	Chronische Schmerzen, Obstruktion, Blutung, Infektion, Typ 5-7 n. Nealon, evtl. Typ 3-4 n. Nealon
Aufklärung:	Pankreasfistel, Rezidiv
Vorbehandlung:	Zyste muß mindestens 5–6 Wochen nachweisbar sein, Sono-Kontrolle am Tag vor der Op.
OP-Vorbereitung:	Sandostatin 1 Amp. s.c. vor Op.
Lagerung:	Rücken, kein ZVK, PDK
Zugang:	Quere Oberbauchlaparotomie
Operation:	Pseudozystojejunostomie bzw. Pankreaticojejunostomie
Komplikationen:	Pankreasfistel, Nachblutung
Postop. Therapie:	–
Kostaufbau:	Am 1. postop. Tag Tee, am 2. postop. Tag leichte Kost

besonders auf Pankreasgangstenosen und Verletzungen des Pankreasganges geachtet. Möglicherweise kann die Stenose oder Pankreasleakage auch mit einem Stent überbrückt werden.

Verlauf. Die Zysten bilden sich bei bis zu 80 % der Patienten spontan zurück, wobei diese Heilung bisher durch kein Medikament oder sonstige Therapie gefördert wird. Die Regredienz deutet sich vielfach bereits nach einigen Wochen an. Wenn sich nach 6 Wochen noch keine Verkleinerung zeigt, dann ist eine Spontanheilung unwahrscheinlich.

Operationsindikation. Während kleine (<6 cm), asymptomatische Pseudozysten nicht behandelt werden, besteht bei symptomatischen Zysten eine klare Indikation zur Behandlung. Bei allen symptomatischen oder großen Zysten, die länger als sechs Wochen nachweisbar waren, ohne daß sich eine deutliche Regredienz zeigt, wird die Indikation zur Behandlung gestellt. Bei frischen (<6 Wochen), großen Zysten ohne feste Zystenwand, die eigentlich nur eine peripankreatische Flüssigkeitsansammlung darstellen, werden perkutane Katheter bevorzugt. Hat sich eine Pseudozyste infiziert, ist die rasche operative Revision oder perkutane Kathetereinlage indiziert. Bei einer massiven Einblutung und Ruptur wird die Zyste notfallmäßig versorgt. Bei einer ausschließlichen Einblutung kann je nach klinischem Allgemeinbefund auch eine Angiographie mit nachfolgender Embolisation sinnvoll sein. Für die Entscheidung, wie die Pseudozysten effektiv behandelt werden sollten, sind die begleitenden Pankreasgangveränderungen richtungsweisend. Finden sich Veränderungen vom Typ 5–7 n. Nealon ist eine Operation erforderlich. Typ 1–2 n. Nealon können sehr gut mit konservativen Mitteln (Stent, perkutane Drainage) behandelt werden. Beim Typ 3–4 ist häufig eine Operation erforderlich.

Konservative Therapie. Bei einer großen Zyste kann perkutan ein Katheter eingelegt werden, um die Zyste zu entlasten. Häufig sind Zysten einige Monate nach Entfernen des Katheters wieder nachweisbar. Auch auf endoskopischem Wege wird manchmal transgastral ein Katheter eingelegt, wobei hier die Blutungs- und Infektionsgefahr höher ist. Nach allen Kathetereinlagen steigt allerdings mit andauernder Ableitung das Risiko der Infektion. Stenosen im Pankreasgang oder Verletzungen des Ganges können mit Stents überbückt werden.

Operation. Zur operativen Dekompression mit innerer Ableitung sind die Gastrozystostomie und Zystojejunostomie verfügbar. Die Gastrozystostomie wird selten angewendet, weil sie häufig zu Blutungen neigt. Bei diesem Verfahren wird die Magenvorderwand im Verlauf der Längsachse inzidiert und die Magenhinterwand eingesehen. Diese wird über einige Zentimeter im Bereich des Antrums inzidiert und dabei die dorsal gelegene Zyste eröffnet. Magenwand und Zystenwand werden mit einigen Nähten adaptiert und damit zugleich die Blutungen aus dem Wundrand gestillt. Häufiger wird eine Dünndarmschlinge nach Roux-Y ausgeschaltet und an die Zystenwand genäht. In seltenen Fällen kann bei einer ausschließlichen Schwanzpankreatitis die Indikation zur Pankreaslinksresektion gestellt werden, die aufgrund ausgedehnter Verwachsungen fast immer mit einer Splenektomie einhergeht. Nealon empfiehlt bei den Pseudozysten unbedingt eine Pankreaticojejunostomie statt einer Pseudozystojejunostomie zu erwägen, weil die Verletzung des Ductus pancreaticus ursächlich für Pseudozysten ist.

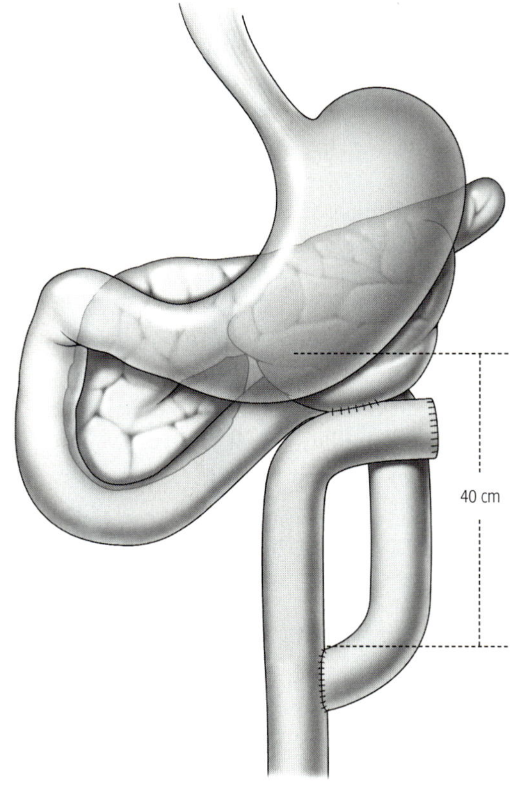

Pseudozystojejunostomie nach Roux-Y

Komplikationen. Die häufigste postoperative Komplikation ist die Nachblutung bzw. Einblutung in die Zyste, die manchmal die operative Revision erfordert.

11.3.3 Chronische Pankreatitis

Die chronische Pankreatitis ist definiert als ein chronischer Entzündungsprozeß, der zu einer Sklerosierung mit segmentaler und vollständiger Zerstörung des Parenchyms und konsekutiver exo- und endokriner Insuffizienz führt. Bei einigen Patienten macht sich die chronische Pankreatitis durch wiederholte Attacken einer akuten Entzündung bemerkbar, die im Verlauf geringer werden, bis das Pankreas „ausgebrannt“ ist. Die biliäre Genese ist sehr selten und der Alkoholmißbrauch steht hier ganz im Vordergrund.

Chronische Pankreatitis

Klassifikation:	–
Diagnostik:	o/ Sono, CRP, Lipase, AP, GGT, Bili, Gastro, Spiral-CT f/ MRCP
OP-Indikation:	Chronische Schmerzen, Choledochusstenose, Magenausgangsstenose
Aufklärung:	Keine Beschwerdefreiheit, Diabetes mellitus
Vorbehandlung:	Alkoholabstinenz
OP-Vorbereitung:	Sandostatin 1 Amp. s.c. vor Op.
Lagerung:	Rücken, ZVK, PDK
Zugang:	Quere Oberbauchlaparotomie
Operation:	Duodenumerhaltende Pankreaskopfresektion, Whipple-Op, Linksresektion, Pankreaticojejunostomie, evtl. Katheterjejunostomie
Komplikationen:	Pankreasfistel, Nachblutung
Postop. Therapie:	Drain nach Rücksprache mit Operateur entfernen. Sandostatin 3x1 Amp. s.c. für 5 Tage
Kostaufbau:	Kostaufbau nach Absetzen von Sandostatin beginnen.
Entlassung:	Ab 8. postop. Tag
Patienteninfo:	Allgemein, Pankreatitisgesellschaft
Nachbehandlung:	BZ-Kontrollen, exo- und endokrine Pankreasinsuffizienz mit Gastroenterologen einstellen.

Klinik. Chronische starke Oberbauchschmerzen sind das Leitsymptom. Sie können nahrungsabhängig und -unabhängig auftreten. Bei einem chronischen Pankreaskopfprozeß kann der Ductus choledochus komprimiert werden und dadurch einen Ikterus auslösen. Ein Gewichtsverlust ist häufig und sowohl auf die verminderte schmerzabhängige Nahrungsaufnahme als auch auf die Mangelernährung zurückzuführen. Letztere basiert auf der exokrinen Insuffizienz, die Durchfälle und eine Steatorrhoe verursacht. Bei der klinischen Untersuchung wird meistens kein wesentlicher pathologischer Befund erhoben.

Diagnostik. Die exokrine Funktion wird mit dem Sekretin-Pankreozymin-Test und die endokrine Funktion mit einem Blutzuckertagesprofil oder gegebenenfalls einem Glucosetoleranztest überprüft. Die bildgebenden Verfahren erfassen die aktuelle Morphologie des Pankreas, einen erweiterten Pankreasgang und eventuelle Tumoren. Häufig sind Kalzifikationen und manchmal auch eine Pankreatolithiasis nachweisbar. Bei einer Stenose des Ductus pancreaticus hilft eine ERCP, die Therapie zu optimieren.

Schmerzen. Trotz maximaler Schmerztherapie und Alkoholkarenz verursacht die chronische Pankreatitis manchmal sehr starke Schmerzen. Als auslösender Mechanismus wird einerseits eine Art Stau und Überdruck im Pankreasgang und andererseits die Irritation von Nozizeptoren und sensiblen peripankreatischen Fasern vermutet.

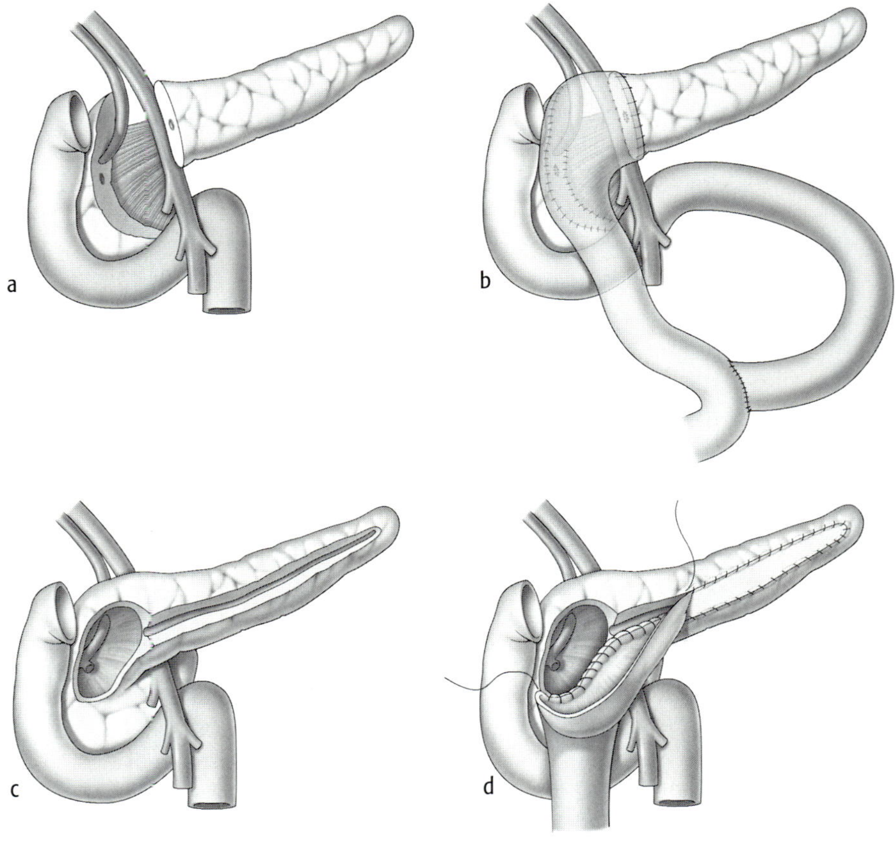

Duodenumerhaltende Pankreaskopfresektion nach Beger (a,b) und Frey (c,d)

Operationsindikation. Die chronische Pankreatitis ist zunächst eine Domäne der konservativen Behandlung. Die Operation ist klar indiziert bei Komplikationen durch den chronischen Entzündungsprozeß wie eine Kompression des Ductus choledochus oder Ductus pancreaticus, eine Duodenalstenose oder Tumorverdacht. Manchmal sind die Schmerzen konservativ nicht behandelbar, so daß bei Alkoholkarenz ebenfalls mit gutem Erfolg operiert wird.

Therapieoptionen. Die exokrine Insuffizienz wird durch Substitution von Pankreasenzymen behandelt. Ein striktes Alkoholverbot schwächt die klinische Dynamik ab und vermeidet die Schmerzen. H_2-Blocker oder Protonenpumpenhemmer reduzieren die Säurebildung im Magen. Analgetika sind häufig in hoher Dosierung erforderlich.

Nervenblockade. Manchmal leiden die Patienten an so unerträglichen Schmerzen, daß durch Alkoholinjektionen versucht wird, das Nervengeflecht um den Plexus coeliacus zu zerstören. Die Ergebnisse sind nicht vorhersagbar und häufig nur von kurzer Dauer. Sie sind bei einem Karzinom günstiger als bei einer Pankreatitis, weil sich möglicherweise der Alkohol besser im Gewebe verteilt. Über Nebenwirkungen wie Impotenz, Hyperästhesien der Extremitäten oder sonstige Nervenschäden wurde berichtet.

Operation. Als operative Maßnahmen kommen Resektionen, Drainage- und Bypass-Operationen in Betracht. Die Patienten werden sehr sorgfältig für diese Eingriffe ausgewählt. Von vielen wird der Pankreaskopf als Schrittmacher der Entzündung angesehen, so daß er entfernt wird. Damit wird zugleich die Kompression des Ductus choledochus und Ductus pancreaticus beseitigt. Neben der pyloruserhaltenden Pankreaskopfresektion wird zunehmend eine duodenumerhaltende Pankreaskopfresektion nach Beger, Frey oder Büchler vorgenommen. Bei diesen Operationen wird der Pankreaskopf quasi herausgeschält, so daß damit ebenfalls die Abflußstörung aus dem Ductus choledochus und Ductus pancreaticus beseitigt wird. Allerdings sollte bei diesem Verfahren ein Karzinom sicher ausgeschlossen sein. Die Methode nach Büchler ist einfacher als die Methode nach Beger und scheint zu ähnlichen Resultaten zu führen. Mit der Methode nach Frey wird zusätzlich der Ductus pancreaticus langstreckig entlastet. Von den früher häufiger durchgeführten Pankreaslinksresektionen wird abgeraten, weil damit zu viel Pankreasgewebe entfernt wird und sich die Stoffwechsellage der Patienten sehr häufig verschlechtert.

Bypass-Operation. Bei einer isolierten Kompression des Ductus choledochus mit deutlicher Erweiterung kann eine Choledochojejunostomie angezeigt sein, wenn keine duodenumerhaltende Resektion möglich ist. Dazu wird eine Dünndarmschlinge ausgeschaltet und termino-lateral oder latero-lateral an den Choledochus angeschlossen. Eine Duodenalstenose wird mit einem Bypass zwischen Magen und Jejunum umgangen. Die Gastrojejunostomie wird vorzugsweise isoperistaltisch an der Magenhinterwand angelegt, wenn nicht ausgedehnte Prozesse eine Dissektion in der Bursa omentalis verhindern.

Drainageoperation. Bei einem dilatierten Pankreasgang kann dieser durch eine Operation nach Partington-Rochelle drainiert werden. Dabei handelt es sich um eine laterolaterale Pankreaticojejunostomie, die zwischen dem erweiterten Pankreasgang und einer ausgeschalteten Jejunumschlinge angelegt wird. Bei der überwiegenden Mehrheit wird der Schmerz dadurch gelindert. Bei einem nicht-dilatierten Gang kann dieser von ventral aus konisch eingeschnitten und ebenfalls drainiert werden.

Komplikationen. Die häufigsten postoperativen Komplikationen nach resezierenden Eingriffen sind sicherlich Pankreas- und Gallefisteln. Nachblutungen sind seltener.

11.4 Milz

11.4.1 Grundlagen

Anatomie. Die Milz wiegt ca. 150 g und ist durchschnittlich $4 \times 8 \times 12$ cm^3 groß. An der Milzkapsel setzen ligamentäre Befestigungen zum Magen (Lig. gastrosplenicum), Kolon (Lig. colosplenicum), Niere (Lig. splenorenale) und Zwerchfell (Lig. phrenicosplenicum) an, die bei zu starkem Zug die Kapsel einreißen. Die A. lienalis entspringt aus dem Truncus coeliacus, verläuft geschlängelt am Oberrand des Pankreas, wo sie durch mehrere kleine Arterien das Pankreas speist, und fächert sich in 4–8 Gefäße im Milzhilus auf. Die Endarterien der Milz versorgen jeweils nur ein Segment, ohne miteinander zu anastomosieren. Die kleinen Venen vereinigen sich im Hilus und drainieren sich über die V. lienalis, die hinter dem Pankreas verläuft und zugleich das Pankreas drainiert. Der Lymphabfluß folgt der A. lienalis.

Physiologie. Die Funktion der Milz umfaßt die Sequestration von alten bzw. pathologischen Zellen und die Unterstützung der Immunabwehr. Die Milz wird histologisch in die rote und weiße Pulpa und in die marginale Zone eingeteilt, die sich zwischen den beiden befindet. Die Milzarterien teilen sich in Endgefäße auf, die als Pulpagefäß zunächst die so genannte weiße Pulpa durchströmen, die zum lymphatischen System gehört. Um diese Blutgefäße befinden sich retikuläre Netzwerke mit sehr vielen B-Lymphozyten, die dem Knochenmark entstammen. Enthält das durchströmende Blut antigenes Material, dann transformieren sich die Lymphozyten und produzieren Antikörper. Die Gefäße teilen sich vielfach auf und münden dann als Pulpaarteriolen in den Milzsinus. Dieser Bereich wird rote Pulpa genannt. Die Kapillaren sind hier so eng, daß nur verformbare Zellen in den Milzsinus gelangen. Alle Zellen mit einer rigiden Wand oder rigidem Zellmaterial im Inneren werden sequestriert. Zusätzlich halten sich in diesem Bereich viele Makrophagen auf, die Bakterien und andere Parasiten aus der Blutstrombahn entfernen. Die Milz produziert einige sehr wichtige Faktoren, die zur effektiven Phagozytose erforderlich sind. So binden sich das Opsonin an Bakterien und Tuftsin an Makrophagen und erleichtern dadurch die Phagozytose von eingekapselten Bakterien wie Pneumokokken und Menigokokken.

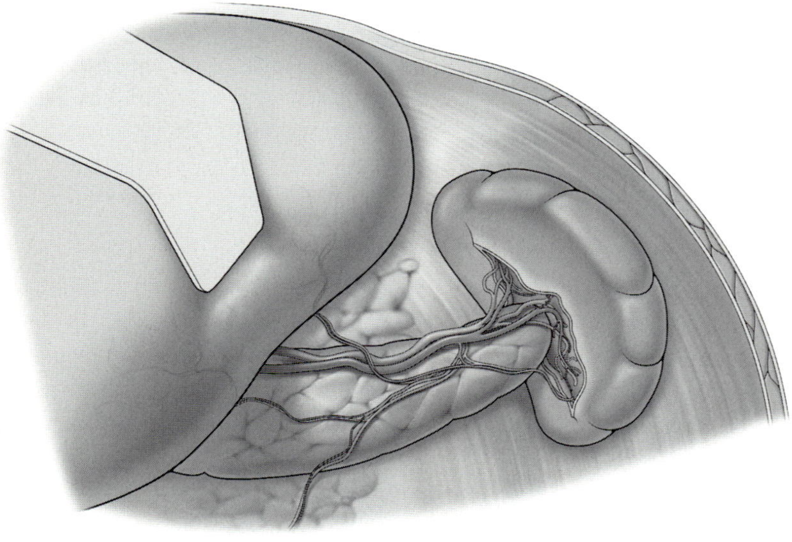

Topographische Anatomie der Milz

Milzverlust. Nach einem Milzverlust treten im peripheren Blutbild vermehrt pathologisch verformte Erythrozyten mit Einschlußkörpern auf, weil sie nicht mehr durch die Milz sequestriert werden. Außerdem steigt temporär die Thrombozytenzahl stark an. Sie erreicht bereits innerhalb von ein bis zwei Wochen ihr Maximum, normalisiert sich aber später wieder. Immunologisch offenbart sich eine zunehmende Abwehrschwäche, weil unter anderem weniger IgM, Opsonin und Tuftsin produziert wird und auch die T-Zellen in ihrer Funktion eingeschränkt sind. Dadurch sind die Patienten nach einer Splenektomie besonders anfällig für Infektionen, die sich bei einigen bis zur Sepsis steigert. Dieses **OPSI-Syndrom** (overwhelming post splenectomy infection) tritt bei 1–8 % nach einer Splenektomie auf, wobei das Risiko für Kinder unter 15 Jahren eher im oberen Bereich und bei Erwachsenen im unteren Bereich liegt. Die Infektion tritt zu 50–70 % innerhalb der ersten beiden postoperativen Jahre auf, sie kann sich aber noch Jahrzehnte später manifestieren. Die typischen Erreger (ca. 75 %) sind Haemophilus influenza, Streptococcus pneumoniae oder Neisseria meningitidis. Nach einem unspezifischen Krankheitsbeginn entwickelt sich innerhalb von Stunden ein schweres septisches Krankheitsbild, daß nicht selten mit einer disseminierten intravasalen Koagulopathie einhergeht. Das OPSI-Syndrom geht mit einer hohen Sterblichkeit von 10–30 % einher. Bei klinischem Verdacht ist deshalb sofort mit einer hochdosierten Antibiotikagabe zu beginnen. Während dazu früher vorwiegend Penicillin gegeben wurde, werden heute wegen der zunehmenden Penicillinresistenz Ampicillin/Clavulansäure und Cephalosporine bevorzugt.
Um das Infektionsrisiko zu verringern, das besonders bei Kindern erhöht ist, sollte eine Impfung mit einer Pneumokokken-Multivakzine erwogen werden. Bei Kindern unter 5 Jahren ist sie obligatorisch und wird häufiger mit einer Influenza-Impfung kombiniert. Wenn eine elektive Splenektomie geplant ist, dann wird 2 Wochen vorher geimpft. Bei unvorhergesehener oder notfallmäßiger Splenektomie wird eine Impfung erst nach frühestens zwei Wochen empfohlen, weil die postoperative Immunsuppression die Immunantwort auf die Vakzine abschwächt. Die Impfung kann nach 10 Jahren wiederholt werden.

11.4.2 Splenektomie

Operationsindikationen. Die Splenektomie wird bei irreparablen Verletzungen, großen Zysten, Autoimmunkrankheiten (z. B. idiopathische thrombozytopenische Purpura) oder Anämien (z. B. Sphärozytose, Thalassämie) vorgenommen. In selteneren Fällen ist bei einer ausgeprägten Splenomegalie im Rahmen von immunproliferativen Prozessen (z. B. Lymphome, HIV) oder einer portalen Hypertension die Splenektomie erforderlich. Bei ausgedehnten Oberbauchoperationen gehört die Milz manchmal zum Resektat oder sie wird bei Eingriffen am linksseitigen Kolon unbeabsichtigt verletzt. Diese Lazerationen an der Milzkapsel treten auf, wenn bei der Mobilisation der linken Flexur zu stark am Lig. colosplenicum gezogen wird. Das Ligament zerreißt dabei niemals, sondern die Milzkapsel wird über einige Quadratzentimeter vom Milzparenchym abgelöst. Meistens gelingt eine Blutstillung, manchmal wird die Blutung aber unter den blutstillenden Maßnahmen stärker. Als sehr gute Form zur Blutstillung hat sich die Injektion von Fibrinkleber in das Milzparenchym erwiesen.

Embolisation. Bei einer sehr großen Milz, die unter elektiven Bedingungen entfernt werden soll, kann erwogen werden, die A. lienalis vorher interventionell zu embolisieren. Bei der Embolisation sollte das Embolisat nicht in Pankreasgewebe eingebracht werden. Die Operation sollte möglichst am gleichen Tag stattfinden.

Zugang. In ausgewählten elektiven Fällen kann die Milz auch laparoskopisch entfernt werden. Als konventioneller Zugang zur elektiven Splenektomie wird der linksseitige Oberbauchquerschnitt empfohlen. Im Notfall, wenn sonstige Verletzungen präoperativ nicht sicher ausgeschlossen wurden, wird eine Mittellinienlaparotomie vorgenommen.

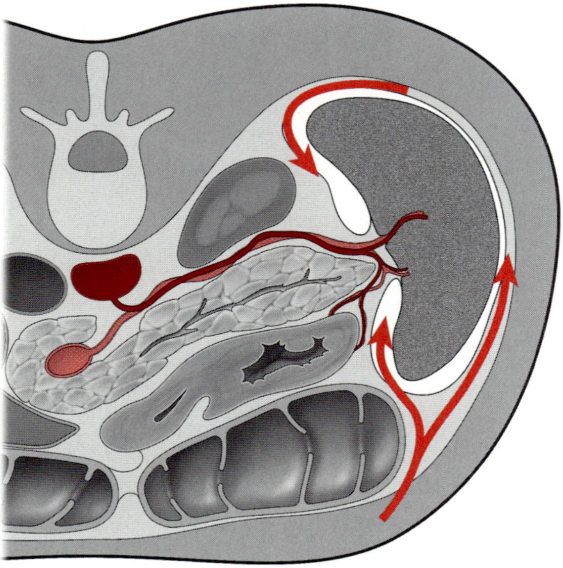

Mobilisation der Milz von ventral oder dorsal, um an den Milzhilus zu gelangen.

Mobilisation der Milz. In elektiven Situationen wird das Lig. gastrocolicum eröffnet und großkurvaturseitig die proximalen Zuflüsse und die Aa. gastricae brevae durchtrennt. Die linke Flexur wird abgelöst, indem das Lig. colosplenicum durchtrennt wird. Bei großen Milzen kann am Pankreasoberrand die A. lienalis dargestellt und möglichst distal ligiert werden, um Zuflüsse zum Pankreas nicht zu kompromittieren. Die frühe Ligatur der A. lienalis reduziert nachweislich bei großen Milzen den intraoperativen Blutverlust. Zur vollständigen Mobilisation werden die dorsalen Verklebungen gelöst. Die Gefäße werden nun im Milzhilus aufgesucht, umfahren und ligiert.

Milzruptur

Klassifikation:	–
Diagnostik:	o/Sono, Blutbild f/CT-Abdomen
OP-Indikation:	Milzruptur mir Kreislaufinstabilität, intraabdominellen Begleitverletzungen
Aufklärung:	Nachblutung, Pankreasfisteln
Vorbehandlung:	Wenn kreislaufinstabil, dann nur Sono und in den Op. Wenn kreislaufstabil und konservativer Behandlungsversuch, dann CT-Abdomen und Monitoring mit Volumengabe auf der ITS
OP-Vorbereitung:	–
Lagerung:	Rücken
Zugang:	Mittellinie
Operation:	Splenektomie, selten Milzerhalt möglich
Komplikationen:	Pankreasfistel, Nachblutung
Postop. Therapie:	–
Kostaufbau:	Wenn keine weitere Erkrankung, dann am 1. postop. Tag Tee/Suppe, am 2. postop. Tag leichte Kost
Entlassung:	Ab 4. postop. Tag
Patienteninfo:	Allgemein
Nachbehandlung:	Pneumovax-Impfung nach 2 Wochen empfehlen

Notsplenektomie. In Notfallsituationen, bei denen eine rasche Mobilisation der Milz erforderlich ist, wird die Milz von dorsal rasch gelöst und nach vorn luxiert. Der Milzhilus wird getastet und mit ein oder zwei Klemmen unterbunden. Die Milz wird entfernt und die Gefäße mit Durchstichligaturen gesichert. Nachdem die Hauptblutungsquelle beseitigt ist, wird der Situs sorgfältig inspiziert und die Aa. gastricae brevae gezielt ligiert. Eine sorgfältige Blutstillung ist erforderlich, um einer postoperativen Hämatombildung mit eventueller Abszedierung vorzubeugen.

Elektive Splenektomie

Klassifikation:	–
Diagnostik:	o/ Sono, Blutbild. f/CT-Abdomen
OP-Indikation:	Morbus Werlhof, hämatologische Erkrankungen
Aufklärung:	Nachblutung, Pankreasfisteln
Vorbehandlung:	Pneumovax-Impfung. Bei monströser Milz: Milzarterienembolisation
OP-Vorbereitung:	–
Lagerung:	Rücken
Zugang:	Laparoskopisch/Mittellinie bei monströser Milz
Operation:	Splenektomie
Komplikationen:	Pankreasfistel, Nachblutung
Postop. Therapie:	–
Kostaufbau:	Am 1. postop. Tag leichte Kost
Entlassung:	Ab 4. postop. Tag
Patienteninfo:	Allgemein
Nachbehandlung:	–

Milzbewahrung. Bei Verletzungen der Milz sollte immer eine Blutstillung ohne Splenektomie angestrebt werden. Der einfachste „Eingriff" ist dabei die Vermeidung der Operation. Wenn bei einem Patient mit stabilen Herz-Kreislauf-Verhältnissen nach einem Trauma eine Milzverletzung mit intraabdominellen Blut nachgewiesen wurde, dann kann bei einer kleineren Parenchymverletzung und stabiler Kreislaufsituation ein konservativer Behandlungsversuch mit Infusionen und maximaler Gabe von zwei Erythrozytenkonzentraten angezeigt sein. Bleibt der Patient unter dieser Therapie stabil und zeigen die wiederholte klinische und sonographische Untersuchung keine zunehmende Blutung oder sonstige intraabdominelle Begleiterverletzung, dann wird nicht operiert. In allen anderen Fällen ist eine Operation angezeigt. Bei einer vollständigen Zerberstung oder Parenchymdurchtrennung im hypovolämischen Schock wird mit der sofortigen Splenektomie zur Blutstillung nicht gezögert. Bei kleineren Einrissen kann eine Parenchymnaht mit zusätzlicher Bedeckung von Kollagen die Blutung stillen. Auch eine Teilresektion wird von manchen erwogen, um die Milz partiell zu bewahren. Diese Eingriffe sind bei einer „weichen" Milz, besonders im Rahmen eines septischen Prozesses fast immer aussichtslos.

Zweizeitige Milzruptur. Es handelt sich hierbei um eine Milzverletzung, die erst zu einem Milzhämatom führt, daß sich zunächst nicht vergrößert, aber nach einem freien Intervall von wenigen Tagen bis zu 6 Wochen frei rupturiert und massiv blutet.

Komplikationen. Die Nachblutung und Pankreasfistel sind seltene Komplikationen. Bei der Ligatur der Hilusgefäße sollte sorgfältig darauf geachtet werden, daß keine Teile des Pankreasschwanzes mitgefaßt werden. Eine sehr seltene, aber gefürchtete Komplikation ist die Pfortaderthrombose, die auch noch Monate oder wenige Jahre später eintreten kann. Bei splenektomierten Patienten mit unklaren Temperaturerhöhungen und unspezifischen Bauchschmerzen sollte die Thrombose sonographisch ausgeschlossen werden. Eine rasch eingeleitete Thrombolyse rettet in diesen Situationen das Leben und verhindert intestinale Durchblutungsstörungen.

11.5 Omentum majus

11.5.1 Grundlagen

Anatomie. Das Omentum majus ist eine intraabdominelle Falte des Peritoneums, die quasi von der großen Kurvatur herabhängt und auf dem Querkolon liegt. Es enthält je nach Habitus unterschiedlich viel Fett und ist unterschiedlich lang. Arteriell wird das Omentum majus von der A. gastroepiploica (gastroomentalis) dextra und sinistra versorgt. Von der epiploischen Arkade gehen viele kräftige Gefäße in sagittaler Richtung ab. Im distalen Abschnitt anastomosieren die Gefäße in unterschiedlichem Ausmaß miteinander. Die Venen verlaufen mit den Arterien und den reichhaltigen Lymphgefäßen.

Physiologie. Das Omentum majus enthält wie das Zwerchfell größere Lücken im Mesothel bzw. Lymphspalten, so daß kleine Partikel und Bakterien vom Netz absorbiert werden. Aufgrund seiner großen Oberfläche, der reichlichen Gefäßversorgung und großen Ansammlung von immunkompetenten Zellen ist es bei der Bekämpfung und Isolation von entzündlichen Prozessen beteiligt. Auch bei Durchblutungsstörungen legt sich das Netz an das Gewebe, um es kapillär mit Sauerstoff zu versorgen.

11.5.2 Omentumplastiken

Operationsindikationen. Omentumplastiken werden meistens in Notsituationen angelegt, wenn die Durchblutung von Gewebe nicht optimal ist, eine Anastomose geschützt werden soll oder ein Defekt aufgefüllt wird.

Methode. Wenn nur ein kurzstreckiger Omentumzipfel benötigt wird, dann wird das Lig. gastrocolicum einfach durchtrennt. Bei einer langstreckigen Mobilisation wird die epiploische Arkade vom Magen gelöst. Die Ligaturen werden eng am Magen gelegt, um die epiploische Arkade nicht einzuengen. Wenn das Netz zu kurz ist, dann kann es verlängert werden, indem das Netz in seiner sagittalen Richtung eingeschnitten wird, ohne das kaudale Netzwerk zu zerstören. Das Omentum wird an seinem Zielort mit mehreren Nähten sicher fixiert.

Komplikationen. Nach einer Omentumplastik kann die zuführende Blutversorgung oder der Abfluß gestört sein, so daß die Plastik partiell nekrotisch wird. Wenn das Netz durch die Bauchhöhle gelegt wird, dann kann es wie eine Bride einen Ileus auslösen. Manchmal torquiert die Plastik und verursacht eine Ischämie.

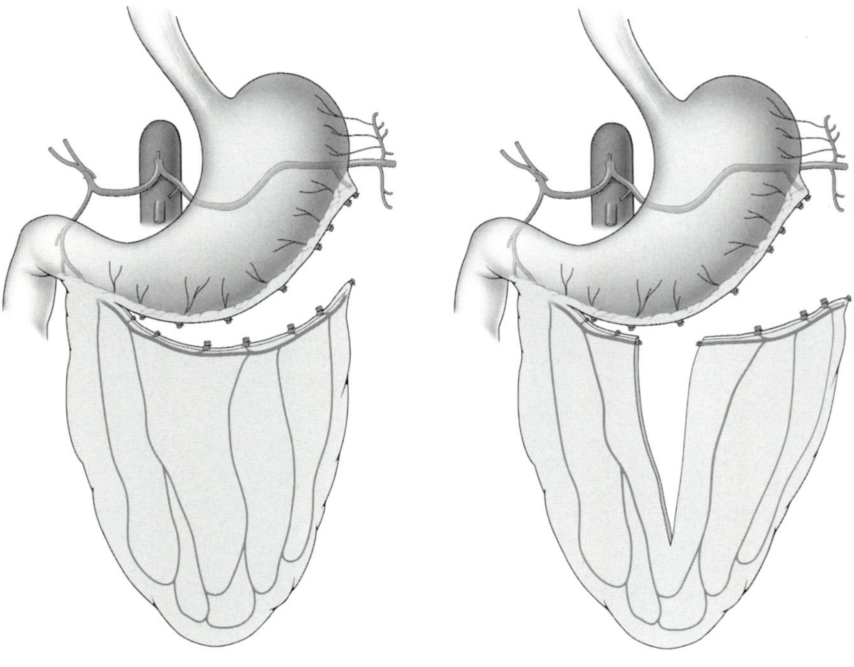

Omentumplastik (mit Verlängerung)

12. Schilddrüse und Nebenschilddrüse

12.1 Grundlagen

Anatomie. Die Schilddrüse besteht aus zwei Lappen mit einem durchschnittlichen Gewicht von 15–20 g, die fast immer über einen Isthmus miteinander verbunden sind. Die Schilddrüse ist von einer fibrösen Organkapsel umgeben, die aus der prätrachealen Faszie entspringt und auf der sie blutarm disseziert werden kann. Diese Kapsel verdichtet sich zu festen Ligamenten und fixiert die Schilddrüse an der Vorder- und Seitenwand der Trachea. Die Schilddrüse entsteht embryonal aus dem Vorderdarm und wandert vom Zungengrund an seine endgültige Position. Bei vielen Patienten ist als Residuum des Abstiegs ein Lobus pyramidalis erkennbar, der bis zum Zungengrund reichen kann.
Feingeweblich ordnen sich die Thyreozyten zu Follikeln, in deren Lumen sich Thyreoglobulin befindet. Zwischen den Follikeln ist ein dichtes Netz von Nerven, Blut- und Lymphgefäßen nachweisbar sowie von kalzitoninbildenden C-Zellen, die zum diffusen endokrinen Zellsystem gehören.

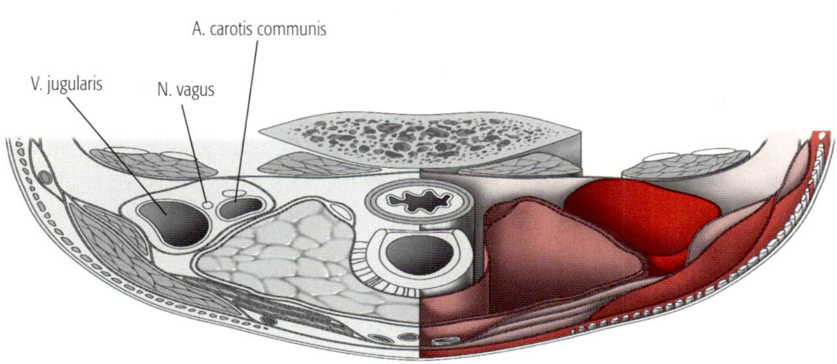

Querschnitt des Halses mit den Faszienspalträumen

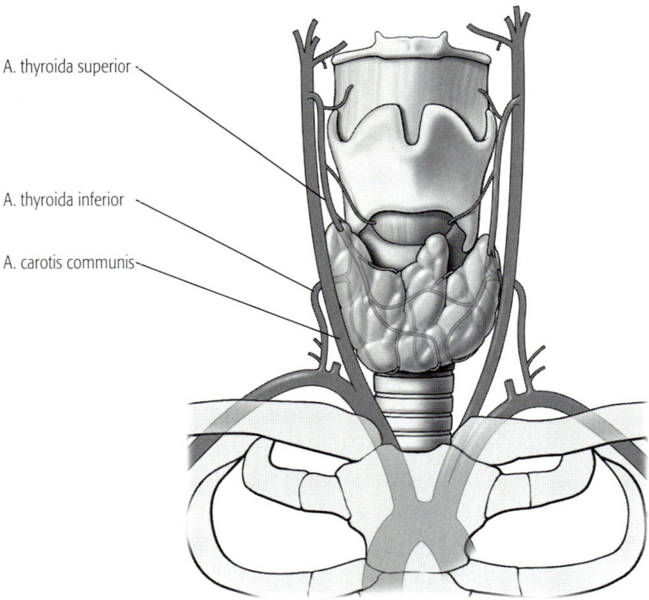

Arterielle Versorgung der Schilddrüse

Gefäßsystem. Jeder Schilddrüsenlappen wird von zwei paarigen Arterien gespeist, der A. thyroidea inferior aus dem Truncus thyreocervicalis und der A. thyroidea superior aus der A. carotis communis oder A. carotis externa. Nur in seltenen Fällen wird die Schilddrüse von einer unpaarigen A. thyroidea ima versorgt, die aus dem Aortenbogen oder dem Truncus brachiocephalicus entspringt. Die A. thyroidea inferior zieht typischerweise dorsal der Carotis zur Drüse und kann hier an ihrem lateralen oder medialen Rand aufgesucht und ligiert werden. Ihr Verlauf und Ursprung ist aber sehr variabel, so daß sie als sichere anatomische Landmarkierung ungeeignet ist. Neben den größeren Arterien wird die Schilddrüse auch von kleinen Arterien versorgt, die von der Seiten- und Vorderfläche der Trachea entspringen. Wenn alle großen Arterien ligiert werden, ist durch sie weiterhin eine ausreichende arterielle Versorgung gewährleistet.

Der Blutfluß beträgt 60–120 ml/min. Er kann in extremen Situationen wie beim Morbus Basedow auf das 10fache zunehmen. Das Blut drainiert sich in einem ausgeprägten subkapsulären Venenplexus und fließt über die V. thyroidea zur V. brachiocephalica und über die Kocher-Venen (Vv. thyroideae mediae) oder oberen Polgefäße zur V. jugularis interna.

Lymphsystem. Der Lymphabfluß der Schilddrüse folgt den Venen und mündet in die perijugulären Lymphknoten. Aufgrund des ausgeprägten subkapsulären Lymphplexus ist die Lymphdrainage nicht streng seitengetrennt. Die Lymphe fließt auch über prätracheale und retropharyngeale Lymphbahnen bis ins obere Mediastinum. Die Lymphknotenstationen werden einzelnen Kompartimenten zugeordnet. Zum Kompartiment 1 gehören die zentralen Lymphknoten: paratracheal, infra- und suprathyroidal bis zur A. carotis communis unter Einschluß der submandibulären Lymphknoten. Zum Kompartiment 2 zählen die lateralen Lymphknoten zwischen A. carotis und M. trapezius, von der V. subclavia kaudal bis zum N. hypoglossus kranial, ventral und dorsal des Halsplexus. Zum Kompartiment 3 gehören die infraklavikulären und mediastinalen Lymphknoten zwischen V. brachiocephalica sinistra und der Trachealbifurkation, im vorderen und hinteren oberen Mediastinum und beidseits paratracheal unter Einschluß des Thymus.

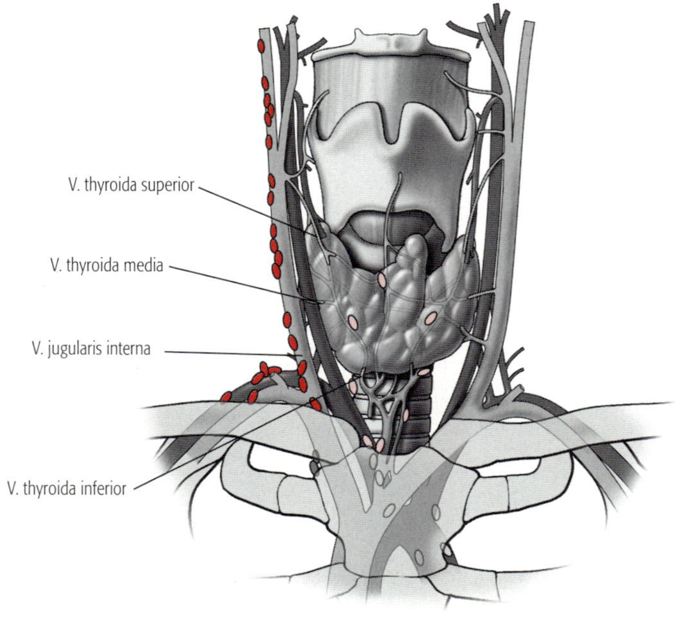

Venöser und lymphatischer Abstrom der Schilddrüse

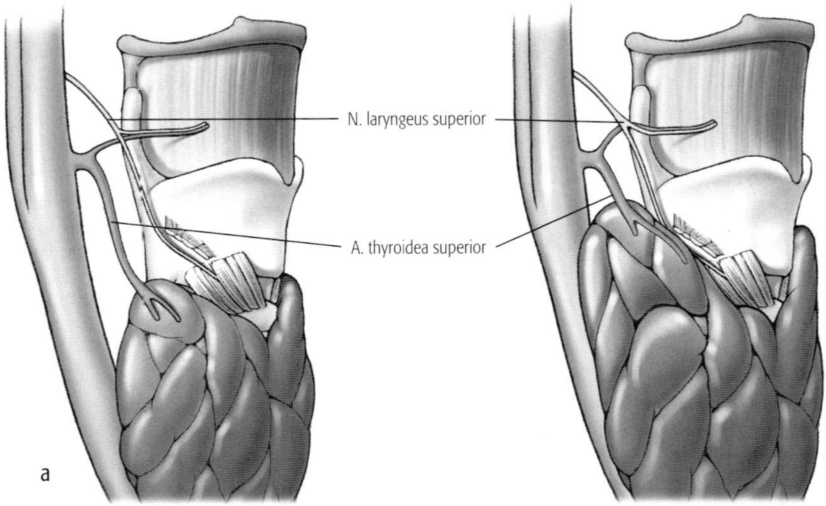

a

Variable Lage des N. laryngeus superior

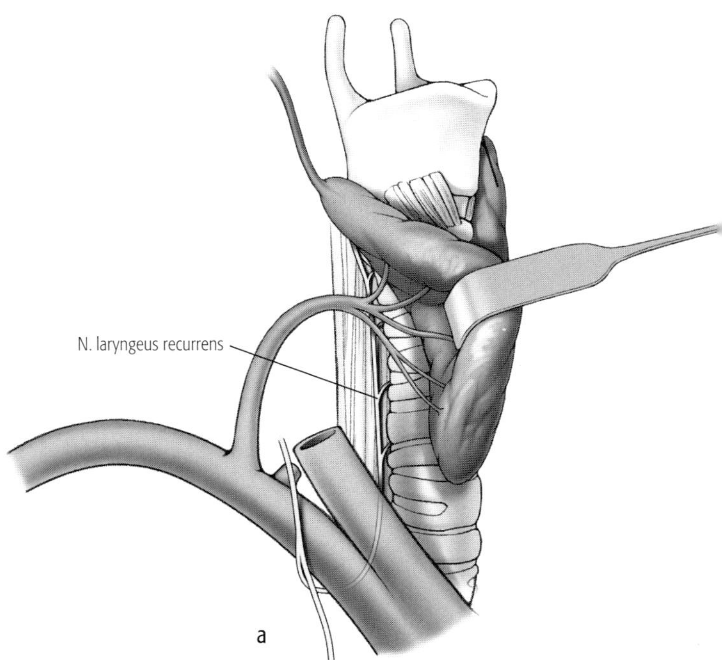

a

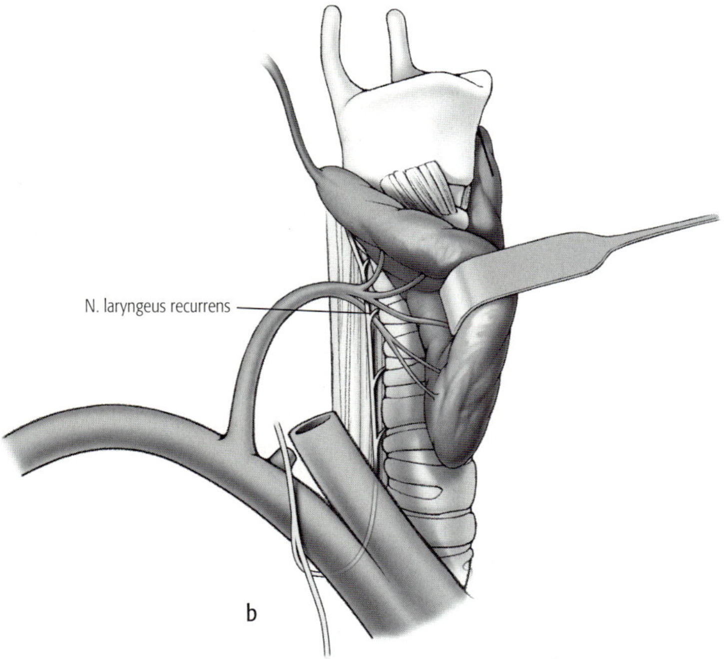

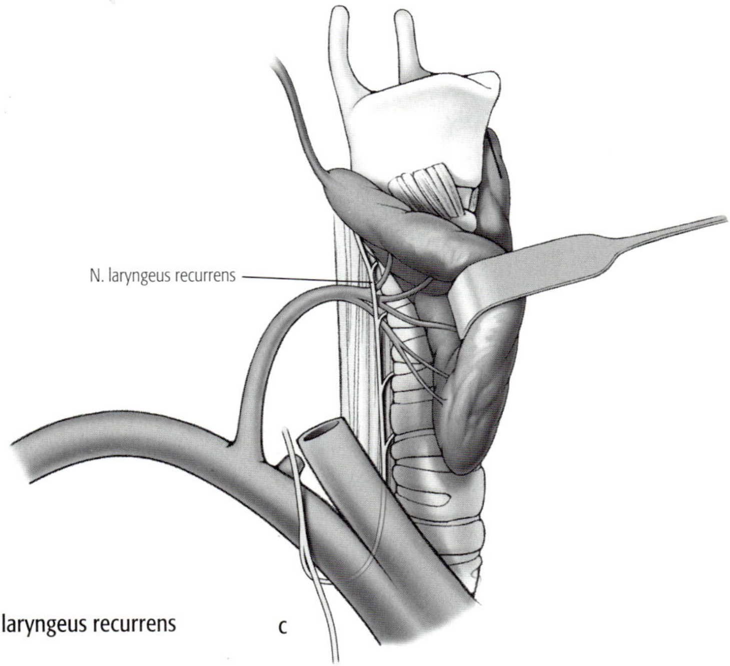

Variable Lage des N. laryngeus recurrens

Nervensystem. Bei allen Operationen an der Schilddrüse oder den Nebenschilddrüsen ist der N. laryngeus recurrens, aber auch der N. laryngeus superior gefährdet. Da die A. thyroidea superior an ihrer Einmündung am oberen Pol topographisch eng mit dem N. laryngeus superior verbunden ist, sollten die Gefäße sehr schilddrüsennah ligiert werden, um eine Verletzung dieses Nerven zu vermeiden. Eine Läsion des Ramus externus führt zu einem Ausfall des M. cricothyroideus, so daß die Stimmkraft und Hochtonstimme eingeschränkt sind. Schwerwiegender sind aber Verletzungen des N. recurrens, der alle intrinsischen Kehlkopfmuskeln bis auf den M. cricothyroideus innerviert. Bei einer Schädigung steht das ipsilaterale Stimmband still. Der N. recurrens entspringt aus dem N. vagus schlingt sich rechtsseitig um die A. subclavia und linksseitig um den Aortenbogen. Er findet sich überwiegend in der ösophagotrachealen Rinne oder ventral von ihr. Auf der rechten Seite nimmt er einen deutlich schrägeren Verlauf, weil er sich um die A. subclavia schwingt. Der linke Nerv nimmt einen eher geraden Verlauf und befindet sich fast immer in der Rinne. Der Nerv ist besonders in der Höhe des Cricoids gefährdet, weil er in der Hälfte aller Fälle in das Lig. thyroideum laterale (Berry-Ligament) eingebunden ist, so daß er bei der Luxation der Schilddrüse gezerrt werden kann. In ungefähr 10 % der Fälle verläuft der Nerv an dieser Stelle auch durch das Schilddrüsengewebe. Seine Beziehung zur A. thyroidea inferior ist sehr variabel. Er kann unter oder über ihr entlang ziehen, oder zwischen ihren Ausläufern.

In seltenen Fällen (1 %) tritt eine Entwicklungsstörung auf der rechten Seite auf. Dabei entspringt die A. subclavia als sogenannte A. lusoria direkt aus dem Aortenbogen und komprimiert die Speiseröhre. Zusätzlich findet sich ein N. laryngeus recurrens non-recurrens, der direkt vom N. vagus abgeht, ohne die A. subclavia zu umschlingen.

Physiologie. Die Hauptaufgabe der Schilddrüse besteht in der Produktion von Schilddrüsenhormonen. Das für die Hormonsynthese benötigte Jod (ca. 0,15–0,25 mg tgl.) wird im Dünndarm aufgenommen und mittels eines Natrium-Jodid-Symporters aktiv gegen ein Konzentrationsgefälle in die Schilddrüse transportiert. Diese Jodaufnahme unterliegt einem komplexen Autoregulationsmechanismus. Jodid oxidiert dann zu J2, das an die Thyrosylreste des Thyreoglobulins gebunden wird. Aus diesen Hormonvorläufern wird Thyroxin (T4) (Halbwertszeit ca. 190 Std) oder Trijodthyronin (T3) (Halbwertszeit ca. 19 Std) gebildet, das weiterhin kovalent an Thyreoglobulin gebunden bleibt. Die Hormonabgabe von täglich 100 µg T4 ins Blut wird in erster Linie durch das hypophysäre thyroideastimulierende Hormon (TSH) reguliert, das sich an spezifischen Rezeptoren der Thyreozyten bindet. T4 ist im Serum fast vollständig (99,9 %) an Eiweiße gebunden. Nur das freie T4 ist hormonell aktiv. Zu 80 % entsteht T3 in der Peripherie aus T4.

12.2 Gutartige Schilddrüsenerkrankungen

12.2.1 Euthyreote Knotenstruma

Pathophysiologie. Die euthyreote Struma ist die häufigste endokrine Erkrankung überhaupt. Sie geht meistens mit einem absoluten oder relativen Jodmangel einher und entsteht aus einem gestörten Gleichgewicht zwischen lokalen Wachstumsfaktoren und intrathyroidalen proliferationshemmenden Faktoren. Daraus resultiert zunächst eine reaktive Hyperplasie des Schilddrüsenparenchyms mit nachfolgender Involution. Diese wechselseitige Hyperplasie und Involution induziert den typischen knotigen Umbau der Schilddrüse. In jüngster Zeit wurde zusätzlich belegt, daß die Knoten in der Schilddrüse klonal aus Zellen entstehen, die genetisch verändert schneller wachsen, wobei ein intrathyroidaler Jodmangel die Zellteilung zusätzlich stimuliert. Die Vergrößerung der Schilddrüse bei einer Knotenstruma beruht somit auf einer multifokalen, polyklonalen Proliferation der Thyreozyten.

Knotenstruma

Klassifikation:	Klinische Stadien 1–3
Diagnostik:	o/Sono, TSH, HNO f/fT3, fT4, Szintigraphie (V. a. autonomes Adenom)
OP-Indikation:	Schilddrüsen-Volumen >50 ml, Trachealeinengung >50 %, Tracheomalazie, kalter Knoten, warmer Knoten mit Suppressions-„uptake“ >2 %, Kosmetik
Aufklärung:	Rekurrensläsion, Nachblutung, Hypoparathyreoidismus
Vorbehandlung:	–
OP-Vorbereitung:	–
Lagerung:	Struma
Zugang:	Kocher (vorher angezeichnet)
Operation:	Vollständige Knotenresektion – von Enukleation bis zur Thyreoidektomie
Komplikationen:	Blutung, Rekurrensläsion
Postop. Therapie:	Postoperative Nachblutung meist innerhalb von Stunden. Sofort OA verständigen und Re-Op erwägen. Bei Rekurrensläsion bds.: Monitoring, leicht sedieren, Sauerstoff. Auf Tetanie achten. Kalzium am 1. postop. Tag messen. Hautklammern am 2. postop. Tag entfernen.
Kostaufbau:	Sofort
Entlassung:	2. Tag
Patienteninfo:	Schilddrüsenbogen
Nachbehandlung:	Substitution wird vom HA festgelegt.

Klinik. Bei euthyreoter Stoffwechsellage finden sich keine Besonderheiten. Gewichtsabnahme, zunehmender Appetit, Nervosität, Herzklopfen, Wärmeintoleranz und Unruhe weisen auf eine Hyperthyreose hin. Neben der klinischen Untersuchung wird die Schilddrüse sowohl funktionell als auch morphologisch beurteilt.

Klinische Stadien der Schilddrüsenvergrößerung

Stadium 1a	Tastbar, aber auch bei Reklination nicht sichtbar
Stadium 1b	Bei Reklination sichtbar
Stadium 2	Bei normaler Haltung sichtbar
Stadium 3	Mit lokalen Kompressionszeichen

Diagnostik. Die Schilddrüsenfunktion wird am einfachsten mit dem basalen TSH-Spiegel eingeschätzt (Normalwert: 0,3–3,0 mU/l). Ist der Wert normal, dann liegt eine euthyreote Stoffwechsellage vor. Bei einem niedrigen TSH-Wert, werden fT4 (Normalwert: 0,6–1,8 ng/dl) und fT3 (2,2–5,5 pg/ml) gemessen, um eine manifeste von einer subklinischen Hyperthyreose zu differenzieren. Bei erhöhtem TSH-Wert wird lediglich fT4 bestimmt, um eine manifeste von einer subklinischen Hypothyreose zu unterscheiden. Die Schilddrüsenwerte fT4 und fT3 werden also erst bei einem pathologischen TSH-Befund analysiert. Morphologische Schilddrüsenveränderungen werden sehr aussagekräftig und zuverlässig mit der Sonographie nachgewiesen, so daß sie ein obligater Bestandteil der präoperativen Diagnostik bei allen Schilddrüsenerkrankungen ist. Durch die Sonographie werden die genaue Lokalisation und Verteilung der Knoten bestimmt. Die sonographische Morphologie kann außerdem hinweisend sein auf verdächtige echoarme Knoten, die punktiert werden sollten. Für eine MRT- oder CT-Untersuchung gibt es nur in Ausnahmesituationen eine Indikation. Mit der Szintigraphie kann ein Funktions-Topogramm der Schilddrüse erstellt werden. Die sonographisch nachgewiesenen Knoten können dabei funktionell in „kalte Knoten“ oder „autonome Adenome“ differenziert werden.

Feinnadelpunktion. Die Indikationen für eine präoperative Feinnadelpunktion sind echoarme, „kalte“, unscharf begrenzte oder rasch wachsende Knoten, weil sie malignitätsverdächtig sind. Die Aussagekraft des Punktates hängt sowohl vom punktierenden Arzt als auch vom auswertenden Zytologen ab. Wenn ausreichendes Material vorliegt, können folgende Befunde erhoben werden: „negativ“ bei allen gutartigen nicht-neoplastischen Veränderungen, „verdächtig“ beim Nachweis von follikulären oder onkozytären Läsionen oder „positiv“ bei eindeutigem

Nachweis der Malignität. Die Verläßlichkeit für negative und positive Befunde ist mit ungefähr 90 % hoch. Schwieriger sind die verdächtigen Befunde zu interpretieren, weil zytologisch nicht zwischen einem Adenom und einem minimal invasiven follikulären Karzinom unterschieden werden kann, denn diese Differenzierung basiert auf der Penetration der Kapsel.

Operationsindikation. Da die medikamentöse Therapie der Knotenstruma mit Thyroxin als auch die lokale Ethanolinjektion in solitäre Knoten zu keinen guten Ergebnissen führte, ist die Resektion die Therapie der Wahl für die euthyreote Knotenstruma. Die Operationsindikation kann allein durch die Bestimmung des basalen TSH-Spiegels und der Sonographie gestellt werden. Bei euthyreoter Stoffwechsellage ohne Malignitätsverdacht ist weder eine Szintigraphie noch eine Feinnadelaspirationszytologie erforderlich.

Operationsvorbereitung. Die präoperative Laryngoskopie ist obligat, um bereits vorhandene Läsionen des N. recurrens auszuschließen. Nur bei ausgeprägten Schluckstörungen oder Dyspnoe sind röntgenologische Untersuchungen von Trachea und Speiseröhre sinnvoll. Bei intrathorakalen Strumen oder Rezidiveingriffen kann eine MRT-Untersuchung empfehlenswert sein.

Operationsaufklärung. Insgesamt sind in der Schilddrüsenchirurgie Komplikationen selten und die Sterblichkeit eine extreme Ausnahme. Im Vordergrund stehen Nervenverletzungen (N. laryngeus recurrens oder N. laryngeus superior) sowie Nachblutungen. Wundheilungsstörungen sind eine Rarität. Bei sehr großen Strumen oder einer Rezidivstruma steigt das Risiko von Komplikationen deutlich an.

Operation. Beim stehenden Patienten wird präoperativ der Hautschnitt in einer Hautfalte angezeichnet, so daß er sich bei der Reklination des Kopfes ungefähr 2 bis 3 cm oberhalb des Jugulums befindet. Wenn der Schnitt zu hoch angelegt wird, dann ist er häufig gut sichtbar. Bei zu kaudaler Inzision besteht eine Tendenz zur Keloidbildung. Der Patient wird mit rekliniertem Kopf und gering erhöhtem Oberkörper gelagert. Nach querer Durchtrennung der Haut und des Platysmas wird ein Platysma-Hautlappen gebildet und dieser nach kaudal bis zum Jugulum und nach kranial bis zum Schildknorpel mobilisiert. Die gerade Halsmuskulatur wird in der Mittellinie durchtrennt und die Halsmuskulatur mit einem Haken zur Seite verlagert. Bei sehr großen Strumen kann es hilfreich sein, die gerade Halsmuskulatur quer zu durchtrennen. Sie sollte in der Höhe des Cricoids inzidiert werden, weil ihre motorische Versorgung durch die Ansa cervicalis unterhalb einmündet.

Spatium parathyroideum. Zur blutarmen Dissektion wird das Spatium parathyroideum eröffnet und in diesem die Schilddrüse mobilisiert. Es handelt sich dabei um einen weitgehend avaskulären Spaltraum zwischen der Schilddrüsenkapsel und der zervikalen Faszie, der für die richtige Schilddrüsenresektion von ausschlaggebender Bedeutung ist. Denn einerseits wird erst dadurch ein blutarmes Operieren ermöglicht und andererseits eine direkte Verletzung des N. recurrens vermieden, weil er sich jenseits des Spaltraumes befindet. Der N. recurrens kann überhaupt erst gefunden werden, wenn dieser Raum bewußt verlassen wird.

Dissektion. Bei jeder Schilddrüsenoperation werden zunächst die Kocher-Venen aufgesucht und ligiert. Sie befinden sich lateral und verhindern eine Hervorluxation der Schilddrüse. Je nach Befund wird dann erst der obere Pol dargestellt und die Polgefäße nahe der Schilddrüse unterbunden oder der N. recurrens aufgesucht. Bei allen ausgedehnten resezierenden Verfahren wird unter Beachtung des N. recurrens und der Epithelkörperchen das gesamte erkrankte Schilddrüsengewebe entfernt. Wird keine Hemithyreoidektomie vorgenommen, dann wird das verbleibende Gewebe mit einer blutstillenden Kapselnaht versorgt.

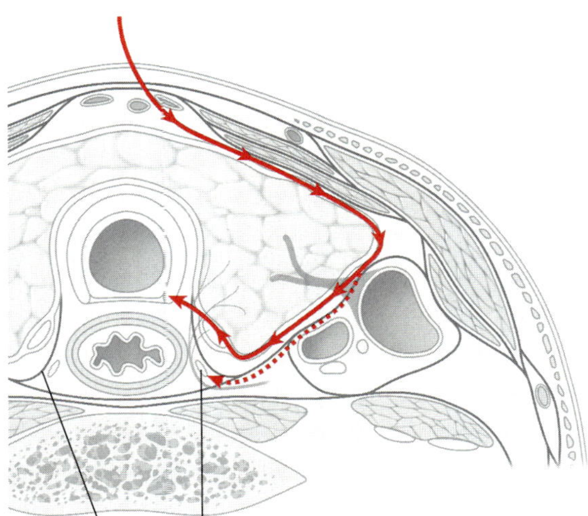

Zugang zur Schilddrüse. Erst nach Eröffnung der Grenzlamelle wird der N. recurrens sichtbar.

Knotenresektion. Das Ausmaß der genauen Resektion richtet sich nach der Verteilung des knotigen Gewebes. Während früher grundsätzlich eine subtotale Schilddrüsenresektion vorgenommen wurde, wird heute knotenorientiert reseziert. Sowohl die einfache Enukleation eines Knotens als auch die Thyreoidektomie können erforderlich werden. Das Ziel ist immer die vollständige Entfernung aller Knoten unter Bewahrung gesunden Schilddrüsengewebes. Nur dadurch wird die Rezidivgefahr vermindert.

Nervenverletzung. Die Verletzung des N. recurrens ist eine gefürchtete Komplikation. Wenn der Nerv beim Ersteingriff grundsätzlich dargestellt wird, dann beträgt die Paralyserate ungefähr 1 %. Wird der Nerv nicht routinemäßig identifiziert, dann steigt die Paralyserate auf ungefähr 3 %. Der N. recurrens sollte deshalb bei der Lobektomie oder Operation an der hinteren Kapsel immer dargestellt werden. Im Operationsbericht ist ausdrücklich zu vermerken, warum er eventuell nicht aufgesucht wurde.

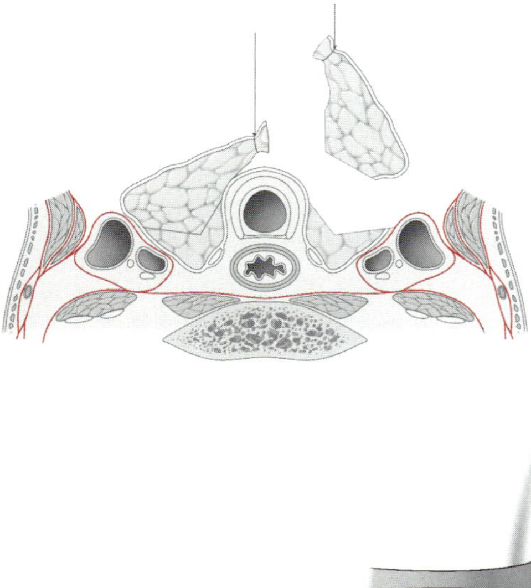

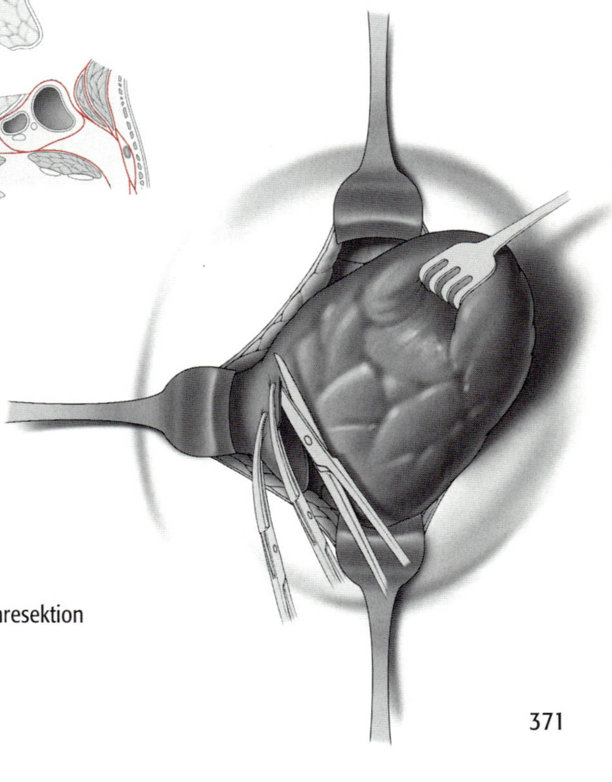

Typische subtotale Schilddrüsenresektion

Nebenschilddrüsen. Auch die Epithelkörperchen sollten bei ausgedehnten Resektionen identifiziert und sicher geschont werden. Wenn bei ausgedehnten Resektionen vermutet wird, daß ihre Durchblutung geschädigt sein könnte, wird das Epithelkörperchen kryokonserviert und bei Verletzung aller Nebenschilddrüsen wird eines in den M. sternocleidomastoideus autotransplantiert. Die Durchblutung der Nebenschilddrüsen wird bei einer relativ zentralen Ligatur der A. thyroidea inferior fast immer kompromittiert, so daß bei gutartigen Erkrankungen eine periphere Ligatur direkt an der Schilddrüse bevorzugt wird. Um die Wahrscheinlichkeit eines Hypoparathyreoidismus zu vermindern, sollte grundsätzlich jede Nebenschilddrüse so behandelt werden, als wäre sie die letzte.

Malignomverdacht. Besteht prä- oder intraoperativ der Verdacht auf ein Malignom, dann wird der Befund durch einen Schnellschnitt kontrolliert. Ist dieser nicht verfügbar, dann ist eine Hemithyreoidektomie mit Lymphadenektomie des zentralen Kompartiments angezeigt.

Nachbehandlung. Postoperativ drohen Nachblutungen, die Folgen einer Rekurrensparese und eine Tetanie. Am Morgen des 1. postoperativen Tages wird das Kalzium gemessen. Die orale Flüssigkeitszufuhr und der Nahrungsaufbau beginnen am Abend des Operationstages. Drainagen werden in der Regel nicht eingelegt. Nur bei besonderer Blutungsneigung sind sie erforderlich und werden meistens am 1. postoperativen Tag entfernt. Die Hautklammern oder -nähte werden am 2.–4. postoperativen Tag entfernt. Neben der postoperativen Überwachung zum Ausschluß einer Halsschwellung und Dyspnoe werden das Blutbild und der Kalziumspiegel kontrolliert. Tritt innerhalb von Stunden eine Nachblutung auf, ist fast immer eine operative Revision mit Ausräumung des Hämatoms im Operationssaal erforderlich.

Rekurrensparese. Die Wahrscheinlichkeit einer temporären Rekurrensparese beträgt ungefähr 3 bis 8 % nach einer Hemithyreoidektomie wegen einer Struma. Davon bleiben weniger als ein Prozent permanent bestehen. Bei Rezidivstrumen steigt die permanente Pareserate auf 5 bis 10 % an. Die Ursache der Rekurrensparese ist selten die tatsächliche Durchtrennung des Nerven, sondern Quetschung, Zerrung oder Koagulation. Der Nerv erholt sich glücklicherweise in Dreiviertel der Fälle innerhalb von sechs Monaten. Eine einseitige Rekurrensparese bleibt häufig klinisch stumm. Deshalb ist die Laryngoskopie vor der Entlassung wichtig. Bei permanenten Paralysen sollte spätestens nach drei Monaten eine logopädische Behandlung eingeleitet werden. Bei einer doppelseitigen Parese tritt ein deutlicher Stridor mit Dyspnoe auf. Eine intensive Überwachung ist sofort erforderlich, weil eine Hypoxie droht. Der Patient wird leicht sediert und mit Sauerstoffgabe unterstützt. Die Gabe von Glucokortikoiden und Kalzium wird zusätzlich empfohlen. Ihre Bedeutung ist aber nicht geklärt.

Hypoparathyreoidismus. Wenn der Patient postoperativ über periorale oder digitale Kribbelparästhesien oder Muskelkrämpfe klagt oder eine Pfötchenstellung zeigt, dann liegt eine hypokalziämische Tetanie als Folge einer Nebenschilddrüsenunterfunktion vor. Sie tritt vorübergehend und in unterschiedlichem klinischen Ausmaß bei 10 % der Operierten auf. Eine orale Kalziumgabe von bis zu 8 g am Tag ist meistens ausreichend. Selten ist eine intravenöse Gabe erforderlich. Bei einem permanenten Hypoparathyreoidismus wird neben Kalziumgluconat auch die Gabe von Calcitriol erforderlich.

Tracheomalazie. Besteht prä- oder intraoperativ der Verdacht auf eine Tracheomalazie, dann kann bereits intraoperativ die Stabilität der Trachea beurteilt werden. Bei einer Instabilität wird der Patient über einige Tage beatmet. Dadurch läßt sich das Problem fast immer lösen.

Substitution und Rezidivprophylaxe. Bei allen Knotenstrumen besteht das Risiko eines Rezidivs, das neben einer konsequenten Rezidivprophylaxe auch von der Menge und Qualität des zurückbelassenen Schilddrüsengewebes abhängt. Zur Prophylaxe ist die Jodid-Gabe durchaus hinreichend, wenn mindestens 10 g Schilddrüsengewebe verblieben sind. Nach sechs Wochen sollte allerdings kontrolliert werden, ob nicht eine Hypothyreose vorliegt und zusätzlich Thyroxin appliziert werden muß. Bei den ausgedehnten Resektionen sollte nach Ausschluß eines differenzierten Karzinoms immer eine Substitutionsbehandlung eingeleitet werden. Dazu erhalten die Patienten zunächst 1,5 μg L-Thyroxin pro kg Körpergewicht, was bei einem Körpergewicht von 70 kg ungefähr 100 μg entspricht. Zusätzlich sollte zum Thyroxin auch Jodid verabreicht werden, um der allgemeinen Jodverarmung vorzubeugen. Dazu erhält der Patient zusätzlich 100 bis 200 μg Jodid. Die Gabe eines Kombinationspräparates vereinfacht die Medikation. Ungefähr drei Monate nach Behandlungsbeginn wird eine Sonographie vorgenommen und der TSH-Wert bestimmt. Die weitere optimale individuelle Dosierung richtet sich nach dem TSH-Wert, der zwischen 0,3 und 0,8 mU/l Serum liegen sollte. Nach sechs und 12 Monaten sind weitere Kontrollen angezeigt.

> **Postoperativer Hypoparathyreoidismus**
>
> Bei akuter Hypokalziämie wird eine Infusion von 10 Ampullen 10 %iges Kalziumgluconat in 500 ml physiologischer NaCl über 5–10 Std angelegt. Bei längerandauernder Hypokalziämie werden Dihydrotachysterol-Kapseln (Tachystin) (0,5–1,5 mg) und Kalzium oral 2–4 g/Tag gegeben.

Strumarezidiv. Bei einer Rezidivstruma ist die erneute Operation trotz des deutlich erhöhten Risikos zu diskutieren. Für den Erfolg ist ein sehr erfahrener Operateur nötig, weil die Patienten meistens älter sind, häufiger relevante Begleiterkrankungen aufweisen und das Risiko von Begleitverletzungen, besonders von Rekurrensparesen, deutlich höher ist. Eine klare Operationsindikation besteht sicherlich bei mechanischer Verdrängung der Trachea, Malignomverdacht oder einer oberen Einflußstauung. Die Operationstaktik von Rezidivstrumen berücksichtigt sowohl die dominanten Befunde als auch vorhandene Rekurrensparesen nach dem Ersteingriff. Meistens wird ein lateraler Zugang gewählt, um nicht direkt im ehemaligen Operationsgebiet dissezieren zu müssen. Generell sollte das Risiko für eine Rekurrensparese oder Schädigung der Epithelkörperchen minimiert werden, so daß trotz beidseitigem Befund ein einseitiges Verfahren risikoärmer sein kann. Die Verwendung eines Neurostimulators zur eindeutigen Identifizierung des N. recurrens ist hierbei unbedingt zu empfehlen. Wird nur einseitig operiert, dann ist eine Hemithyreoidektomie unbedingt zu erwägen, um eine Seite definitiv zu sanieren.

12.2.2 Hyperthyreosen

12.2.2.1 Autonome Adenome

Hyperthyreosen haben unterschiedliche Ursachen. Die häufigste ist ein autonomes Adenom, das von der hypophysären Regelung abgekoppelt ist und langsam, aber kontinuierlich wächst. Aufgrund der Autonomie kann eine zusätzliche Jodaufnahme von mehr als 0,1 bis 0,2 mg am Tag zu einer erhöhten Hormonbildung mit konsekutiver Hyperthyreose führen. Je größer der Knoten ist, umso mehr Hormone werden nach der Jodzuführung gebildet. Als minimale Masse zur Auslösung einer Hyperthyreose werden 8 bis 12 ml bzw. ein Knotendurchmesser von ungefähr 2,5 cm angesehen. Da bei der konservativen Therapie der euthyreoten Knotenstruma zusätzliche Jod-Gaben empfohlen werden, sollte vor solch einer Substitution mit einer quantitativen Szintigraphie ausgeschlossen werden, daß nicht ein autonomes Adenom vorliegt.

Hyperthyreose. Bei hyperthyreoter Stoffwechsellage wird zunächst eine thyreostatische Therapie eingeleitet, vorzugsweise mit Thiamazol oder Carbimazol. Nach einer initialen Therapie mit 10 mg Thiamazol pro Tag wird die weitere Therapie vom Metabolismus abhängig gemacht. Mit einem Betarezeptorenblocker (z. B. dreimal 20 bis 40 mg Propranolol für ungefähr eine Woche) wird nicht nur die sympathische Aktivität gedrosselt, sondern auch die Konversion von T4 zu T3. Die immer wieder beschriebene Lugol-Lösung zur Plummerung der Schilddrüse wird heute nur noch in Ausnahmesituationen beim Morbus Basedow angewendet, wenn Thyreostatika kontraindiziert sind. Die Operation ist nach der Plummerung innerhalb von 10 Tagen durchzuführen.

Euthyreose. Bei euthyreoter Stoffwechsellage ist bei einem autonomen Adenom jede Jodexposition mit der Gefahr der Entgleisung verbunden. Neben Kontrastmitteln kann der Patient auch durch Medikamente wie Amiodaron mit Jod exponiert werden, denn Amiodaron spaltet pro Tag ungefähr 3 mg Jod ab und interagiert zusätzlich mit den Thyroxinmolekülen. Bei kleinen Adenomen könnte bei notwendiger Exposition durch ein jodhaltiges Röntgenkontrastmittel die Jodaufnahme mit Perchlorat oder der Jodeinbau mit Thiamazol gehemmt werden.

Therapieoptionen. Ein autonomes Adenom kann chirurgisch, aber auch durch eine Radiojodbehandlung therapiert werden. Beide Verfahren haben allerdings den Nachteil, daß sie die Gefahr einer Hypothyreose mit sich tragen. Da diese aber durch Thyroxingaben gut behandelbar ist, wird das Hypothyreoserisiko in Kauf genommen. Die Radiojodtherapie ist vorteilhafter bei kleinen bis mittelgroßen Schilddrüsen, wobei Frauen mit Kinderwunsch, Jugendliche und Kinder ausgeschlossen werden. Vor der Radiojodgabe wird bei euthyreoten Patienten die Schilddrüse durch Thyroxingabe supprimiert, damit das Radiojod möglichst nur im Adenom die Thyreozyten zerstört. Bei hyperthyreoten Patienten wird vor der Radiojodtherapie als auch vor der Operation eine thyreostatische Therapie mit Thiamazol eingeleitet (initial 10 mg/Tag, meistens sind 20–40 mg/Tag ausreichend). Nach einer Radiojodbehandlung ist die häufigste Komplikation die Thyroiditis. Hypothyreosen treten bei 10–15 % der Therapierten auf.

Operationsindikation. Für die Operation sprechen die zuverlässige Sanierung, die gleichzeitige Behandlung anderer Knoten und die Verkleinerung der Schilddrüse bei den häufig gleichzeitig vorhandenen Schilddrüsenvergrößerungen. Bei jüngeren Patienten, großer Struma oder schlechter Jodaufnahme wird deshalb eher die Operation angeraten.

Operationsvorbereitung. Die Operationsplanung umfaßt neben der Kontrolle der Schilddrüsenhormone und Sonographie unbedingt auch die Szintigraphie, um ein solitäres Adenom von einer multizentrischen Autonomie zu unterscheiden. Nur durch die Szintigraphie kann eine optimale Resektion geplant werden, damit das Operationsziel, die Beseitigung der Hyperthyreose durch Resektion aller autonomen Bezirke, auch erreicht wird.

Operation. Da bei ausgedehnten Befunden alle krankhaften Areale entfernt werden müssen, kann das Ziel manchmal nur durch eine Thyreoidektomie erreicht werden. Bei einem solitären Schilddrüsenknoten wird nur der Knoten mit einem ausreichenden Rand normalen Gewebes entfernt, um im Fall einer follikulären Neoplasie auch deren Dignität beurteilen zu können. Bei bilateralem Befall ist nicht selten eine Lobektomie auf der einen Seite und subtotale Resektion auf der anderen Seite erforderlich. Keinesfalls darf makroskopisch erkranktes Gewebe belassen werden. Eine Prophylaxe ist wie bei der euthyreoten Struma angezeigt. In 5 % der Fälle ist mit einem erneuten autonomen Knoten zu rechnen.

Thyreotoxische Krise. Eine seltene, aber sehr schwerwiegende perioperative Komplikation ist die thyreotoxische Krise, bei der der Metabolismus aufgrund der ausgeschütteten Schilddrüsenhormone dekompensiert. Die häufigste Ursache ist eine Jodexposition bei latenter Hyperthyreose oder Autonomie. Die Krise kann häufig vermieden werden, wenn präoperativ eine adäquate Thyreostatikatherapie eingeleitet oder eine ausreichende Schilddrüsenresektion vorgenommen wurde. Die Patienten sind im Stadium I der thyreotoxischen Krise unruhig, nervös und appetitlos. Sie klagen über Erbrechen und Durchfälle. Sie sind zunehmend exsikkiert, tachykard und hypertherm. Im Stadium II verstärken sich die Symptome zur Adynamie und Somnolenz. Im Stadium III sinken die Patienten dann ins Herz-Kreislaufversagen. Sie sind komatös und stuporös. Neben Betablockern, Thyreostatika und Kortikosteroiden wird bei einer ausgelösten Jodexposition Lithiumchlorid zur Hemmung der proteolytischen Hormonfreisetzung gegeben. Bei Therapieresistenz können die peripheren Schilddrüsenhormone mittels Plasmapherese eliminiert werden. Der Effekt auf die Symptome ist aber nur gering. Wenn sich innerhalb von 48 Stunden kein Erfolg der intensiven Therapie anbahnt, ist die notfallmäßige Thyreoidektomie zu empfehlen, auch wenn das perioperative Risiko im hyperthyreoten Zustand deutlich erhöht ist.

12.2.2.2 Morbus Basedow

Beim Morbus Basedow handelt es sich um eine systemische Immunerkrankung, die sich nicht nur an der Schilddrüse manifestiert. Die pathologische Immunreaktion innerhalb der Schilddrüse ist auf TSH-Rezeptoren gerichtet und führt deshalb in allen Geweben mit TSH-Rezeptoren zu einer lymphozytären Infiltration. Die unkontrollierte Stimulation der TSH-Rezeptoren induziert eine Hyperthyreose.

Klinik. Die Patienten klagen relativ plötzlich über die typischen Beschwerden wie Gewichtsverlust, Appetitlosigkeit, Ermüdbarkeit und Wärmeintoleranz, die mit einem deutlich erhöhten Sympathikotonus verknüpft sind, der die vegetativen Störungen des Organismus verursacht. Pathognomonisch ist die endokrine Orbitopathie als extrathyreoidale Manifestation des Morbus Basedow, die aber nur in knapp mehr als der Hälfte der Patienten nachweisbar ist.

Morbus Basedow

Klassifikation:	–
Diagnostik:	o/Sono, TSH, HNO, fT3, fT4, Szintigraphie, TRAK
OP-Indikation:	Wenn konservative Therapie abgeschlossen
Aufklärung:	Rekurrensläsion, Nachblutung, Hypoparathyreoidismus
Vorbehandlung:	Thyreostatikum, evtl. Radiojod
OP-Vorbereitung:	–
Lagerung:	Struma
Zugang:	Kocher (vorher angezeichnet)
Operation:	Bds. fast vollständige Resektion, evtl. einseitige Lobektomie
Komplikationen:	Blutung, Rekurrensläsion
Postop. Therapie:	Postoperative Nachblutung meist innerhalb von Stunden. Sofort OA verständigen und Re-Op erwägen. Bei Rekurrensläsion bds.: Monitoring, leicht sedieren, Sauerstoff. Auf Tetanie achten. Kalzium am 1. postop. Tag messen. Hautklammern am 2. postop. Tag entfernen.
Kostaufbau:	Sofort
Entlassung:	2. Tag
Patienteninfo:	Schilddrüsenbogen
Nachbehandlung:	Substitution wird vom HA festgelegt.

Diagnostik. Die Diagnose des Morbus Basedow wird bereits beim Vorliegen der Merseburger Trias (Tachykardie, Struma, Exophthalmus) vermutet. Neben der üblichen Funktionsdiagnostik werden bei Verdacht auf eine Immunthyreopathie die Antikörper gegen TSH-Rezeptoren und gegen die Schilddrüsenperoxidase überprüft. Ein positiver Befund bestätigt den Verdacht.

Schilddrüse und Nebenschilddrüse

Therapieoptionen. Der Morbus Basedow wird in den meisten Fällen zunächst durch eine Langzeittherapie mit Thyreostatika von bis zu 12 Monaten behandelt, denn hier zeigt sich bei bis zur Hälfte der Patienten eine Vollremission. Nach einem Jahr wird nach erneuter gründlicher Untersuchung entschieden, wie bei Therapieversagern vorgegangen wird. Als Verfahren steht die Radiojodtherapie als auch die Operation zur Verfügung. Lediglich bei sehr großen Strumen oder anderen Begleiterkrankungen der Schilddrüse wird primär die Operation erwogen. Sehr selten wird im hyperthyreotischen Notfall eine Thyreoidektomie erforderlich.

Operationsvorbereitung. Vor der Operation eines Morbus Basedow sollte eine euthyreote Stoffwechsellage bestehen, um die metabolischen Risiken durch die vermehrte Ausschüttung von Schilddrüsenhormonen zu minimieren. Durch die Euthyreose wird auch die vermehrte Durchblutung der Drüse reduziert. Von einigen Chirurgen wird die präoperative Plummerung mit Kaliumjodid (0,3 g/d) empfohlen, weil die Vaskularisation der Schilddrüse dadurch ebenfalls deutlich abnimmt und sie sehr viel fester wird. Die massive Jodgabe bei der Plummerung wirkt innerhalb eines Tages, indem sie die Ausschüttung von T4 und T3 hemmt. Der Effekt läßt aber nach 10 Tagen nach und kann dann sogar eine Hyperthyreose verstärken, wenn nicht innerhalb dieser Zeit reseziert wird.

Operation. Das Operationsziel ist die fast vollständige Thyreoidektomie durch eine Hemithyreoidektomie mit subtotaler Resektion der Gegenseite oder seltener durch bilaterale subtotale Resektion. Die Größe des Parenchymrestes sollte 5 g auf keinen Fall übersteigen und besser nur 2 g betragen. Es wird nicht wie früher versucht, so viel Parenchym zu belassen, daß postoperativ ein euthyreoter Zustand besteht. Es wird heute bewußt in Kauf genommen, daß der Patient hypothyreot wird und dauerhaft substituiert werden muß, denn die Substitutionstherapie ist letztlich weniger problematisch als ein erneuter Eingriff wegen eines Hyperthyreoserezidivs.

Nachbehandlung. Bei diesen ausgedehnten Resektionen beträgt die Rezidivgefahr ungefähr 5 %. Es ist noch nicht eindeutig entschieden, ob nicht sogar eine Thyreoidektomie besser ist als eine fast vollständige Resektion, um den Antigen-Pool zu beseitigen. Erfahrene Schilddrüsenchirurgen empfehlen jedenfalls die Thyreoidektomie bei komplizierten Formen des Morbus Basedow mit progressiver Orbitopathie oder ansteigendem TSH-Ak-Titer.

12.2.3 Entzündliche Schilddrüsenerkrankungen

Es sind verschiedene Formen der Thyroiditis bekannt. Die akute, eitrige Thyroiditis wird primär antibiotisch behandelt. Lediglich bei Abszessen wird eine chirurgische Intervention erwogen. Die granulomatöse Thyroiditis de Quervain geht in eine Fibrose über und heilt meistens mit einer Narbe in hypothyreoter Stoffwechsellage aus. Sie wird bei leichtem Verlauf mit Antiphlogistika und bei schwerem Verlauf mit Glucokortikoiden behandelt. Lediglich bei persistierenden Beschwerden trotz maximaler Therapie wird nach 6 Monaten eine Thyreoidektomie diskutiert. Eine Autoimmunthyroiditis (Hashimoto-Thyroiditis) wird lediglich nach Ausschöpfung aller konservativen Behandlungsmethoden operiert.

12.3 Schilddrüsentumoren

Jeder Knoten bzw. jede Schwellung ist ein Tumor, der abklärungsbedürftig ist. Schilddrüsenkarzinome sind mit 1 : 30 000 relativ selten.

Klinik. Einer großen Zahl von Knotenträgern steht somit eine kleine Zahl von Malignomträgern gegenüber. Um die Karzinome nicht zu übersehen und zugleich frühzeitig zu erkennen, ist eine rationelle Diagnostik erforderlich, die sich nach klinischen Gesichtspunkten richtet. So ist jeder solitäre Knoten und jeder dominante Knoten in einer Knotenstruma verdächtig. Eine feste oder gar derbe Konsistenz mit und ohne zervikale Lymphadenopathie ist richtungsweisend. Tritt ein Knoten rasch bei jungen Menschen (<20 Jahre) oder nach einer Bestrahlung dieser Region auf, dann sollte ein Malignom unbedingt ausgeschlossen werden. Die eher typischen Zeichen wie Heiserkeit oder Horner-Syndrom weisen bereits auf einen fortgeschrittenen Tumor hin.

Diagnostik. Den verdächtigen Befunden können regressive Knoten, Adenome, Zysten, Abszesse oder Malignome zu Grunde liegen. Die weitere Diagnostik umfaßt deshalb primär die Sonographie, die bereits einige Differentialdiagnosen ausschließen oder eingrenzen kann. Verdächtige Befunde können direkt unter sonographischer Kontrolle mit einer Feinnadelaspirationszytologie (FAC) abgeklärt werden. Der FAC-Befund ist nicht immer eindeutig und bei verdächtigen Befunden nur bei einem Malignitätsnachweis sicher. Eine Szintigraphie ist nur bei Verdacht auf autonome Adenome oder einer hyperthyreoten Stoffwechsellage erforderlich.

Schilddrüsenkarzinom

Klassifikation:	papillär, follikulär, anaplastisch, medullär
Diagnostik:	o/Sono (SD und Abdomen), Thorax, TSH, HNO, Szintigraphie, Feinnadelpunktion, Kalzitonin, f/ bei großen TU od. Rezidiven: CT-Hals od. MRT
OP-Indikation:	Wenn resektabel
Aufklärung:	Rekurrensläsion, Nachblutung, Hypokalziämie
Vorbehandlung:	–
OP-Vorbereitung:	–
Lagerung:	Struma
Zugang:	Kocher bzw. kraniale Verlängerung
Operation:	Thyreoidektomie mit Lymphadenektomie des zentralen Kompartiments. Bei pos. LK laterales Kompartiment. Beim medullären Karzinom immer ausgedehnte Lymphadenektomie.
Komplikationen:	Blutung, Rekurrensläsion, Hypokalziämie
Postop. Therapie:	Postoperative Nachblutung meist innerhalb von Stunden. Sofort OA verständigen und Re-Op erwägen. Bei Rekurrensläsion bds.: Monitoring, leicht sedieren, Sauerstoff. Auf Tetanie achten. Kalzium am 1. postop. Tag messen. Hautklammern am 2. postop. Tag entfernen.
Kostaufbau:	Sofort
Entlassung:	3.–4. Tag
Patienteninfo:	Schilddrüsenbogen
Nachbehandlung:	s. Patientenbogen. Beim papillären und follikulären Karzinom wird bis zur Radiojoddiagnostik und -therapie nur T3 (100 µg Trijodthyronin) gegeben, keinesfalls L-Thyroxin. Das T3 wird 14 Tage vorher abgesetzt. Bis zur Radiojodtherapie sollte jede Jodkontamination (z. B. Röntgenkontrastmittel) unbedingt vermieden werden. Beim medullären Karzinom ist keine zusätzliche onkologische Therapie nötig.

Malignomverdacht. Alle Untersuchungsbefunde werden daraufhin interpretiert, ob ein Malignom vorliegen könnte. Bei allen Patienten mit einem hochgradig verdächtigen FAC-Befund bzw. höhergradig malignitätsverdächtigen Zellatypien wird die Operationsindikation gestellt. Beim zytologischen Nachweis einer follikulären oder onkozytären Neoplasie sollte ebenfalls eine Operation klären, ob nicht doch ein Karzinom vorliegt, denn follikuläre und onkozytäre Adenome können mit der FAC nicht eindeutig von Malignomen unterschieden werden.

Die Wahrscheinlichkeit eines Malignoms beträgt in diesen Situationen bis zu 10 %. Wird die operative Intervention abgelehnt, weil das Malignom doch eher unwahrscheinlich ist, dann sollte nach drei Monaten unbedingt eine Kontrolluntersuchung veranlaßt werden.

12.3.1 Gutartige Tumoren

Mesenchymale Tumoren sind in der Schilddrüse sehr selten. Die meisten benignen Tumore sind follikuläre Adenome, die aus dem Follikelepithel entstehen. Sie werden von einer dünnen Kapsel umgeben und grenzen sich dadurch gut vom übrigen Parenchym ab. Sie zeigen histologisch ein weitgehend homogenes Bild. Sie sind nur selten hyperfunktionell und werden dann „toxisches" Adenom genannt. Eingeschränkte Resektionen sind hier hinreichend.

12.3.2 Maligne Tumoren

Malignome der Schilddrüse sind überwiegend Karzinome. Allerdings treten auch alle anderen bekannten Malignome in seltenen Fällen in der Schilddrüse auf. Die Karzinome werden eingeteilt in papilläre, follikuläre, anaplastische und medulläre Karzinome.

Papilläre Karzinome. Papilläre Karzinome sind häufig (50–80 %). Sie treten bevorzugt bei Frauen auf, wachsen häufiger multizentrisch (20 %) und metastasieren zunächst lymphogen in zervikale und später auch mediastinale Lymphknoten. Erst später findet eine hämatogene Aussaat statt. Im frühen Stadium besteht eine gute Prognose. Lediglich bei großen Tumoren, mit zunehmendem Alter, Multizentrizität und bestehender Metastasierung verschlechtert sie sich.

Schilddrüsenkarzinome und Charakteristika

	Papilläres Ca.	Follikuläres Ca.	Anaplastisches Ca.	C-Zell-Ca.
Altersgipfel	30–50 J.	40–60 J.	50–60 J.	35–50 J.
Geschlecht(m/w)	3:2	2:3	3:2	-
Anteil	50–80 %	5–15 %	5 %	10 %
Metastasierung	lymphogen	hämatogen	lympho-/ hämatogen	lymphogen
Prognose	gut	gut	sehr schlecht	mäßig

Schilddrüse und Nebenschilddrüse

TNM-Stadien der Schilddrüse

Papilläre, follikuläre und medulläre Karzinome

T1	Tumor 2 cm oder weniger, begrenzt auf Schilddrüse.
T2	Tumor 2–4 cm in größter Ausdehnung, begrenzt auf Schilddrüse.
T3	Tumor mehr als 4 cm, begrenzt auf Schilddrüse.
T4a	Subkutangewebe, Larynx, Trachea, Ösophagus, N. recurrens
T4b	Prävertebrale Faszie, mediastinale Gefäße, A. carotis

Undifferenzierte/anaplastische Karzinome

T4a	Begrenzt auf Schilddrüse
T4b	Ausbreitung jenseits der Schilddrüsenkapsel

N0	Keine regionären Lymphknotenmetastasen.
N1	Regionäre Lymphknotenmetastasen.
N1a	Level VI
N1b	Andere regionäre

M0 - Keine Fernmetastasen

M1 - Fernmetastasen

* Mindestens 6 untersuchte Lymphknoten

Follikuläre Karzinome. Follikuläre Karzinome sind dagegen seltener (5–15 %). Sie treten häufiger als kalte Knoten in Erscheinung und die Patienten sind im höheren Lebensalter. Die Tumoren metastasieren bevorzugt hämatogen in Lunge, Knochen und Leber. Eine prognostisch besonders günstige Frühform ist das minimal invasive follikuläre Karzinom, das von einer Kapsel umgeben ist, diese aber bereits vollständig penetriert hat. Ansonsten ist die Prognose etwas schlechter als beim papillären Karzinom.

Undifferenzierte Karzinome. Neben den genannten, relativ gut differenzierten Karzinomen kommt auch ein undifferenziertes bzw. anaplastisches Karzinom vor, das histologisch fast wie ein Sarkom aussieht. Es tritt im höheren Lebensalter und häufiger bei Frauen auf. Die Anamnese ist häufig kurz, das Wachstum rasant und die Stoffwechsellage euthyreot. Die Prognose ist sehr schlecht, weil sich der Tumor rasch lymphogen und hämatogen ausbreitet. Die meisten Patienten leben nur einige Monate nach der Diagnosestellung.

Medulläre Karzinome. Zur vierten Gruppe der Schilddrüsenkarzinome gehört das medulläre Schilddrüsenkarzinom bzw. das C-Zellkarzinom, das seinen Ausgangspunkt von den C-Zellen nimmt. Auch wenn 75–80 % dieser Karzinome sporadisch auftreten, sollte immer mit einer familiären Häufung gerechnet werden, denn das C-Zellkarzinom kann eine Manifestation der multiplen endokrinen Neoplasie (MEN) vom Typ II a oder b sein. Die Hälfte der Patienten mit einem medullären Karzinom weisen zum Zeitpunkt der Diagnose bereits Lymphknotenmetastasen im zervikalen und mediastinalen Bereich auf. Bei vielen, aber nicht allen Patienten kann ein erhöhter Kalzitonin- und CEA-Spiegel nachgewiesen werden. Bei allen hereditären Formen ist der Kalzitoninspiegel typischerweise nach einer Stimulation mit Pentagastrin erhöht, während er bei den Gesunden normal bleibt. Außerdem ist Kalzitonin als Marker im Rahmen der Tumornachsorge wichtig. Bei allen medullären Karzinomen ist eine exakte Familienanamnese zu erheben. Manchmal scheint der Tumor sporadisch aufzutreten, erweist sich aber bei einer Genanalyse (RET-Mutationen in den FMTC/MEN-2-spezifischen Kodons) als familiär. Bei verdächtigen Befunden ist deshalb eine Genanalyse angeraten.

Malignomverdacht. Hinweisend auf ein Schilddrüsenkarzinom ist ein suspekter Knoten im jungen (<20 J.) oder höheren (>60 J.) Lebensalter. Die meisten Tumoren sind symptomlos und werden nur im Rahmen einer Untersuchung wegen eines Knotens als verdächtig eingestuft. Bei fast 25 % der Fälle treten zuerst Lymphknotenmetastasen oder Fernmetastasen klinisch in den Vordergrund und erst danach wird das Schilddrüsenkarzinom entdeckt. Bei jedem Verdacht auf ein Schilddrüsenkarzinom ist neben der klinischen Untersuchung eine Sonographie und Bestimmung der Schilddrüsenfunktion erforderlich. Weder die Szintigraphie noch die Messung des Thyreoglobulins eignen sich zur definitiven Differenzierung zwischen benignen und malignen Befunden, so daß ihre Anforderung begründet werden sollte.

Operationsindikation. Jeder verdächtige Knoten sollte zur endgültigen histologischen Begutachtung reseziert werden. Bei hochgradigem Malignomverdacht wird der Schilddrüsenlappen einschließlich Lymphadenektomie des zentralen Kompartiments entfernt.

Operationsvorbereitung. Zur Operationsvorbereitung gehört neben den Staging-Untersuchungen (Röntgen-Thorax, Sonographie der Leber), die Kontrolle der Stimmbandfunktion und die Messung des Kalzium- und Kalzitonin-Spiegels. Bei ausgedehnten Tumoren (T4-Tumoren) oder mediastinalen Tumoren sollte durch eingehende bildgebende Diagnostik (MRT) die Ausdehnung präoperativ bestimmt werden.

Operation. Bei differenzierten Schilddrüsenkarzinomen wird eine Thyreoidektomie mit Ausräumung der Lymphkoten im zentralen Kompartiment vorgenommen, wenn kein Hinweis auf eine lymphogene Metastasierung besteht. Bei einem papillären Karzinom mit einem Durchmesser kleiner als 1 cm (T1-Stadium) wird von einigen auch die Hemithyreoidektomie mit kontralateraler subtotaler Resektion empfohlen. Ist intraoperativ im zentralen Kompartiment eine Lymphknotenmetastase nachweisbar, wird zusätzlich das laterale Kompartiment disseziert. Finden sich auch im kontralateralen zentralen Kompartiment Metastasen, dann wird auch dort das laterale Kompartiment ausgeräumt. Bei der lateralen Dissektion wird der M. sternocleidomastoideus angeschlungen und nach lateral verlagert. V. jugularis, A. carotis, N. vagus, N. hypoglossus und N. accessorius werden freipräpariert, um das gesamte Fett- und Lymphgewebe von kranial bis zur V. subclavia zu entfernen. Bei sehr ausgedehnten Befunden ist selten die Sternotomie erforderlich. Die gleichzeitige Resektion von Teilen des Ösophagus und der Trachea ist die extreme Ausnahme. Fernmetastasen werden nur dann entfernt, wenn sie solitär auftreten oder lebenswichtige Funktionen einschränken.

Anaplastischer Tumor. Bei einem anaplastischen Tumor ist die rasche Progredienz und relativ schlechte Prognose zu bedenken. Angestrebt wird immer die vollständige Entfernung des Primärtumors, um eine spätere Kompression von Trachea und Ösophagus zu vermeiden. Dazu werden die gesamte Schilddrüse und die geraden Halsmuskeln entfernt. Bei größeren Tumoren wird die Resektionslinie bedarfsgerecht erweitert. Eine externe Bestrahlung mit bis zu 50–60 Gy in Mehrfeldertechnik sollte postoperativ erwogen werden.

Medulläres Karzinom. Die sorgfältige Thyreoidektomie mit subtiler Lymphknotendissektion sind beim medullären Karzinom immer angezeigt, auch wenn Lymphknoten- oder Fernmetastasen vorliegen, denn die nicht resektablen Metastasen wachsen relativ langsam. Da die Tumoren kein Jod aufnehmen, ist postoperativ keine Radiojodtherapie sinnvoll. Als primärer Eingriff wird grundsätzlich eine Thyreoidektomie mit Ausräumung des zentralen Kompartiments vorgenommen. Bei Lymphknotenmetastasen wird das ipsilaterale Kompartiment ebenfalls ausgeräumt. Besteht bereits präoperativ der Verdacht auf mediastinale Metastasen, dann wird über eine Sternotomie auch das mediastinale Kompartiment ausgeräumt. Selbst fortgeschrittene Tumoren, die gut resektabel sind, sollten so weit wie möglich entfernt werden.

Malignomverdacht. Wurde das Malignom präoperativ nicht eindeutig durch eine FAC gesichert, dann wird eine Hemithyreoidektomie mit Lymphadenektomie des zentralen Kompartiments auf der betroffenen Seite empfohlen. Liegen überhaupt keine Befunde vor und ist der Befund makroskopisch suspekt, kann eine Schnellschnittuntersuchung die Situation möglicherweise klären. Bei einer follikulären Neoplasie gestaltet sich die Schnellschnittdiagnose aber schwierig. Im Zweifelsfall wird die suspekte Seite vollständig reseziert.

Malignom in späterer Histologie. Manchmal findet sich überraschenderweise ein Malignom im histologischen Präparat. Eine Nachresektion wird dann innerhalb von 5–7 Tagen angestrebt. In diesem Zeitintervall ist die erneute Operation noch mit einem relativ geringen Risiko für den N. recurrens und die Epithelkörperchen durchführbar.

Radiojodtherapie. Postoperativ schließt sich bei papillären und follikulären Tumoren eine Radiojodtherapie an. Lediglich bei papillären T1-Tumoren wird auf den adjuvanten Effekt verzichtet. Beim anaplastischen und medullären Karzinom ist eine Radiojodtherapie nicht sinnvoll, weil das Gewebe kein Jod speichert. Als einzige wesentliche Kontraindikation der Radiojodtherapie gilt die Schwangerschaft, die immer definitiv ausgeschlossen werden muß. Bei einer geplanten Radiojodbehandlung darf der Patient postoperativ keine Schilddrüsenhormone oder andere jodhaltige Substanzen (Medikamente, Kontrastmittel, Jodsalz) erhalten. Das basale TSH sollte mindestens 30 mU/l betragen.

Nachbehandlung. Nach einer ausgedehnten Thyreoidektomie läßt sich bei 5–20 % der Patienten eine temporäre Rekurrensparese nachweisen, die in 1–10 % der Fälle verbleibt. Ein Hypoparathyreoidismus wird bei bis zu 30 % beschrieben. Im Rahmen einer Nachsorge wird versucht, alle Folgeerscheinungen optimal zu therapieren und lokoregionäre Rezidive oder Metastasen frühzeitig zu diagnostizieren. Bei differenzierten Karzinomen wird dazu neben der Sonographie das Thyreoglobulin bestimmt und

Postoperative Behandlung

Mit Ausnahme der Patienten nach Hemithyreoidektomie eines papillären Karzinoms im Stadium pT1 erhalten alle übrigen Patienten mit einem papillären oder follikulären Karzinom unabhängig vom TNM-Stadium postoperativ eine Radiojodtherapie, die ungefähr 4 Wochen nach der Operation beginnt. Bis zur Radiojodtherapie sollte jede Jodkontamination (z. B. Röntgenkontrastmittel) unbedingt vermieden werden. Jede Gabe von L-Thyroxin ist zu unterlassen. Bis 14 Tage vor der Radiojodtherapie werden 100 μg Trijodthyronin appliziert.
Beim medullären oder anaplastischen Karzinom wird ab dem 2. postop. Tag 2 μg/kg KG L-Thyroxin pro Tag substituiert (150-200 μg).

beim medullären das Kalzitonin und CEA. Lokoregionäre Rezidive treten auch nach unvollständiger Resektion der Schilddrüse oder Lymphknoten auf. Sie können zwar erneut entfernt werden, aber die Komplikationsrate ist dabei deutlich höher. Bei einem mediastinalen Befall wird bei jodspeichernden Befunden primär die Radiojodbehandlung empfohlen, ansonsten die Sternotomie.

12.4 Erkrankungen der Nebenschilddrüse

12.4.1 Grundlagen

Anatomie. Bei ungefähr 90 % aller Menschen finden sich vier Nebenschilddrüsen, relativ selten nur drei und noch seltener fünf. Sie sind durchschnittlich 25 mg schwer, variabel in der Form und 5 × 3 × 1 mm^3 groß. Sie haben beim Erwachsenen eine rötlich-braune Farbe, die beim älteren Menschen durch Fetteinlagerung zunehmend gelblicher wird.
Sie liegen häufig eingebettet in Fettgewebe und zeigen auf ihrer Oberfläche ein feines Gefäßnetz. Ist man sich nicht sicher, ob Fettgewebe oder Nebenschilddrüsengewebe vorliegt, dann legt man das Gewebe in Wasser: Fett schwimmt oben und das Epithelkörperchen geht unter.

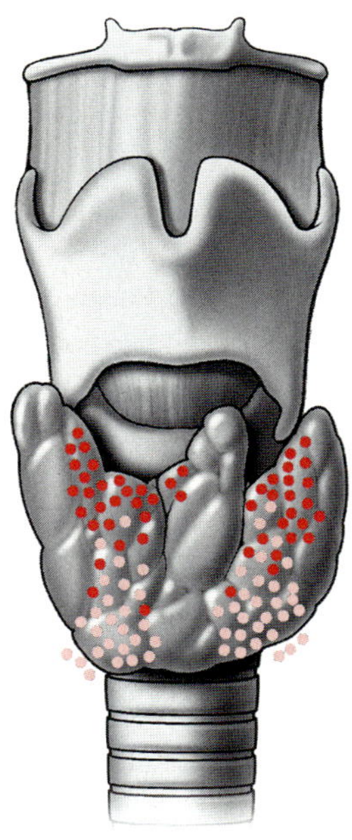

Variable Lokalisation der oberen und unteren Epithelkörperchen

Lokalisation. Ihre Lokalisation ist zwar sehr variabel, aber es gibt einige wichtige Regelmäßigkeiten. Die oberen Nebenschilddrüsen sind aus der 4. Schlundtasche entstanden und wandern zur Hinterseite des oberen Abschnittes der Schilddrüse. Sie befinden sich relativ konstant dorsal des N. recurrens. Die unteren Nebenschilddrüsen entstehen wie der Thymus aus der 3. Schlundtasche und legen einen deutlich längeren Weg zurück, bis sie sich im unteren Schilddrüsendrittel befinden. Ihre Lokalisation ist deutlich variabler und sie können im gesamten Verlauf ihres embryonalen Weges zur Ruhe kommen. Manchmal befinden sie sich auch in enger Beziehung zum Thymus. Sie liegen dorsal der Schilddrüse und ventral des N. recurrens. Meistens werden sie direkt kaudal der Kreuzung des Nerven mit der A. thyroidea inferior gefunden. Für das Aufsuchen der Nebenschilddrüsen ist die Kenntnis ihrer Gefäßversorgung nützlich. Die kranialen Drüsen werden von Ästen der A. thyroidea inferior et superior versorgt und die kaudalen überwiegend aus der A. thyroidea inferior. Wenn auf einer Seite beide Drüsen gefunden wurden, dann sollte auf der Gegenseite an denselben Stellen gesucht werden, weil die Drüsen fast immer symmetrisch angeordnet sind.

Physiologie. In den Nebenschilddrüsen wird das Parathormon (PTH) gebildet, das an der Homöostase des Kalziums wesentlich beteiligt ist. PTH wirkt synergistisch mit Calcitriol (1,25-Dehydroxycholecalciferol) am Knochen (Steigerung des Umbaus), am Darm (vermehrte Kalziumaufnahme durch Calcitriol) und an der Niere (Bildung von Calcitriol, hemmt Kalziumausscheidung und Phosphatreabsorption). Ein erhöhtes PTH steigert das Kalziumangebot und den Phosphatverlust. Eine kompensatorische Kalziurie führt in der Niere mit der Phosphaturie zur häufigen Nephrolithiasis. Am Knochen wird der Umbau beschleunigt und im späten Stadium bilden sich Osteoklastenansammlungen, die sich bis zur Knochendystrophie entwickeln können. Weitere bekannte Folgeerkrankungen der chronischen

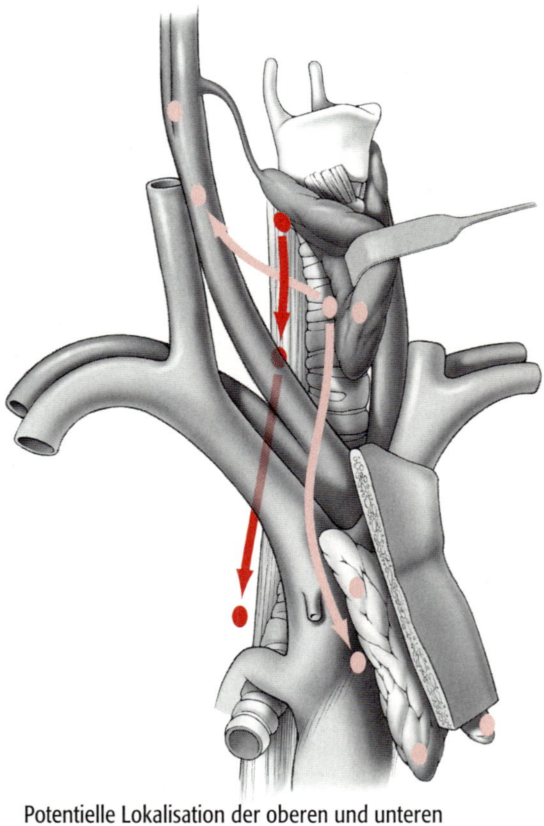

Potentielle Lokalisation der oberen und unteren Epithelkörperchen

Schilddrüse und Nebenschilddrüse

Hyperkalziämie sind die Pankreatitis und das peptische Ulkus. Wird zu wenig PTH gebildet, z.B. nach einer operativen Entfernung der Nebenschilddrüsen, dann führt der Hypoparathyreoidismus zu einer Hypokalziämie und Hyperphosphatämie. Es entsteht dann ein tetanisches Syndrom und bei chronischem Verlauf eine „Verkalkung“ u.a. der Augenlinse (tetanische Katarakt) und der Basalganglien.

12.4.2 Hyperparathyreoidismus

Hyperparathyreoidismus (HPT)

Primärer HPT	– 80 % Adenome, 20 % Hyperplasie
Sekundärer HPT	– Hyperplasien
Tertiärer HPT	– Adenom in Hyperplasie

Einteilung. Unter einem Hyperparathyreoidismus (HPT) wird nicht nur die Erhöhung des Parathormons verstanden, sondern eine chronische PTH-Übersekretion, die zu Krankheitssymptomen führen kann. Allgemein üblich ist eine Unterscheidung in einen primären, sekundären und tertiären HPT. Beim primären HPT liegt eine autonome Hypersekretion einzelner Drüsen vor, während beim sekundären alle Nebenschilddrüsen zur Mehrsekretion angeregt werden. Wenn ein sekundärer HPT in einen autonomen Prozeß umschlägt, liegt ein tertiärer HPT vor. Der primäre HPT wird in erster Linie von solitären Adenomen (80–90 %), aber auch von Hyperplasien aller Drüsen (10–20 %) und seltener von Karzinomen der Nebenschilddrüsen oder paraneoplastisch durch nicht parathyroidale Tumoren ausgelöst. Bei multiplen endokrinen Neoplasien Typ I mit autosomal-dominantem Erbgang entwickelt sich in 90 % ein primärer HPT. Die häufigste Ursache für den sekundären HPT ist sicherlich die chronische Niereninsuffizienz und seltener Malabsorptionssyndrome. Bei einer chronischen Niereninsuffizienz wird vermehrt PTH gebildet, weil in der Niere zu wenig Calcitriol gebildet wird und die Phosphatausscheidung reduziert ist.

Klinik. Diagnostisch verdächtig sind zunächst wiederholt erhöhte Kalziumspiegel (Normalwerte: 2,2–2,6 mmol/l). Danach wird die Konzentration des intakten PTH-Moleküls mit immunologischen Methoden bestimmt (Normalwerte: 1-6 pmol/l). Beweisend für einen primären HPT sind erhöhte PTH-Werte und eine Hyperkalziämie, die dreimal nachgewiesen werden sollte. Ist die PTH-Ausschüttung supprimiert, liegen andere Ursachen für die Hyperkalziämie vor, die differentialdiagnostisch gründlich abzuklären sind.

Operationsindikation. Bei einem primären HPT ist die Operation indiziert, wenn der Patient über Folgeerkrankungen klagt oder der Kalziumspiegel 2,6 mmol/l übersteigt. Es werden beim primären HPT das Adenom oder die hyperplastischen Nebenschilddrüsen entfernt. Liegt ein sekundärer HPT vor, dann wird die Operationsindikation davon abhängig gemacht, ob ein konservativer Behandlungsversuch mit Kalzium- und Calcitriolgaben und verminderter Phosphatzufuhr erfolgreich war. Wenn weiterhin ein Hyperparathyreoidismus besteht, sollten alle Nebenschilddrüsen entfernt werden.

Operation. Das Operationsverfahren wird individuell auf die Art des HPT zugeschnitten. Beim sekundären HPT werden über einen Kocher-Kragenschnitt alle Nebenschilddrüsen aufgesucht und entfernt. Entweder als 3 ½ Resektion (ein halbes Epithelkörperchen bleibt in situ) oder PTX mit Autotransplantation.

PTH-Messung. Der Erfolg der Operation kann bereits intraoperativ überprüft werden, indem der PTH-Wert im Blut

pHPT

Klassifikation:	–
Diagnostik:	o/Sono, TSH, NSD-Lokalisation, Parathormon, Ca, HNO
OP-Indikation:	Manifester HPT mit Hyperkalziämie
Aufklärung:	Rekurrensläsion, Nachblutung
Vorbehandlung:	–
OP-Vorbereitung:	–
Lagerung:	Struma
Zugang:	Kocher (vorher angezeichnet)
Operation:	Einseitige Exploration, wenn Lokalisation sicher. Intraoperativer SS, Parathormon.
Komplikationen:	Blutung, Rekurrensläsion
Postop. Therapie:	Tägliche Messung Kalzium bis zur Normokalziämie. Bei persistierender Hyperkalziämie wird das Parathormon gemessen. Neurologische Untersuchung (Chovstek) und Befragung auf Hypokalziämie-Symptome zweimal täglich. Bei akuter Hypokalziämie Infusion von 10 Amp. 10 %iges Kalziumgluconat in 500 ml physiologischer NaCl über 5–10 Std. Bei längerandauernder Hypokalziämie werden Dihydrotachysterol-Kapseln (Tachystin) (0,5–1,5 mg) und Kalzium oral 2–4 g/Tag gegeben. Hautklammern am 2. postop. Tag entfernen.
Kostaufbau:	Sofort
Entlassung:	2. Tag
Patienteninfo:	Schilddrüsenbogen
Nachbehandlung:	Kalzium-Kontrolle beim HA

gemessen wird. Dazu liegt ein Schnellassay vor, der nach einer Inkubations- und Bearbeitungszeit von ungefähr 25 Minuten eine intraoperative Messung des PTH-Spiegels erlaubt. Innerhalb von 10 Minuten nach Entfernung aller Drüsen, sollte der PTH-Spiegel um über 50 % abfallen, wenn das entscheidende Adenom entfernt wurde. Dieser intraoperative Test ist sehr verläßlich (Sensitivität 90 %, Spezifität 100 %).

Autotransplantation. Allen Drüsen wird zur histologischen Bestätigung eine größere Biopsie entnommen. Eine Drüse wird autotransplantiert und das restliche Material kryokonserviert. Das Gewebe für die Autotransplantation wird vorübergehend in kalter physiologischer Kochsalzlösung gelagert und mit dem Skalpell in kleine Stücke geschnitten, die nicht größer als 1 mm³ sind. Die Gewebe-

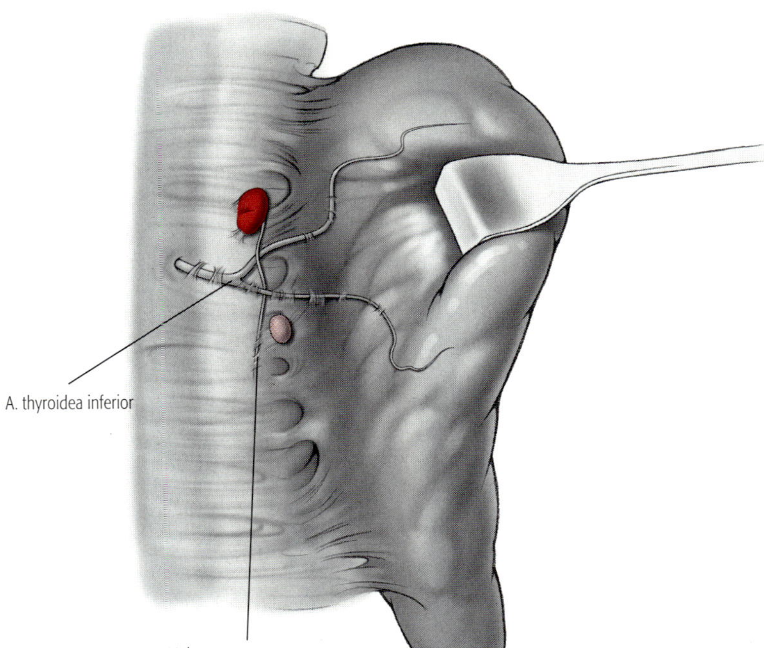

Typische Lokalisation der oberen und unteren Epithelkörperchen stücke werden dann in die Muskulatur am Oberschenkel oder Unterarm implantiert. Dazu wird die Faszie eingeschnitten und die Muskelfasern mit einer feinen Klemme gespreizt. Das Drüsenstück wird in die Muskeltasche gelegt und die Implantationsstelle mit einem nichtresorbierbaren Faden markiert, damit sie bei einer Revision wegen eines erneuten HPT leicht aufgefunden werden kann. Sollten bei dem primären Eingriff nicht alle vier Drüsen gefunden worden sein, dann wird keine Drüse autotransplantiert, sondern lediglich kryokonserviert. Die Indikation zur Implantation wird dann vom weiteren Verlauf abhängig gemacht. Wenn der HPT persistiert oder nach einigen Monaten wieder auftritt, dann sollte nach eingehender Lokalisationsdiagnostik das restliche Nebenschilddrüsengewebe entfernt werden.

Selektive Resektion. Die Operation wird bei einem primären HPT differenzierter geplant. Durch eine eingehende Lokalisationsdiagnostik sollte präoperativ geklärt werden, welche Nebenschilddrüse vergrößert ist und möglicherweise das verursachende Adenom enthält.

sHPT

Klassifikation:	–
Diagnostik:	o/Sono, TSH, Parathormon, Ca, HNO
OP-Indikation:	Manifester sHPT mit Hyperkalziämie
Aufklärung:	Rekurrensläsion, Nachblutung
Vorbehandlung:	–
OP-Vorbereitung:	–
Lagerung:	Struma
Zugang:	Kocher (vorher angezeichnet)
Operation:	3 $^1/_2$ Resektion oder vollständige Parathyreoidektomie mit Reimplantation. Intraoperativer SS, Parathormon.
Komplikationen:	Blutung, Rekurrensläsion
Postop. Therapie:	Täglich werden das Kalzium bis zur Normokalziämie gemessen. Neurologische Untersuchung (Chovstek) und Befragung auf Hypokalziämie-Symptome zweimal täglich. Bei akuter Hypokalziämie wird eine Infusion von 10 Amp. 10 %iges Kalziumgluconat in 500 ml physiologischer NaCl über 5–10 Std angelegt. Bei längerandauernder Hypokalziämie werden Dihydrotachysterol-Kapseln (Tachystin) (0,5–1,5 mg) und Kalzium oral 2–4 g/Tag gegeben. Hautklammern am 2. postop. Tag entfernen
Kostaufbau:	Sofort
Entlassung:	2. Tag
Patienteninfo:	Schilddrüsenbogen
Nachbehandlung:	Kalziumkontrolle beim HA.

Wenn durch die bildgebenden Verfahren ein stark vergrößertes Epithelkörperchen nachgewiesen wurde, dann wird zunächst nur die befallene Seite exploriert und das Adenom entfernt. Dazu hat sich neben dem Kocher-Kragenschnitt auch ein kleiner lateraler Zugang bewährt. Wenn der PTH-Spiegel intraoperativ rapide abfällt, wird damit die adäquate Resektion bestätigt und die kontralaterale Seite nicht exploriert. Fällt der PTH-Spiegel nicht ab, dann wird auch die kontralaterale Seite operiert. Wird eine familiäre Genese des primären HPT vermutet, dann sind meistens alle vier Drüsen beteiligt, so daß sie alle entfernt werden sollten. Eine Drüse wird dann autotransplantiert. Die intraoperative PTH-Bestimmung wird solche Situationen offen legen. Die Patienten sollten bei einseitigen Operationen immer über die Vor- und Nachteile einer einseitigen Exploration aufgeklärt werden. Um diesen Unsicherheiten zu entgehen, empfehlen einige Chirurgen immer die Exploration aller vier Drüsen mit zusätzlicher Biopsie.

Nervenschaden. Im Rahmen der Operationen wegen eines HPT sind zwei Gefahrenpunkte zu nennen: 1. die Läsion des N. recurrens und 2. die nicht auffindbare Nebenschilddrüse. Um Verletzungen des N. recurrens zu vermeiden, muß er immer dargestellt und sicher geschont werden. Er ist zugleich eine wichtige Leitstruktur zur Lokalisation kleiner Drüsen.

Lokalisation. Die Drüsen zu lokalisieren, ist in manchen Fällen schwierig. Werden sie nicht an den typischen Stellen gefunden, dann sollte das paratracheale Fettgewebe in Richtung auf das Lig. thyreothymicum disseziert werden. Vielfach findet sich im oberen Drittel des Thymushorns eine Drüse. Auch an retroösophageale und retropharyngeale Lokalisationen sollte gedacht werden. Außer beim solitären Adenom sollte das periglanduläre Fettpolster entfernt werden und eine zervikale Thymektomie erfolgen. Die Entfernung der Schilddrüse wegen eines verdächtigen intrathyroidalen Knotens, der als Epithelkörperchen interpretiert wird, ist fast nie sinnvoll, weil solche Lokalisationen in der Schilddrüse extreme Raritäten sind. Eine indirekte Hilfestellung kann die Gefäßversorgung geben, weil die Nebenschilddrüsen fast immer von Ästen der A. thyroidea inferior versorgt werden und quasi noch an dem Stiel hängen. Die gründliche Kenntnis über die embryologische Entwicklung und der typischen Lagevarianten sind eine conditio sine qua non für eine erfolgreiche Chirurgie der Nebenschilddrüsen.

13 Endokrine Tumoren

13.1 Grundlagen

Anatomie der Nebennieren. Die Nebennieren sind paarig angelegt und liegen posteromedial den oberen Nierenpolen auf. Die Nebenniere ist mit einem durchschnittlichen Gewicht von 5 g nicht sehr groß. Die rechte Nebenniere imponiert als kleine Pyramide. Sie ist beim Blick von ventral partiell von der V. cava inferior bedeckt. Die linke Nebenniere sieht dagegen eher wie ein Halbmond aus und hat engen Kontakt zum Pankreasschwanz und Milzhilus. Beide Nebennieren liegen dorsal eng am Zwerchfell. Im CT werden sie meistens als V- bzw. 8-förmige Struktur abgebildet.

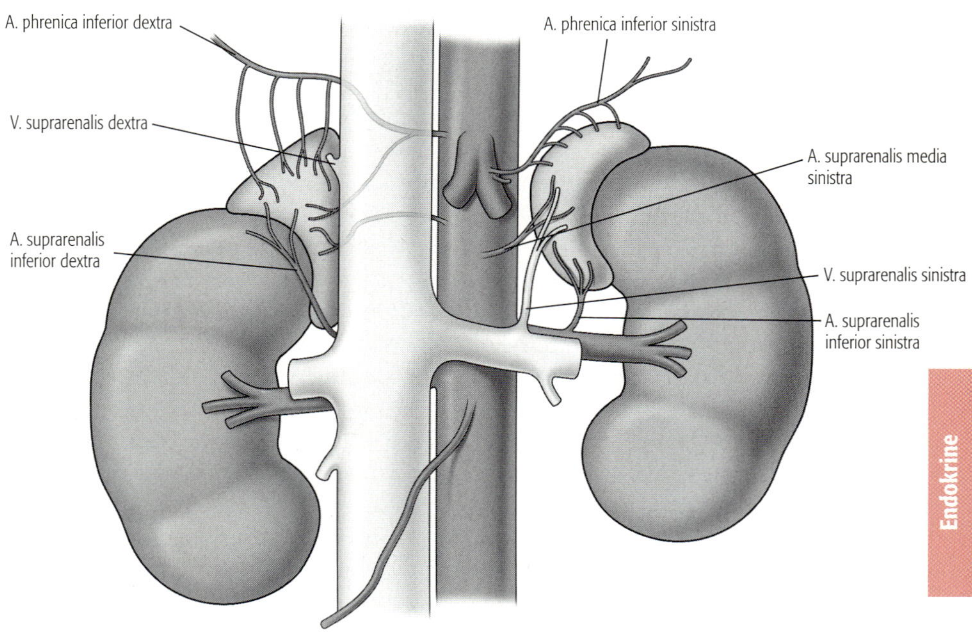

Topographische Anatomie der Nebennieren

Endokrine Tumoren

Morphologisch und funktionell wird die Rinde vom Mark unterschieden. Die Rinde wird in die Zonae glomerulosa, fasciculata und reticularis unterteilt. Die Nebenniere hat eine gelbliche Farbe durch die Lipidansammlung in der Rinde, während das Mark eher gräulich ist.
Der arterielle Zufluß erfolgt über die Aa. suprarenales superiores, die aus der A. phrenica inferior entspringen, aus den Aa. suprarenales mediae aus der Aorta, oder aus den Aa. suprarenales inferiores, die aus der Nierenarterie gespeist werden. Die arteriellen Zuflüsse sind relativ klein und können gut elektrokoaguliert werden. Der venöse Abstrom wird hauptsächlich durch eine Vene sichergestellt, die auf der rechten Seite relativ kurz ist und direkt in die V. cava inferior mündet. Meistens ist die Einmündungsstelle der V. suprarenalis dextra dorso-lateral. Auf der linken Seite mündet die längere V. suprarenalis sinistra in die Nierenvene.

Physiologie der Nebennieren Die Nebennieren sind maßgeblich an der Streßbewältigung des Organismus beteiligt. Rinde und Mark schütten unterschiedliche Hormone aus, deren Regulation in multiplen Regelkreisen miteinander verknüpft ist. In der Rinde werden Mineralkortikoide (Aldosteron), Glucokortikoide (Kortisol) und Androgene (Dehydroepiandrosteron) gebildet, wobei die in der Nebenniere gebildeten Androgene beim Mann aufgrund des relativ geringen Anteils an der Gesamtproduktion unbedeutend sind. Bei der Frau sind sie für die sekundäre Geschlechtsbehaarung mitverantwortlich. Die Bildung von Gluco- und Mineralkortikoiden wird durch die Hypothalamus-Hypophysen-Nebennieren-Achse (CRH, ACTH, Vasopressin) gesteuert. Täglich werden in einem zirkadianen Rhythmus ungefähr 20–30 mg Kortisol und 50–250 mg Aldosteron gebildet. Die höchsten Kortisolspiegel treten morgens zwischen 6–8 Uhr auf, weshalb bei einer langfristigen Kortisontherapie die überwiegende Dosis früh morgens appliziert wird.
Glucokortikoide. Die Glucokortikoide steigern die Gluconeogenese und Lipolyse und vermindern die periphere Glucoseaufnahme. Sie wirken antagonistisch zum Insulin. Sie unterdrükken außerdem die inflammatorischen und immunologischen Reaktionen des Organismus und induzieren eine Katabolie. Sie können sowohl depressiv als auch euphorisch wirken. Bei einer erhöhten Kortisolzufuhr entsteht langfristig eine Osteoporose, die Muskelmasse verringert sich, das Bindegewebe wird schwächer und die Wundheilung ist beeinträchtigt.
Mineralkortikoide. Die Mineralkortikoide wirken auf die Epithelien der Niere, des Darmes und der Speichel- und Schweißdrüsen, indem sie die Natriumkonzentration senken und die Kaliumkonzentration erhöhen. Eine Natriumretention, Hypervolämie und Hypokaliämie sind die Folge. Ihre Ausschüttung wird durch das Renin-Angiotensin-Aldosteron-System (RAAS) reguliert.
Katecholamine. Das Nebennierenmark ist neuroektodermalen Ursprungs und setzt sich aus sympathischen postganglionären Neuronen zusammen. Sie produzieren primär Adrenalin und weniger Noradrenalin, die direkt in die Blutbahn abgegeben werden und an den Adrenozeptoren ihre Wirkung entfalten.

13.2 Nebennierentumoren

Chirurgisch bedeutsame Erkrankungen der Nebennieren sind selten und beruhen meistens auf einer Vergrößerung, die durch eine noduläre Hyperplasie, ein Adenom oder seltener durch ein Karzinom verursacht wird. Noduläre Hyperplasien treten mit zunehmendem Alter häufiger auf und sind manchmal schwierig von einem Adenom abgrenzbar. Insgesamt überwiegen in der Nebenniere die gutartigen Befunde, denn Nebennierenkarzinome sind sehr selten und werden meistens erst diagnostiziert, wenn bereits hämatogene Metastasen in der Lunge, der Leber oder dem Skelettsystem vorliegen. Maligne Tumoren sind meistens relativ groß (>5 cm im Durchmesser) mit irregulärem Rand, teilweise mit Verkalkungen oder Nekrosen. Bei inaktiven Vergrößerungen der Nebenniere sind außer primären Malignomen auch immer Metastasen eines Bronchial-, Mamma-, Schilddrüsen- oder Ösophaguskarzinoms differentialdiagnostisch zu erwägen.

Nebennierentumoren

Klassifikation:	–
Diagnostik:	o/ Sono, CT-Abdomen, endokrinologisches Konsil
OP-Indikation:	selten, mit Endokrinologen absprechen
Aufklärung:	NN-Insuffizienz
Vorbehandlung:	Endokrinologische Diagnostik. In langsam steigender Dosierung Alpha-Rezeptorenblocker Phenoxybenzamin (z.B. Dibenzyran®) für 14 Tage, mit 20 mg/d beginnend und auf ungefähr 100 mg/d steigernd.
OP-Vorbereitung:	–
Lagerung:	Bauch- oder Rückenlage
Zugang:	Retroperitoneoskopisches oder laparoskopisches Vorgehen
Operation:	NN-Resektion.
Komplikationen:	Nachblutung
Postop. Therapie:	Keine spezifische Therapie nach einseitiger Adrenalektomie erforderlich. Engmaschige RR- und Pulskontrolle. Bei beiderseitiger Adrenalektomie substituieren, wie unter Cushing beschrieben
Kostaufbau:	Wenn keine weitere Erkrankung, dann am 1. postop. Tag Tee/Suppe, am 2. postop. Tag leichte Kost
Entlassung:	4. Tag
Patienteninfo:	Allgemein
Nachbehandlung:	–

Klinik. Nebennierentumore sind selten so groß, daß sie durch eine Verdrängung symptomatisch werden, so daß der klinische Befund weitgehend von der Hormonausschüttung des Tumors abhängt. Häufig führen bereits die Anamnese und Untersuchung zur richtigen Diagnose. In der Regel liegen Überfunktionen vor und extrem selten eine Insuffizienz der Nebennierenrinde. Ein Ausfall des Nebennierenmarks bleibt klinisch stumm. Alle Verdachtsdiagnosen werden durch eine Funktionsdiagnostik und bildgebende Verfahren sorgfältig überprüft. Da alle endokrin aktiven Tumoren unterschiedlich vorbehandelt werden, ist eine korrekte präoperative Diagnose unabdingbar.

Conn-Syndrom

Klassifikation:	
Diagnostik:	o/ Sono, CT-Abdomen, endokrinologisches Konsil
OP-Indikation:	selten, mit Endokrinologen absprechen
Aufklärung:	NN-Insuffizienz
Vorbehandlung:	Endokrinologische Diagnostik
OP-Vorbereitung:	Etwa 1 Monat Spironolacton 50-400 mg, evtl. Kalium-Substitution, Blutdruckeinstellung bis zur OP
Lagerung:	Bauch- oder Rückenlage
Zugang:	Retroperitoneoskopisches oder laparoskopisches Vorgehen
Operation:	NN-Resektion.
Komplikationen:	Nachblutung
Postop. Therapie:	Keine spezifische Therapie nach einseitiger Adrenalektomie erforderlich. Engmaschige RR- und Pulskontrolle. Bei beiderseitiger Adrenalektomie substituieren, wie unter Cushing beschrieben
Kostaufbau:	Wenn keine weitere Erkrankung, dann am 1. postop. Tag Tee/Suppe, am 2. postop. Tag leichte Kost
Entlassung:	4. Tag
Patienteninfo:	Allgemein
Nachbehandlung:	–

Diagnostik. Neben der Funktionsdiagnostik, die sich nach der endokrinen Ausschüttung richtet, werden die meisten Vergrößerungen der Nebenniere sonographisch entdeckt. Mit dem Spiral-CT werden selbst kleine Knoten mit einem Durchmesser von weniger als 10 mm sicher diagnostiziert. Da CT-Untersuchungen häufig aus anderen Gründen veranlaßt werden, werden ungefähr 5 bis 10 % der vergrößerten Nebennieren als Zufallsbefund beschrieben. Wenn es nicht gelingt, eine definitive Ursache der meist inaktiven Vergrößerung zu finden, werden sie als „Inzidentalom“ bezeichnet. Eine invasive Diagnostik wie eine gezielte Blutentnahme aus den Nebennierenvenen ist heute selten erforderlich und dann meistens nur, um die erkrankte Seite eindeutig zuzuordnen.

Phäochromozytom. Dieser meistens gutartige und nur selten maligne Tumor des Nebennierenmarks produziert unkontrolliert Katecholamine. In 85 % der Fälle überwiegt die Noradrenalinproduktion gegenüber der von Adrenalin. Da die Katecholaminbildung keiner Regulation unterliegt, führen Manipulationen am Tumor oder Pharmaka zu massiven Freisetzungen, die hypertensive Krisen auslösen. Eine persistierende Katecholaminausschüttung bedingt eine Kardiomyopathie und Down-Regulation der Adrenorezeptoren. Eine chronische Vasokonstriktion vermindert das intravasale Blutvolumen. Klinisch stehen Blutdruckspitzen, Schweißausbrüche, Kopfschmerzen und ein Tremor im Vordergrund, die häufig durch körperliche Belastung ausgelöst werden. Die Diagnose kann mit hoher Sensitivität und guter Spezifität gestellt werden, indem die Katecholamine im 24-h-Urin gemessen werden. Gemeinsam mit den bildgebenden Verfahren ist eine eindeutige Diagnose meistens möglich. Da Benzylguanidin eine hohe Affinität zu chromaffinen Zellen aufweist, kann zum Nachweis von Metastasen oder extraadrenalen Tumoren eine Szintigraphie mit ^{123}J-Metajodobenzylguanidin (^{123}J-MIBG) hilfreich sein.

Adrenales Cushing-Syndrom. Beim Cushing-Syndrom wird zwischen ACTH-abhängigen und unabgängigen Formen unterschieden. Bei beiden ist der Feedback-Mechanismus gestört und die Tagesrhythmik aufgehoben. Neben der Gewichtserhöhung mit stammbetonter Adipositas treten Wundheilungsstörungen, eine erhöhte Gefäßfragilität und Hautatrophie auf. Osteoporose, Diabetes mellitus, Immunsuppression mit Superinfektionen und Hypogonadismus sind häufige Begleiterkrankungen. Ungefähr 20 % aller hormonaktiven Nebennierenadenome der Rinde verursachen ein Cushing-Syndrom. Die Diagnose wird durch Messung des freien Kortisols und dem Dexamethason- sowie CRH-Test gesichert. Zeigt sich im CRH-Test, daß das ACTH überhaupt nicht ansteigt, dann ist das ein wichtiger Hinweis auf eine Atrophie des gesunden Nebennierengewebes.

Primärer Hyperaldosteronismus. Beim Hyperaldosteronismus wird zwischen einer primären und sekundären Form unterschieden. Die primäre Form wird durch eine Hyperplasie oder ein Adenom der Nebenniere ausgelöst, während die sekundäre als Reaktion auf eine vermehrte Ausschüttung von Renin oder Angiotensin angesehen wird. Fast 80 % aller hormonaktiven Adenome der Nebennierenrinde produzieren Aldosteron und induzieren somit ein so genanntes Conn-Syndrom. Die führenden Symptome sind eine arterielle Hypertonie, Hypokaliämie und metabolische Alkalose. Die verläßliche Diagnose kann gestellt werden, nachdem das Serumaldosteron und die Reninaktivität im Plasma nach einer koch-

Cushing-Syndrom

Klassifikation:	–
Diagnostik:	o/ Sono, CT-Abdomen, endokrinologisches Konsil
OP-Indikation:	selten, mit Endokrinologen absprechen
Aufklärung:	NN-Insuffizienz
Vorbehandlung:	Endokrinologische Diagnostik, evtl. Hemmung der Steroidsynthese mit Ketoconazol 3 × 200–300 mg/d
OP-Vorbereitung:	Mit Narkosebeginn 100 mg Hydrokortison in physiologischer NaCl-Lösung über 4 Std, anschließend 200 mg Hydrokortison als Dauerinfusion über 20 Std
Lagerung:	Bauch- oder Rückenlage
Zugang:	Retroperitoneoskopisches oder laparoskopisches Vorgehen
Operation:	NN-Resektion
Komplikationen:	Nachblutung
Postop. Therapie:	Engmaschige Kontrolle von Kalium, Natrium, Kreatinin, Blutzucker, Blutgasen und Blutdruck während der frühpostoperativen Phase. 1. postop. Tag: 300 mg Hydrokortison als Dauerinfusion über 24 Std. 2.–3. postop. Tag: 200 mg Hydrokortison als Dauerinfusion über 24 Std. Anschließend bei gutem weiteren Verlauf, Hydrokortison 3 × 30 mg p.o. plus Fludrokortison 0,1 mg, weitere Dosisreduktion individuell nach klinischem Verlauf.
Kostaufbau:	Wenn keine weitere Erkrankung, dann am 1. postop. Tag Tee/Suppe, am 2. postop. Tag leichte Kost
Entlassung:	4. Tag
Patienteninfo:	Allgemein
Nachbehandlung:	Mit einer langen Substitutionsphase ist zu rechnen, bei bilateraler Adrenalektomie mit lebenslanger Substitution.

salzreichen Diät und zusätzlich nach Gabe eines ACE-Hemmers gemessen werden. Zur Differenzierung zwischen einem einseitigen Adenom und einer doppelseitigen Hyperplasie wird zusätzlich der Orthostasetest herangezogen.

Nebennierenkarzinom. Ein sehr seltener Tumor, der endokrin aktiv oder inaktiv sein kann und bei der Diagnose meistens bereits weit fortgeschritten ist (die Prognose ist dann schlecht). Das mediane Überleben beträgt weniger als 2 Jahre. Aufgrund der geringen Patientenzahlen gibt es keine etablierte Chemotherapie oder Bestrahlung. Grundsätzlich wird eine R0-Resektion angestrebt, die bei großen Tumoren bevorzugt über einen thorakoabdominellen Zugang erreicht wird.

Operationsindikation. Bei einem Inzidentalom wird wegen des Malignomrisikos die Operation empfohlen, wenn der Tumor im Verlauf an Größe zunimmt oder er bereits größer als 5 cm ist. Alle Phäochromozytome oder endokrine Tumoren der Nebenniere werden reseziert. Bei beiderseitigen Hyperplasien werden gemeinsam mit dem Endokrinologen die konservativen und operativen Möglichkeiten abgewogen.

Operationsvorbereitung. Bei jedem Nebennierentumor ist eine sorgfältige endokrine Abklärung erforderlich, um die exakte Störung zu erfassen und den Patienten gezielt auf die Resektion des Tumors vorzubereiten.

Phäochromozytom. Beim Phäochromozytom wird der Patient mit einem Alphablokker vorbehandelt. Hierzu wird bevorzugt Phenoxybenzamin für mindestens 10–14 Tage appliziert. Man beginnt mit 20 mg/d und steigert sukzessive die Dosis auf ungefähr 100 mg/d. Durch die Alphablockade werden einerseits erhöhte Blutdrücke normalisiert und andererseits auch das chronisch verminderte intravasale Volumen ausgeglichen, indem die Vasokonstriktion abgeschwächt wird. Nach Entfernen des Tumors könnte ohne Vorbereitung eine ausgeprägte Hypotonie auftreten, die schwierig zu therapieren ist. Bei der Therapie mit einem Alphablokker sind auf sonstige Nebenwirkungen wie Herzrhythmusstörungen zu achten. Außerdem sind präoperativ jede Manipulation am Tumor und auch jede körperliche Belastung unbedingt zu vermeiden, um weitere Attacken zu verhindern.

Cushing-Syndrom. Patienten mit einem Cushing-Syndrom sind Risikopatienten! Sie zeigen häufig Elektrolyt- und Blutzuckerentgleisungen, neigen zu thromboembolischen Komplikationen und Infektionen. Eine intensive Thromboseprophylaxe und Antibiotikatherapie sind anzuraten. Ausgeprägte hohe Kortisolspiegel können mit einem Inhibitor der Steroidsynthese (Ketoconazol) vorbehandelt werden.

Hyperaldosteronismus. Bei einem primären Hyperaldosteronismus wird der Patient für mindestens vier Wochen mit 200–400 mg/d Spironolakton behandelt, um die Hypokaliämie zu beseitigen und zugleich regulierend in das Renin-Angiotensin-Aldosteron-System einzugreifen. Wird diese Vorbehandlung unterlassen, droht postoperativ ein Hypoaldosteronismus mit Hypotonie und Hyperkaliämie.

Operationszugänge. Es gibt verschiedene Möglichkeiten, sich den Nebennieren zu nähern. Die Wahl des Zuganges hängt vom geplanten Ausmaß des Eingriffs und der Operationstechnik (konventionell versus endoskopisch) ab. Wenn der Tumor kleiner als 5 cm ist, dann wird grundsätzlich ein endoskopisches Verfahren gewählt, es sei denn, ein Malignom wird vermutet oder es wurde bereits an der Niere operiert. Beim endoskopischen Verfahren wird persönlich der dorsale Zugang bevorzugt, bei dem sich der Patient in Bauchlage befindet. Ein transperitonealer Zugang wird beim endoskopischen Verfahren nur in Betracht gezogen, wenn noch andere laparoskopische Operationen simultan ausgeführt werden. Andere Chirurgen bevorzugen den laparoskopischen Zugang.

Konventioneller Zugang. Bei größeren Tumoren oder Malignomen wird ein konventionelles Verfahren über eine Laparotomie gewählt. Wenn eine Laparotomie vermieden werden soll, was sehr selten der Fall ist, dann wird ein lateraler oder thorako-abdomineller Zugang über den 9. Interkostalraum gewählt. Nach der Laparotomie wird bei linksseitigen Prozessen das Mesokolon neben dem Treitz-Band inzidiert und die Nierenvene dargestellt. Dazu werden das Mesokolon und das Pankreas nach kranial gehalten. Die Vene wird dargestellt und unterbunden. Bei rechtsseitigen Tumoren wird nach einem Kocher-Manöver die V. cava aufgesucht. Die retroperitoneale Faszie wird inzidiert und die kurze drainierende Vene dargestellt und ligiert.

Operation. Bereits präoperativ wird entschieden, ob die Nebenniere partiell (selten) oder total entfernt werden soll. Beim Phäochromozytom und adrenalen Cushing-Syndrom wird immer die gesamte betroffene Nebenniere entfernt. Lediglich beim Hyperaldosteronismus kann eine partielle Resektion erwogen werden. So wäre bei einem isolierten Adenom eine subtotale Resektion ausreichend, weil in der Regel keine multizentrischen Knoten vorkommen. Die präoperative Diagnostik ist hier wegweisend. Zur subtotalen Resektion wird die Nebenniere vorsichtig freigelegt, um die Durchblutung nicht zu kompromittieren. Die subtotale Resektion ist bei einseitigen Prozessen nur selten indiziert, sollte aber bei bilateralen Prozessen ernsthaft erwogen werden.

Phäochromozytom. Jedes Phäochromozytom sollte vollständig reseziert werden. Bei ausgedehnten malignen Befunden ist auch ein Debulking bzw. Verkleinerung der Tumormasse sinnvoll, um die Hormonbildung zu vermindern. Intraoperativ ist beim Phäochromozytom zu beachten, daß es durch die Manipulation am Tumor zu Blutdruckspitzen kommen kann, die aber meistens durch Natriumnitroprussid gut abgefangen werden. Es sollte frühzeitig die Vene ligiert werden, um eine weitere Katecholaminabgabe ins Blut zu vermeiden. Nach der Ligatur ist dann nicht mehr die Hypertonie, sondern die Hypotonie das Hauptproblem, so daß jetzt mit Volumengabe oder Katecholaminen gegengesteuert werden muß. Postoperativ ist eine engmaschige Kontrolle des Blutdruckes erforderlich. Nach der Resektion eines Phäochromozytoms werden jährliche Kontrollen des 24-h-Urins empfohlen, um Rezidive oder Metastasen auszuschließen. Beim fortgeschrittenen malignen Phäochromozytom wäre bei einem positiven Ansprechen auf MIBG eine ^{123}J-MIBG-Therapie und eventuell eine Chemotherapie indiziert.

Nebenniereninsuffizienz. Bei einer unilateralen Adrenalektomie und gesunder kontralateraler Seite sollte wiederholt überprüft werden, ob die Hormonsekretion hinreichend ist. Nach bilateraler Entfernung der Nebenniere oder Atrophie der verbliebenen Nebenniere werden gar keine oder zu wenig Gluco- und Mineralkortikoide sezerniert, so daß eine Nebenniereninsuffizienz die Folge ist. Allgemein wird zwischen einer primären, sekundären und tertiären Nebenniereninsuffizienz unterschieden. Eine primäre Nebenniereninsuffizienz betrifft direkt die Nebenniere und wird häufig durch eine Immunadrenalitis oder Tuberkulose verursacht. Seltenere Ursachen sind Infektionen mit Pilzen oder Viren. Eine sekundäre Insuffizienz tritt überwiegend bei Hypophysentumoren auf. Die tertiäre Insuffizienz ist iatrogen durch eine längere Glucokortikoidtherapie bedingt, denn dadurch wird die CRH-Bildung im Hypothalamus langfristig unterdrückt und deshalb werden keine Hormone mehr von der Nebenniere gebildet. Erst nach einigen Monaten werden wieder vermehrt CRH und nachfolgend ACTH gebildet. Die Normalisierung des Kortisolspiegels dauert häufig länger als 6 Monate. Eine Bestimmung des ACTH und Kortisols sind orientierend und ein ACTH-Kurztest beweisend für die vermutete Form der Insuffizienz.

Substitutionstherapie. Eine Nebenniereninsuffizienz macht sich neben einer Abgeschlagenheit auch durch diffuse Bauchschmerzen bemerkbar. Postoperativ sind nicht immer alle Symptome wie Gewichtsverlust, arterielle Hypotonie und Elektrolytstörungen nachweisbar. Eine Substitution ist deshalb mit dem Beginn der Ope-

Substitutionstherapie

Kleine Operationen:
Operationstag – 200 mg, intraoperativ beginnend
am 1. Tag – 100 mg
am 2. Tag – 50 mg

Große Operationen:
Operationstag – 300 mg, intraoperativ beginnend
am 1. und 2. Tag – 200 mg,
am 3. und 4. Tag – 3mal 30 mg

ration erforderlich. Bereits intraoperativ wird bei kleinen Eingriffen mit einer kontinuierlichen intravenösen Substitution von Hydrokortison nach folgendem Schema begonnen: Am Operationstag 200 mg; am 1. Tag 100 mg; am 2. Tag 50 mg. Bei großen operativen Eingriffen empfiehlt sich zunächst eine intravenöse kontinuierliche Gabe: am Operationstag 300 mg, am 1. und 2. Tag 200 mg. Ab dem 3. postoperativen Tag werden danach 3mal 30 mg oral gegeben. Die Dosis wird über mehrere Tage bis zur Erhaltungsdosis von ungefähr 30 mg pro Tag reduziert. Der durchschnittliche Bedarf an Glucokortikoiden beträgt ca. 10 mg/m² Körperoberfläche. Das entspricht 15–20 mg Hydrokortison, die meistens in dem Intervall 10-5-0 oder 15-10-0 appliziert werden. Zusätzlich werden Mineralkortikoide als Fludrokortison 0,05–0,2 mg/d gegeben, weil Hydrokortison erst in höheren Dosen eine mineralkortikoide Wirkung zeigt.

Nachbehandlung. Alle Patienten werden eingehend darüber aufgeklärt, daß sie bei Fieber oder anderen Belastungen mehr Glucokortikoide benötigen. Häufig ist die doppelte Dosierung ausreichend. Alle Patienten erhalten einen Notfallausweis über die Glucokortikoidtherapie, um Unterfunktionszustände und deren Folgen frühzeitig zu erkennen und zu behandeln. Nach einseitiger Adrenalektomie kann die Dosierung später sehr langsam weiter reduziert werden. Meistens erholt sich eine supprimierte Nebenniere nach 6–12 Monaten. Nach bilateraler Adrenalektomie kann sich nach vielen Jahren ein ACTH-bildender Hypophysentumor (Nelson-Tumor) bemerkbar machen. Aufgrund seines relativ aggressiven Wachstums führt er zu Kopfschmerzen und Gesichtsfeldausfällen.

13.3 Neuroendokrine Tumoren

Diese Tumoren entstehen aus dem diffusen neuroendokrinen Zellsystem, das Zellen und Zellverbände im Magen, Darm, Pankreas und in den Gallenwegen, aber auch in der Haut, den Bronchien und dem Urogenitalsystem umfaßt. Es entspricht weitgehend dem früheren APUD-System (Amine Precursor Uptake Decarboxylation). Im folgenden werden nur Tumoren des gastroentero-pankreatischen Systems besprochen, weil sich die meisten dieser Zellen im Gastrointestinaltrakt und Pankreas befinden. Das klinische Bild wird in erster Linie von den ausgeschütteten Peptiden, wie Serotonin, Histamin, Somatostatin, Gastrin, Insulin, Glucagon etc. bestimmt. Die Prognose hängt von dem Malignitätsgrad ab, der für jede Lokalisation gesondert klassifizierbar ist. Die Dignität der neuroendokrinen Tumore wird in die Grade benigne, niedrigmaligne und hochmaligne eingeteilt, wobei diese komplexe Einteilung sowohl die Tumorgröße, die endokrine Aktivität, eine Gefäßinvasion und den Differenzierungsgrad berücksichtigt.

13.3.1 Neuroendokrine Tumoren des Gastrointestinaltraktes

Als typische neuroendokrine Tumoren des Gastrointestinaltraktes galten früher die Karzinoide und das neuroendokrine Karzinom, die von den enterochromaffinen Zellen des diffusen neuroendokrinen Systems abstammen. Sie bilden heute die Hauptgruppe der neuroendokrinen Tumoren. Sie treten gehäuft im Dünndarm (45 %), Rektum (25 %) und in der Appendix (15 %) auf und seltener im Magen, Duodenum und Kolon. Als Raritäten gelten sie im Ösophagus, Gallengangsystem, Bronchialsystem und in den Ovarien.

Klinik. Bei der endoskopischen Untersuchung sind es in der Regel submuköse harte Tumoren von meistens graugelber Farbe. Mit zunehmender Größe infiltrieren sie in die Tiefe und metastasieren lymphogen. Tumoren mit einem Durchmesser von weniger als 1 cm werden als benigne angesehen. Als kritische Größe werden im Gastrointestinaltrakt ungefähr 2 cm angegeben. Tumoren über 2 cm werden als niedrigmaligne eingeschätzt. Die hämatogene Metastasierung tritt relativ spät ein.

Hormonproduktion. Die Tumoren produzieren unterschiedliche Hormone, wie Serotonin, Kallikrein, Histamin, Bradykinin und Prostaglandine. Die Diagnose wird relativ leicht bei einem Karzinoid-Syndrom mit Flush, Diarrhoe, Rechtsherzinsuffizienz und Asthma-ähnlichen Attacken gestellt. Es tritt aber nur dann auf, wenn mehr Hormone gebildet werden, als von der Leber metabolisiert werden können, wenn bereits Lebermetastasen vorliegen, oder wenn der Tumor nicht über die Portalvene drainiert wird. Bei Verdacht auf einen neuroendokrinen Tumor wird die Diagnose überprüft, indem der Hauptmetabolit von Serotonin, die 5-Hydroxyindolessigsäure, im 24-h-Urin nachgewiesen wird.

Operationsindikation. Bei allen resektablen neuroendokrinen Tumoren besteht eine klare Operationsindikation, weil nur dadurch eine Kuration möglich ist. Aufgrund der verfügbaren pharmakologischen Therapieoptionen ist auch eine Tumorverkleinerung indiziert, wenn sie mit einer akzeptablen niedrigen Morbidität einhergeht.

Operationsvorbereitung. Mit den bildgebenden Verfahren kann häufig der Tumor eindeutig lokalisiert werden. Probleme können sehr kleine Tumoren bereiten. Hier kann eine Octreotidszintigraphie helfen.

Operation. Je nach Lokalisation des primären Tumors wird unterschiedlich reseziert. Bei sehr kleinen Tumoren ist eine lokale Resektion (Rektum), Appendektomie oder Segmentresektion ausreichend. Bei größeren Tumoren wird eine typische onkologische Resektion mit Lymphadenektomie vorgenommen. Bei ausgedehnten Tumoren ist ein Debulking angezeigt, wenn das Risiko von Begleitverletzungen akzeptabel ist. Resektable Lebermetastasen werden ebenfalls entfernt.

13.3.2 Neuroendokrine Tumoren des Pankreas

Im Pankreas sind Gastrinome und Insulinome häufig. Andere endokrine Tumoren, wie Vipome oder Glucagonome, sind Raritäten.

Insulinome. Das Insulinom ist der häufigste endokrine Pankreastumor, der sich durch Hypoglykämien nach Nahrungskarenz, durch autonome Symptome, wie Schwitzen, Zittern, Tachykardie, Heißhunger und durch neuroglucopenische Symptome, wie Schwindel, Kopfschmerzen und Parästhesien bis zum Koma bemerkbar macht. Die Diagnose wird durch wiederholte Messungen von Glucose, Insulin und C-Peptid während einer Fastenperiode bestimmt, denn beim Insulinom ist der Insulinspiegel wegen der fehlenden Glucose nicht supprimiert. Meistens tritt das Insulinom solitär auf. Bei einer multiplen endokrinen Neoplasie vom Typ I treten sie allerdings multipel auf. Eine Prädilektionsstelle im Pankreas scheint es nicht zu geben.

Sehr vereinfachte Klassifikation der Prognose neuroendokriner Tumoren in Abhängigkeit von der Größe und Lokalisation

	Magen	Duodenum	Pankreas	Dünndarm	Appendix	Kolon/Rektum
Benigne	<1 cm	<1 cm	<2 cm	<1 cm	<1 cm	<1 cm
Niedrigmaligne	<2 cm	>2 cm	>3 cm	>2 cm	>3 cm	>2 cm
Hochmaligne	alle Größen, aber nicht mehr hochdifferenziert oder kleinzellig					

Gastrinome. Sie sind seltener als Insulinome. Durch die vermehrte Gastrinausschüttung treten rezidivierende, multiple Ulzera im Magen und Duodenum auf, die schlecht zu therapieren sind. Manchmal finden sich auch Ulzera im Jejunum. Vielfach klagen die Patienten über eine Diarrhö als Zeichen der Maldigestion, denn die vermehrte HCl-Bildung im Magen schädigt die Lipasen und beeinträchtigt damit die Fettdigestion. Die Diagnose wird durch erhöhte basale Gastrinspiegel vermutet. Nach Provokation mit Sekretin verdoppelt sich der Gastrinwert.

Operationsindikation. Auch für Insulinome und Gastrinome gilt, daß sie immer reseziert werden, weil das die einzige Chance zur Heilung ist. Auch Resektionen von Lebermetastasen sollten ernsthaft erwogen werden. Selbst eine Tumorverkleinerung ist manchmal sinnvoll, um die Hormonausschüttung zu verringern.

Operationsvorbereitung. Das Hauptproblem bei der Operation der meist kleinen Tumoren ist die eindeutige Lokalisation. Hierzu werden Endosonographie und MRT sowie Somatostatinszintigraphie und seltener eine Pfortaderkatheterisierung vorgenommen. Sporadische Gastrinome sind bevorzugt im Bereich des Pankreaskopfes, des Duodenums und im Lig. hepatoduodenale lokalisiert. Gastrinome bei einem MEN-I-Syndrom liegen dagegen überwiegend und multipel in der Duodenalwand. Das Insulinom zeigt dagegen keine Prädilektionsstelle, tritt aber meistens solitär auf. Da ein Insulinom hypervaskularisiert ist, kann es manchmal auch angiographisch lokalisiert werden.
Eine ausreichende präoperative Glucosezufuhr mit engmaschigen Blutzuckerkontrollen ist beim Insulinom unabdingbar. Die Glucosezufuhr wird 1–2 Stunden vor der Operation eingestellt, um durch eine reaktive Hyperglykämie die Resektion des Insulinoms zu belegen.

Operation. Die Operation beginnt mit einem ausgiebigen Kocher-Mannöver zur Beurteilung des Pankreaskopfes und Duodenums. Die Bursa omentalis wird freigelegt, indem das Lig. gastrocolicum durchtrennt wird. Pankreasschwanz und -korpus werden inspiziert und palpiert. Manchmal ist eine intraoperative Sonographie hilfreich, wenn der Tumordurchmesser weniger als 10 mm beträgt. Bei kleinen Tumoren wird eine Enukleation versucht. Allerdings sind nach Enukleation Pankreasfisteln nicht selten (10–30 %), so daß die Resektionsfläche gut drainiert werden sollte. Es wird immer angestrebt, den Tumor vollständig zu entfernen, auch wenn dadurch eine ausgedehnte Resektion mit Lymphadenektomie erforderlich ist. Bei ausgedehnten oder metastasierten Tumoren wird ein Debulking versucht, manchmal auch eine Leberresektion. Werden multiple Insulinome festgestellt, dann ist häufig eine ausgedehnte Resektion des Pankreas nicht zu umgehen. Nur selten werden multiple Enukleationen ausreichen. Postoperativ sollte der Patient genetisch untersucht werden, um Mutationen auf dem Chromosom-12 (MEN-I) auszuschließen.

Nachbehandlung. Die bedeutendsten postoperativen Probleme sind durch die Operation am Pankreas bedingt. Pankreaspseudozysten und -fisteln sind nicht selten. Sie werden durch eine gezielte Drainage des Operationsgebietes meistens hinreichend behandelt.

Insulinom. In den ersten postoperativen Tagen sind häufige Blutzuckerkontrollen erforderlich, um Hyperglykämien von mehr als 300 mg/dl abzufangen. Bei Metastasen kann die Insulinsekretion zusätzlich durch Diazoxid oder Octreotid gehemmt werden. Als zusätzliche Maßnahmen stehen die Chemoembolisation und eine systemische Chemotherapie zur Verfügung.

Gastrinom. Wenn bei fortgeschrittenem Befund eine Entfernung des Gastrinoms nicht möglich erscheint, wird die Säurebildung mit einem Protonenpumpenhemmer blockiert. Wenn das nicht ausreicht, ist selten einmal auch die palliative Gastrektomie zu erwägen.

13.4 Multiple endokrine Neoplasien

Multiple endokrine Neoplasien (MEN) werden autosomal-dominant vererbt. Sie werden in zwei Gruppen eingeteilt: Typ I und Typ II.

MEN Typ I. Das MEN-I-Syndrom wird auch Wermer-Syndrom genannt. Die Patienten haben einen endokrinen Pankreastumor (z. B. Gastrinom oder Glucagonom), häufig multipel und relativ klein, in 90 % der Fälle haben sie einen primären Hyperparathyreoidismus und eventuell einen Hypophysentumor. Da das verantwortliche Gen bekannt ist (langer Arm des Chromosom-11), können Familien mit einem MEN-I einem Screening unterzogen werden, so daß negative Familienmitglieder nicht mehr untersucht werden müssen. Positive Patienten werden jährlich untersucht. Bei Verdacht auf einen Tumor werden die entsprechenden Organe bzw. Tumore entfernt.

MEN Typ II. MEN-II wird von einem RET-Protoonkogen ausgelöst, das molekulargenetisch festgestellt werden kann. Ungefähr 80 % aller Patienten leiden an dem Subtyp MEN-IIa, das früher als Morbus Sipple bekannt war. Die Patienten leiden an einem medullären Schilddrüsenkarzinom, in der Hälfte der Fälle an einem Phäochromozytom und seltener an einem primären Hyperparathyreoidismus (20 %). Da alle Patienten an einem medullären Schilddrüsenkarzinom erkranken, wird erwogen, alle Patienten mit dem genetischen Defekt frühzeitig zu thyreoidektomieren. Das MEN-IIb entspricht dem Gorlin-Syndrom. Auch hier liegen medulläre Schilddrüsenkarzinome und Phäochromozytome vor, aber zusätzlich kann auch eine Ganglioneuromatose auftreten. In Familien mit bekanntem MEN-II ist eine jährliche Urinuntersuchung auf Katecholamine erforderlich. Wird ein Phäochromozytom diagnostiziert, dann wird die Nebenniere entfernt.

14. Hernien

14.1 Grundlagen

Bei einer Hernie stülpt sich das parietale Peritoneum durch eine präformierte oder erworbene Lücke. Jede Hernie besteht aus 4 Teilen: der Bruchpforte, dem Bruchsack, der Bruchhülle und dem Bruchinhalt. Die **Bruchpforte** wird von den Schichten der Bauchwand definiert, durch die sich der Bruchsack stülpt. Handelt es sich bei der Bruchpforte um eine Bauchfelltasche, dann liegt eine innere Hernie vor, ansonsten eine äußere. Der **Bruchsack** wird vom Peritoneum gebildet, der die Hernie auskleidet. Besteht der Bruchsack nicht vollständig aus Peritoneum, sondern auch aus Organen, die partiell retroperitoneal liegen wie das Zökum oder die Blase, dann handelt es sich um einen Gleitbruch. Als **Bruchhüllen** werden diejenigen Schichten bezeichnet, die den Bruchsack umgeben. Der **Bruchinhalt** kann theoretisch aus allen intraperitonealen Organen bestehen, wobei das Omentum und der Dünndarm aufgrund ihrer Beweglichkeit am häufigsten im Bruch zu finden sind.

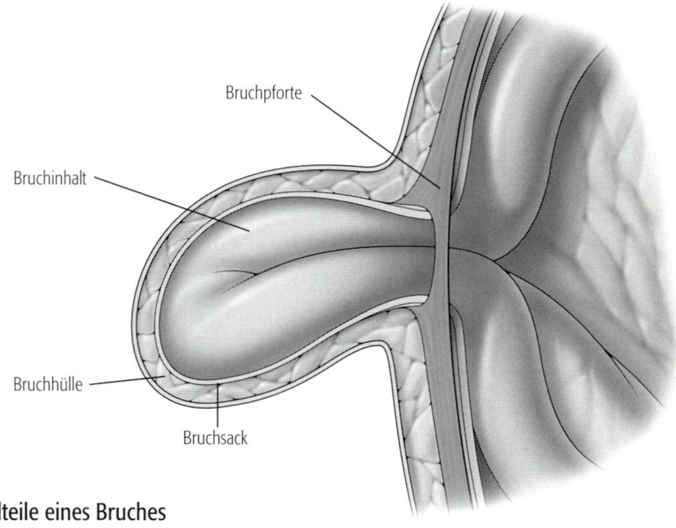

Bestandteile eines Bruches

Bei einem **reponiblen** Bruch ist der Inhalt in der Pforte frei beweglich. Wenn der Inhalt fixiert ist, dann liegt eine **irreponible** Hernie vor, die als wenig schmerzhafter Tumor imponiert. Eine irreponible Hernie ist nicht zwangsläufig **inkarzeriert** bzw. eingeklemmt. Bei der Inkarzeration erleidet der irreponible Bruchinhalt zusätzlich eine Durchblutungsstörung, so daß immer ein starker lokaler Schmerz auftritt. Eine Inkarzeration ist immer der Beginn einer fortschreitenden Ischämie, denn die Durchblutungsstörung führt zu einem Ödem, das wiederum die Strangulation verstärkt und somit die Ischämie verschlimmert. Bei einer frischen Einklemmung ohne klinische Zeichen des Ileus oder der Peritonitis kann auch die manuelle Reposition versucht werden, um die Strangulation sofort zu beseitigen. Aber selbst wenn die Reposition gelingt, ist die dringliche Operation empfehlenswert, weil auch eine Pseudoreposition oder Reposition en bloc (mit der Pforte) möglich ist, die die Inkarzeration de facto nicht beseitigt hat.

Richter-Hernie. Bei eingeklemmten Hernien mit Darmanteilen ist es wichtig, zwischen einer inkompletten (z B. Richter-Hernie) und kompletten Inkarzeration zu unterscheiden. Bei einer kompletten Inkarzeration bildet sich ein vollständiger mechanischer Ileus neben den lokalen Durchblutungsstörungen aus. Ist die Einklemmung des Darmes aber nur unvollständig, dann liegt häufig kein relevanter mechanischer Ileus vor, sondern es bildet sich eine lokalisierte Nekrose der Darmwand.

Inkarzeration. Die Inkarzeration ist die gefährlichste Komplikation einer Hernie mit einer deutlich erhöhten Komplikationsrate und Sterblichkeit im Vergleich zur elektiven Operation. Ist während der notfallmäßigen Operation sogar eine Darmresektion erforderlich, dann steigt die Sterblichkeit von ungefähr 5 % auf das 5fache.

Konventioneller Zugang. Bei der operativen Behandlung einer Einklemmung sind einige Besonderheiten zu beachten, die besondere Sorgfalt erfordern. Das ödematöse und hyperämische Gewebe ist in diesen Situationen subtil zu präparieren, um den Bruchinhalt nicht zu verletzen. Zunächst werden der Bruchhals aufgesucht und der Bruchsack disseziert. Der Bruchsack wird eröffnet und der Bruchinhalt sorgfältig inspiziert. Entleert sich trübes, übelriechendes Sekret, dann ist eine Gangrän mit irreparablem Gewebeschaden sehr wahrscheinlich. Die Bruchpforte wird erst erweitert, wenn gesichert ist, daß der Bruchinhalt nicht wieder zurückschlüpfen kann. Dazu wird die Pforte mit einer Rinne oder Pinzette unterfahren und auf diesem Instrument inzidiert. Dadurch wird die Verletzung des Bruchinhaltes sicher vermieden. In welcher Richtung die Bruchpforte erweitert wird, hängt von den anatomischen Verhältnissen ab: wo Gefäße oder Nerven verlaufen, und in welcher Weise der Bruch repariert werden soll. Die Schnürfurchen werden dann hervor luxiert und sorgfältig begutachtet. Bei eindeutiger Gangrän besteht eine klare Indikation zur Resektion. Bei livider Verfärbung und noch spiegelnder Oberfläche, sollte der Darm für 10 Minuten in ein warmes feuchtes Bauchtuch gelegt werden. Hat sich der Darm erholt, kann er reponiert werden. Andernfalls erfolgt die Resektion. Als

Anzeichen für eine ausreichende Erholung gelten der Nachweis von Kontraktionen der Darmwand und von peripheren arteriellen Pulsationen. Wenn weiterhin Zweifel an der Vitalität bestehen, dann sollte der Darmabschnitt nach 24 Stunden kontrolliert werden. Wenn starke Zweifel bestehen, dann ist die Resektion vorzuziehen. Nach der Resektion kann im gesunden Bereich meistens eine Anastomose angelegt werden. Eine Stomaanlage ist selten, aber manchmal indiziert, um bei einem geschädigten Ileusdarm keine risikobehaftete Anastomose anzulegen. Manchmal sind der zu anastomosierende Darmabschnitt und das Mesenterium nicht durch die erweiterte Bruchpforte mobilisierbar, so daß der Darm in der Bauchhöhle anastomosiert werden muß. Dazu ist eine Laparotomie oder Laparoskopie erforderlich. Der Darm kann auch laparoskopisch mobilisiert werden, so daß er durch eine Minilaparotomie vor die Bauchdecke verlagert werden kann. Eine Anastomose könnte extraperitoneal in üblicher Technik angelegt und danach zurückverlagert werden.

Laparoskopischer Zugang. Wenn der Operateur über Erfahrungen bei der laparoskopischen transperitonealen Netzimplantation verfügt, dann ist dieser Zugang wahrscheinlich eleganter, denn nach der Reposition des Bruchinhaltes kann dieser ausgiebig inspiziert werden. Je nach dem Ausmaß der Entzündung kann laparoskopisch die Implantation eines Netzes angeschlossen werden.

14.2 Narbenhernie

Narbenhernien sind Spätfolgen einer Laparotomie und leider nicht immer vermeidbar. Viele treten klinisch erst nach Jahren in Erscheinung.

Klinik. Große Hernien sind meistens asymptomatisch und werden durch eine zunehmende Schwellung auffällig. Kleine Hernien neigen dagegen eher zur Inkarzeration, wobei sich bevorzugt Teile des Omentum majus oder seltener des Dünndarms einklemmen. Manchmal finden sich auch multiple kleine Hernien in einer längeren Narbe als Ausdruck einer Schädigung des gesamten Faszienskeletts in diesem Bereich. Bei der klinischen Untersuchung imponieren die meisten Hernien als reponible Vorwölbungen im Bereich der Narbe. Die auseinander gewichenen Faszien sind häufig gut palpabel.

Diagnostik. Bei sehr adipösen Bauchdecken und einem unklaren Befund kann die exakte Ausdehnung der Hernie und die Zusammensetzung der gesamten Bauchwand sonographisch spezifiziert werden. Vor einer geplanten Operation sollte abgeschätzt werden, ob eine Reposition des Bruchinhaltes und eine spannungsfreie Adaptation der Bauchwand gelingen kann oder nicht.

Narbenhernie	
Klassifikation:	–
Diagnostik:	o/Klinik, Sono (Ausdehnung)
OP-Indikation:	Immer
Aufklärung:	Rezidiv, Netzeinlage
Vorbehandlung:	–
OP-Vorbereitung:	Pneumoperitoneum bei mönströsen Hernien
Lagerung:	Rücken
Zugang:	Früherer Zugang
Operation:	Nur bei sehr kleinen Hernien direkte Naht mit Prolene. Ansonsten immer Netzeinlage in Sublay-Technik.
Komplikationen:	Blutung, Infektion
Postop. Therapie:	Drain 1–3 Tage belassen. Bauchbinde bis zur Entlassung. Sono vor Entlassung.
Kostaufbau:	Sofort
Entlassung:	Ab 2. postop. Tag
Patienteninfo:	Hernien

Operationsindikation. Grundsätzlich besteht bei allen Narbenhernien eine Operationsindikation, weil sich die Hernie im Laufe der Zeit vergrößert und eine spätere Versorgung zunehmend schwieriger wird. Von einer Operation sollte aber bei einem sehr hohen Operationsrisiko oder einer Peritonealkarzinose abgesehen werden. Bei jeder Einklemmung besteht immer eine absolut dringliche Operationsindikation.

Operation. Bei der operativen Korrektur der Narbenhernie werden die Narbe und Teile der Haut exzidiert. Da sich der Bruchsack mit Bruchinhalt direkt unter der Haut befinden kann, sollte bis zur eindeutigen Klärung der Situation vorsichtig in die Tiefe disseziert werden. Am Einfachsten werden der Bruchsack eröffnet und der Bruchinhalt in die Bauchhöhle verlagert, was bei einem relaxierten Patienten meistens problemlos gelingt. Danach werden der Bruchsack reseziert und die stabilen Faszienränder dargestellt.

Fasziendoppelung. Zur Reparation wäre zwar eine direkte Adaptation der Faszien wünschenswert, sie führt aber fast immer zu einer sehr hohen Wundspannung. Damit steigt das Risiko eines erneuten Hernienrezidives auf über 50 % an. Selbst durch die früher propagierten Fasziendoppelungen wurden die Rezidive nicht wesentlich vermindert. Aus historischen Ergebnissen und neuen experimentellen Studien kann gefolgert werden, daß die Faszien nur dann mit einem nichtresorbierbaren Nahtmaterial direkt zu nähen sind, wenn die Wundspannung nach der Naht sehr gering ist und das Gewebe von der Qualität fest genug erscheint, was selten der Fall ist. Ansonsten ist die Implantation eines Kunststoffnetzes angezeigt. Die früher beschriebenen Techniken der Entlastungsinzisionen, Sehneneinkerbungen oder sonstigen plastischen Rekonstruktionen sind nur selten bei monströsen Hernien angezeigt, um die Faszienränder zu adaptieren.

Netzimplantation. In der überwiegenden Mehrzahl der Patienten steht die Wunde unter Spannung, so daß ein nicht-resorbierbares Netz zur Unterstützung des Faszienskeletts eingelegt wird. Resorbierbare Netze eignen sich nicht für die Hernienreparation, weil die Bauchdecke nach der Resorption des Materials keine ausreichende Festigkeit aufweist. Während früher sehr feste (schwere) Netze aus reinem Polypropylen implantiert wurden, die zu einer festen Narbenplatte führten, sind heute verschiedene Materialien verfügbar, die manchmal aus resorbierbaren und nicht-resorbierbaren Teilen bestehen. Durch solche Mischungen wird eine ausreichende postoperative Haltekraft garantiert und zugleich der dauerhaft verbleibende Anteil des Materials deutlich vermindert. Ob sie aber z.B. einem „leichten" reinen Polypropylennetz überlegen sind ist fraglich.

Alloplastisches Material. Jeder Chirurg, der alloplastisches Material verwendet, sollte wissen, daß das umgebende Gewebe auf alle Materialien mit einer larvierten chronischen Entzündung sowie Fibrosierung reagiert. Diese Reaktionen sind je nach Kompatibilität der verschiedenen Materialien unterschiedlich und ihre Langzeiteffekte nicht eindeutig vorhersehbar. Großporige leichtgewichtige Netze mit glatter Oberfläche heilen am Besten ein. Die histologisch nachweisbaren Veränderungen waren der Anlaß, daß wiederholte Diskussionen darüber ausgelöst wurden, ob die Netze nicht langfristig Sarkome oder andere Malignome induzieren könnten. Bisher gibt es aber neben den histologischen Veränderungen keine eindeutigen klinischen Hinweise auf eine „maligne Potenz". Die Zukunft

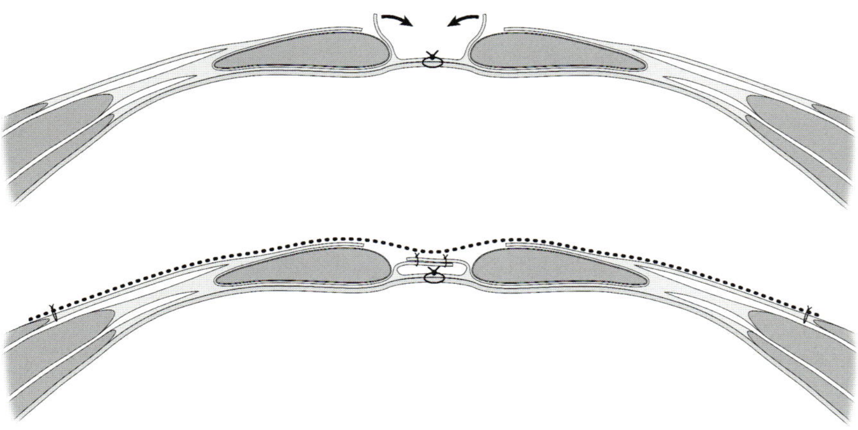

Lokalisation des alloplastischen Materials bei der Onlay-Technik und doppelte Naht der Faszie

wird erweisen müssen, welche Risiken tatsächlich von der Langzeitimplantation eines Netzes ausgehen. Neben den chronisch-entzündlichen Veränderungen zeigen die Implantate eine Schrumpfungstendenz. Die Netze verkleinern sich im Laufe der Einheilung um 10–20%, so daß sie ausreichend groß gewählt werden sollten.

Sublay-/Inlay-/Onlay-Technik. Das Netz kann an drei Stellen plaziert werden. Am Häufigsten wird es in der so genannten Sublay-Technik zwischen Muskulatur und Peritoneum/hintere Rektusscheide gelegt, weil der intraabdominelle Druck so zunächst auf das Netz und dann erst auf die Faszie wirkt. Eine Bedeckung des Kunststoffnetzes mit Peritoneum ist empfehlenswert, weil intraperitoneale Organe mit dem Netz verwachsen können und sogar intestinale Fisteln zu fürchten sind. Nur wenige Chirurgen präferieren die Onlay-Technik, bei der das Netz zwischen Faszie und Subkutangewebe implantiert wird. Noch seltener wird die Inlay-Technik angewendet, in der das Netz nur in den Defekt eingenäht wird.

Sublay-Technik. Die Sublay-Technik wird bevorzugt, wobei die Präparation des Peritoneums besonders wundrandnah technisch schwierig sein kann. Da die Netze schrumpfen, sollte die Mobilisation des Peritoneums bzw. der hinteren Rektusscheide mindestens 5 cm über die Inzision hinausreichen, so daß die Narbe immer ausreichend vom Netz abgedeckt ist. Bei den häufigen Narbenhernien in der Mittellinie wird nach der Exzision der Narbe und der Präparation des Bruchsackes die gesamte hintere Rektusscheide freigelegt. Es wird hier nicht versucht,

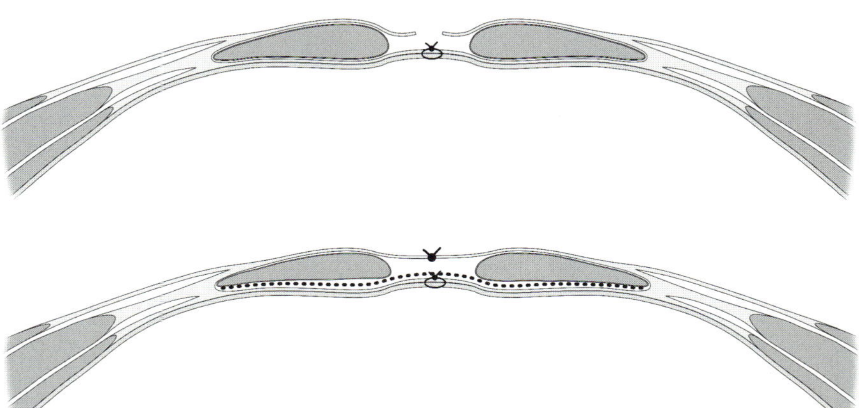

Lokalisation des alloplastischen Materials bei der Sublay-Technik

das Peritoneum abzupräparieren, weil die Rektusscheide viel einfacher zu dissezieren ist. Als erster rekonstruktiver Schritt werden das Peritoneum bzw. die hintere Rektusscheide mit einer fortlaufenden Naht verschlossen. Das Netz wird 5 cm überlappend zwischen Rektusmuskulatur und hinterer Rektusscheide eingelegt und mit wenigen Einzelknopfnähten fixiert, damit es beim Faszienverschluß nicht verrutschen kann. Es werden zwei Redon-Drainagen auf das Netz gelegt, weil postoperativ mit einer Ansammlung von Wundsekret zu rechnen ist und ein Serom an dieser Stelle vermieden werden sollte. Die Linea alba wird nach der Resektion bzw. Anfrischung der Faszienränder mit einer fortlaufenden Schlingennaht verschlossen. Eine subkutane Redon-Drainage wird eingelegt. Die tiefen Redon-Drainagen bleiben mehrere Tage in situ. Eine perioperative Antibiotikaprophylaxe wird immer vorgenommen.

Wahl des Operationsverfahrens. In ähnlicher Weise werden alle anderen Narbenhernien versorgt: Es wird immer in Sublay-Technik ein nicht-resorbierbares Netz implantiert, das die Inzision ausreichend weit überlappt, und mehrere Tage eine Saugdrainage zur Vermeidung von Seromen eingelegt. Wenn das Netz direkt auf die Viszera gelegt werden muß, dann kann ein Netz gewählt werden, das einseitig mit einer Hyaluronidaseschicht bedeckt ist. Ob diese Schicht im Vergleich mit einfachen Netzen weniger Probleme bietet, ist nicht geklärt. Sollten sich die Faszienränder nicht gut adaptieren lassen, dann sollte eine Entlastungsinzision der Externusaponeurose lateral der Rektusscheide erwogen werden, um das Netz in der Mittellinie mit einer tragenden Schicht zu bedecken. Nur wenn bei jüngeren Patienten stabile Faszienverhältnisse vorgefunden werden, die sich ohne wesentliche Spannungen adaptieren lassen, werden die Faszienränder mit nichtresorbierbarem Nahtmaterial adaptiert.

Abdominelles Kompartment-Syndrom. Es ist dringend davor zu warnen, die Bauchdecke unter Spannung adaptieren zu wollen, auch wenn es intraoperativ bei einem relaxierten Patienten möglich erscheint. Wenn die Spannung sehr groß ist, dann steigt der intraabdominelle Druck nach dem Faszienverschluß rasch an und löst ein abdominelles Kompartment-Syndrom aus. Es führt zu denselben physiologischen Veränderungen wie ein Pneumoperitoneum: erhöhter Beatmungsdruck, verminderte Compliance und erhöhte Resistenz der Lunge, verminderter venöser Rückstrom, vermindertes Herzminutenvolumen, erhöhte kardiale Nachlast und Durchblutungsstörungen im Splanchnikusgebiet. Dieser Zustand sollte unbedingt vermieden werden, zumal viele Patienten bereits präoperativ kardiale oder pulmonale Risiken aufweisen.

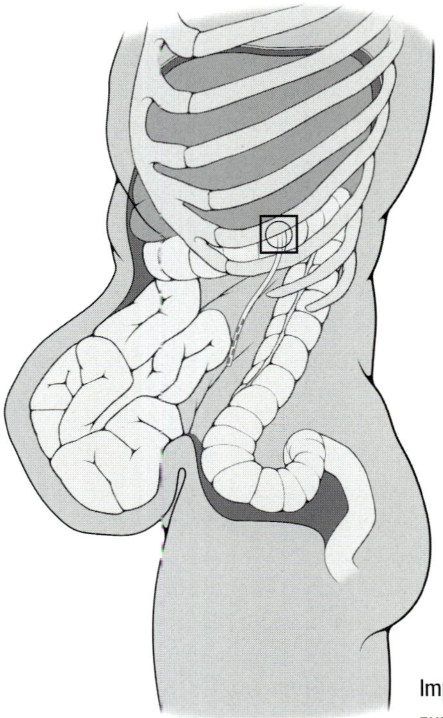

Implantation eines intraabdominalen Port-Systems zum Aufbau eines Pneumoperitoneums

Pneumoperitoneum. Um ein abdominelles Kompartment-Syndrom zu vermeiden, sollte bereits bei der präoperativen Untersuchung abgeschätzt werden, ob eine Reposition des Bruchinhaltes ohne große Schwierigkeit möglich ist. Wenn zu vermuten ist, daß die Bauchdecke aufgrund ihrer Eigenspannung zu stark kontrahiert ist und eine Reposition erschwert, dann kann vor der Versorgung der Narbenhernie ein Pneumoperitoneum angelegt werden. Dazu wird ein Katheter in die Peritonealhöhle implantiert, über den ein kontinuierliches Pneumoperitoneum mit Luft aufgebaut wird. Zu diesem Zweck wurde eine Vielzahl unterschiedlicher Kathetersysteme verwendet. Persönlich wird ein Portsystem bevorzugt, dessen Schlauch in die Bauchhöhle und dessen Reservoir subkutan auf den unteren Rippen implantiert wird. Transkutan wird dann nach einigen Tagen täglich so viel Luft implantiert, bis der Patient ein unangenehmes Ziehen verspürt. Nachdem das Pneumoperitoneum einmal etabliert wurde, beträgt die tägliche Luftinsufflation 200–500 ml und wird der klinischen Situation angepaßt. Neben einem Spannungsgefühl und Schmerzen in den Schultern, sollte unbedingt auf die kardiale und pulmonale Funktion geachtet werden. Den Patienten wird empfohlen, sich für mindestens 3–4 Stunden zu schonen und danach frei zu bewegen. Das Pneumoperitoneum wird für mindestens 3–4 Wochen aufgebaut und dann bei ausreichender Distension der Narbenbruch korrigiert. Die Vorteile eines Pneumoperitoneums sind nicht nur die Dehnung der Bauchwand, so daß der Bruchinhalt wieder in die Bauchhöhle verlagert werden kann, sondern auch das Ausdünnen von intraabdominellen Verwachsungen und eine Verbesserung der Zwerchfellfunktion, die die postoperativen pulmonalen Komplikationen reduzieren hilft.

Laparoskopische Netzimplantation. Von einigen Chirurgen wird die laparoskopische Adhäsiolyse und Netzimplantation empfohlen. Bei diesem Verfahren wird der Fasziendefekt nicht disseziert und verschlossen, sondern lediglich ein Netz von innen auf die Bruchpforte gelegt und fixiert. Dabei sollte das Netz die Pforte unbedingt 5 cm überlappen. Das Hauptproblem ist sicherlich die sichere abdominale Fixierung des Netzes. Dazu werden Stapler oder Tacker eingesetzt. Zusätzlich wird das Netz mit Nähten fixiert, die über kleine Stichinzision durch die gesamte Bauchdecke gelegt werden. Von einigen wird dazu ausschließlich Gore-Tex verwendet, das nur wenig Tendenz zeigt, mit den Viszera zu verkleben. Aber auch andere alloplastische Materialien werden implantiert, ohne daß das Risiko einer gefürchteten enteralen Fistel sehr hoch zu sein scheint. Ob sich dieses Verfahren als echte Alternative durchsetzen wird, ist noch nicht abzuschätzen.

14.3 Leistenhernie

Anatomie. In der Inguinalregion ist das Faszienskelett von Natur aus geschwächt, weil hier der Samenstrang bzw. das Lig. rotundum durch die Bauchwand treten und sich medial eine muskelfreie Schwachstelle findet. Trotz dieser anatomisch bedingten Schwäche entwickelt nicht jeder Mensch einen Leistenbruch. Offensichtlich werden diese anatomischen Probleme durch andere begleitende Mechanismen kompensiert. Zu ihnen zählen der schräge Verlauf des Leistenkanals, die aktive Internusmuskulatur am inneren Leistenring und die Festigkeit der Fascia transversalis. Diese natürlichen Schutzmechanismen versagen aber bei einigen Menschen, wenn gewisse Dispositionen vorliegen, wie z.B. ein offener Processus vaginalis, ein erhöhter Bauchinnendruck oder eine Bindegewebsschwäche mit zunehmendem Lebensalter.

Klinik. Patienten mit einem Leistenbruch klagen meistens über eine Vorwölbung und ein Druckgefühl, das sich besonders nach körperlicher Belastung bemerkbar macht. Bei einigen besteht ein unspezifischer Leistenschmerz. In seltenen Fällen tritt ein akuter Schmerz auf, der durch eine Einklemmung hervorgerufen wird.

Diagnostik. Besteht der Verdacht auf einen Leistenbruch, dann wird die Diagnose fast immer durch eine klinische Untersuchung des Leistenkanals gestellt. Bei der Palpation wird unter Mitnahme der Skrotalhaut beim Mann bzw. der Leistenhaut bei der Frau der äußere Leistenring mit dem Finger aufgesucht und danach der Leistenkanal bis zum inneren Leistenring ausgetastet. Nur selten ist bei unklaren Befunden eine bildgebende Diagnostik erforderlich.

Leisten-/Schenkelhernie

Klassifikation:	n. Schumpelick
Diagnostik:	o/Klinik, f/Sono
OP-Indikation:	Immer
Aufklärung:	Orchitis, Rezidiv, Netzeinlage
Vorbehandlung:	–
OP-Vorbereitung:	–
Lagerung:	Rücken
Zugang:	Quere Leisteninzision/ evtl. krural
Operation:	Frauen/junge Männer mit kleiner Hernie: Op. n. Shouldice. Alle anderen: Op. n. Lichtenstein. Alle Rezidive: Laparosk. Netzimplantation (TAPP).
Komplikationen:	Blutung, Infektion, Orchitis
Postop. Therapie:	Hoden höher lagern: Enge Unterhosen. Bei Orchitis: Hoden hochlagern, Kühlen, Antiphlogistika.
Kostaufbau:	Sofort
Entlassung:	2. Tag
Patienteninfo:	Hernien
Nachbehandlung:	s. Patientenbogen

Leistenkanal. Der Leistenkanal ist dabei die entscheidende anatomische Struktur. Er wird nach ventral von der Externusaponeurose begrenzt, nach kaudal vom Leistenband, nach kranial von der Muskulatur des Internus und des Transversalis und nach dorsal von der Fascia transversalis. Bei der Palpation kann die Festigkeit der Hinterwand, der Fascia transversalis abgeschätzt werden. Medial des inneren Leistenringes sind häufig die epigastrischen Gefäße nachweisbar. Hoden und Nebenhoden werden immer untersucht, um Torsionen, Tumoren, Zelen oder andere Erkrankungen auszuschließen.

Direkter/indirekter Bruch. Traditionellerweise wird zwischen einem indirekten (lateralen) und direkten (medialen) Leistenbruch unterschieden. Der indirekte Bruch schiebt sich von lateral durch den inneren Leistenring und zieht zum medialen äußeren Leistenring. Der direkte Bruch entwickelt sich dagegen direkt medial der epigastrischen Gefäße durch eine Muskellücke, dem Hesselbachschen Dreieck, das oberhalb des Leistenbandes und medial der epigastrischen Gefäße lokalisiert ist. Beim Hesselbachschen Dreieck handelt es sich um eine prädisponierte Schwäche der Bauchwand, weil sich hier keine muskulären Strukturen befinden. Lediglich die Fascia transversalis stabilisiert dieses Dreieck, so daß bei einer Faszienschwäche eine direkte Hernie entsteht.

Einteilung. Die Einteilung von Schumpelick wird bevorzugt. Dabei wird zunächst die Lokalisation genannt (M-medial, L-lateral, ML-kombiniert, R-Rezidiv) und danach die Gesamtgröße: Grad I – <1,5 cm; Grad II – 1,5–3 cm; Grad III – >3 cm. Diese Einteilung kann bei der Vergleichbarkeit der Ergebnisse sehr hilfreich sein und sollte deshalb immer erwähnt werden.

Weiche Leiste. Gelegentlich werden auch die Begriffe „weiche Leiste“ und „Hernia incipiens“ verwendet. Von einer weichen Leiste wird dann gesprochen, wenn der innere Leistenring weit offen ist oder die Fascia transversalis schlaff erscheint. Wölbt sich beim Pressen der Peritonealsack gegen den Finger am inneren Leistenring, dann liegt eine Hernia incipiens vor.

Operationsindikation. Die Indikation zur Operation ist eigentlich immer mit der Diagnose gegeben. Bei jedem Verdacht auf eine Einklemmung ist die sofortige Operation sogar absolut indiziert. Kontraindikationen sind lediglich eine Peritonealkarzinose oder die allgemeine Inoperabilität, die selten bestehen.

Operation. Es haben sich viele verschiedene Operationsverfahren im Laufe der Zeit bewährt. Gegenwärtig konkurrieren konventionelle Verfahren mit laparoskopischen, ohne daß eines der Verfahren die anderen verdrängen konnte. Bei den konventionellen Verfahren bevorzugen einige Chirurgen die Implantation eines nicht-resorbierbaren Kunststoffnetzes, während andere eine klassische, schichtgerechte, anatomische Reparation mit Nähten präferieren. Um den Patienten eine individuell adaptierte Operationsmethode anbieten zu können, sollten mindestens vier Verfahren verfügbar sein: z.B. die konventionelle Reparation nach Zimmermann und Shouldice, die konventionelle Netzimplantation nach Lichtenstein und die endoskopische Netzimplantation.

Lokalanästhesie. Bei den konventionellen Methoden werden Leistenhernien sowohl in Allgemein-, als auch in Lokalanästhesie operiert. Einige Chirurgen bevorzugen die Lokalanästhesie, die durch ein Sedativum, wie Midazolam, unterstützt wird. Dadurch wird der Patient während der Operation beruhigt, und durch die begleitende retrograde Amnesie erinnern sich die Patienten nicht an ihre unangenehmen und zum Teil auch schmerzhaften Erlebnisse. Um auf eventuelle Zwischenfälle bei der Lokalanästhesie gerüstet zu sein, sollte bei allen Patienten ein venöser Zugang gelegt werden. Ein intraoperatives Monitoring mit EKG-Ableitung, Blutdruckmessung und Pulsoximetrie ist unbedingt zu empfehlen. Zur Lokalanästhesie wird lateral der geplanten Inzision eine Hautquaddel mit einer sehr dünnen Nadel gesetzt und dann die oberflächliche Schicht im Bereich der Inzision infiltriert. Dazu wird meistens ein Gemisch aus zwei Lokalanästhetika verwendet, um die Vorteile des schnellwirkenden und längerwirkenden Pharmakons zu nutzen. Persönlich wird eine Mischung aus Lidocain 0,5 % mit Ropivacain 0,5 % verwendet. Nach der oberflächlichen Infiltration wird die tiefe subkutane Schicht rautenförmig versorgt. Früher wurde 2 cm medial und 2 cm kranial der Spina iliaca anterior superior ein zusätzliches Depot zur Leitungsanästhesie gesetzt, denn an dieser Stelle verlaufen zwischen dem Internus und Transversus der N. ilioinguinalis und N. hypogastricus. Heute wird darauf meistens verzichtet und das Gewebe nur infiltriert. Nach der Darstellung und Spaltung der

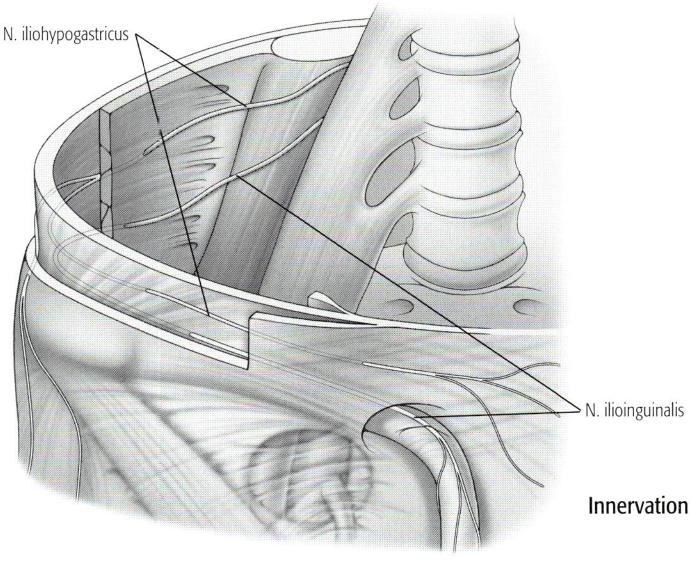

Innervation der Leistenregion

Externusaponeurose werden gezielt die einzelnen Schichten und der innere Leistenring infiltriert. Eine Infiltration des Periosts am Schambeinhöcker und der Basis des Bruchsacks ist immer erforderlich.

Präparation. Die konventionelle Versorgung der Leistenhernie beginnt in Rükkenlage mit einem queren Schnitt in der Hautfalte in Höhe des Leistenbandes. Bei der Durchtrennung des Subkutangewebes werden die Vasa epigastrica superficialia gezielt versorgt. Die Externusaponeurose wird mit dem äußeren Leistenring aufgesucht, der fast immer aufgefasert ist. Die Externusaponeurose wird im Faserverlauf am oberen Rand des äußeren Leistenringes bis zum inneren Leistenring inzidiert. Der Leistenkanal ist nunmehr eröffnet, und der Samenstrang umgeben vom M. cremaster liegt frei. Die Externusaponeurose und das Leistenband werden stumpf vom Internus und Cremaster abgeschoben. Der N. iliohypogastricus und N. ilioinguinalis werden identifiziert und geschont. Der N. iliohypogastricus liegt meistens direkt dem M. obliquus internus auf und kann gut sichtbar durch den kranialen Haken geschützt werden. Der N. ilioinguinalis liegt am inneren Leistenring dem Samenstrang auf (60 %) und verläuft in Richtung des äußeren Leistenringes. Er sollte aufgesucht und sicher geschont werden. Der Ramus genitalis des N. genitofemoralis kann gesondert in der Cremastermuskulatur aufgesucht werden. Nachdem die Cremasterfasern längs gespalten wurden, wird der Samenstrang angeschlungen. Die Cremasterfasern werden bevorzugt in Höhe des inneren Leistenringes ligiert und durchtrennt, um eine optimale Übersicht über den inneren Leistenring zu gewinnen. Unter sorgfältiger Schonung der Strukturen im Samenstrang wird der Bruchsack vom Samenstrang präpariert, bis der innere Leistenring erreicht ist. Der Bruchsack wird bis zur Basis disseziert und reponiert, ohne eröffnet zu werden. Lediglich bei nicht reponiblen Brüchen ist die Eröffnung des Bruchsackes obligatorisch, um den Bruchinhalt zu inspizieren und zu reponieren.

Rekonstruktion nach Zimmermann. Bei der Rekonstruktion nach Zimmermann wird lediglich der innere Leistenring durch einige gezielte Nähte mit nicht-resorbierbarem Nahtmaterial verstärkt. Dieses Verfahren wird ausschließlich bei jungen Patienten mit kleinen lateralen Hernien (LI) eingesetzt, die eine stabile Fascia transversalis aufweisen. Bei diesen Patienten wäre der Shouldice nicht indiziert.

Rekonstruktion nach Shouldice. Bei der Rekonstruktion nach Shouldice hängt der Erfolg der Operation von der subtilen und vollständigen Darstellung des inneren Leistenringes und der sorgfältigen Rekonstruktion der Hinterwand ab. Zur optimalen Übersicht am inneren Leistenring sollten die Vasa cremasterica externa gezielt unterbunden werden, die aus den Vasa epigastrica inferioria kommend zum Samenstrang ziehen. Danach wird überprüft, wie stabil die Fascia transversalis tatsächlich ist. Findet sich ein kleiner lateraler Bruch mit fester Transversalisfaszie, dann wird die Faszie nur gering gespalten. Ist die gesamte Hinterwand dagegen großflächig defekt, sollte auf die Reparation nach Shouldice verzichtet und ein Netz implantiert werden. Ansonsten wird die Fascia transversalis immer durchtrennt und bei ausgeprägter Faszienschwäche sogar exzidiert und die Ränder getrimmt. Danach wird die Fascia transversalis mit einer fortlaufenden Naht zweireihig zusammengenäht. Dazu wird mit einem nicht-resorbierbaren Faden von medial nach lateral die Faszie fortlaufend genäht. Die Naht wird bis zum inneren Leistenrand gelegt und dieser dadurch adäquat eingeengt. Mit demselben Faden wird die Faszie dann erneut bis nach medial genäht. Eine sichere mediale Fixation vermeidet ein prävesikales Rezidiv. Alternativ wird von einigen Chirurgen die Faszie nur einstülpend in ähnlicher Technik genäht. Die Hinterwand des Leistenkanals kann jetzt noch durch eine zweireihige fortlaufende Naht der Muskulatur an das Leistenband verstärkt werden. In die erste Nahtreihe werden der M. transversus und Teile des Internus einbezogen. In die zweite Nahtreihe wird nur der Internus einbezogen. Aufgrund anatomischer Gegebenheiten ist diese Naht nicht immer möglich, weil sie unter extremen Zug steht und ausreißt.

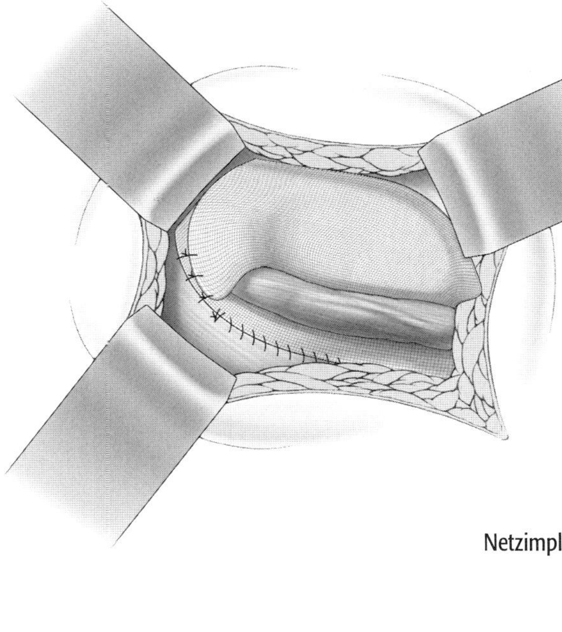

Netzimplantation nach Lichtenstein

Abschließend sollte überprüft werden, ob der „neue“ innere Leistenring nicht zu eng ist. Er sollte für eine Fingerkuppe oder geöffnete Pinzette eingängig sein. Danach wird der Leistenkanal in allen Fällen mit der Naht der Externusaponeurose verschlossen.

Netzimplantation nach Lichtenstein. Bei der Operation nach Lichtenstein wird nach der Präparation des Bruchsackes und seiner Reposition ein nicht-resorbierbares Netz auf die Fascia transversalis bzw. Internusmuskulatur gelegt und mit einigen Nähten so fixiert, daß es in seiner Position nicht verrutschen kann. Die Cremasterfasern müssen dabei nicht unbedingt reseziert werden. Das Netz sollte nach medial die potentielle Bruchpforte um 2 cm überragen, weil es postoperativ schrumpft und dann die mediale Faszienschwäche nicht mehr vollständig abdeckt. Das Netz wird lateral eingeschnitten, um einen Durchtritt für den Samenstrang zu schaffen. Eine laterale Naht der Netzlefzen verhindert ein laterales Rezidiv.

Endoskopische Netzimplantation. Bei allen endoskopischen Operationen werden die potentiellen Bruchpforten mit einem Netz bedeckt, so daß weder eine mediale oder laterale Leistenhernie, noch eine Schenkelhernie entstehen kann. Am Häufigsten wird der transperitoneale Zugang gewählt. Dazu wird ein Pneumoperitoneum aufgebaut, drei Trokarhülsen eingebracht, das Peritoneum halbkreisförmig inzidiert und nach unten geklappt. Der Bruch wird reponiert und auf die Bruchpforten ein Netz mit einer Größe von 12 × 15 cm gelegt. Das Netz wird am Lig. Cooperi mit Staplern fixiert. In sehr seltenen Fällen verläuft ein

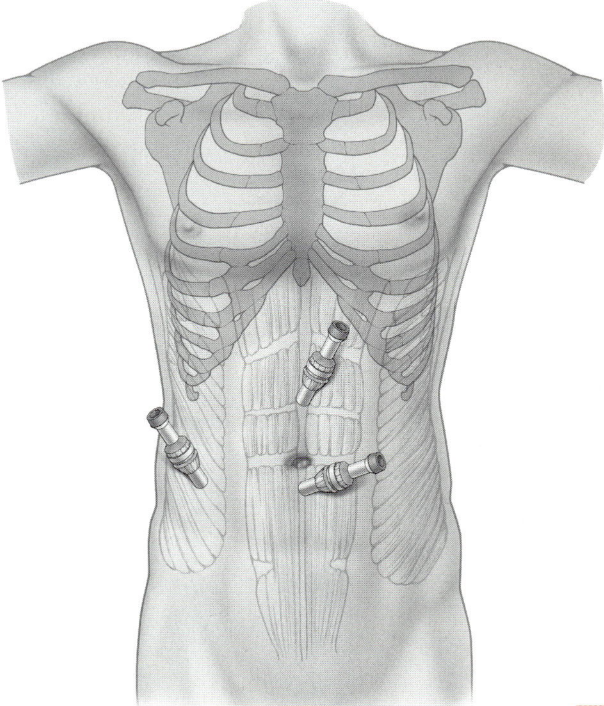

Trokarpositionen bei der laparoskopischen Netzimplantation in der rechten Leiste

akzessorischer Ast der A. obturatoria über dem Lig. („corona mortis"). Keinesfalls dürfen Stapler im „triangle of doom" verwendet werden, das medial vom Ductus deferens und lateral von den Ovarial- bzw. Testikulargefäßen begrenzt wird, denn dort drohen schwere Verletzungen. Ventral des Leistenbandes sind die epigastrischen Gefäße in Gefahr und lateral einige Nerven. Von den meisten Chirurgen wird das Netz, das die Bruchpforten weit überlappt, deshalb nur mit wenigen Staplern fixiert oder überhaupt nicht. Das Peritoneum wird dann wieder zusammengenäht, so daß es das Netz abdeckt und gleichzeitig fixiert.

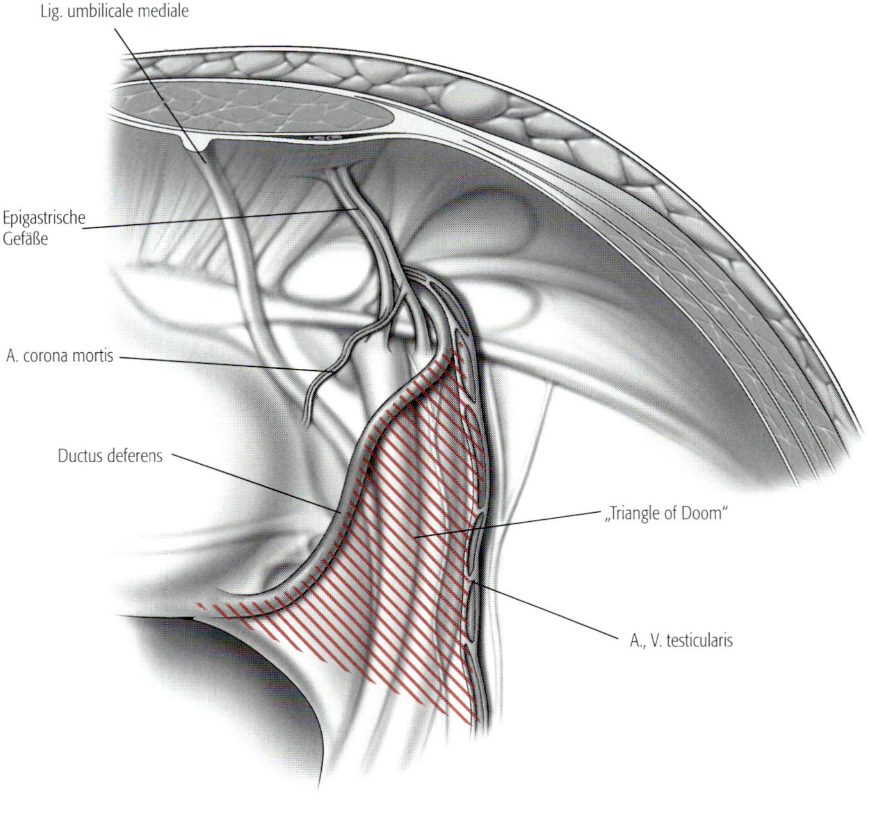

Topographische Anatomie der Leistengegend von innen

Extraperitoneale Netzimplantation. Der transperitoneale Zugang hat zwar den Vorteil, daß die meisten Chirurgen mit den anatomischen Verhältnissen rasch vertraut werden. Die Nachteile sind aber, daß in der Peritonealhöhle operiert und das inzidierte Peritoneum wieder über dem Netz adaptiert werden muß. Eine Alternative ist die extraperitoneale Netzeinlage. Dazu wird mit einem speziellen Ballon ein Raum zwischen hinterer Rektusscheide bzw. Peritoneum und Rektusmuskulatur geschaffen. Dieser Raum wird nach distal erweitert, so daß präperitoneal ein Netz gelegt werden kann, das dieselbe Lokalisation und Ausdehnung hat wie beim transperitonealen Zugang.

Komplikationen. Auch wenn intraoperative Komplikationen bei den Leistenhernienoperationen selten sind, sollten einige Gefahrenpunkte beachtet werden. Bei den konventionellen Verfahren droht bei der Präparation des Samenstranges die Durchtrennung oder Verletzung des Ductus deferens, die bei primären Eingriffen immer vermieden werden kann, indem der Ductus frühzeitig identifiziert wird. Bei Rezidiveingriffen ist das Verletzungsrisiko deutlich höher. Wird die Durchtrennung bemerkt, dann kann durch eine subtile Rekonstruktion eine Durchgängigkeit in ungefähr der Hälfte der Fälle erreicht werden.

Nervenverletzungen. Häufiger werden bei den Operationen der N. ilioinguinalis oder der Ramus genitalis des N. genitofemoralis verletzt, so daß sensible Ausfälle in Leiste und Skrotumbereich auftreten können. Da sich die Innervationsgebiete der Nerven überlappen, können die klinischen Befunde sehr diskret sein. Der Cremasterreflex ist bei der Verletzung des Ramus genitalis aufgehoben. Muskuläre Schwächen treten nicht auf. Rekonstruktionen der verletzten Nerven sind nicht sinnvoll. Sie werden beiderseitig ligiert, um Neuromen vorzubeugen.

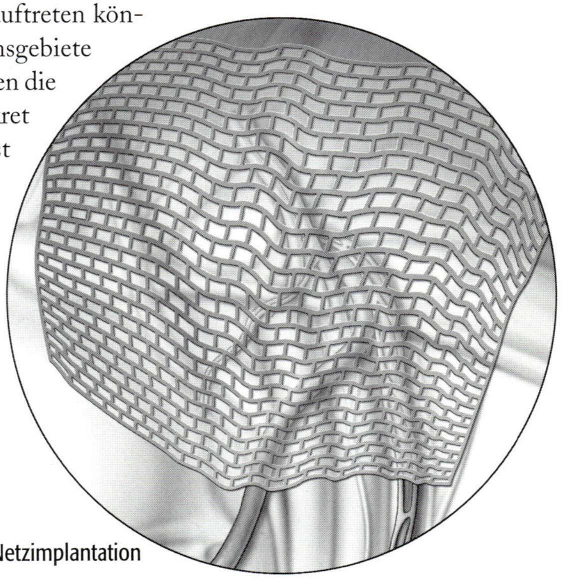

Transperitoneale laparoskopische Netzimplantation

Ilioinguinalis-Syndrom. Es handelt sich bei diesem Syndrom um eine Schädigung des Nerven durch Naht oder Clips, die ausgeprägte Schmerzen mit zum Teil lästigen vegetativen Begleitsymptomen hervorruft. Die Diagnose wird bestätigt, indem nach einer Leitungsanästhesie die Beschwerden vollständig verschwinden. Eine Differenzierung zwischen dem N. iliohypogastricus and N. ilioinguinalis ist nicht immer zweifelsfrei möglich, weil sich ihre Innervationsgebiete überlappen. Eine Revision mit Freilegung der Nerven ist nicht in allen Fällen erfolgreich. Wird eine Beteiligung des Ramus genitalis vermutet, dann sollte der Nerv paravertebral in Höhe L1/L2 infiltriert werden. Bestätigt sich der Verdacht, dann wird der Nerv über einen Flankenschnitt revidiert bzw. durchtrennt.

Gefäßverletzungen. Gefäßverletzungen sind bei allen präparatorischen Eingriffen möglich. Die gefährlichsten Verletzungen entstehen, wenn bei der Rekonstruktion zu tief gestochen wurde und die Leistengefäße verletzt werden. Wenn es bereits beim Stechen zu einer Blutung kommt, sollte der Faden auf keinen Fall geknüpft werden, weil dann aus der Stichkanalblutung ein größerer Defekt werden kann. Manchmal reicht die feste Kompression bei einer venösen Blutung aus, den Stichkanal zu verschließen. Im Zweifelsfall muß das Gefäß freigelegt werden, um den Defekt zu übernähen. Blutungen im Bereich der epigastrischen Gefäße sind unangenehm, aber mit Durchstichligaturen gut zu stillen.

Postoperative Orchitis. Problematisch sind Blutungen im Samenstranggebilde. Werden dort alle drainierenden Gefäße des venösen Plexus verletzt, resultiert immer eine postoperative Hodenschwellung mit nachfolgender Atrophie. Bei der Verletzung der A. testicularis besteht die Hoffnung, daß eine ausreichende Restdurchblutung durch skrotale Gefäße sichergestellt wird. Allerdings darf der Hoden nicht vorher aus dem Skrotalfach luxiert worden sein, weil dann diese kleinen Gefäße abreißen. Bei jeder Durchblutungsstörung klagt der Patient am 2.–5. postoperativen Tag über einen geschwollenen, schmerzhaften Hoden, der manchmal sogar mit Fieber und einer Leukozytose einhergeht. Auch wenn in dieser Situation eine Hochlagerung sowie die Gabe von Antibiotika, Antiphlogistika oder Glucokortikoiden angeordnet wird, ist nicht gesichert, daß diese Maßnahmen tatsächlich den spontanen Verlauf positiv beeinflussen. Nach einigen Tagen oder wenigen Wochen bildet sich die Schwellung zurück und geht bei vielen Patienten (25–50 %) in eine Hodenatrophie über. Zu betonen ist, daß dieser Komplikation sehr viel häufiger eine venöse Abflußstörung zu Grunde liegt, als eine arterielle.

Infektionen. Erfreulicherweise sind die septischen Komplikationen selten und durch lokale Maßnahmen gut therapierbar. Auch bei Netzimplantationen sollte ein intensiver Behandlungsversuch mit begleitender antibiotischer Therapie eingeleitet werden, um eine Netzexplantation zu vermeiden.

Rezidiv. Auch bei gelungenem Primäreingriff droht bei 2–10 % ein Rezidiv. Für das Rezidiv sind die Risikofaktoren des Patienten (Bindegewebsschwäche, pulmonale Erkrankungen, metabolische Störungen oder Medikamente) wahrscheinlich weniger bedeutend als die chirurgische Technik. Möglicherweise verhindert auch die Verwendung von nicht-resorbierbarem Nahtmaterial bei einigen ein Rezidiv. Da direkte Hernien bei den konventionellen Reparationsverfahren häufiger zu Rezidiven neigen als indirekte Hernien, sollte bei einer ausgeprägten Schwäche der Fascia transversalis auf eine alloplastische Verstärkung zurückgegriffen werden, anstatt eine aufwendige Rekonstruktion unter Spannung zu erzwingen. Als Ursache für laterale Rezidive durch den inneren Leistenring gilt gemeinhin eine unvollständige Präparation: Der Cremaster wurde nicht ausreichend reseziert, der innere Leistenring nicht hinreichend dargestellt, ein Lipom oder Bruchsack belassen. Bei der Reparation nach Shouldice kommt deshalb der adäquaten Dissektion des Samenstranges und der Einengung des inneren Ringes eine eminente Bedeutung zu.

Netzschrumpfung. Bei der Netzimplantation nach Lichtenstein sind Rezidive nur an den Netzrändern oder dem Schlitz möglich. Die Stabilität des Netzes ist so hoch, daß ein Rezidiv durch ein Netz nicht möglich ist. Da das Netz aber schrumpft und sich auch direkt nach der Operation verschieben kann, sollten eine ausreichende Überlappung der Bruchpforten und die Fixation des Netzes ein Rezidiv verhindern. De facto sind Rezidive relativ selten und weisen fast immer auf ein technisches Problem hin.

Rezidivoperation. Bei einer Rezidivhernie werden ebenfalls alle oben beschriebenen Verfahren angewendet. Persönlich wird den Patienten mit einer Rezidivhernie immer die Reparation mit alloplastischem Ersatz empfohlen. Wurde beim vorhergehenden Eingriff konventionell operiert, dann sollte der laparoskopische Zugang unbedingt erwogen werden, weil die anatomischen Verhältnisse hier übersichtlicher sind. Ist die endoskopische Netzimplantation nicht erwünscht, dann wird über den inguinalen Zugang ein Netz eingelegt. Bei Rezidivoperationen in der Leiste ist es hilfreich, wenn das vorige Verfahren bekannt ist, um sich von einer Verlagerung des Samenstranges in das Unterhautfettgewebe nicht überraschen zu lassen. Bei diesen schwierigeren Operationen sind die anatomischen Strukturen eindeutig zu klären, der Samenstrang aufzusuchen und sicher zu schonen. Manchmal ist es hilfreich den Schnitt zu erweitern und die Präparation im nicht voroperierten Bereich zu beginnen. Die weitere Präparation entspricht dann einem Primäreingriff. Wurde bei diesem bereits ein Netz implantiert, dann ist genau zu klären, wodurch das Rezidiv eingetreten ist. Die Bruchlücke wird an den Netzkanten aufgesucht und durch ein weiteres Netz adäquat versiegelt.

Empfehlung. Da sich die Verfahren bezüglich ihrer Komplikationsraten kaum zu unterscheiden scheinen, sollte die Operationsmethode gewählt werden, die die Wünsche und Erwartungen des einzelnen Patienten berücksichtigt. Jungen Patienten mit kleinen Hernien wird ein Nahtverfahren angeboten (Zimmermann/Shouldice), weil das Rezidivrisiko gering ist. Größere Defekte werden aber auch hier immer mit einem Netz versorgt. Bei älteren Patienten und besonders mit größeren Defekten wird immer ein alloplastischer Ersatz empfohlen. Da die Operation nach Lichtenstein in Lokalanästhesie durchgeführt werden kann, ist sie die Methode der Wahl. Bei allen Rezidiveingriffen nach einer konventionellen Reparation wird die TAPP-Technik präferiert.

14.4 Schenkelhernie

Anatomie. Bei einer Schenkel- bzw. Femoralhernie tritt der Bruchinhalt durch den Schenkelkanal, der als Anulus femoralis mit einer Weite von 1–3 cm beginnt und an der Schenkelbruchpforte endet, die ungefähr 1 cm weit ist. Diese Bruchpforte wird ventral vom Leistenband, dorsal von der Fascia pectinea, lateral von der V. femoralis und medial vom Lig. lacunare begrenzt. Eine Schwäche der Fascia transversalis im Bereich des femoralen Abschnittes prädisponiert für eine Schenkelhernie.

Klinik. Frauen leiden sehr viel häufiger an einem Schenkelbruch als Männer, bei denen er in der Hälfte der Fälle mit einem Leistenbruch kombiniert ist. Aufgrund der anatomischen Lage ist die Diagnose bei kleinen Hernien oder bei sehr adipösen Patienten nicht immer einfach und eindeutig. Eine sonographische Beurteilung ist bei unklaren Befunden hilfreich.

Operationsindikation. Schenkelhernien sind klare Operationsindikationen.

Inguinaler Zugang. Sie werden entweder über einen kruralen oder inguinalen Zugang repariert. Da bei Männern häufig auch ein Leistenbruch vorliegt, wird bei ihnen der inguinale Zugang bevorzugt. Die Fascia transversalis wird durchtrennt und der Anulus femoralis aufgesucht, der sich medial von der V. femoralis befindet. Bei irreponiblen oder inkarzerierten Hernien wird die Bruchpforte erweitert, indem der Rand medial inzidiert wird, bis der Bruchsack reponiert werden kann. Der Schenkelkanal kann durch Nähte verschlossen werden, indem die Fascia transversalis an das Lig. Cooperi genäht wird. Da die V. femoralis keinesfalls eingeengt werden darf, werden die Fäden vorgelegt und von medial nach lateral geknüpft. Der Leistenkanal wird dann wie nach Shouldice rekonstruiert. Als sehr gute Alternative kann auch hier ein Netz implantiert werden, das überlappend am Lig. Cooperi fixiert wird.

Kruraler Zugang. Insbesondere bei Frauen wird von einigen Chirurgen der krurale Zugang bevorzugt, der über einen inguinalen oder kruralen Hautschnitt erreichbar ist. Hier wird nach Reposition des Bruchsackes die Bruchpforte verschlossen, indem mit Einzelnähten das Lig. Cooperi an das Leistenband genäht wird. Dazu sind auch U-Nähte geeignet. Es ist auch hier zu prüfen, daß die V. femoralis nach der letzten geknüpften Naht nicht eingeengt wird.

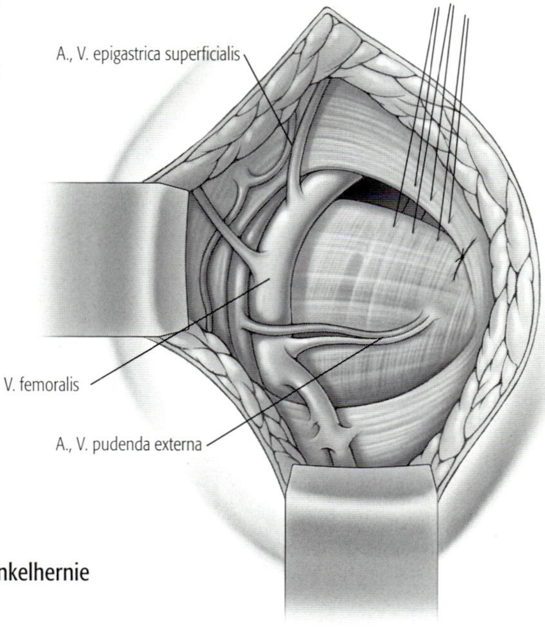

Kruraler Zugang bei der Schenkelhernie

Rezidive. Rezidive einer Schenkelhernie treten bei einem Nahtausriß auf, oder wenn die Bruchpforte nicht adäquat verschlossen wurde. Wenn postoperativ eine Beinschwellung nachweisbar ist, dann sollte unbedingt eine venöse Abflußstörung durch Einengung der V. femoralis ausgeschlossen werden.

14.5 Nabelhernie

Bei der Nabelhernie stülpt sich das Peritoneum durch den Anulus umbilicalis, so daß eine palpable Vorwölbung und Bruchpforte nachweisbar sind. Der Nabelbruch ist bei Neugeborenen physiologisch und „verschließt" sich innerhalb von einem Jahr.

Klinik. Die meisten Hernien sind asymptomatisch und gut reponibel. Mit zunehmendem Alter, nach Schwangerschaften oder bei zunehmender Adipositas können sie größer werden. Die Patienten stellen sich in der Regel bei einer Größenzunahme oder bei rezidivierenden Beschwerden vor.

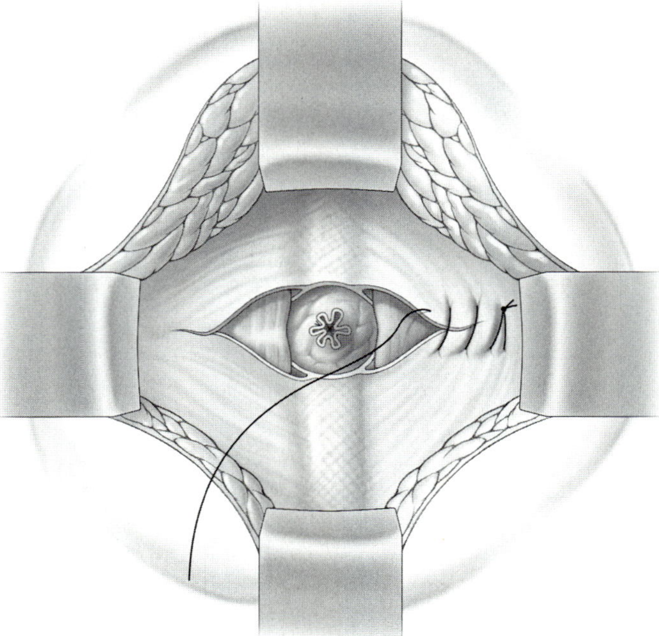

Fasziennaht beim Nabelbruch

Operationsindikation. Symptomatische oder größer werdende Nabelhernien sollten operiert werden. Kontraindikationen bestehen lediglich bei einer Peritonealkarzinose.

Nabelhernie

Klassifikation:	–
Diagnostik:	o/ Klinik, Sono
OP-Indikation:	Immer bei Beschwerden oder Größenzunahme
Aufklärung:	Rezidiv, Netzeinlage
Vorbehandlung:	–
OP-Vorbereitung:	–
Lagerung:	Rücken
Zugang:	Quere Inzision
Operation:	Bei sehr kleinen Hernien Naht (Op. nach Spitzy) mit Prolene. Ansonsten immer: Netzeinlage in Sublay-Technik.
Komplikationen:	Blutung, Infektion
Postop. Therapie:	Falls Drain, dann 1–3 Tage belassen. Bauchbinde bis Entlassung. Sono vor Entl.
Kostaufbau:	Sofort
Entlassung:	2. Tag
Patienteninfo:	Hernien
Nachbehandlung:	s. Patientenbogen

Leberzirrhose. Manchmal werden Patienten mit massivem Aszites vorstellig, bei denen durch den erhöhten intraabdominellen Druck der Nabelbruch auffällig wird. Er vergrößert sich rasch und die dünne Haut zeigt eine livide Verfärbung mit trophischen Störungen bis zur Nekrose. Meistens liegt eine fortgeschrittene Leberzirrhose mit zusätzlichen Gerinnungsstörungen vor. Die Operationsindikation sollte bei diesen Patienten nur bei ausgeprägter Symptomatik, drohender Nekrose oder Inkarzeration gestellt werden, weil die postoperative Komplikationsrate sehr hoch ist. Auf eine Korrektur der meist vorhandenen Thrombozytopenie und Gerinnungsstörung ist zu achten.

Operation nach Spitzy. Ein Nabelbruch wird üblicherweise nach Spitzy operiert. Der Nabel wird kaudal halbkreisförmig umschnitten und vom verklebten Bruchsack gelöst. Er wird reponiert und die Bruchpforte quer verschlossen.

Netzimplantation. Bei großen Nabelbrüchen wird die vordere Rektusscheide quer eingekerbt und die Rektusmuskulatur nach lateral weggehalten. Die hintere Rektusscheide wird freigelegt, so daß ein 10 × 10 cm großes Netz in Sublay-Technik eingelegt werden kann. Wie bei den Narbenhernien beschrieben, wird die hintere Rektusscheide genäht, das Netz und eine Redon-Drainage eingebracht, und danach die vordere Rektusscheide quer mit einer fortlaufenden Naht verschlossen.

14.6 Sonstige Hernien

Neben den ausführlich beschriebenen treten Hernien auch an vielen anderen Lokalisationen auf, allerdings sehr viel seltener.

Klinik. Die Beschwerden der Patienten sind nicht immer wegweisend und viele Hernien werden entweder zufällig oder durch bildgebende Verfahren entdeckt.

Operation. Sie werden allesamt nach denselben Prinzipien versorgt: Sorgfältige Präparation und Darstellung des Bruchsackes und der Bruchpforte. Reposition bzw. Abtragung des Bruchsackes und Verschluß der Pforte. Bei kleinen spannungslosen Hernien ist immer eine Reparation mit nicht-resorbierbaren oder langfristig resorbierbaren Nähten indiziert. Eine Fasziendoppelung bzw. Mayo-Plastik wird nicht empfohlen, weil sie die Stabilität und Festigkeit nicht fördert, aber die Wundspannung erhöht. Bei größeren Hernien oder hoher Nahtspannung sollte nicht gezögert werden, ein Kunststoffnetz in Sublay-Technik einzulegen.

Hernien und die Lokalisation der Bruchpforten

H. epigastrica	Linea alba
Spieghel-H.	Linea semilunaris
H. lumbalis	Kosto- oder iliolumbales Dreieck
H. supravesicalis	Fossa supravesicalis
H. obturatoria	Foramen obturatorium
H. ischiadica	Foramen ischiadicus majus
H. perinealis	Beckenboden

Trokarhernien. Besonders erwähnenswert ist die Trokarhernie, die nach laparoskopischen Eingriffen auftritt. Bei Verwendung von Trokaren, die einen Durchmesser von mehr als 5 mm haben, können Einklemmungen auftreten. Die Patienten klagen nach dem laparoskopischen Eingriff über Übelkeit und lokalisierte Schmerzen im Bereich einer Trokarinzision, die in keinem Verhältnis zu dem Eingriff stehen. Häufig ist hier eine Resistenz palpabel. Relativ einfach ist die klinische Diagnose bei einer vollständigen Einklemmung mit deutlicher Symptomatik und zunehmendem Ileus. Manchmal sind die Beschwerden der Patienten larviert, weil nur eine Richter-Hernie, eine unvollständige Einklemmung vorliegt. Eine sonographische Untersuchung sollte die Diagnose klären. Um solche Hernien zu vermeiden, sollten Trokarinzisionen von mehr als 5 mm durch eine Naht verschlossen werden.

Index

ABO-Test 37
Abszesse 57
–, pelvirektale 251
Acetylsalicylsäure (ASS) 25
Achalasie 110
Adenom, autonomes 374
Adhäsionen, intraabdominelle 100
Adhäsionsprophylaxe 101
Adipositas 33, 257, 270, 397
Agranulozytose, allergische 27
Alginate 61
Alkoholismus 339
Amöbenabszeß 299
Amsterdam-Kriterien, HNPCC 208
Anabolismus 4
Analfissuren 258
Analgesie, patienten-kontrollierte (PCA) 24
–, präemptive 22
Analgetika 25, 29
Analkarzinom 260
–, TNM-Stadien 260
Analmanometrie 240
Analprolaps 243
Anastomosenheilung 71
Anastomoseninsuffizienzen 72
Angina pectoris 45
Antibiogramm 58
Antibiotika 59
Antibiotikaprophylaxe 19, 55, 278
Antibiotikaresistenz 17
Antibiotikatherapie 17
Antibiotikatherapie, Fehler 18
Antikoagulation 41
Antiphlogistika, nicht-steroidale (NSAR) 25
Antiseptika 59
Antithrombin 41
APACHE-II-Score 342
Aponeurosen 83
Appendektomie 194, 196
–, laparoskopische 196
–, –, Kostaufbau 13
–, Wechselschnitt 88, 194
Appendix 170
Appendix vermiformis 170
Appendizitis 193
APUD-System (Amine Precursor Uptake Decarboxylation) 402
ARDS 38
Argon-Beamer 78, 79
ASA-Klassifikation 43, 44
Aszites 298
Aufklärungsbogen 49
Aufklärungsgespräch 48
Aufklärungsverzicht 50

Bakteriämie 186
Barrett-Ösophagus 130
Bauchdecke, Faszienskelett 83
Bauchdecke, Gefäßsystem 84
–, Innervation 84
Bauchdeckenverschluß, optimaler 91
Bauchdeckenverschluß, temporärer 99
Bauchmuskulatur 81
Beckenbodenmuskulatur 239
Beinvenenthrombose 32
Betablocker 45
Bethesda-Kriterien, HNPCC 209
Bilharziose 302
Bilitec-Sonde 117
Blutkonserven 37, 39
Blutprodukte 37
Blutung, massive 40
Blutungen, gastrointestinale 12, 221
Blutzuckerkontrollen 11
Body Mass Index 2
Boerhaave-Syndrom 134
Braunsche Fußpunktanastomose 155, 338
Bronchospasmus 24
Budd-Chiari-Syndrom 302

Calot-Dreieck 312
CCS-Klassifikation 45
Charcot-Trias 311
Cholangiographie 313, 316
Cholangitis, akute 311
Choledochojejunostomie 334, 337
Choledocholithiasis 309, 314, 339
–, synchrone 311
Choledochotomie 316
Choledochusstenose 334
Cholezystektomie 308, 311, 313, 345
–, konventionelle 313
–, laparoskopische 312, 320
–, laparoskopische, Kostaufbau 13
–, prophylaktische 309
–, simultane 310
Cholezystitis, akalkulöse 310
–, akute 310, 314
–, postoperative 311
Cholezystolithiasis 306
Colitis ulcerosa 228
Collis-Plastik 120
Condylomata acuminata 259
Conn-Syndrom 396
COX-2-Hemmer 26, 29
CRP-Erhöhung 57
Cullen-Zeichen 340
Cumarintherapie 41
Cushing-Syndrom, adrenales 397, 399
Cyclooxygenasehemmer 26
C-Zellkarzinom, Schilddrüse 382

Darm, Wandschichten 69
Darmatonie, postoperative 5
Darmdekompression 186
Darmmotilität 7
Darmnaht 68
Darmobstruktion 274
Darmspülung 16
Darmvorbereitung 2, 15
Darmwand 170
Darmzottenernährung 13
Defäkation 238
Defäkographie 240

De-Meester-Score 117
Dennis-Sonde 187
Diabetes mellitus 397
Diarrhoe 12, 172, 277
Dickdarmileus 184
Diclofenac 26
Divertikulitisformen 223
Divertikulose 223
Drainageoperation nach
Partington-Rochelle 352
Ductus omphaloentericus 181
Dünndarm, Durchblutungs-
störungen 187
–, Gefäßsystem 170
–, Lymphsystem 170
Dünndarmfisteln, Formen 190
Dünndarmileus, distaler 183
–, proximaler 183
Dünndarmtumoren,
TNM-Stadien 176
Duodenalstenose 334
Duodenojejunostomie,
termino-laterale 338
Duodenopankreatektomie, partielle
(Kausch-Whipple) 322, 333, 337
Dysphagie 118

Echinococcuszysten 288
Eigenblutspende 50
EKG 48
Elektrochirurgie, Gefahren 80
–, Gewebetrauma 72
–, Grundformen 77
Elektrokoagulation 76
Endobrachyösophagus 116, 130
Endokarditisprophylaxe 19
ERCP 309, 320, 330, 342, 346
Endosonographie 240
Endotoxinämie 186
Enteritis regionalis Crohn 176
Entleerungsstörungen 264
Entzündungsprozeß 52
Enzephalopathie 298, 303
Epiduralkatheter 27, 29, 32
Epithelkörperchen,
Autotransplantation 390
Ernährung, enterale 12
–, hypokalorische 9
–, normokalorische 9
–, parenterale 7
–, perioperative 9
–, postoperative 7
–, präoperative 2
Erythrozytenkonzentrate 37
Euthyreose 375
Extubation 32

Fadendrainage 256
Faktor Xa 36
Faktor-XIII-Mangel 42
Familiäre adenomatöse Polyposis
(FAP) 207
Fast-track-Chirurgie 31
Fasziendoppelung 68, 411
Fasziennaht 67
Fentanyl 25
Fibrinogen 41
Fibrinolyse 100
Finney-Plastik 152
Fistel, intersphinktäre 254
–, transsphinktäre 254
–, rektovaginale 257
Fistulektomie 255
Flatulenz 276
Floppy-Nissen 119
Flüssigkeitsbedarf und -defizit 8
Fogarty-Katheter 316
Fremdblut 50
Frischplasma 41
Fundoplikatio 114
–, laparoskopische, nach Nissen 119
Fundusvarizenblutungen 304

Gallenblasenkarzinom 318
–, TNM-Stadien 318
Gallengangsanastomose 338
Gallengangstumoren 320
–, Einteilung nach
Bismuth-Corlette 321
–, TNM-Stadien 322
Gallengangsystem 284
Gallengangverletzungen 313
Gallensteinauflösung 308
Gallensteine 306
Gambee-Naht 71
Ganglioneuromatose 407
Gas-Bloating-Syndrom 121
Gastrektomie 163
Gastrinom 405, 407
Gastrojejunostomie 334, 338
Gastrostomie 200
Gefäßverschlüsse 35
Gerinnungsfaktoren 40
geschlossener Zugang 89
Gewebetrauma, Elektrochirurgie 72
Gewebeversiegelung 78
Glucagonom 407
Glucosespiegel 11
Glucosestoffwechsel 3
Gorlin-Syndrom 407
Gracilisplastik, dynamische 263
Granulationsgewebe 53
Grey-Turner-Zeichen 340

Hämoccult-Test 212
Hämorrhoidektomie nach
Milligan-Morgan 243, 246
Hämorrhoiden 243
–, Gradeinteilung 244
–, Gummibandligatur 245
–, Sklerosierung 244
Hämostasestörung 40
Harmonic Ace (Ultracision) 80
Harnverhalt 243
Harris-Benedict-Formel 8
Hartmann-Operation 226
Hashimoto-Thyroiditis 379
Hautklammern 66
Hautkleber 67
Hautnaht, primäre, primär
verzögerte, sekundäre 63
Hautverschluß, Techniken 65
Helicobacter-pylori-Infektion 168
Hemihepatektomie links 296
Hemikolektomie links 216
–, erweiterte 217
– rechts 215
–, erweiterte 216
Hemithyreoidektomie 370,
372, 378
Heparine (NMH, UFH) 33, 35
Hepatikojejunostomie nach
Roux-Y 322
Hepatitis 37, 292

Hepatotomie 297
Hereditäres nicht-polypöses Kolonkarzinom (HNPCC) 208
Hernie, parastomale 277
–, alloplastisches Material 413
–, Netzimplantation 413
–, Anatomie 409
–, direkte/indirekte 419
–, Einteilung nach Schumpelick 419
–, endoskopische Netzimplantation 419, 423
–, extraperitoneale Netzimplantation 425
–, Inkarzeration 410
–, Lokalisation der Bruchpforten 432
–, Netzimplantation nach Lichtenstein 419, 422, 428
–, paraösophageale 112
–, Reparation nach Shouldice 419, 421, 428
–, Reparation nach Zimmermann 419, 421, 428
–, sonstige Formen 432
–, transperitoneale Netzimplantation 425, 428
Hernienchirurgie, Gefäßverletzungen 426
–, Ilioinguinalis-Syndrom 426
–, Komplikationen 425
–, Nervenverletzungen 425
–, Netzschrumpfung 427
–, Pneumoperitoneum 416
–, postoperative Orchitis 426
–, Rezidive 427
–, Techniken 414
–, laparoskopischer Zugang 411
Herzinsuffizienz 33
Herzinsuffizienz, NYHA-Klassifikation 44
Herzklappenerkrankung 45
Hiatoplastik 119
Hiatushernien 112, 114
Hirudin 33
HIV 37, 354
Hormonfreisetzung 4
Horner-Syndrom 379
Hufeisenabszeß 252
Hydatektomie 290
Hydrofaserverbände 62
Hydrokolloide 62
Hydropolymerverbände 62
Hyperaldosteronismus, primärer/sekundärer 397, 399
Hyperglykämie 3, 405
Hyperinsulinämie 4
Hyperkalziämie 388
Hyperkoagulabilität 32
Hyperlipidämie 339
Hyperparathyreoidismus 339, 388
–, primärer 407
Hypersplenismus-Syndrom 303
Hyperthyreose 374
Hyperthyreoserezidiv 378
Hyperventilation 8
Hypogonadismus 397
Hypokaliämie 6, 17, 397
Hypokalziämie 374
Hypomagnesiämie 6
Hyponatriämie 6
Hypoparathyreoidismus 372
–, postoperativer 374
Hypophysentumor 407
Hypothyreose 372
Hypotonie 26
Hypoxie 6

Idiopathische thrombozytopenische Purpura 354
Ikterus, posthepatischer 331
Ileostoma 271
Ileostomie, protektive 233
Ileus nach Stoma-Anlage 277
–, mechanischer/paralytischer 182
–, paralytischer 12
Ileusformen 182
Immunmodulatoren 15
Immunsuppression 37
Infekte, Einteilung (CDC) 56
–, oberflächliche 56
–, tiefe 56
Infektionsbehandlung 57
Infusionstherapie 1
Infusionstherapie, postoperative 10
Inkontinenz, anale 261
Insulinom 404
Insulinresistenz 4
Insulinsekretion 3, 406
Intestinalsonde 187
Inzidentalom 396

Jejunal-Pouch 165
Jejunoplicatio 165
Jejunostomie 200
Jobert-Naht 70

Kälteagglutininkrankheit 38
Kardiakarzinom 122, 131
Kardiomyopathie 45
Kardiomyotomie 111
Karzinom, cholangiozelluläres 292
–, hepatozelluläres 292
Katabolismus 4
Katecholamine 3
Katheterjejunostomie 200, 330
Kathetersepsis 11
Keloidbildung 63
Kerckring-Falten 170
Klammernahtanastomose 71, 232
Knotenstruma, euthyreote 367
Kocher-Manöver 152, 333
Kolitis 228
Kolitisaktivitätsindex 229
Kolon-/Rektumkarzinom, adjuvante Therapie 214
–/–, palliative Operation 215
–/–, TNM-Stadien 209
Kolon-J-Pouch 207, 218
Kolon-Pouch-Formen 232
Kolon-Rektum, Gefäßsystem 202
––, laparoskopische Resektion 212
––, Lymphsystem 202
––, Nervensystem 204
––, Wandaufbau 201
Koloplastik 218
Kolorektale Tumoren 205, 230
Kolostoma 271
Kolostomie 276
Kontinenz 239
Korkenzieherösophagus 112
Körperverletzung 48
Kostaufbau 7, 13
–, postoperativer 12
Kurzdarm-Syndrom 200

Laborkontrollen 11
laparoskopischer Zugang 89
Laparostoma 345
Laparotomie 81
–, paramediane 87
–, quere 88
Laparotomieverschluß 86
Laurén-Klassifikation 159
Lavagen 345
Leber, Anatomie 281
–, Gefäßokklusion 30
Leber, Gefäßsystem 283
–, Lymphsystem 283
–, Nervensystem 283
–, Segmenteinteilung 285
Leberabszesse 299
Leberfunktionsstörung 294
Leberhämangiome 291
Lebermetastasen 292
Leberresektion 286
–, laparoskopische 297
Lebertransplantation 305
Lebertumoren 291
–, TNM-Stadien 292
Leberverletzungen 300
Leberzelladenome 291
Leberzirrhose 40, 292, 298, 302, 431
–, Klassifikation nach Child-Pugh 298
Leberzysten 288
Leisten-/Schenkelhernie 417
Lembert-Naht 70
Leukopenie 303
Leukoplakie 259
Leukozytose 57
Lig. hepatoduodenale 334
Ligasure 78
Linton-Shunt 306
Lipolyse 3
Lithotripsie, extrakorporale 309
Lokalanästhesie 27
–, Hernienchirurgie 420
Lungenschäden, transfusionsbedingte 38

Magen, chronisches Ulkus 151
Magen, Ulkusblutung 146
–, Ulkusexzision 144
–, Ulkusperforation 143
Magen, Ulkusübernähung 145
Magenausgangsstenose 152
Magenentleerungsstörung 152
Magenkarzinom 158
–, eingeschränkte Resektion 162
–, Lymphadenektomie 161
–, Lymphknotenmetastasen 159
–, TNM-Stadien 158
–, subkardiales 131
Magenlymphom 167
Magenresektion 152, 163
–/-rekonstruktion: Billroth I, Billroth II, Roux-Y 154
Magensäuresekretion, Hemmung 118
Magensonde 15, 32
Magenulkus 143, 151
Magenwand, Aufbau 137
–, Gefäßsystem 137
–, Lymphsystem 138
Malaria 37
Mallory-Weiss-Syndrom 146
MALT-Lymphome 168
Mangelernährungen 31
Marseille-Klassifikation 339
Mayo-Plastik 432
Meckel-Divertikel 181
medulläres Schilddrüsenkarzinom 382, 384, 407
MEN-Syndrome siehe multiple endokrine Neoplasie
Mercedes-Schnitt 88
Merseburger Trias 377
Mesenterialvenenthrombose 189
mesorektale Exzision 218
Messerelektrode 79
Metabolismus 5
Metamizol 25
Mikrozirkulationsstörung 54
Milz, Anatomie 352
–, Mobilisation 355
Milzerhalt 357
Milzruptur 356
–, zweizeitige 357
Milzverletzung 357
Milzverlust 354
Mittellinienlaparotomie 84
Morbus Basedow 377
Morbus Bowen 259
Morbus Crohn 176, 231, 256, 261
–, Fisteln 256
Morbus Paget 259
Morbus Sipple 407
Morphin 23
MRSA 11, 17
Mukosektomie 232
multimodale Chirurgie 31
Multiorganversagen 345
multiple endokrine Neoplasie (MEN) 404, 407

N. laryngeus superior, Lage 364
N. recurrens, Verletzung 371
Nabelhernie 430
–, Netzimplantation 431
–, Operation nach Spitzy 431
Nährlösungen 1, 14
–, orale (Übersicht) 13
Naht, fortlaufende 68
Nahtinsuffizienzen 70
Nahtmaterialien 64, 68
–, Aufbau chirurgischer 64
Nahttechniken, Hautverschluß 65
Narbenbildung 53, 63
Narbenbruch 90
Narbenhernie 86, 92, 345, 411
–, laparoskopische Netzimplantation 417
Natriumdefizit 8
Nebennieren, Anatomie 393
Nebennierenadenom 397
Nebenniereninsuffizienz 401
Nebennierenkarzinom 398
Nebennierentumoren 395
Nebenschilddrüsen 386
–, Autotransplantation 390
Nebenschilddrüsenverletzung 372
Nekrektomie 345
Nelson-Tumor 402
Nephritis, chronische 26
Nervensystem, enterisches 174
Netzimplantation, Hernienchirurgie 413
Neuroendokrine Tumoren 402

Neuropeptide 6
Neutralelektrode 75
Nicht-Opioide 25
Niereninsuffizienz 26
Nippel-Valve-Ileostomie nach Kock 231
Nissen-Fundoplikatio 117, 118
Non-Hodgkin-Lymphome (NHL) 167
Notsplenektomie 356
Nußknackerösophagus 112
NYHA-Klassifikation (Herzinsuffizienz) 44

Obstipation 264
Omentum majus 358
Omentumplastik 145
Omentumplastik 358
Operation nach Delormé 268
Opioide 23
Orbitopathie, endokrine 377
Ösophagektomie 123
Ösophagitis 116
Ösophagojejunostomie 164
Ösophagus, Gefäßsystem 104
–, Lymphsystem 107
–, Mukosaverletzung 111
–, tubulärer 103
Ösophagusdissektion, transhiatale stumpfe 126
Ösophagusdivertikel 108
Ösophaguskarzinom, Radiochemotherapie 125
–, TNM-Stadien 124
Ösophagusmanometrie 117
Ösophagusmotilität 112, 117
Ösophagusperforation 134
Ösophagusresektion, Koloninterposition 128
–, Lymphadenektomie 128
–, Magenhochzug 128
–, Nachbehandlung 129
–, transthorakale 127
Ösophagusruptur 134
Ösophagussphinkter, oberer 103
–, unterer 104
Ösophagustumore, benigne 122
–, maligne 122
Ösophagusvarizenblutungen 304
Ösophagusverätzung 133
Osteoporose 397
Oxycodon 25

Pankolitis 228
Pankreas, embryonale Entwicklung 325
–, exokrine Sekretion 329
–, Gefäßsystem 327
–, Linksresektion 330
–, Lymphsystem 328
–, Nervensystem 329
Pankreasanastomose 337
Pankreasdurchtrennung 335
Pankreasfistel 165, 337
Pankreasfunktion, endokrine 339
Pankreasinsuffizienz 345
Pankreaskarzinom 329
–, Lymphknotenmetastasen 332
–, Prognose 332
–, TNM-Stadien 331
Pankreaskopfresektion, duodenumerhaltende, nach Beger/Frey/Büchler 350
–, pyloruserhaltende 330
Pankreaslinksresektion 351
Pankreasnekrosen, infizierte 344
Pankreaspseudozysten 346
Pankreasschwanzresektion 164
Pankreaticogastrostomie 337
Pankreaticojejunostomie 337
–, laterolaterale 352
Pankreatitis, akute 339
–, Antibiotika 343
–, chronische 348
–, Formen 339
–, Schweregrade 341
Papillotomie, transduodenale 316
Paracetamol 25
Parasympathikus 140
Patientenaufklärung 48
PEG-Anlage 15
Perfusion, renale 26
periampulläre Karzinome, TNM-Stadien 333
Perianalabszeß 249
Perianalfistel 249
Perianalvenenthrombosen 248
Perineum, Anatomie 237
Peritonealkarzinose 12
Peritonealnaht 86
Peritoneum 92
Peritonitis 95, 190, 199
–, Abszeßdrainage 99
–, Lavagen 98
–, Operationsindikationen 98
–, Reoperationen 98
–, Therapieprinzipien 98
Peritonitisfolgen 97
Perkutan-Endoskopische Gastrostomie (PEG) 199
Peyer-Plaques 170
Pfannenstielschnitt 88
Phagozytose 52, 96
Phäochromozytom 397, 399, 400, 407
Phlebothrombose 33
Phlegmone 57
pH-Metrie 117
Piritramid 24
Platzbauch 86, 90
Pneumoperitoneum, Hernienchirurgie 416
Polyneuropathie, Critical-Illness- 11
Polyzythämie 33
portale Hypertension 302, 354
Postaggressionsstoffwechsel 2
Postcholezystektomie-Syndrom 308
Pouchitis 234
Pringle-Manöver 295
Prionen 37
Proc. uncinatus 336
Proktitis 228
Proktokolektomie 208, 231
Proteinaseinhibitoren 40
Proteinstoffwechsel 3
Prothrombinkomplexkonzentrate 41
Protonenpumpenhemmer 26, 118
Pruritus 24
Pseudozystojejunostomie nach Roux-Y 348
Pyloroplastik 145, 152
– nach Heineke-Mikulicz 146

Ranson-Score 342
Refluxkrankheit, gastroösophageale 114
Regionalanästhesie 22, 27, 36
Rektopexie 267
Rektumexstirpation, abdomino-perineale 220
Rektumkarzinome, klinisches Stadium nach Mason 210
Rektumprolaps 266
Rektumresektion, anteriore 218
–, tiefe anteriore 218
Rektusmuskel 83
Rekurrensparese 372
Rezidivstruma 374
Ripstein-Verfahren 267
Risikoabschätzung, präoperative 42

Sakralnervenstimulation 263
Sarkoidose 302
Schenkelhernie, Anatomie 428
–, Zugangswege 429
Schilddrüse, anaplastischer Tumor 384
–, Anatomie 361
–, Gefäßsystem 362
–, kalter Knoten 368
–, Knotenresektion 371
–, Lymphsystem 363
–, Nervensystem 366
–, präoperative Feinnadelpunktion 368
–, Radiojodtherapie 335
Schilddrüsenkarzinome 379, 381
Schilddrüsentumore, benigne 381
–, maligne 381
–, TNM-Stadien 382
Schilddrüsenvergrößerung 375
–, klinische Stadien 368
Schließmuskelfunktion 242
Schmerzpumpe 23
Schmerztherapie 6
–, eingriffsabhängige (Übersicht) 30
–, Pankreatitis 343
–, perioperative 20
–, postoperative 29
–, Prinzipien 22
–, Suchtgefahr 21
Schweigepflicht 49
Semifundoplikatio 111, 119
–, Dor/Thal, Toupet 119
Sengstaken-Sonde 304
Shunt-Operation, Leber 306
Sicca-Syndrom 114
Sigmadivertikulitis 225, 227
Sigmaresektion 218, 226
–, laparoskopische 226
Sinus pilonidalis 257
SIRS 345
Sondenernährung, enterale 14
Sphärozytose 354
Sphinkterotomie 258
Spieghel-Hernie 432
Splenektomie 164, 166, 354
Splenektomie, elektive 357
Splenomegalie 303, 354
Stapler-Hämorrhoidektomie nach Longo 243, 248
Stoma, chemisches 242
–, protektives 271
Stomaanlage 271
Stomabehandlung 269
Stomalokalisationen 270
Stomarückverlagerung 278
Stoßwellenlithotripsie 308
Strikturoplastik 179
Strom, mono- und bipolarer 78
Stromatumoren, gastrointestinale (GIST) 167
Sympathikotonus 3
Sympathikus 140
Sympathikusblockade 28

Tachykardie 27
T-Drainage 316
Thalassämie 354
Thromboembolie, Risikofaktoren 33
Thrombophilie 33
Thromboseprophylaxe 32
–, Aufklärung 37
–, physikalische 37
Thrombosestrümpfe 33
Thrombozytenaggregation 25
Thrombozytenkonzentrate 39
Thrombozytenzahlen 39
Thrombozytopenie 294, 303
–, heparininduzierte (HIT) 35
Thrombozytose 33
Thyreoidektomie 376, 378
Thyreostatikatherapie 376
thyreotoxische Krise 376
Thyroiditis 375, 379
Thyroiditis de Quervain 379
Transfusion, Infektion 38
Transfusionen 37
Transfusionsgesetz 37
Transfusionszwischenfall 38
transjugulärer intrahepatischer porto-systemischer Stent-Shunt (TIPSS) 305
Treitz-Band 336
Trokarhernien 432

Ulcus duodeni 147
Ulkusblutungen, Forrest-Einteilung 148
Ultracision siehe Harmonic Ace
Ultraschalldissektor 80
Ultraschallmesser 80
Urämie 339

Vagotomie 120, 152
Vasokonstriktion 54
Venenthrombose 32, 36
Veres-Nadel 89
Verlustkoagulopathie (Polytrauma) 40
Verwachsungen siehe Adhäsionen
Virchow-Trias 32
Vitamin-K-Antagonisten 33

Warren-Shunt 306
Wechselschnitt, Appendektomie 88
Wundauflagen 61
Wundbehandlung, Prinzipien 58
Wunddebridement (Übersicht) 58
Wundhämatom 58
Wundheilung, Physiologie 51
–, primäre/sekundäre 62
Wundheilungsstörungen 54, 64
Wundkontamination 55
Wundspülung 56

Zenker-Divertikel 108
Zugangswege, abdominelle 84